Technique Chirurgicale

PAR

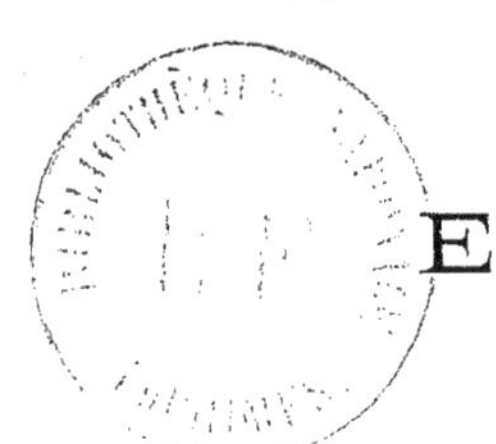

E. DOYEN

AVEC LA COLLABORATION

du Dr G. ROUSSEL et de M. A. MILLOT

Technique chirurgicale générale
Opérations gynécologiques

AVEC 36 PLANCHES ET 422 FIGURES DANS LE TEXTE

PARIS
MASSON ET Cie, ÉDITEURS
LIBRAIRES DE L'ACADÉMIE DE MÉDECINE
120, BOULEVARD SAINT-GERMAIN,

1897

Technique
Chirurgicale

35652. — PARIS, IMPRIMERIE LAHURE
9, rue de Fleurus, 9

Technique Chirurgicale

PAR

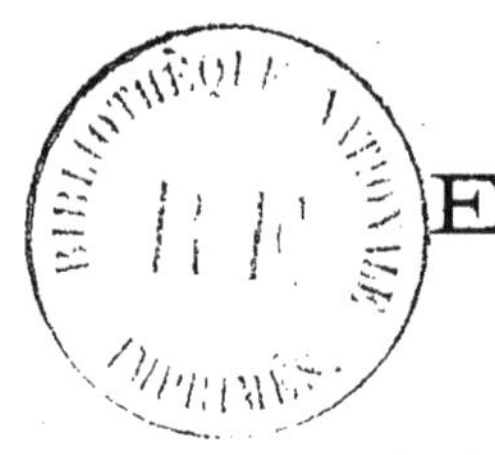

E. DOYEN

AVEC LA COLLABORATION

du Dr G. ROUSSEL et de M. A. MILLOT

Technique chirurgicale générale
Opérations gynécologiques

AVEC 36 PLANCHES ET 422 FIGURES DANS LE TEXTE

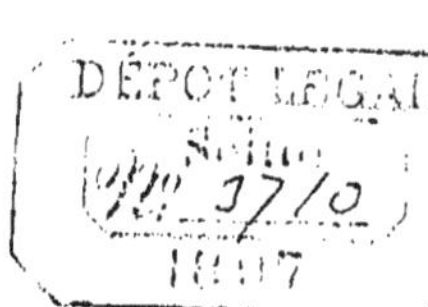

PARIS
MASSON ET Cie, ÉDITEURS
LIBRAIRES DE L'ACADÉMIE DE MÉDECINE
120, BOULEVARD SAINT-GERMAIN

1897

TECHNIQUE CHIRURGICALE

INTRODUCTION

I. — NÉCESSITÉ D'OPÉRER VITE ET BIEN

L'enseignement de la chirurgie comporte :

1° L'étude des affections justiciables d'un traitement opératoire ;

2° La description des opérations et de tout ce qui s'y rattache : installation antiseptique, instrumentation, soins à donner aux malades avant et après l'intervention du chirurgien, etc., etc.

La première partie constitue la **pathologie chirurgicale.**

La seconde, la **technique chirurgicale,** ou la **pratique de l'art de la chirurgie.**

Le nombre croissant des traités de pathologie externe contrastant singulièrement avec la pénurie des livres destinés à la description des opérations proprement dites, nous voulons combler cette lacune.

Notre **Technique chirurgicale** comprend l'ensemble des connaissances indispensables pour l'exercice de la chirurgie.

Ce livre est le complément du « **Précis de manuel opératoire** » de Farabeuf.

Le livre de Farabeuf est en effet, pour employer les expressions du maître, « **un traité d'enseignement professionnel manuel** » destiné « **à l'éducation de la main** ».

Farabeuf s'est volontairement limité « à la description des

opérations réglées, qui doivent être enseignées et répétées sur le cadavre avant d'être abordées sur le vivant ». Anatomiste passionné, Farabeuf n'a jamais pratiqué la chirurgie, et « n'a pas voulu aborder les **opérations spéciales**, parce qu'il n'en avait pas l'expérience ».

Les opérations spéciales méritent à leur tour d'être soumises à une technique bien déterminée, et assez parfaite pour ne comporter, dans les cas particuliers, que des modifications de détail. Les ligatures et les amputations, qui seules ont été jusqu'ici considérées comme des « opérations réglées », ne sont-elles pas soumises, lorsqu'on les pratique sur le vivant, à des modifications de technique très analogues?

On opère sur le cadavre pour « se faire la main »; on ne doit opérer sur le vivant que lorsqu'on possède déjà l'habileté manuelle exigible de tout chirurgien.

Ce livre est donc destiné non plus à l'élève, mais aux praticiens, et les opérations qu'il renferme ne sauraient être tentées sur le cadavre.

« On répète sur le cadavre, disait Chassaignac[1], une ligature d'artère, une amputation; on ne répète pas une opération de hernie étranglée, une ablation de tumeur. »

Pour les mêmes raisons, on ne peut s'exercer utilement sur un sujet d'amphithéâtre ni à l'hystérectomie vaginale, ni à la craniectomie.

Vérifiez, si vous en sentez le besoin, avant de tenter votre première hystérectomie, les rapports de l'utérus normal avec la vessie et les uretères. Mais à quoi bon extirper sur le cadavre un utérus qui ne vous donnera aucune des sensations visuelles ni tactiles que vous éprouverez ensuite sur le vivant? Débutez par un cas facile, et vous éviterez à la fois de perdre votre temps et de vous salir inutilement les mains.

1. Farabeuf. Préface de la 1re édition des *Amputations*, 1881.

Voulez-vous vous familiariser avec le maniement de mes instruments pour la chirurgie des os? Il est inutile de tenter une craniectomie sur le cadavre, où vous ne pourrez vous faire aucune idée, ni de la vascularisation de la couche sous-cutanée, ni du peu d'adhérence du péricrâne à l'os.

Celui qui aborde de telles opérations doit posséder déjà une certaine expérience de la chirurgie générale. Il lui suffira donc de s'exercer au maniement, tout spécial, des fraises, des mortaiseuses et des scies : le moindre fragment d'os desséché suffit à cet effet.

Faites macérer quelques heures dans de l'eau phéniquée un crâne humain, des fémurs et des tibias, fixez dans un étau l'os que vous voulez attaquer et vous réunirez à peu de frais, dans votre salle d'opérations elle-même, tout le matériel d'étude nécessaire.

Je vais plus loin : l'exercice de la médecine opératoire sur le cadavre est insuffisant pour permettre d'opérer comme il faut sur le vivant, s'agirait-il d'une opération dite réglée.

La « chirurgie des morts » est nécessaire pour exercer la main et acquérir l'habitude des instruments; mais celui qui ne possède que la pratique de l'amphithéâtre risque fort, quand il sera devenu praticien, de ne pas savoir pratiquer convenablement, dans certains cas, une simple amputation.

Il ne suffit plus, sur le vivant, d'amputer le membre, il faut savoir le faire dans les conditions requises pour obtenir la guérison.

On entendait dire communément dans ces dernières années : « L'opération a bien réussi, mais le patient est mort ».

Une opération ne doit être considérée comme réussie qu'autant qu'elle est suivie de guérison.

La pratique des opérations sur le vivant est donc avant tout subordonnée à des considérations cliniques : amputez la cuisse au-dessus du milieu pour une tumeur blanche du genou; vous pourrez adopter le procédé de choix de Farabeuf, amputation à grand lambeau antérieur et à petit lambeau postérieur.

Suivez en tout point l'excellente description du maître. Drainez la plaie et suturez la peau. Si vous savez pratiquer l'antisepsie, vous obtiendrez en 8 jours une réunion immédiate et vous aurez un moignon parfait.

Employez le même procédé dans un cas de gangrène gazeuse traumatique ou d'infection grave à streptocoques : le moignon, inconsidérément suturé, s'infectera, et le malade succombera. Une amputation circulaire avec résection rigoureuse de tous les tissus morbides, traitée par le tamponnement antiseptique humide, est en effet, en pareil cas, le procédé de choix et permet seule d'obtenir presque à coup sûr la guérison, même chez les albuminuriques et les diabétiques.

Nous négligerons donc de décrire dans ce livre les nombreuses opérations d'amphithéâtre qui ne se pratiquent guère sur le vivant. Nous ne nous étendrons pas plus sur la technique des ligatures et des opérations qui se font, dès qu'on a l'habitude du sang, sur le vivant comme sur le cadavre (ligature de la linguale, de la carotide, de l'iliaque externe, etc.). Le praticien rompu à l'étude du manuel opératoire peut suivre de point en point, pour les mener à bien, les descriptions de Farabeuf. Nous envisagerons au contraire en détail les particularités cliniques qui doivent déterminer le chirurgien à adopter, dans des cas précis, une conduite bien déterminée et à préférer bien souvent, pour les opérations réglées elles-mêmes, comme procédé de choix, celui qui peut ne pas sembler le meilleur sur le cadavre.

Ce livre sera divisé en deux parties. La première comprendra tout ce qui se rapporte à la pratique de la chirurgie envisagée d'une manière générale; la deuxième, la description des opérations spéciales.

II. — PASTEUR ET LISTER.

Rénovation de la Chirurgie par la découverte de l'Antisepsie. Nécessité de l'adoption de méthodes opératoires simples et précises.

La chirurgie actuelle comporte la pratique rigoureuse de l'antisepsie.

Les lois de l'antisepsie sont absolues.

Nous devons rechercher s'il n'est pas utile de déterminer avec la même rigueur et la même précision les procédés opératoires qui, par leur alliance avec l'antisepsie, doivent former pour chaque mode d'intervention un ensemble un et indivisible.

L'œuvre de Lister est inappréciable et l'application à la chirurgie, par cet homme illustre, des immortelles découvertes de Pasteur, rend à jamais inséparables les noms de ces deux grands bienfaiteurs de l'humanité.

Pasteur, ruinant à tout jamais la doctrine perversive de la génération spontanée, établit par des expériences mémorables l'origine microbienne du furoncle, de la septicémie gangréneuse, et découvrit les causes de l'infection des plaies, cet ennemi obscur et meurtrier auquel venaient se heurter sans espoir les plus habiles.

Lister étudia les moyens pratiques d'écarter du champ opératoire les germes infectieux, détermina la valeur microbicide et le mode d'emploi des principaux antiseptiques et, le premier, dicta aux chirurgiens du monde entier les lois de l'antisepsie.

Rénovation de la chirurgie par la découverte de l'antisepsie.

La vulgarisation de la méthode de Lister fut pour la chirurgie une rénovation.

Les ovariotomistes, encore peu nombreux, pratiquaient l'asepsie imparfaitement, par une sorte d'instinct, sans en connaître les règles absolues, et se trouvaient déconcertés par des insuccès alors inexplicables.

Les chirurgiens perdaient la plupart de leurs opérés, même après des interventions qui semblaient sans gravité; et l'ablation sanglante d'un sein, d'une loupe du cuir chevelu, d'un ongle incarné, à cette époque presque aussi redoutables qu'une grande amputation, se compliquaient fréquemment d'un érysipèle, d'une septicémie mortelle.

J'ai assisté à ces désastres opératoires; j'ai vu succomber de jeunes femmes à la suite de la ligature au fil de plomb d'une bride vulvaire ou de l'ablation à l'écraseur d'un polype utérin pédiculé. Un de mes collègues d'internat, opéré de phimosis par un prosecteur de la faculté de médecine, qui maniait journellement les cadavres, est mort de septicémie foudroyante.

Ces accidents, fréquents dans la capitale il y a 15 ans, étaient plus terribles encore en province où, grâce à la routine hospitalière, l'infection se manifestait sous toutes ses formes : **septicémie gangréneuse, pourriture d'hôpital, tétanos, érysipèle, accidents puerpéraux.**

Une anecdote entre mille : la salle d'opérations de l'Hôtel-Dieu de Reims, nommée « La Barberie », d'une vieille coutume qui consistait autrefois à couper aux morts de l'hôpital barbe et cheveux, afin sans doute de les rendre plus présentables pour leur dernier voyage, servait encore en 1880 à des usages multiples.

Le « Barbier » et la « Barbière » étaient ses hôtes journaliers. Le matin, ces employés servaient aux externes le café au lait. Les externes arrachaient les dents et pansaient les ulcères variqueux. Chapeaux et vestons se trouvaient accumulés dans un placard obscur où se refugiaient, à l'arrivée des élèves, une demi-douzaine de chats, favoris de la Barbière. Celle-ci préparait les cataplasmes, donnait les lavements dans les salles de femmes, et se livrait à diverses besognes analogues.

Le Barbier, qui remplissait, dans les salles d'hommes, les mêmes fonctions, était en outre chargé de la salle des morts. Il aidait aux autopsies, recousait et ensevelissait les cadavres. Dans ses loisirs il préparait les compresses, les bandes de toile pour les pansements, et les fils cirés qui servaient aux ligatures d'artères pendant les opérations. Ces fils étaient les mêmes que ceux de la salle d'autopsie.

Se présentait-il une opération, on appelait le Barbier, le plus souvent occupé, le matin, à la préparation des enterrements. Celui-ci, aidé de sa compagne, enlevait tasses et croûtes de pain, disposait le lit de douleur, puis passait au chirurgien, sans même s'être purifié les mains, ses fameux fils cirés. La salle d'opérations n'était ainsi, dans bien des cas, qu'une étape vers la salle des morts.

C'est sans doute pour cette raison judicieuse que l'administration hospitalière d'alors affectait aux deux services le même employé.

Certaines opérations graves guérissaient cependant : les moignons d'amputation, bourrés d'un tampon de charpie recouvert d'un mélange en parties égales de poudres de charbon de quinquina et d'alun, et traités par le pansement ouaté de Guérin, se cicatrisaient, après une abondante suppuration, en 4 à 5 semaines.

Progrès de la chirurgie viscérale.

A cette époque, la doctrine antiseptique était encore très combattue en France, et la méthode de Lister n'était strictement employée à Paris que par J. Championnière, Terrier et Périer.

Que de progrès depuis 17 ans!

Alors presque limité à l'ovariotomie, le champ des grandes

opérations s'est étendu aux tumeurs solides de la cavité pelvienne, aux lésions les plus diverses du foie, de la rate, de l'estomac, de l'intestin, du rein et du poumon.

L'opération césarienne, qui ne se pratiquait que sur les agonisantes ou bien aussitôt après la mort, est aujourd'hui tellement bénigne que certaines femmes ont ainsi mis au monde successivement plusieurs enfants.

L'ouverture du crâne, où les chirurgiens se sont longtemps heurtés à des difficultés matérielles presque insolubles, est, nous le verrons, si simple et si praticable qu'il est devenu possible de découvrir et d'explorer en moins de 15 minutes tout un lobe cérébral. Les cavernes pulmonaires, l'ulcère de l'estomac, la péritonite tuberculeuse et tant d'affections autrefois exclusivement médicales appartiennent désormais au chirurgien.

La chirurgie des membres s'est elle-même transformée.

Les opérations conservatrices : résections, ostéotomies, suture osseuse, ont pris le pas sur les amputations, aujourd'hui réservées aux cas désespérés et où toute tentative de conservation du membre serait illusoire.

Le goitre s'extirpe sans danger. Les hernies ont cessé d'être une infirmité presque incurable. La suture des tendons, des nerfs, et plus récemment des veines et des artères nous laisse entrevoir une longue suite de nouvelles et heureuses tentatives.

Les guérisons sensationnelles se sont ainsi partout multipliées, grâce à la généralisation de la méthode antiseptique.

La conquête de l'anesthésie et de l'antisepsie a été suivie d'une réaction regrettable contre les méthodes opératoires brillantes et l'habileté manuelle des anciens chirurgiens.

Mais chaque triomphe a ses revers, et la victoire décisive que venait de remporter Lister sur les complications infectieuses des plaies devait être, au point de vue du manuel opératoire, l'origine d'une période de réaction.

Les bienfaits de l'antisepsie, d'abord mise en pratique par les plus grands chirurgiens, firent en effet rapporter exclusivement les succès obtenus à la méthode elle-même, devant laquelle on oublia jusqu'aux qualités personnelles des hommes d'élite qui la vulgarisaient.

Les jeunes docteurs, avides de devenir, eux aussi, de grands opérateurs, crurent que l'antisepsie était tout en chirurgie, et qu'il leur suffisait de s'adonner à l'étude de la méthode Listérienne.

Les connaissances anatomiques et cliniques furent dépréciées, considérées comme secondaires. A quoi pouvait servir ce bagage d'un autre âge? « Tel maître, chuchotaient les élèves, ne fait guère ses diagnostics que sous le chloroforme, le bistouri à la main; il n'est pas brillant opérateur; et pourtant ses opérés guérissent. Nous sommes bien capables d'en faire autant. L'habileté manuelle est accessoire. Le chloroforme ne laisse-t-il pas tout le loisir d'opérer avec prudence et circonspection? Disséquez lentement la région, pincez tout ce qui saigne ou mieux ne coupez qu'entre deux pinces, et vous obtiendrez des succès, à la seule condition d'être antiseptique. Le malade est insensible, il ne perd pas de sang, pourquoi se hâter? Ceux qui opéraient si bien autrefois ne voyaient-ils pas mourir presque tous leurs patients? Il est plus sûr d'opérer lentement et aseptiquement que vite et sans antisepsie. »

Quelques mois d'assistance aux opérations des chirurgiens connus, l'achat d'un arsenal resplendissant d'instruments souvent aussi inutiles que variés et l'on s'improvise chirurgien ! Vite, on cherche un kyste de l'ovaire, une salpingite.

Faire des amputations, soigner des fractures. Fi donc! Ces néophytes, aussi audacieux qu'inexpérimentés, ne sauraient débuter que par une opération à grand spectacle. N'ont-ils pas assisté à nombre d'interventions analogues? A leur tour de passer maîtres....

Le patient est endormi. On commence. Un jet de sang. Vite une pince, puis une autre pince; on taille, on pince encore, et l'opération se continue péniblement. Quelquefois elle se termine dans des conditions suffisantes, et un succès facile — la nature est si bonne mère — encourage ces débutants dans leurs tentatives hasardeuses.

Il en est même que des insuccès répétés et navrants ne désarment pas, et qui continuent des mois, des années, leur lugubre besogne. Les registres de l'état civil sont si discrets et le public si bon enfant!

Inconvénients de la spécialisation à outrance.

De jeunes docteurs, aussi incapables de se résoudre à quitter les plaisirs des grandes villes que de se faire apprécier et aimer d'une clientèle de campagne, s'intitulent spécialistes et s'enhardissent aux opérations les plus graves. Beaucoup ne sauraient amputer convenablement une jambe. Qu'importe; ils ne risquent rien et le succès est sûr.

Une clinique dans un quartier populeux, une plaque voyante, des rabatteurs dévoués, et les patients affluent à la douzaine. L'expérience viendra plus tard. Il n'est pas besoin de tant savoir pour opérer.

De célèbres ovariotomistes ne sont-ils pas devenus tels pour avoir simplement servi d'aides, durant un certain nombre d'années, à un maître expérimenté? Ces opérateurs ne possédaient que des notions bien obscures d'anatomie et de médecine générale. Ils ouvraient cependant assez habilement le ventre des femmes. Ils rencontraient souvent des kystes de l'ovaire ou des fibromes utérins, parfois une grossesse, plus rarement une tumeur du foie, du rein ou de la rate. Le péritoine incisé, ils s'en tiraient assez bien pour obtenir une proportion satisfaisante de succès.

C'est ainsi que dans certains pays se créèrent des spécialistes pour la laparotomie.

Ces spécialistes, après s'être limités à l'ablation des kystes ovariques, s'attaquèrent aux autres affections de l'abdomen, kystes hydatiques, lithiase biliaire, et pratiquèrent, dans ces cas, la laparotomie chez l'homme comme chez la femme.

Ailleurs, la chirurgie péritonéale s'est scindée et se partage nettement entre les **gynécologistes**, qui opèrent exclusivement les affections des organes génitaux de la femme, et les **chirurgiens**, qui conservent, avec la chirurgie générale, les opérations sur les viscères abdominaux du sexe féminin autres que l'utérus et ses annexes.

Cette scission est regrettable, car les chirurgiens véritablement habiles seront toujours en petit nombre, et celui qui excelle dans la pratique de la pylorectomie et des opérations sur le foie et le rein ne peut manquer d'être supérieur, pour les opérations sur l'utérus et les ovaires, à tel de ses collègues qui se borne aux interventions gynécologiques.

La tendance à la spécialisation s'est accrue, dans ces dernières années, d'une manière inquiétante pour la sécurité du public, et le titre de spécialiste, loin de consacrer une supériorité, est arrivé à n'être bien souvent qu'un brevet d'ignorance. Combien de docteurs en effet, en renonçant à la médecine générale, ne cherchent autre chose, dans une spécialité, qu'un champ d'études plus restreint, une existence plus facile et mieux rémunérée!

L'engouement pour la gynécologie fut particulièrement remarquable à mesure que se vulgarisèrent les petites interventions : curettage, colporraphie, périnéorraphie, qui sont si peu graves, durassent-elles inutilement de longues heures. Le résultat est accessoire; les cicatrices gynécologiques sont si bien cachées. Les patientes qui se sont trouvées plus mal en sortant de mains malhabiles sont en outre le plus souvent discrètes et n'ont que rarement le courage de risquer une seconde fois pareille aventure.

Le mal serait tolérable si les opérateurs sans talent se contentaient de faire de petites opérations.

Mais cette sage réserve est chez eux exceptionnelle.

Les cliniques gynécologiques, quelque exagéré que soit leur nombre, abondent en pratiques dociles. La femme est, en cette matière, si crédule.

Le public s'est habitué, bien à tort, à croire que la pratique de l'antisepsie est la chose la plus simple du monde, et l'ovariotomie, une opération sans gravité.

Or l'antisepsie, si difficile à pratiquer strictement quand il s'agit d'opérations sérieuses, est encore moins communément réalisée pour les petites interventions, où elle paraît moins indispensable. Les tentatives dites de « gynécologie conservatrice », qui se pratiquent par milliers et souvent sans nécessité, aggravent ainsi bien souvent les souffrances des patientes, et les mènent à la mutilation définitive, l'hystérectomie, qu'une thérapeutique sage et rationnelle eût sûrement évitée.

Il y a 30 ans, c'est à peine si deux ou trois chirurgiens, en France, pratiquaient l'ovariotomie. Actuellement, plus de mille médecins de nos grandes et petites villes ont tenté, une fois au moins, d'ouvrir un ventre, ou bien de faire l'hystérectomie vaginale.

Quant au curettage, il s'en est fait un abus invraisemblable, et d'autant plus exagéré qu'il est facilement accepté par les femmes, souffrantes ou non, auxquelles des spécialistes sans scrupule le présentent adroitement comme une opération urgente et très délicate.

Il est temps de réagir contre ces abus, qui déconsidèrent injustement la chirurgie.

La mortalité opératoire réelle est demeurée considérable.

L'antisepsie est un bienfait inappréciable; mais prenons garde que, sous le couvert de la méthode antiseptique, les imperfections du manuel opératoire ne viennent largement contrebalancer, en décuplant le nombre des insuccès, les bienfaits de l'œuvre de Lister.

Un examen approfondi des faits prouve en effet que, contrairement à l'opinion généralement admise dans le public, la mortalité réelle des opérations demeure considérable, pour des interventions même réputées bien à tort inoffensives.

La plupart de ces insuccès sont uniquement imputables à l'inhabileté de beaucoup d'opérateurs, des malades trop confiants et qui, mieux avisés, auraient guéri presque sans exception, venant trouver la mort entre ces mains inexpérimentées.

La chirurgie doit demeurer un art et les chirurgiens doivent être de véritables artistes.

La chirurgie est un art : trop de gens en ont fait un métier. Les opérations étaient, au commencement du siècle, l'apanage d'un petit nombre. Les chirurgiens tenaient à honneur d'être de brillants opérateurs et savaient abattre sur les champs de bataille, sans anesthésie, bras et jambes.

Les méthodes rapides, qui sont définitivement tombées dans l'oubli depuis Maisonneuve, n'auraient-elles pu s'allier à l'antisepsie naissante?

La crainte de l'hémorragie en chirurgie péritonéale était naturelle pour les premiers ovariotomistes.

Nous comprenons que la crainte du sang ait préoccupé les premiers ovariotomistes. L'hémorragie, dans le péritoine, était mortelle. Ces novateurs, qui pratiquaient instinctivement l'asepsie, réussirent parce qu'ils opéraient avec une extrême prudence.

Ils cautérisaient les moindres vaisseaux et évitaient l'issue des intestins, qu'un aide maintenait à l'aide de serviettes chaudes.

On s'abstenait autant que possible de toute manœuvre intra-péritonéale quelque peu profonde, et les adhérences étaient redoutées comme une grave complication. Le pédicule, étreint par un serre-nœud, était fixé à l'angle inférieur de la plaie et le ventre recousu à l'aide de fils métalliques. Aucun corps étranger, aucune ligature n'étaient laissés dans la séreuse.

Les hésitations de cette période de début, loin de faire place à des méthodes plus simples et plus sûres à la fois, s'exagérèrent petit à petit, et les chirurgiens devinrent d'une prudence désespérante.

La crainte du sang fut poussée à ce point que, communément et jusque dans ces dernières années, des ovariotomistes de valeur perdaient 15 ou 20 minutes, avant l'ouverture du péritoine, à pratiquer l'hémostase méthodique des artérioles et des veinules de la couche sous-cutanée.

Les autres temps, l'ouverture de la séreuse, la ponction et l'évacuation du kyste, l'extraction de la poche, la ligature du pédicule, la fermeture du ventre, étaient conduits avec la même lenteur et la même circonspection.

Spencer Wells et Kœberlé opéraient avec plus de simplicité que leurs imitateurs, qui ont abusé de l'hémostase.

Spencer Wells et Kœberlé opéraient plus vite et avec plus d'habileté. Ils n'employaient, en général, pour l'ovariotomie, que 10 pinces hémostatiques et 10 éponges, qui étaient comptées avec soin avant et après l'opération.

Leurs imitateurs, de plus en plus oublieux des méthodes brillantes et rapides qui leur avaient été enseignées en chirurgie générale dans leurs premières années d'études, avant la découverte de l'antisepsie, compliquèrent à l'envi l'appareil instrumental de la laparotomie, multiplièrent inutilement la forme des pinces hémostatiques et les employèrent non plus au nombre de 10, mais de 30, 40, 50 et 60.

Inconvénients de la bande d'Esmarch dans les amputations.

La bande d'Esmarch fut généralement adoptée pour la chirurgie des membres. Les amputations se firent à blanc. Les gros vaisseaux liés, on enlevait la bande élastique : des dizaines d'artérioles, momentanément paralysées par cette constriction énergique, projetaient, béantes, de petits jets rutilants. Toute la surface du moignon saignait, et cette hémorrhagie en nappe, en dépit de l'emploi de plusieurs douzaines de pinces, qui nécessitaient ensuite à peu près autant de ligatures, ne laissait pas, dans certains cas, d'être assez considérable pour atteindre ou dépasser 300 ou 400 grammes de sang.

Le compresseur de J.-L. Petit n'exposait pas à ces inconvénients, car il ne comprimait que l'artère principale du membre.

La bande élastique enlevée et l'hémostase terminée, la suture de la peau et le drainage demandaient de 15 à 20 minutes encore.

Une simple amputation durait, avec les sutures, entre les mains d'un bon chirurgien, de 40 à 50 minutes; et pour un novice, 1 heure, 1 h. 1/2

Exagération de l'hémostase préventive, qui était plus logiquement pratiquée à ses origines, déjà très anciennes.

La pratique de l'hémostase préventive, qui de prime abord semble si séduisante, s'étendit à toute la chirurgie.

Les uns liaient d'emblée et coupaient au-dessous d'une simple ligature, ou, quand les adhérences paraissaient très vasculaires, entre deux ligatures. D'autres préféraient appliquer d'abord des pinces hémostatiques, pour ne lier les vaisseaux qu'à la fin de l'opération. D'autres, enfin, coupaient entre une pince et une ligature, celle-ci placée du côté du cœur.

L'idée de laisser les pinces à demeure pendant 24 ou 48 heures fut suggérée à plusieurs chirurgiens par des cas où la profondeur de la plaie, la friabilité et l'état lardacé des tissus péri-vasculaires rendaient les ligatures presque impraticables[1].

On en vint à lier ou à pincer tout par méthode, qu'il y eût ou non, où l'on appliquait les pinces, des vaisseaux de quelque calibre, et les praticiens les plus réputés adoptèrent insensiblement cette chirurgie lente et laborieuse.

Souvent, malgré tout cet appareil d'hémostase préventive, on observait des hémorragies immédiates ou secondaires assez inquiétantes. Et l'on redoublait de circonspection, oubliant les notions anatomiques les plus élémentaires, au point d'entrevoir jusque dans les régions où l'on ne décrit aucune artère volumineuse des vaisseaux énormes, dont on s'ingéniait à prévenir la béance.

Le morcellement doit demeurer une méthode d'exception.

Le morcellement enfin, d'abord tenté judicieusement pour l'extirpation, par le vagin, de polypes utérins ou de fibromes interstitiels trop volumineux pour être extraits d'une seule pièce par l'orifice vulvaire (Amussat, 1840 — Atlee, 1853), fut l'objet d'une faveur telle que bien des chirurgiens l'appliquèrent, sans raison plausible, comme méthode de choix, à l'ablation même des tumeurs les plus largement accessibles, et que jusqu'alors on énucléait en masse et d'une seule pièce.

1. Nous verrons, à propos de l'hémostase, qu'il existait déjà au XVIIIe siècle non seulement de nombreux modèles de pinces à artères, mais aussi des appareils de forci-

Exagération de la durée des opérations péritonéales.

La durée des opérations, devenue excessive pour les simples amputations des membres, se prolongea, en chirurgie abdominale, jusqu'à 3, 4, 5 et même 6 heures (hystérectomie, pylorectomie).

La vulgarisation de la chirurgie péritonéale fut ainsi le point de départ d'une longue période de réaction contre les procédés simples et rapides autrefois en honneur.

Les méthodes d'hésitation et de lenteur, plus accessibles à ceux si nombreux qui, sans être doués d'aptitudes suffisantes, aspiraient à devenir chirurgiens, se propagèrent aussi vite, plus vite même que l'antisepsie, et furent adoptées dans le monde entier.

Combien d'existences humaines inutilement sacrifiées pendant cette période rétrograde !

Habileté opératoire de certains chirurgiens de la période préantiseptique et particulièrement de Maisonneuve.

La conquête de l'antisepsie et l'abord du péritoine comportaient-ils ce bouleversement de la chirurgie antérieure? Assurément non. Mais il eût fallu il y a 30 ans, qu'un des représentants autorisés de la vieille chirurgie, un Maisonneuve, par exemple, fût encore assez jeune et assez ardent pour se mettre à la tête des adeptes de la méthode Listérienne et leur faire conserver des méthodes antérieures ce qu'elles avaient de bien.

Maisonneuve fut, en effet, un des chirurgiens les plus remarquables de la période préantiseptique.

pressure directe, destinés à être laissés à demeure, notamment dans les cas d'hémorragie des artères intercostales ou méningées et des sinus de la dure-mère.

Opérateur admirable, il étonna ses contemporains par sa hardiesse, sa présence d'esprit, son habileté manuelle.

Dès le début de mes études médicales, mon père, le Dr O. Doyen, professeur d'anatomie à l'École de médecine de Reims, qui avait été son élève, aimait à me dépeindre les prouesses chirurgicales de Maisonneuve et me le donnait pour exemple : « On n'opère plus comme lui », me disait-il, et il me le montrait l'œil vif, le geste précis et rapide, extirpant seul, sans aides, en quelques instants, avec calme et célérité, un maxillaire supérieur. Le sang jaillissait dès l'incision des téguments. Le maître, imperturbable, isolait l'os de trois coups d'une cisaille dont le levier n'avait pas moins d'une coudée, et l'extirpait, comme une énorme molaire, au bout d'un davier. « Ne vous effrayez pas du sang », enseignait-il à ses élèves émerveillés ; « quand l'os tombe, l'hémorrhagie s'arrête. » Homme d'action avant tout, il fallait le voir à l'œuvre.

Il n'était pas orateur et parlait peu, mais ses courtes phrases étaient nettes, précises, et exprimaient admirablement sa pensée.

Nous insisterons particulièrement sur la manière dont Maisonneuve pratiquait ses opérations sur les os de la face : il ne s'occupait pas de l'hémorrhagie avant d'avoir terminé le temps principal de l'opération, l'ablation de la tumeur. Plus le sang jaillissait et plus il se hâtait. L'os enlevé, il appliquait sur les principaux vaisseaux des pinces à verrou (il en avait toujours six dans sa large trousse), faisait les ligatures et suturait la peau.

Il ne s'attardait à aucune manœuvre inutile et opérait vite et simplement, ne faisant comme hémostase que l'indispensable.

Il pratiquait de même les grandes amputations, car ce n'est que momentanément qu'il tenta de les faire au serre-nœud, après avoir fracturé l'os, entre deux billots, d'un formidable coup de maillet.

Ceux qui l'ont connu se souviennent encore de ces opérations terribles et se rappellent son regard brillant, sa main habile et puissante, son énergie presque sauvage lorsqu'il serrait progressivement l'écrou de son serre-nœud. A mesure que les plaintes du patient, dont les chairs se rompaient lentement, devenaient plus aiguës, Maisonneuve, se montrant presque cruel, redoublait d'ardeur et enjoignait d'un ton qui ne souffrait pas de réplique : « Donnez-lui une compresse, qu'il la morde »; puis se tournant vers le patient : « Vous, tâchez de penser à autre chose ».

Les opérateurs les plus habiles d'autrefois furent découragés par la mortalité effrayante de leurs opérés.

Ses aptitudes exceptionnelles devaient malheureusement se heurter à un écueil infranchissable ; la septicémie sous toutes ses formes : érysipèle, tétanos, infection purulente, gangrène gazeuse, pourriture d'hôpital.

Malgré de brillants succès, qu'il dut à son extrême habileté, Maisonneuve fut découragé par la mortalité effrayante des opérations sanglantes et n'osa plus employer, vers la fin de sa carrière, que les caustiques. On le vit disparaître tout à coup de la vie active au moment même où, s'il fût né 30 ans plus tard, il aurait pu, en adoptant la méthode antiseptique, donner libre essor à ses qualités innées.

Nécessité de conserver des anciens chirurgiens leur virtuosité opératoire, en l'alliant avec l'antisepsie.

Je n'avais retenu de Maisonneuve que ses prouesses opératoires, oubliant ses tentatives parfois extravagantes, comme les amputations de cuisse au serre-nœud et l'ablation du sein à la pâte de Canquoin, lorsqu'en octobre 1880, aspirant à connaître les résultats de la méthode de Lister, je vins concourir à l'externat des hôpitaux de Paris. Avide de voir et désireux d'apprendre, je parcourus les principaux services de chirurgie. J'y cherchai vainement ces opérations brillantes et hardies, cette chirurgie sûre et rapide qu'on m'avait dépeinte.

Reçu interne en décembre 1881, j'eus la bonne fortune d'être admis dans le service du Dr J. Championnière, qui m'initia à la méthode de Lister.

C'est à cette époque que J. Championnière fit ses premières opérations d'ostéotomie pour genu valgum et de cure radicale de hernie. Une fois par semaine avaient lieu des séances intéressantes de laparotomie, où s'entr'aidaient J. Championnière, Terrier et Périer.

Je fis la même année (1882), dans le laboratoire du service, mes premières recherches sur les bactéries de la suppuration, puis sur l'ostéomyélite et sur l'inoculation de la tuberculose osseuse et articulaire aux animaux.

Il me semblait utile de me rendre compte le plus tôt possible des progrès de la chirurgie à l'étranger.

État de la chirurgie abdominale en France en 1883. Supériorité des chirurgiens allemands.

La chirurgie gastro-intestinale était en effet presque inconnue en France, où la mortalité de l'ovariotomie et de l'hystérectomie, encore pratiquées avec une mise en scène toute spéciale et comme des opérations extraordinaires, demeurait considérable ; et l'école de Billroth jouissait seule en Europe d'une réputation d'originalité justement acquise : je partis pour l'Allemagne et pour l'Autriche et visitai, en 1883, les cliniques de Czerny à Heidelberg, de Maas à Würzbourg, où je fis la connaissance de Hoffa, aujourd'hui si justement réputé pour ses remarquables travaux sur la luxation congénitale de la hanche, enfin de Billroth à Vienne.

L'organisation des cliniques allemandes, où la méthode de

Lister avait été adoptée dès son apparition, presque militairement, comme une vérité absolue et indiscutable, était admirable.

Dès mon arrivée à Heidelberg, j'ai compris que là était le progrès. J'ai été émerveillé par la méthode et la précision avec lesquelles Czerny pratiquait couramment des opérations presque inconnues en France. Une antisepsie parfaite, un manuel opératoire sûr et bien déterminé assuraient au maître les plus brillants succès. J'ai assisté, entre autres opérations alors inconnues de moi, à une résection de la grande courbure de l'estomac et à une laparotomie pour tuberculose péritonéale, toutes deux suivies de guérison.

Les pièces pathologiques étaient immédiatement étudiées dans un laboratoire annexé à la salle d'opérations.

Critique de la technique opératoire de l'École allemande. — Exagération du nombre des aides. — Durée excessive des opérations.

La supériorité scientifique des chirurgiens allemands était alors indiscutable. Leur technique opératoire seule, malgré sa perfection apparente, me semblait devoir être modifiée. La durée excessive des opérations, le nombre des aides qui passaient les instruments et les éponges, la lenteur avec laquelle étaient pratiquées sutures et ligatures, tout ce qui caractérisait en un mot la précision méthodique de la chirurgie allemande, me fatiguait pour le patient.

Pourquoi ne pas opérer avec plus de célérité? Il me semblait facile de faire aussi bien, mais plus simplement et en moins de temps. Ces longues séances produisaient sur moi l'impression bien connue d'une mélodie trop lente. J'aurais voulu pouvoir « accélérer le mouvement ».

Il me fallait chercher ailleurs cette virtuosité opératoire qui me paraissait devoir s'allier si bien à ce que je comptais m'assimiler de ce que je venais de voir.

L'enseignement de la médecine opératoire par Farabeuf à l'école pratique de la Faculté de médecine de Paris.

Le premier cours de médecine opératoire de Farabeuf auquel il me fut possible d'assister, peu de temps après mon retour de Vienne, à l'École pratique de la Faculté de médecine de Paris, me donna pour la première fois l'illusion, le sang en moins, d'une séance chirurgicale telle que je me les représentais chez les plus habiles, 30 ou 40 ans plus tôt.

Les opérateurs les plus brillants sur le cadavre perdent leur habileté sur le vivant lorsqu'ils sont trop préoccupés par la crainte du sang.

Plein d'admiration pour la rapidité et la dextérité avec lesquelles Farabeuf exécutait sur le cadavre les opérations réglées, qu'il a d'ailleurs si admirablement figurées et décrites, je me demandai pourquoi, sur le vivant, on n'opérait pas ainsi.

Pourquoi cet abîme entre l'École pratique de médecine opératoire et les salles d'opérations? Pourquoi là cette simplicité, pourquoi dans les hôpitaux cet appareil énorme, ces méthodes hésitantes, ces interventions laborieuses, presque aussi pénibles pour les spectateurs que pour le chirurgien? C'est que la préoccupation principale et constante demeurait pour tous la crainte du sang, devant laquelle s'effaçaient jusqu'aux aptitudes personnelles des opérateurs les plus justement réputés.

Bien des chirurgiens, brillants opérateurs sur le cadavre, perdaient ainsi toute assurance dès qu'ils abordaient la chair palpitante et se montraient, à la salle d'opérations, très médiocres et presque insuffisants.

Nécessité pour le futur chirurgien de l'étude de la clinique médicale, de l'anatomie pathologique et de la bactériologie.

Mon voyage en Allemagne me permit de mieux profiter de l'enseignement de mes derniers maîtres, Labbé, Bouilly, puis Guyon, dont je suivis les opérations, devant être son interne.

En médecine : externe de Bernutz, esprit fin, perspicace, et gynécologiste distingué, puis interne de Lancereaux; élève assidu du laboratoire de bactériologie tout récemment créé par Cornil, où Babès m'enseigna les nouvelles méthodes de R. Koch, je m'attachai tout particulièrement à l'étude clinique et anatomique des affections viscérales, qui tendaient chaque jour à entrer plus avant dans le domaine de la chirurgie.

Mes loisirs étaient consacrés à des recherches expérimentales sur l'étiologie des maladies septicémiques : leur connaissance approfondie me paraissait devoir être, pour mes opérés futurs, le meilleur garant du succès.

L'antisepsie peut s'allier à l'habileté manuelle, à la condition de simplifier l'hémostase.

Mais l'antisepsie ne me semblait qu'un accessoire indispensable des méthodes opératoires brillantes que mon père m'avait fait entrevoir comme l'idéal en chirurgie.

Devenu docteur et de retour dans ma ville natale en 1885, j'avais pour objectif d'allier à la méthode des Allemands l'habileté manuelle que je m'étais efforcé d'acquérir à l'école de Farabeuf. Livré à moi-même, j'ai fait à l'Hôtel-Dieu et à l'École de médecine de Reims, où j'étais chef des travaux anatomiques, des ligatures par centaines. J'ai abattu, la montre devant les yeux, doigts et métacarpiens, bras, jambes et cuisses, désireux d'acquérir sur le cadavre une dextérité suffisante pour opérer de même sur le vif.

Il n'est pas aussi facile qu'on se l'imagine de faire vite et bien une ligature ni de manier avec dextérité un couteau à amputation de 25 centimètres. Les longues séances de médecine opératoire peuvent seules rompre le futur chirurgien aux difficultés de la pratique, et lui rendre l'anatomie du corps humain si familière, qu'il n'ait jamais, sur le vivant, au moment de plonger le bistouri dans les régions les plus dangereuses, un seul instant d'hésitation.

Dès mes premières opérations abdominales je fis de mon mieux. Mon père ne me ménagea pas ses critiques. « Tu opères, me disait-il, comme je le vois faire à mes collègues de Paris ; c'est insuffisant. Maisonneuve avait un autre tempérament que les chirurgiens d'aujourd'hui. Souviens-toi de ce que je t'ai raconté. Apprends à opérer, comme lui, sans aides ; dispose tes instruments à ta portée, prends-les toi-même et sache faire seul jusqu'aux ligatures. Un bon chirurgien doit arriver à ne jamais dépendre de ceux qui l'entourent, et opérer sans exception « Citò, tutò et jucundè ».

C'est ainsi que le Dr O. Doyen, qui n'était pas chirurgien, fut un de mes meilleurs maîtres, puisque, après m'avoir exercé durant ma jeunesse à tous les travaux de force, d'adresse et de précision, il m'a guidé plus tard dans mes aspirations naturelles par ses conseils sages et judicieux.

Bien mieux, pendant que le Dr Roussel, déjà mon assistant, concourait à Paris pour l'internat des Hôpitaux, et durant son internat, mon père, alors âgé de près de 60 ans, s'improvisa mon aide et nous fîmes ensemble, sans autre collègue, en nous attachant à opérer vite et simplement, les opérations les plus graves et les plus délicates.

Je supprimai définitivement dans les amputations l'emploi de la bande d'Esmarch, que je réservai aux dissections minutieuses sur les membres, aux opérations d'ostéomyélite, aux résections articulaires, où il importe avant tout de pouvoir suivre jusqu'au delà de leurs limites des lésions que voilerait le moindre suintement sanguin. Dans ces interventions, l'ischémie du membre ne présente que des avantages : elle permet d'opérer à blanc, et par suite vite et bien, puisqu'on ne fait aucune ligature et qu'on n'enlève la bande élastique qu'après avoir terminé les sutures et fait un pansement compressif.

L'emploi de la bande d'Esmarch dans les amputations présente, au contraire, le grave inconvénient de compliquer l'hémostase et d'exiger, sous le prétexte d'une sécurité bien illusoire, puisque la perte de sang définitive, due à la paralysie des petits vaisseaux, est beaucoup plus considérable, 15, 20, ou 25 ligatures au lieu de 4 ou 5.

Convaincu de cette vérité, je n'ai jamais hésité à pratiquer d'urgence, sans bande d'Esmarch comme sans l'aide d'aucun confrère, dans des villages ou dans des fermes isolées, et bien souvent au milieu de la nuit, des amputations de jambe et de cuisse, ou même la désarticulation de l'épaule. Jamais je n'ai observé d'hémorragie grave.

Je donnais moi-même le chloroforme, puis je saisissais le couteau et j'abattais le membre. J'ai toujours obtenu, dans ces conditions exceptionnellement défavorables, des résultats plastiques excellents.

J'ai exécuté de même avec succès, dans la première chambre venue, avec l'aide d'un seul confrère, souvent inexpérimenté, des résections de l'intestin, la pylorectomie, la gastro-entérostomie, l'hystérectomie abdominale ou vaginale, l'hémi-craniectomie.

C'est à peine si l'opération se trouvait de ce fait prolongée de quelques minutes.

J'ai d'ailleurs réglé moi-même le manuel opératoire de la néphrectomie, de l'hystérectomie vaginale, de la gastro-entérostomie, de la pylorectomie et de la craniectomie temporaire, telles que je les pratique, suivant ma seule inspiration et sans avoir jamais vu aucun autre chirurgien les exécuter.

Il me semblait préférable d'échapper à toute influence étrangère et de déterminer librement le procédé le plus simple et le plus rapide.

C'est ainsi que j'ai pu apporter de nombreux perfectionnements à la technique opératoire et supprimer de la pratique de la chirurgie *toute manœuvre, tout instrument inutile.*

La simplification des procédés opératoires est une condition essentielle du succès. L'abus de l'hémostase préventive prolonge et aggrave les opérations.

Opérez simplement et vous opérerez vite.

L'hystérectomie vaginale, dans les cas faciles, peut être terminée en moins de 3 minutes, et la pylorectomie combinée à la gastro-entérostomie, en 1 heure ou 1 h. 1/4.

Mes premières communications, de 1887 à 1892, sur ces méthodes opératoires rapides, sont passées inaperçues.

C'est à Bruxelles, en septembre 1892, au premier Congrès international de gynécologie, que pour la première fois je me suis élevé, devant de nombreux collègues, contre l'abus de l'hémostase préventive, démontrant que le meilleur moyen de ne pas perdre de sang était d'opérer vite et de ne pincer ou lier que les artères et les veines de gros calibre.

J'ai dénoncé les inconvénients de l'abus des pinces hémostatiques.

J'ai signalé les hémorragies les plus redoutables entre les mains des partisans les plus convaincus de la forcipressure préventive.

J'ai enfin protesté contre la durée indéfinie de ces opérations de 2, de 3 et même de 4 heures, où, pour une simple hystérectomie vaginale, on laissait à demeure entre les jambes de malheureuses patientes 30, 40 et jusqu'à plus de 50 pinces de fortes dimensions, pour la plupart inutiles, tandis que mes opérations, beaucoup plus rapides, n'en exigent que de 2 à 4.

J'ai indiqué la durée de mes hystérectomies vaginales : je les terminais déjà, dans les cas difficiles, en 20 ou 30 minutes, et, dans les cas simples, en 4 ou 5 minutes, toute l'opération comprise, du premier au dernier coup de ciseaux.

L'ablation rapide des tumeurs est le seul moyen d'éviter une perte de sang inquiétante.

J'ai démontré enfin, adaptant à l'hystérectomie abdominale ma méthode d'ablation vaginale de l'utérus sans hémostase préventive, que l'on pouvait enlever les gros fibromes utérins, par la laparotomie, avec tout l'utérus, col et corps, en quelques instants, sans fil élastique, sans pincement préventif des ligaments larges et sans que les patientes perdissent autant de sang que par les autres méthodes, en apparence moins osées.

Mes statistiques intégrales ont prouvé que les opérations rapides donnaient des résultats infiniment supérieurs à ceux qu'on obtenait alors.

On a voulu contester l'exactitude de mes assertions. J'ai reçu la visite de nombreux chirurgiens de tous pays. J'ai pratiqué devant eux des centaines d'opérations et je leur ai démontré l'originalité et la supériorité de mes procédés.

Cette croisade contre les méthodes hésitantes et rétrogrades qui s'étaient partout vulgarisées n'est pas restée longtemps sans écho. Après quelques mois d'un silence méthodique, de vives critiques vinrent mettre en lumière mes procédés, qui s'affirmèrent dès lors comme une méthode générale en chirurgie; méthode nouvelle, caractérisée par la simplicité et la précision du manuel opératoire, par le rejet de tout instrument, de toute manœuvre qui ne soit strictement indispensable.

Les avantages de cette méthode ne sont plus à démontrer.

Il a pu sembler de prime abord bien inutile de terminer en 5 ou 6 minutes une hystérectomie vaginale, une cure radicale de hernie. Toute critique a dû désarmer lorsque j'ai appliqué ces procédés à la résection de l'intestin, à la chirurgie de l'estomac, et réduit au tiers ou au quart de leur durée habituelle ces longues opérations.

La supériorité des méthodes rapides est encore plus évidente dans ces larges craniectomies que je pratique depuis plus de deux ans, où l'hémorragie immédiate, surtout chez l'adulte, est souvent effrayante, et dans l'ablation des gros polypes naso-pharyngiens, pour lesquels j'ai récemment proposé à l'Académie de médecine un nouveau procédé d'extirpation extemporanée par les voies naturelles.

Le succès de telles opérations est subordonné à l'habileté du chirurgien. La moindre faute, le moindre retard sont mortels.

On ne saurait, en présence des résultats acquis, contester les avantages de ces procédés.

Le temps, pour l'opéré, c'est la vie.

Le champ de la chirurgie s'étend de jour en jour et de nouvelles opérations surgissent, plus laborieuses et plus délicates. La dextérité reconquiert ainsi la place qui n'aurait jamais dû lui être ravie.

« Time is money », disent les Anglais. Pour nous, chirurgiens, « le temps, c'est la vie ».

L'anesthésie et l'antisepsie perdent toute valeur si nous devons voir l'habileté manuelle disparaître avec la septicémie.

Nul ne peut devenir chirurgien s'il ne possède des qualités primordiales innées.

Il ne suffit pas, pour devenir chirurgien, de se dire : « Je serai chirurgien » et de suivre une « filière ».

Soyez bon anatomiste, exercez-vous à la médecine opératoire sur le cadavre, sur les chiens même, sous prétexte de vous familiariser avec le sang et d'obtenir des « guérisons ». Ces opérations sur les morts et sur les animaux ne feront jamais un chirurgien de celui qui ne possède pas des qualités primordiales innées.

Ces qualités, l'éducation et la pratique peuvent les développer : elles ne les engendrent pas. Le chirurgien doit être un artiste et non pas un manœuvre.

On a objecté que mes procédés étaient dangereux et inaccessibles à la majorité des opérateurs.

Je regretterais qu'il en fût autrement. Il est temps que l'on sache que le premier venu ne peut s'improviser chirurgien.

Il ne suffit pas, pour opérer, de savoir manier plus ou moins adroitement quelques douzaines de pinces hémostatiques.

Cette folie de la forcipressure a fait à la chirurgie un tort immense, en encourageant des centaines de médecins dépourvus des qualités requises à entreprendre des opérations qu'ils sont incapables de mener à bien.

Prenons pour exemple l'hystérectomie vaginale par morcellement.

Quel gynécologiste improvisé n'a pas tenté une fois au moins cette opération? Le col saisi, l'opérateur sectionne tout autour la muqueuse vaginale et détache, en arrière, le rectum, en avant ce qu'il peut.

Une pince à droite et à gauche sur les artères utérines, et le col est réséqué. On isole un peu plus haut le moignon cervical, on pince, on coupe quelque chose encore, et bientôt le malheureux praticien, qui n'a pas l'adresse manuelle nécessaire pour mener à bien une opération à ce point aveugle et irrationnelle, sectionne l'uretère, perfore la vessie, blesse l'intestin, puis finalement, las et ne sachant plus que faire, abandonne au bout de 2 ou 3 heures l'opération inachevée et laisse dans le vagin quelques douzaines de pinces.

Procédez, au contraire, par ma méthode d'hémisection médiane antérieure; cette méthode est simple et rapide, même dans les cas difficiles; mais elle exige de l'opérateur le tempérament et la dextérité d'un vrai chirurgien.

Si nous abordons non plus l'hystérectomie vaginale, mais l'hystérectomie abdominale, l'extirpation du goitre, l'ablation des gros polypes naso-pharyngiens, et particulièrement l'hémicraniectomie temporaire telle que nous en avons déterminé le manuel opératoire, il devient plus évident encore que cette chirurgie doit rester l'apanage de quelques-uns seulement.

La chirurgie française a tenu autrefois la première place. Elle doit la reconquérir.

Maisonneuve et ses contemporains, en exigeant des futurs chirurgiens le « Citò, tutò et jucundè », ignoraient en quoi devait consister le second terme du fameux trilogisme. Ils opéraient *vite* et *bien*. Ils ne pouvaient opérer *sûrement* parce qu'ils ignoraient l'antisepsie.

Nous devons conserver de ces maîtres ce qu'ils avaient de génial.

La substitution par Ambroise Paré, dans les amputations, des ligatures aux caustiques et la découverte des pinces hémostatiques à pression continue pour effectuer ces ligatures, l'application par Percy du même principe à l'hémostase définitive, qu'il a réalisée en laissant à demeure dans les plaies opératoires ses pinces à pivot; la découverte par Amussat de l'énucléation vaginale, en masse ou par morcellement, des gros fibromes utérins interstitiels, sont autant de conceptions remarquables, dont nous ne saurions sans injustice oublier l'origine.

Ces innovateurs méritaient de posséder la méthode antiseptique.

Loin de laisser dans un oubli volontaire les découvertes des anciens chirurgiens, nous ferons donc ressortir dans ce livre toute leur valeur.

N'est-il pas curieux au premier chef de constater que des méthodes et des instruments considérés de nos jours comme nouveaux, existaient il y a plus d'un demi-siècle, et que, près de cinquante ans après Amussat (1840-1887), nous avons imaginé de notre côté comme procédé de choix et sans connaître ses travaux, l'énucléation des gros fibromes par une méthode presque identique, rotation et bascule en avant de la tumeur avec ou sans morcellement.

Nous avons retrouvé dans des livres anciens les aiguilles dites de Hagedorn, et qui lui sont bien antérieures. D'autres chirurgiens eurent l'idée de tordre ces aiguilles, à leur partie moyenne, de 90° sur leur axe, de telle sorte qu'elles soient aplaties, dans leur moitié postérieure, sur le plat, devenant ainsi plus faciles à manier avec les doigts ou à l'aide des porte-aiguilles ordinaires (Knaur et Bienaise); nous avons fait construire de notre côté des modèles presque identiques, disposés en outre de manière à retenir le fil.

L'ouvre-bouche de Heister, qui est d'une construction si ingénieuse, demeurera longtemps encore l'instrument le plus parfait et le plus puissant pour écarter les arcades dentaires.

Un instrument très analogue à notre double érigne à coulisse pour l'hystérectomie abdominale existait autrefois, pour l'amygdalotomie[1].

Les instruments jadis destinés à l'ouverture du crâne sont telle-

1. Cat. Charrière, *Érigne de Ricord*, édit. de 1862, p. 127. (Voir page 166.)

ment variés qu'on y retrouve les modèles les plus divers de perforateurs, de fraises, de tréphines, de scies circulaires mécaniques.

Les anciens chirurgiens ont donc vu comme nous voyons aujourd'hui. Ils ont eu les plus grandes idées, et leur imagination leur a fait entrevoir presque tout ce qui a été réalisé dans ces dernières années. Profitons à notre tour des découvertes récentes. Les progrès de la physique et de la mécanique nous permettent, en les combinant avec l'antisepsie, de déterminer, d'après des données précises et mathématiques, les types d'instruments les plus parfaits et leur meilleur mode d'emploi.

La chirurgie ne peut sans inconvénient rester encombrée d'un arsenal instrumental trop compliqué, de procédés hésitants et dépourvus de méthode.

Nous voulons déterminer dans ce livre ce qui doit être fait dans chaque cas et rejeter, avec la même conviction qu'Ambroise Paré repoussait comme un traitement cruel l'huile bouillante et le feu, qui servaient à « carnacer les plaies », tout ce que nous trouvons mauvais et défectueux.

La chirurgie hésitante qui a pris naissance avec l'anesthésie et l'antisepsie, et que caractérise avant tout l'abus de l'hémostase et du morcellement, a trop duré, et mérite le jugement sévère de Paré sur les méthodes de ses devanciers :

« Je conseille au jeune chirurgien de laisser ces misérables habitudes, l'admonestant de ne plus dire : Je l'ai lu au livre des anciens praticiens; je l'ai vu faire à mes vieux pères et maîtres, suivant la pratique desquels je ne puis aucunement faillir. Ce que je t'accorde, si tu veux entendre tes bons maîtres aux livres ci-dessus allégués. Mais si tu veux arrester à ton père et à tes maîtres pour avoir licence de mal faire, y voulant toujours persévérer, tu en rendras compte devant Dieu, et non pas devant ton père ni tes bons maîtres praticiens qui traitent les hommes de si cruelle façon[1]. »

Détermination précise de l'indication opératoire, pratique

1. Œuvres : *Combustions et gangrène*, chap. XXXV. In *Dict. sc. méd.*, article A. Paré, p. 128.

rigoureuse de l'antisepsie, perfection de l'opération proprement dite et des soins consécutifs, telles sont les exigences qu'a le droit de formuler quiconque réclame d'un chirurgien le secours de son art.

Il n'existe, pour chaque opération, qu'une bonne méthode, celle qui permet de la faire bien et simplement.

Les autres procédés doivent être rejetés au même titre que les pansements sales.

Lister, qui a eu l'immense satisfaction d'assister au triomphe universel et définitif de l'antisepsie, applaudira, nous en sommes sûr, à nos efforts pour compléter la rénovation de la chirurgie, en la dotant d'un manuel opératoire vraiment digne de sa grande conception.

III. — LES DEVOIRS ET LES DROITS DU CHIRURGIEN

« Primum non nocere ».

Avant tout, éviter de nuire. Que de devoirs comportent pour le chirurgien ces trois mots : « ne pas nuire » !

Le patient réclame la guérison : le chirurgien doit avant tout se mettre en garde contre toute opération imprudente et hasardeuse.

La pratique de la chirurgie s'est transformée depuis trente ans.

On ne fait presque plus d'amputations.

Par contre, **la chirurgie viscérale** a tellement empiété sur la médecine que chaque jour se rétrécit le cercle des affections non justiciables d'un traitement opératoire.

Cette extension extraordinaire de la chirurgie a eu pour conséquence directe une aggravation de la responsabilité morale qui incombe à tout opérateur.

Le chirurgien doit aujourd'hui posséder, outre l'habileté manuelle, une éducation clinique approfondie.

Jadis le médecin appelait un chirurgien pour lui faire exécuter telle opération qu'il jugeait urgente.

Le médecin faisait le diagnostic et décidait de l'opportunité de l'intervention.

Le chirurgien, instrument docile, se bornait à agir. Cette époque est passée et son rôle est aujourd'hui tout autre : A mesure que se sont multipliées les indications opératoires pour des affections jadis exclusivement réservées à la thérapeutique médicale, les chirurgiens ont dû s'habituer à aborder le diagnostic différentiel de lésions internes qu'autrefois ils entrevoyaient à peine.

Leur expérience s'est accrue d'autant mieux que, le plus souvent, ils sont appelés à vérifier, le bistouri à la main, le résultat de leur exploration.

C'est donc aux chirurgiens qu'il appartient aujourd'hui de décider en dernier ressort de l'opportunité d'une intervention.

Toute affection médicale peut, dans une de ses phases, exiger le secours de la chirurgie.

Les mots « externe et interne » ne pourront donc plus désormais servir à scinder en deux la pathologie.

Beaucoup de maladies internes appartiennent au médecin, le plus généralement, et au chirurgien, dans des cas bien déterminés. Prenons pour exemple la lithiase biliaire : tant que l'affection suit un cours normal, la thérapeutique médicale est seule indiquée. Survient-il une complication grave, le danger est imminent et l'éventualité d'une opération doit être discutée. Le médecin doit en pareil cas appeler sans retard un chirurgien compétent : il éclaire son collègue sur les premières phases de la maladie.

C'est au chirurgien de déterminer l'indication opératoire et d'agir au moment le plus opportun, suivant sa conscience et d'après ses aptitudes.

Cette union du médecin et du chirurgien est d'autant plus profitable au malade que chacun d'eux se contente de remplir, sans l'outrepasser, le rôle qui lui convient.

Quelques exemples entre mille : une femme de 37 ans, soignée depuis 8 ans, en Autriche, pour une pyélonéphrite gauche d'abord, puis bilatérale, est soumise à notre examen : le rein droit est gros et douloureux. A gauche, dans l'intervalle des crises aiguës, où le rein devient à son tour volumineux et sensible, la douleur maxima siège vers la terminaison de l'uretère. L'examen de la vessie est négatif. Le cathétérisme des uretères est impraticable; les sondes se heurtent à un obstacle qu'il serait dangereux de vouloir forcer. La malade, nerveuse et affaiblie, ne veut subir la narcose que s'il faut opérer.

Nous faisons, d'après le simple palper et les signes rationnels, le diagnostic de pyélite calculeuse droite et d'urétérite calculeuse inférieure gauche.

Ce diagnostic est envoyé par écrit, avec arguments à l'appui, aux médecins traitants de la malade. Ceux-ci s'opposent formellement à toute intervention et répondent qu'il n'existe aucun signe de lithiase rénale ni urétérale. La malade, qui souffre de plus en plus en deux points fixes et bien déterminés, la région rénale droite et l'extrémité pelvienne de l'uretère gauche, accepte, malgré ces avis contraires, l'opération : un calcul est extrait par la taille rénale du bassinet droit.

Le cathétérisme de l'uretère correspondant, pratiqué de haut en bas, refoule vers la vessie d'autres calculs, qui sont perçus par le toucher vaginal et intra-vésical. Le palper abdomino-vaginal permet en outre de reconnaître à gauche, non loin de la vessie, un gros calcul urétéral. La taille urétéro-vaginale est faite sur-le-champ.

La vessie mise à découvert par le cul-de-sac antérieur, nous extrayons à gauche une énorme pierre cylindro-sphérique plus grosse que le pouce et longue de 85 millimètres, puis, à droite, un calcul du diamètre de l'extrémité du petit doigt. Un petit calcul provenant de l'uretère droit sortit seul, quelques jours après, par la plaie vaginale; deux autres furent extraits du même côté dans une seconde séance de narcose, qui eut lieu trois semaines plus tard pour vérifier l'état des uretères. Guérison apyrétique. Fermeture spontanée des plaies lombaire et vaginale.

Cette femme, presque mourante lorsque nous avons été appelé à lui donner nos soins, ne pouvait quitter le lit depuis plusieurs mois. Cinq semaines après l'opération, elle put marcher et sortir en voiture. Actuellement elle est de retour dans sa famille. Peut-on reprocher dans ce cas au chirurgien d'avoir agi sous sa seule responsabilité, et sans prendre en considération les avis contraires de nombreux collègues?

Que de fois le patient ne devra ainsi le salut qu'à l'énergie et à la ténacité d'un opérateur éclairé, certain de son diagnostic et confiant dans ses moyens.

Un autre cas, tout récent, vient également à l'appui de cette manière d'envisager, à propos de la détermination de l'indication opératoire, les devoirs et les droits du chirurgien.

Un homme encore jeune est atteint, à la suite d'une plaie grave de la mâchoire inférieure, d'un phlegmon énorme au niveau de la branche montante du maxillaire gauche, qui se nécrose.

Le séquestre est extrait; quelques jours après survient un peu d'aphasie, le lendemain de l'agraphie, puis quelques spasmes des muscles du visage à droite. Aucune élévation de température.

Le malade ne paraissait pas très incommodé : il se levait et se plaignait seulement d'une légère céphalalgie. Nous diagnostiquons, par exclusion, une lésion suppurée intra-crânienne.

La craniectomie temporaire est pratiquée le samedi matin, 4 jours après l'apparition de l'aphasie. Nous trouvons, au pied de la 2e circonvolution frontale, un abcès profond contenant plus de 10 grammes de pus.

L'état général du malade, lorsque nous avons cru devoir prendre la responsabilité de cette grave intervention, était si satisfaisant, à part l'aphasie, que cette décision parut presque extravagante. La gêne de la parole ne paraissait pas comporter une intervention aussi hâtive. L'étendue de l'abcès et sa profondeur menaçaient cependant le malade de mort subite par irruption du pus dans la cavité du ventricule latéral.

Quatre jours après l'opération, l'aphasie commençait à disparaître, puis l'agraphie. La guérison se fit sans incident.

Dans d'autres cas où le diagnostic demeurait douteux, nous avons déterminé nous-même, par la percussion et l'auscultation, l'existence et le siège de kystes hydatiques du poumon, d'épanchements purulents interlobaires et de cavernes pulmonaires, qui ont été opérés avec succès.

Ailleurs nous avons dû, au contraire, refuser toute intervention et démontrer qu'il s'agissait non pas d'un cas chirurgical, mais d'une affection médicale inopérable : cirrhose alcoolique avec ascite, cancer du pancréas, etc.

Le chirurgien qui est rompu à la pratique de la chirurgie viscérale a, en effet, sur le médecin, cet avantage, de vérifier au cours de chaque opération les données de l'examen antérieur.

Les lésions initiales de la salpingite, de l'appendicite, le rôle du spasme du pylore en pathologie gastrique, sont ainsi des découvertes chirurgicales, et ont échappé aux cliniciens tant qu'ils n'ont pu en obtenir, au cours d'opérations précoces, la démonstration directe.

Celui qui possède les qualités requises pour devenir chirurgien doit donc, aujourd'hui, se rompre de bonne heure au diagnostic des affections viscérales, afin de posséder plus tard l'autorité suffisante pour imposer, lorsqu'il le jugera convenable, sa manière de voir.

L'art de la chirurgie est personnel.

Tout chirurgien vraiment digne de ce nom doit avoir conscience de sa sagacité, de ses aptitudes. Il doit savoir juger ce qu'il peut, ce qu'il doit entreprendre.

Il lui est alors permis de s'affranchir de toute tutelle et de s'enhardir à des opérations nouvelles et originales : il les réussira d'emblée.

PREMIÈRE PARTIE

TECHNIQUE CHIRURGICALE GÉNÉRALE

Installation d'une clinique chirurgicale.
L'antisepsie et l'asepsie en chirurgie.
Soins à donner aux malades avant et après l'opération.
Histoire de l'hémostase et du morcellement.

CHAPITRE I

DIFFICULTÉS DE LA PRATIQUE RIGOUREUSE DE L'ANTISEPSIE.

La pratique rigoureuse de l'antisepsie est loin d'être à la portée de tous.

Les plus dangereux sont ceux qui croient opérer antiseptiquement, tandis qu'ils ne le font qu'à demi.

L'infection est la cause principale de la mort après les opérations.

Lorsque nous perdons un opéré, la cause la plus habituelle de la mort est l'infection du champ opératoire, infection facilitée par l'amoindrissement de la résistance vitale qui se produit à la longue chez les sujets affaiblis et cachectiques, particulièrement chez les cancéreux.

Beaucoup de chirurgiens, nous ne saurions trop insister sur ce point, commettent cette faute grossière, de se croire *a priori* aseptiques, et de rechercher à leurs insuccès des causes autres que l'infection directe du champ opératoire. Cette prétention à l'infaillibilité en antisepsie est aussi ridicule que dangereuse. Dans les cas même où les complications éclatent à distance du champ opératoire : bronchite, pneumonie, phlébite, etc., il est bien rare, en effet, qu'elles ne soient pas la conséquence directe de l'intervention.

L'infection peut, en effet, revêtir des formes lentes et insidieuses, moins rapidement mortelles, mais tout aussi graves que la péritonite ou la septicémie suraiguës. Se produit-il la moindre complication, redoutez toujours d'avoir commis une faute opératoire, et cherchez là, plutôt que partout ailleurs, l'origine des accidents auxquels vous devez remédier.

Si le malade succombe, étudiez avec soin les causes probables de la mort, et interrogez votre mémoire sur les moindres détails. Ou bien vous avez tenté une intervention trop grave par rapport à la résistance vitale du malade et vous n'avez pas su la terminer assez vite, ou bien l'infection seule est en cause. Ces deux facteurs sont le plus souvent réunis. Cette affirmation est basée sur nos recherches personnelles.

Nous avons contrôlé en effet, durant de longues années, dans divers services hospitaliers, en apportant à ces recherches l'esprit scientifique et le contrôle bactériologique le plus rigoureux, les causes de la mort chez les opérés.

Nous avons étudié parallèlement la valeur absolue des divers antiseptiques et des méthodes de stérilisation généralement employées.

On verra, dans les pages suivantes, que ces expériences nous ont conduit à supprimer du matériel antiseptique tout ce qui s'y trouvait inutile.

Nos procédés de désinfection sont sûrs, nos pansements propres et simples. Nous les décrirons en détail.

CHAPITRE II

INSTALLATION D'UNE CLINIQUE CHIRURGICALE.

Disposition générale des locaux.

Les opérations ne peuvent être faites dans toutes les conditions de succès que dans des locaux spécialement aménagés à cet effet, et où se trouve centralisé tout le matériel antiseptique nécessaire ; nous décrirons, avant d'aborder la technique opératoire, comme types de cet aménagement, les installations qui nous servent à Paris et à Reims.

Notre clinique de Reims, construite sur nos plans en 1890, dans le quartier le plus salubre de la ville, occupe un terrain de 1000 mètres environ de superficie, et de 16 mètres de façade. Le bâtiment principal, exposé au nord et à l'est, présente un large couloir central et comprend l'escalier et la cage de l'ascenseur, qui s'élève jusqu'au troisième étage.

La distribution est la suivante (pl. I et II) :

Au sous-sol, la cuisine et ses dépendances.

Au rez-de-chaussée, le salon, le cabinet de consultations, une chambre noire pour la radiographie, et la salle à manger.

Au premier étage, la pharmacie, la salle de bains et de stérilisation (étuve à vapeur), le cabinet du chirurgien et la salle d'opérations.

Au deuxième étage, des chambres de malades et la chapelle.

Au troisième étage, les chambres des religieuses et l'escalier de service, conduisant au grenier et au belvédère.

A chaque étage, des water-closets système Doulton à chasse

Pl. I.

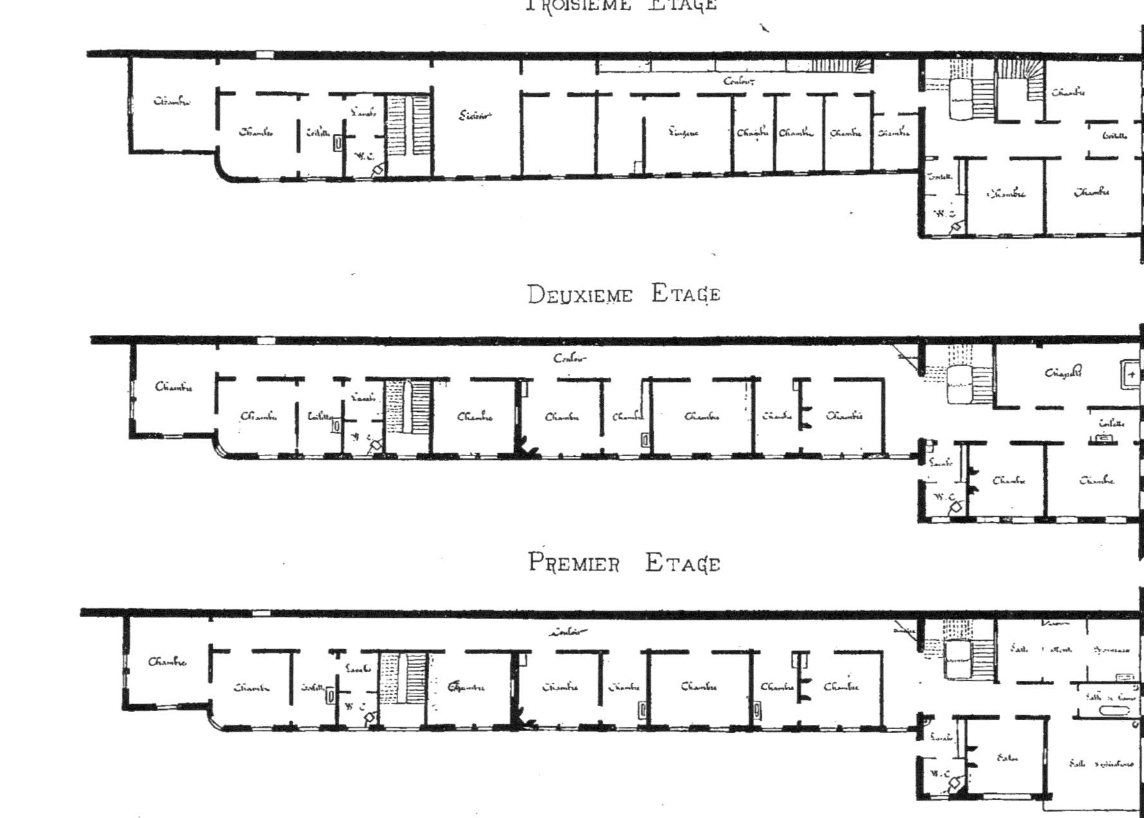

Pl. II.

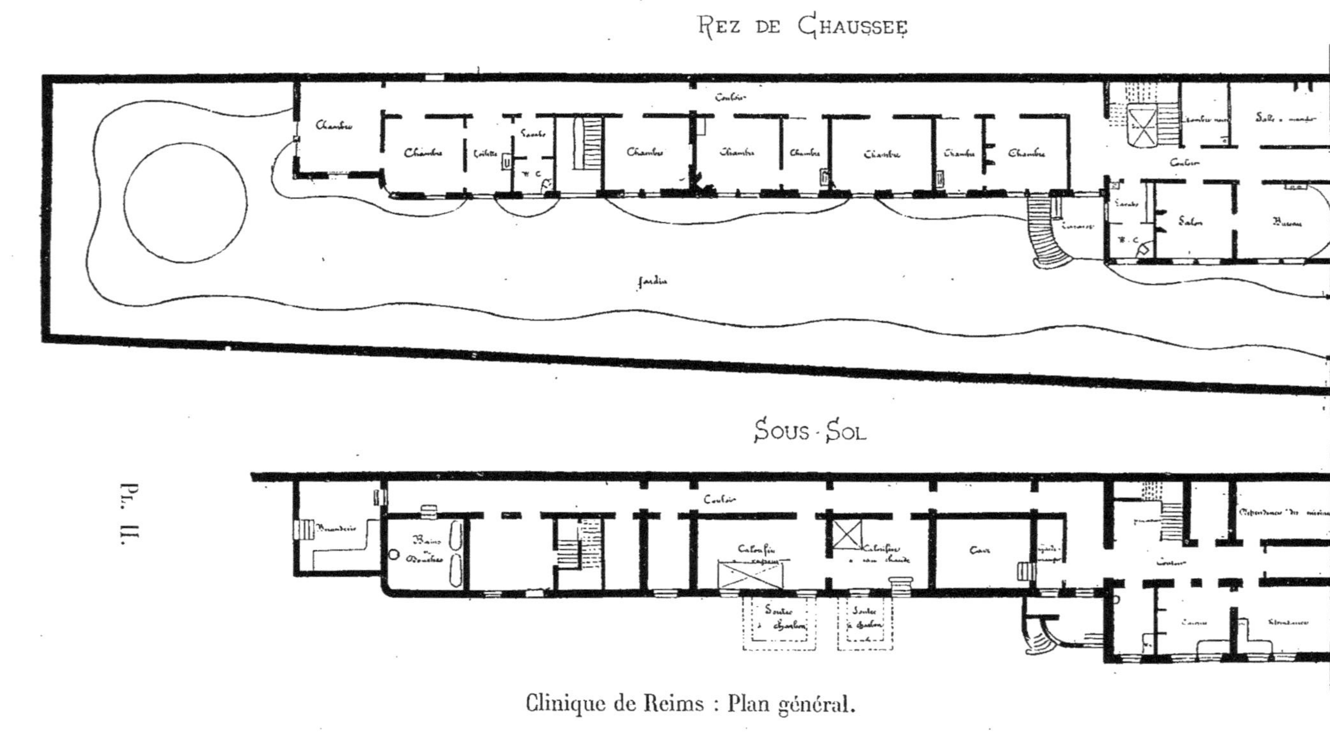

Clinique de Reims : Plan général.

d'eau, avec une antichambre contenant un fourneau à gaz et un vidoir muni de robinets d'eau chaude et d'eau froide.

Le bâtiment annexe est plus étroit et présente un couloir latéral.

Le sous-sol renferme la cave, le garde-manger, le fruitier, le calorifère à eau chaude, le calorifère à vapeur, la buanderie, une salle de bains et de douches, etc.

Le rez-de-chaussée et les deux premiers étages comprennent un large corridor et une série de chambres avec cabinets de toilette.

Aux deux tiers de la longueur de ce bâtiment, un second escalier, et après cet escalier, à chaque étage, un appartement composé de deux grandes chambres, d'un vaste cabinet de toilette et d'un water-closet avec antichambre, vidoir, et service d'eau froide et chaude.

Au troisième étage : chambres de domestiques, lingerie, séchoir et appartements de malades.

Au grenier, dans une tourelle spéciale, le réservoir d'eau de l'ascenseur et le réservoir à eau chaude du thermo-siphon qui, l'hiver, empêche le premier d'être congelé.

La façade est en pierre de taille (pl. III). Les murs et les cloisons intérieurs sont en briques, les plafonds voûtés, les parquets établis sur bitume.

Revenons sur quelques détails : tout ce vaste bâtiment, qui mesure près de 60 mètres de longueur, peut être éclairé facultativement au gaz et à l'électricité (pl. IV).

Le calorifère à vapeur, à basse pression et à réglage automatique, chauffe dans son ensemble, avec une régularité parfaite, grâce à plusieurs colonnes montantes et descendantes sur lesquelles sont greffés les orifices d'entrée et de sortie des tubes à ailettes, la totalité du bâtiment. Les surfaces chauffantes sont dissimulées sous des plaques de tôle perforées, avec tablettes de marbre blanc.

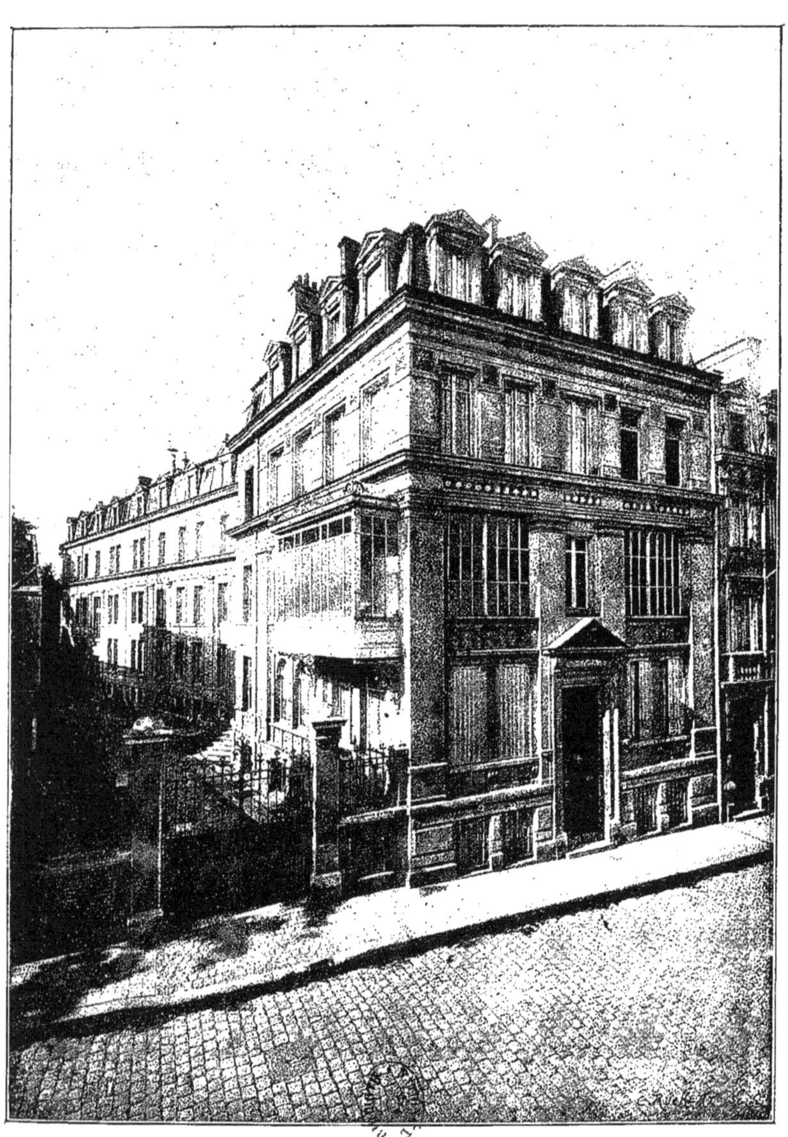

Pl. III. — Clinique de Reims : Façade principale.

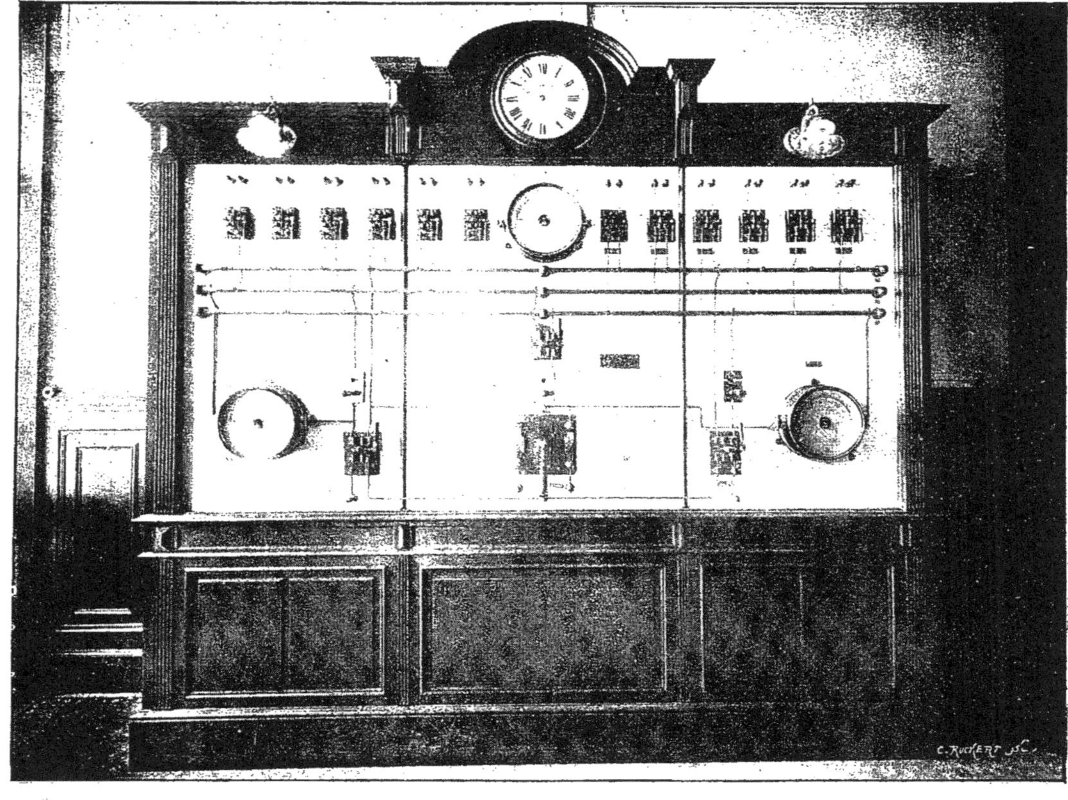

PL. IV. — Clinique de Reims : Tableau de distribution électrique.

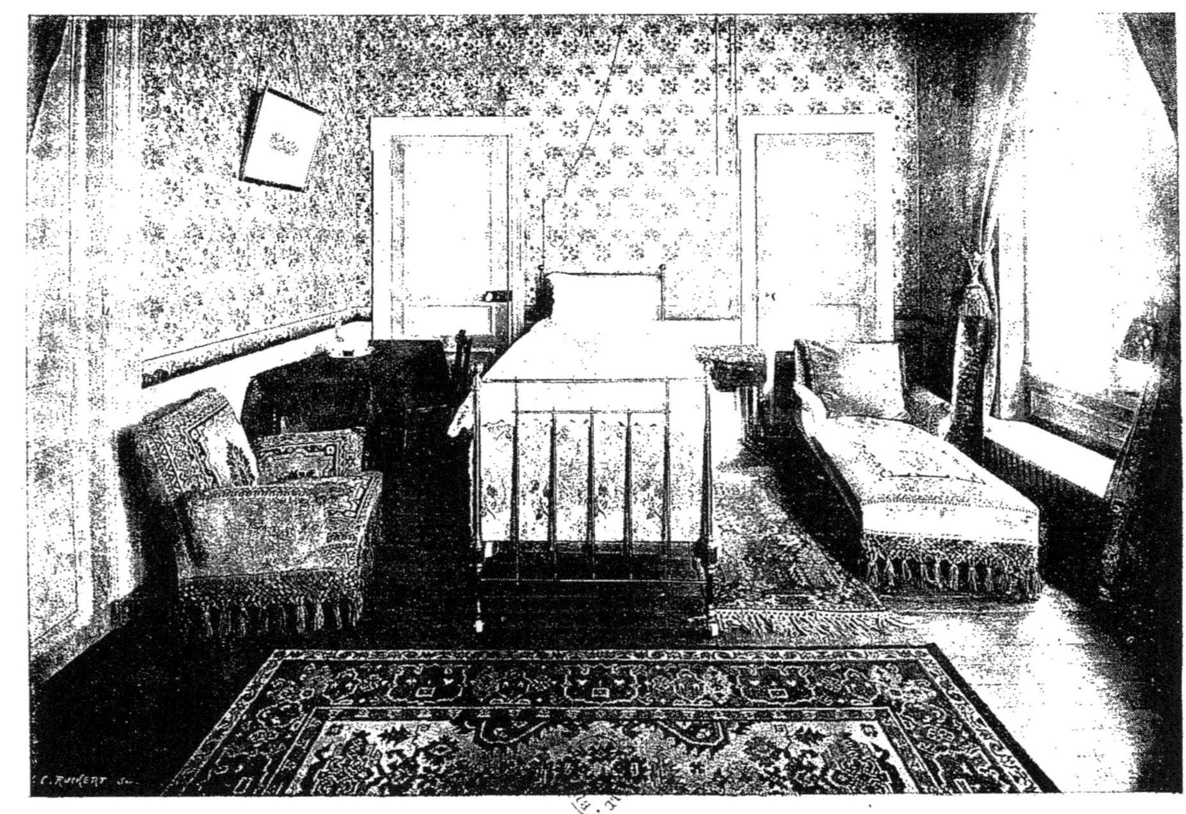

Pl. V — Chambre de malade.

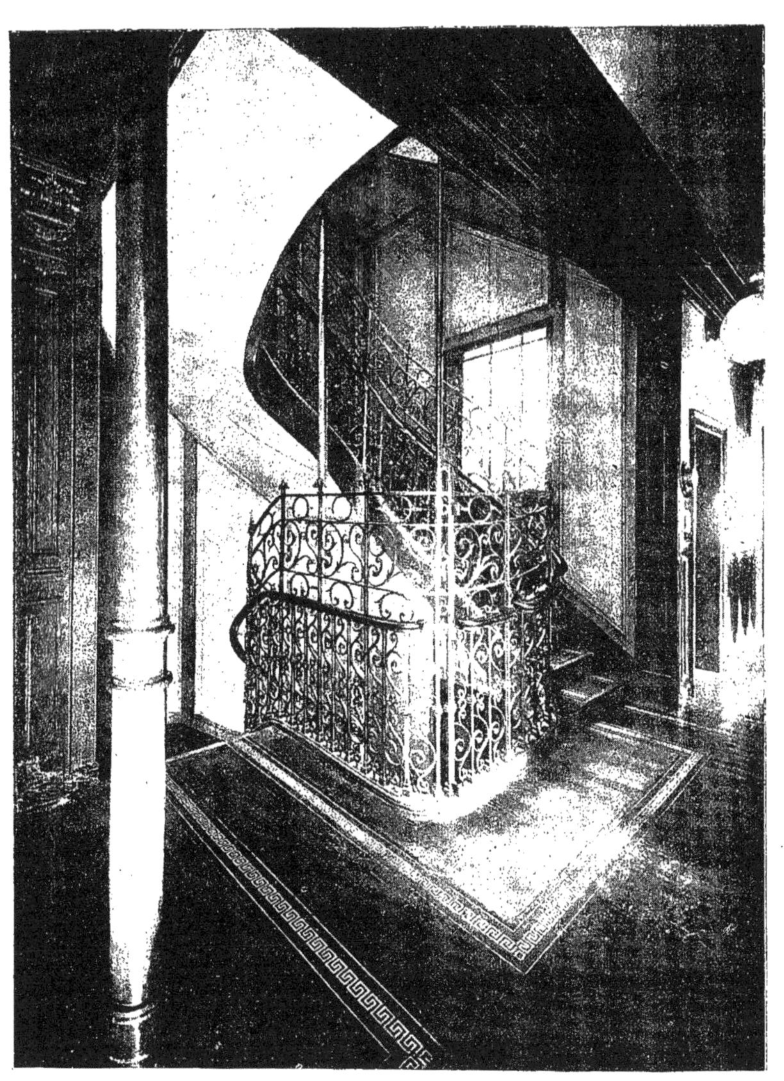

Pl. VI. — Cage de l'ascenseur (1er étage).

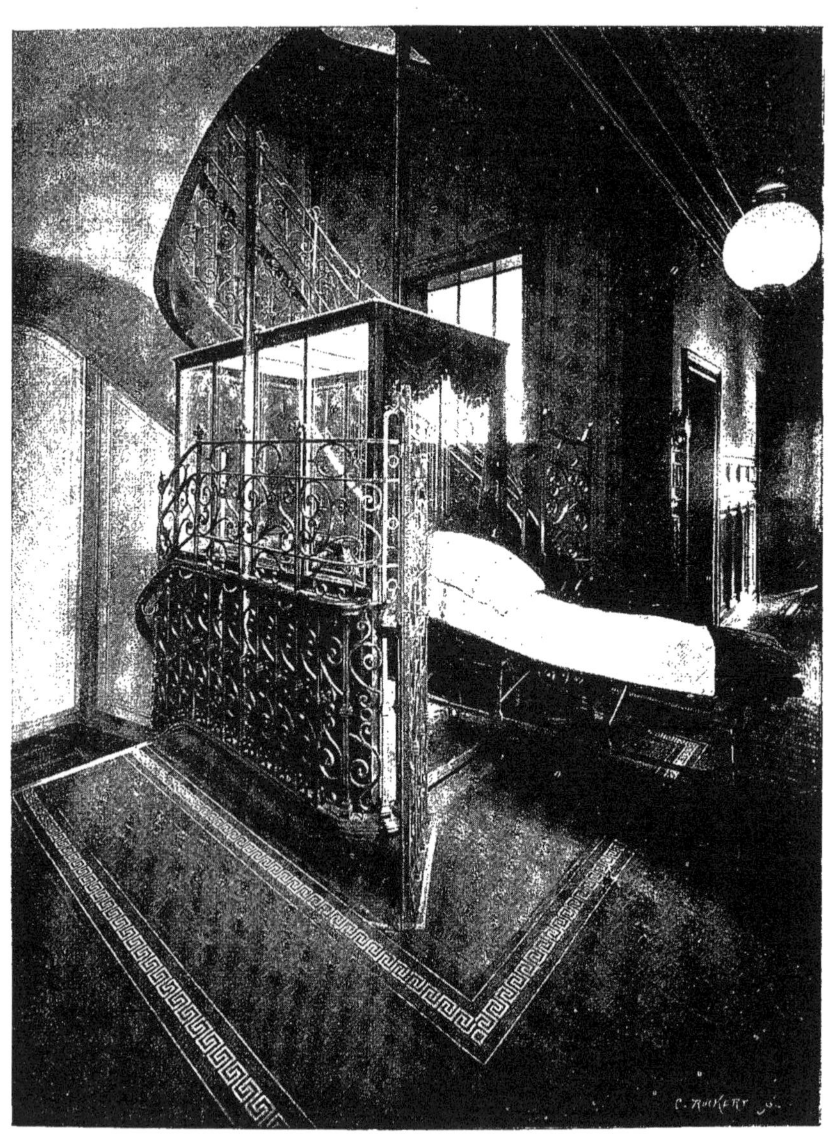

Pl. VII. — Manœuvre de l'ascenseur et du lit roulant.

Un thermo-siphon, admirablement disposé et chauffé par un foyer à feu continu, porte aux environs de 80° l'eau d'un réservoir supérieur, situé à 16 mètres du sol. L'eau chaude est distribuée par quatre colonnes descendantes à des postes variés.

Les water-closets et leur antichambre sont entièrement stuqués.

Les chambres sont largement aérées, et, grâce à la proscription absolue de l'iodoforme, on n'y remarque aucune odeur désagréable.

Nous attachons, en effet, une grande importance, au point de vue de l'état moral de nos opérés, à ce qu'en arrivant à notre clinique ils puissent retrouver le même confort que chez eux, tout en ayant à leur portée les ressources de notre installation spéciale (pl. V).

Les lits sont de cuivre vernis et disposés de telle sorte qu'on y ait libre accès; chaque fenêtre est garnie d'un double rideau à coulisse. On peut ainsi tenir pendant le jour, quand il le faut, les opérés dans l'obscurité et le calme.

Services spéciaux.

Ascenseur. — La cage d'escalier du bâtiment principal contient un ascenseur hydraulique, de 1 m. 20 sur 1 m. 80, avec manœuvre électrique, et dans lequel on peut introduire un lit roulant de 1 m. 75 de longueur, sur lequel sont transportés les malades, soit éveillés, soit narcotisés, accompagnés d'une garde ou d'un assistant (pl. VI et VII).

Description générale de la salle d'opérations et de ses annexes.

La salle d'opérations, que nous décrirons en détail, comporte les annexes suivantes :

1° La *pharmacie*, munie d'un lavabo avec robinets d'eau

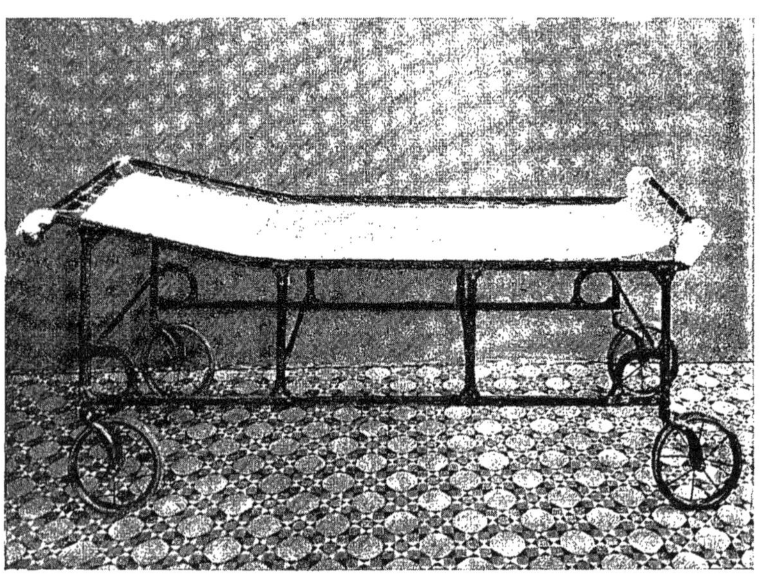

Fig. 1. — Lit roulant pour le transport des malades.

froide et d'eau chaude, est séparée par une double porte à coulisse de la pièce où l'on donne le chloroforme.

2° A côté, une autre pièce avec deux lits de repos, pour les opérés qui ne doivent pas séjourner à la clinique.

3° Une *salle de bains*, entièrement stuquée, avec un chauffe-eau de 100 litres qui est mis en action quand le thermo-siphon ne peut fonctionner, et une étuve à vapeur pour la stérilisation de l'eau, des compresses-éponges et des serviettes destinées aux opérations. (Cet appareil sera décrit plus loin.)

Salle d'opérations.

4° La salle d'opérations (pl. VIII), qui mesure 6 mètres sur 5, est largement éclairée au nord et à l'est par deux baies, dont l'une, disposée en forme de véranda (pl. III), forme sur la façade latérale du bâtiment une saillie de 1 m. 20. Cette disposition nous donne l'éclairage astral.

Des stores horizontaux, disposés au-dessus d'une série de trois grandes glaces formant plafond, et des stores extérieurs permettent de tamiser, s'il y a lieu, l'été de bon matin, la lumière trop vive du soleil, qui d'ailleurs ne tombe qu'exceptionnellement sur le lit d'opérations.

Cette pièce, entièrement stuquée et garnie d'un carrelage dur très soigné, présente, près de la porte d'entrée, un large lavabo de marbre blanc à deux cuvettes, avec robinets d'eau chaude et d'eau froide (pl. X). Entre les deux cuvettes de porcelaine, une cuvette mobile de tôle émaillée, remplie de solution de sublimé à 1 0/00. Sur les côtés, du savon, des brosses à mains, des cure-ongles, et, latéralement, des porte-serviettes nickelés.

Près du lavabo : une étuve sèche chauffée au gaz, pour la stérilisation des instruments à 160° et la stérilisation à sec ou le séchage des compresses, des blouses de toile, des tabliers et des pièces de pansement (voir plus loin).

Dans l'angle de la façade, 5 bocaux de verre ou allonges superposés (pl. IX) : le supérieur, pour le sublimé à 1 0/00; les 3 moyens, pour le phénol à 2 1/2 0/0; l'inférieur, pour l'aspiration du contenu des tumeurs kystiques.

Ces récipients sont tous greffés, comme nous le verrons ultérieurement, sur une batterie de trompes à faire le vide, de

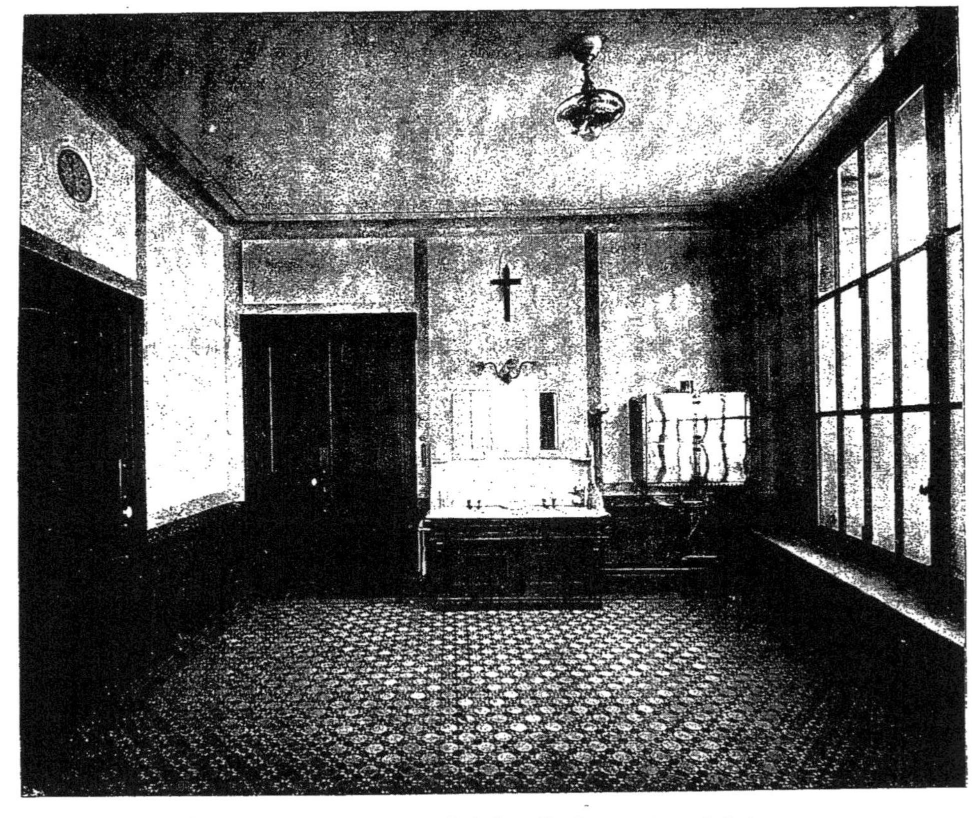

Pl. VIII. — Aspect général de la salle d'opérations, à Reims.

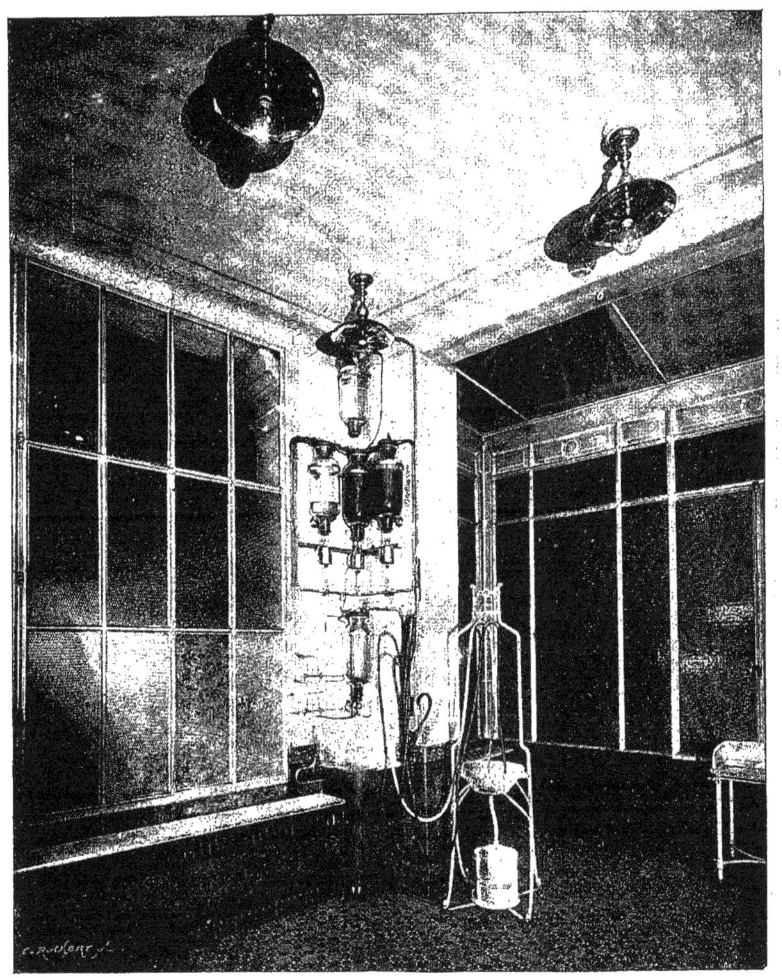

Pl. IX. — Installation des bocaux et des conduites pour les liquides antiseptiques. — Trompes à vide et thermo-siphons (cliché obtenu à la lumière électrique).

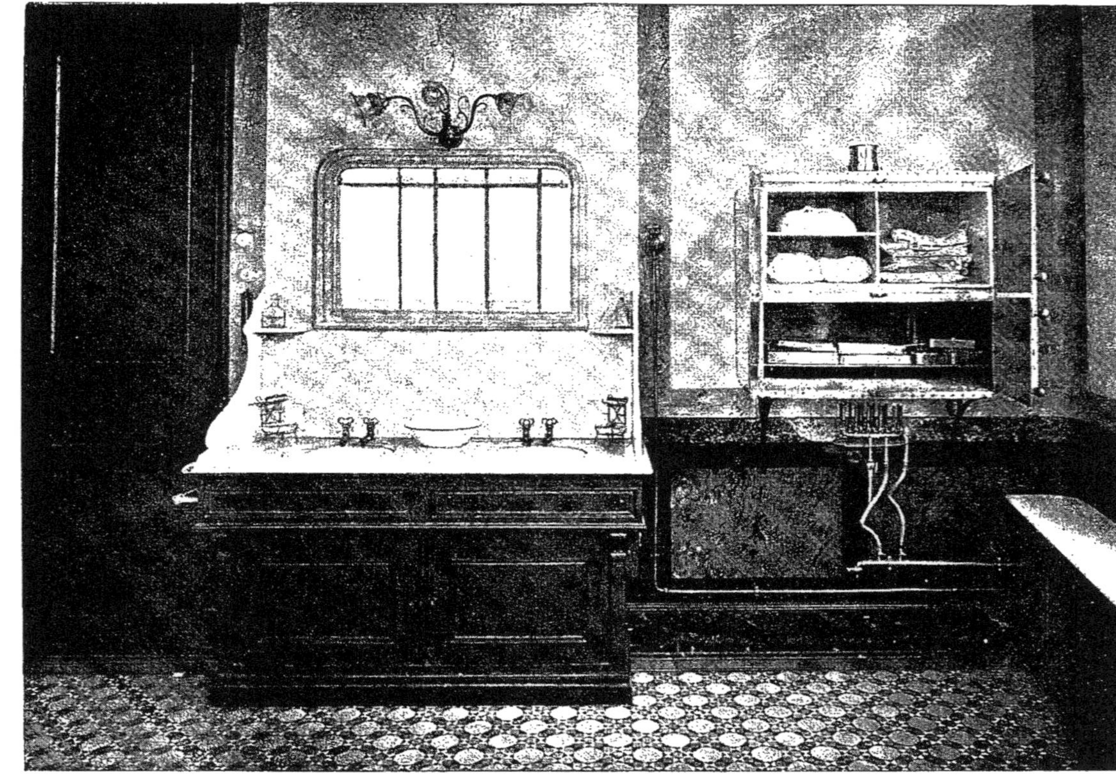

Pl. X. — Lavabo et étuve sèche.

manière à pouvoir être remplis automatiquement par la manœuvre de 5 robinets.

Les 4 bocaux supérieurs communiquent avec l'étuve à vapeur et portent des tuyaux d'écoulement, munis de tubes de caoutchouc de 4 mètres de longueur, avec canules à pédales, pour le service des opérations.

Le long de la muraille nord rampent les tuyaux de chauffage, voilés par une plaque de tôle perforée et par une tablette de marbre blanc; ces tuyaux sont disposés en deux séries indépendantes, afin que l'on puisse mieux graduer le chauffage (pl. IX).

En face se trouve dans l'angle opposé de la véranda, un appareil de chauffage spécial, composé d'une boîte de tôle à ailettes extérieures et à pignon fermé, avec tubes d'échappement pour les gaz de combustion, sous laquelle on peut allumer une forte rampe de becs Bunsen.

Pour l'éclairage, 3 lampes électriques de 16 bougies près du lavabo, et au plafond 3 lampes de 100 bougies, disposées en triangle, de manière à éviter les ombres (pl. IX).

En deux points différents, des prises de courant électrique pour des lampes portatives à réflecteur et pour un moteur électrique de 1 cheval, qui sera figuré plus loin avec l'instrumentation destinée aux opérations sur les os.

Comme mobilier spécial : le lit d'opérations et ses accessoires, (serre-tête, jambières, table portative pour les opérations sur les membres); 2 lavabos roulants; 1 support pour les tubes de phénol et sublimé, qui sont ainsi tenus à portée de l'assistant pendant les opérations; 2 tables de marbre blanc pour les instruments; 3 tabourets de métal à hauteur variable, et enfin 1 chariot roulant pour les pansements.

L'arsenal instrumental est conservé dans une vaste vitrine de verre, dans le salon annexé à la salle d'opérations.

Notre clinique de Reims comporte une cinquantaine de lits.

Nous y opérons annuellement 600 malades environ. Sur ces 600 opérations, près de 300 se rapportent à la chirurgie du péritoine et des autres grandes séreuses.

Notre clinique de Paris est plus petite et sera prochainement transformée. Cet établissement comprend :

Au sous-sol, les cuisines et les dépendances, une salle à manger, le calorifère, etc.

Au rez-de-chaussée, le salon, le cabinet de consultations, la pharmacie, où se fait la narcose, la salle d'opérations (pl. XI) et une pièce annexe pour la stérilisation des compresses et la préparation du matériel antiseptique (pl. XII).

Aux étages, la salle de bains et des chambres.

La cage de l'escalier ne comportant pas l'établissement d'un ascenseur de dimensions suffisantes (1 m. 20 sur 1 m. 80), nous avons disposé le lit roulant sur lequel nous donnons le chloroforme (fig. 2 et 3), de telle manière que le cadre, facile à isoler du pied par le déplacement de 4 agrafes tournantes, puisse servir au transport des opérés jusqu'au faîte de l'escalier. A cet effet, nous avons fait adapter à ce cadre deux supports de hauteur différente qui permettent aux porteurs de transporter le malade dans une position à peu près horizontale.

La salle d'opérations, outre le lavabo fixe, qui est identique à celui de Reims, et le mobilier indispensable (lit d'opérations, lavabos roulants, sièges de métal, chariot à pansements), ne présente, comme saillies, que 4 lampes électriques de 100 bougies.

L'étuve sèche, qui sera décrite plus loin, est encastrée dans la muraille, et non loin d'elle existent les prises de courant pour des lampes électriques portatives et pour le moteur électrique, ainsi que l'orifice de sortie des 3 conduites de sublimé et de phénol, qui viennent de la pièce voisine (pl. XIII).

Le laboratoire annexé à la salle d'opérations contient : une grande table de glace pour le microscope et ses accessoires, un lavabo, et un fourneau à gaz destiné à entretenir au cours

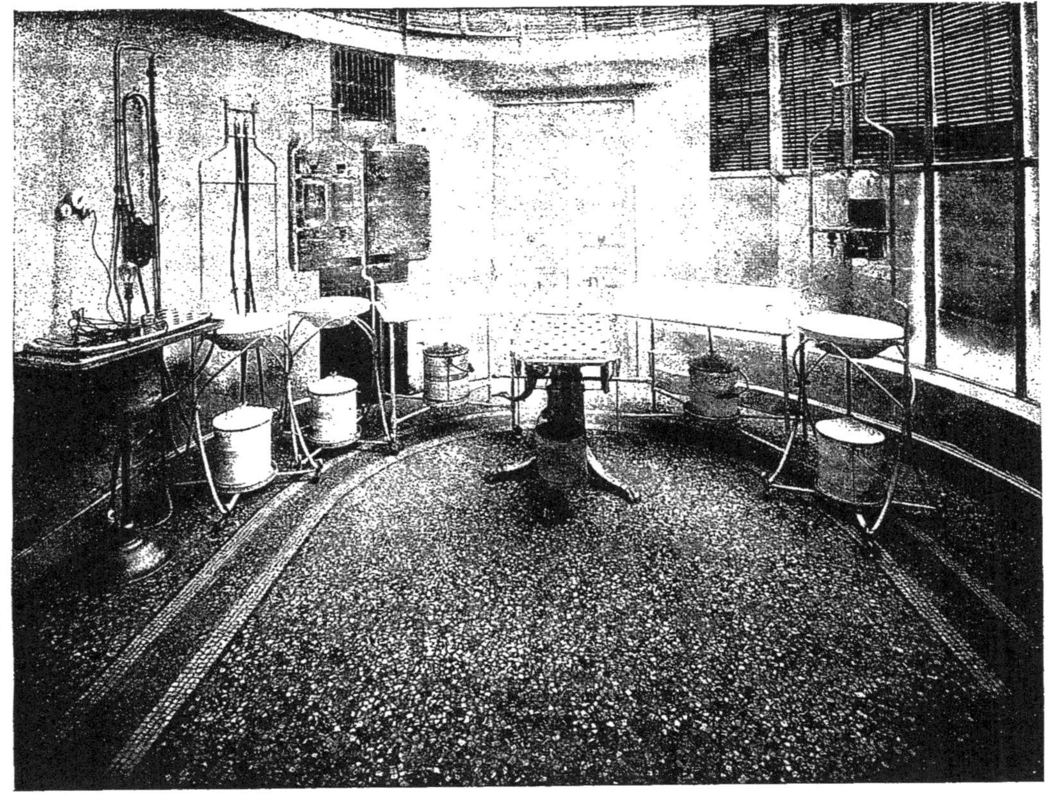

Pl. XI. — Clinique de Paris : Salle d'opérations.

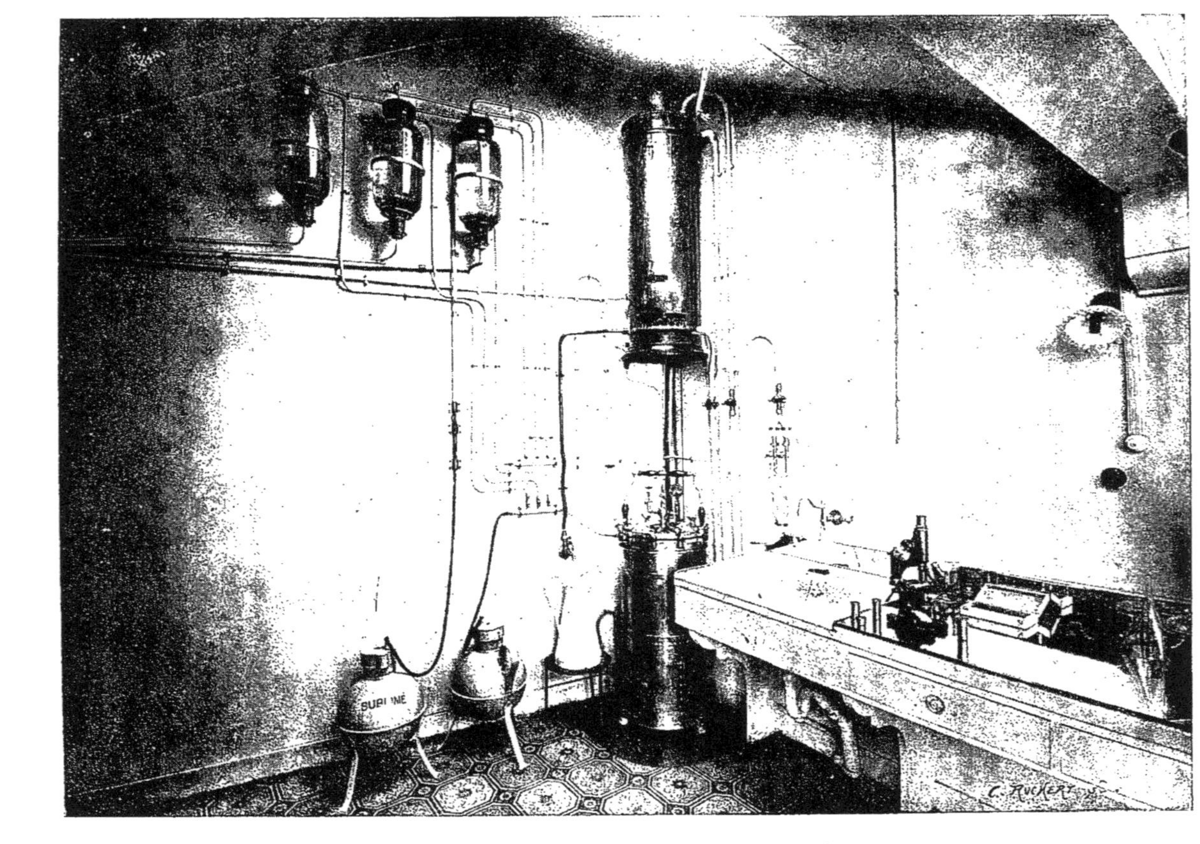

Pl. XII. — Laboratoire annexé à la salle d'opérations. — Étuve à vapeur fermée.

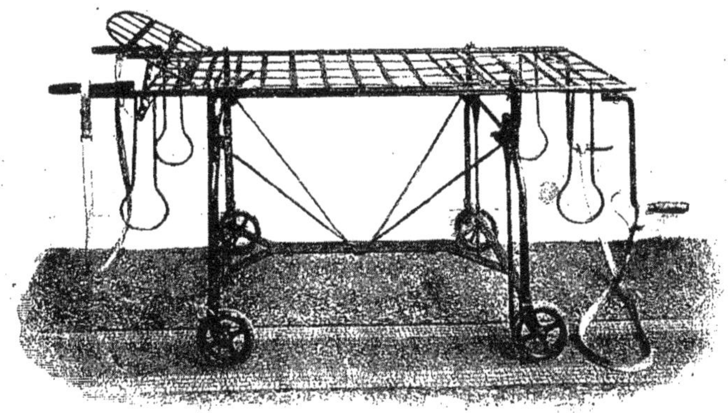

Fig. 2. — Lit roulant pouvant servir de brancard.

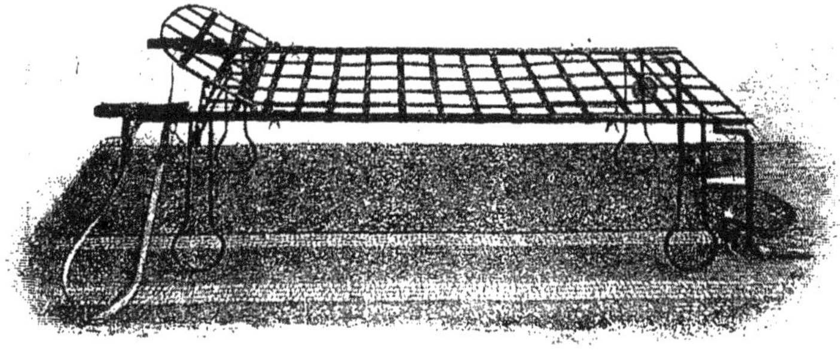

Fig. 3. — Brancard détaché de son support roulant.

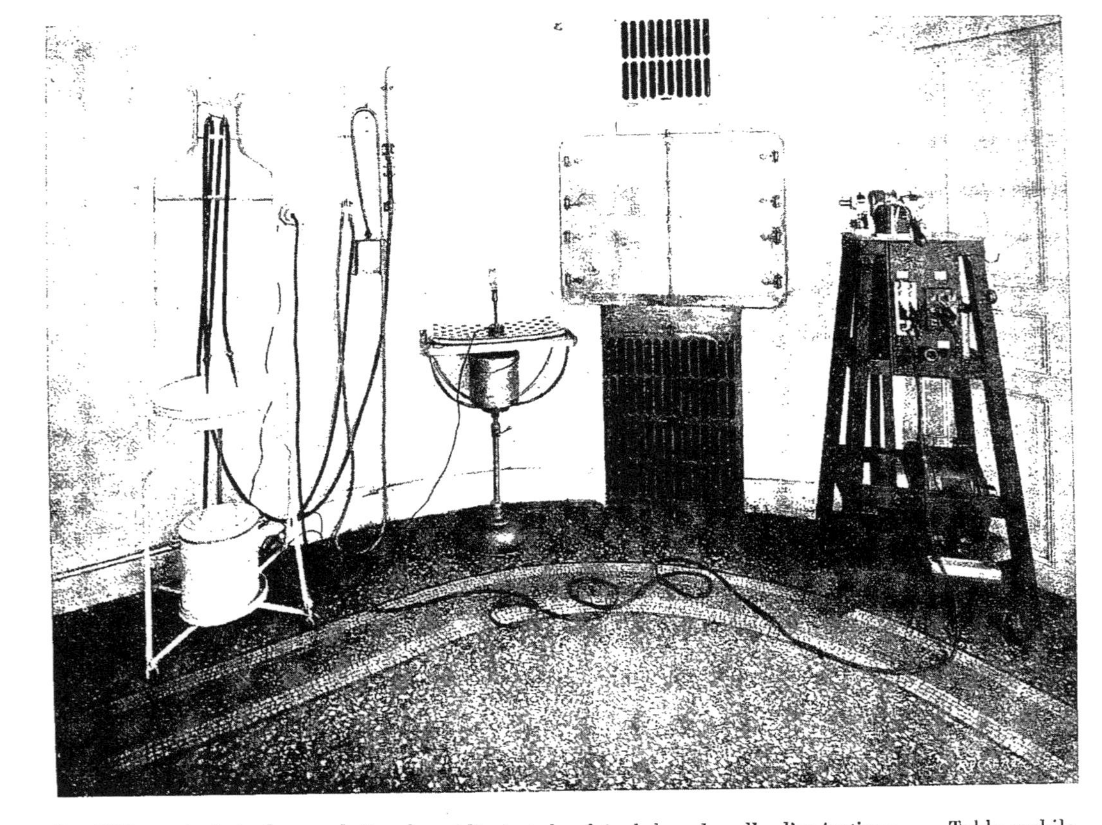

Pl. XIII. — Arrivée des conduites de sublimé et de phénol dans la salle d'opérations. — Table mobile et lampe électrique portative. — Étuve sèche. — Moteur électrique à courants alternatifs.

des opérations plusieurs litres d'eau phéniquée bouillante à 5 0/0, pour la stérilisation immédiate de la soie, du crin de Florence et des instruments qui pourraient se trouver accidentellement contaminés.

En outre, un chauffe-eau à triple effet de 100 litres, une étuve à vapeur de grande dimension et trois allonges destinées à contenir les solutions de phénol et de sublimé (pl. XII). Ces bocaux sont reliés, comme à Reims, à une batterie de trompes à vide d'une part, de l'autre à l'étuve à vapeur et à des tuyaux d'aspiration pour les liquides antiseptiques. De ces allonges partent des tubes d'étain pour le phénol, et de cristal pour le sublimé, qui conduisent leur contenu dans la salle d'opérations.

CHAPITRE III

MATÉRIEL POUR L'ANTISEPSIE ET L'ASEPSIE

Solutions antiseptiques.

Nous employons presque exclusivement, pour l'usage externe, comme agents antiseptiques chimiques, le phénol, le bichlorure de mercure et la liqueur de Labarraque[1].

Physiquement, nous désinfectons l'eau par l'ébullition sous pression à 125° environ, les compresses et la soie par la vapeur à la même température, les instruments par la chaleur sèche à 160°. Le catgut, dégraissé et stérilisé par la chaleur sèche, d'après la méthode de Reverdin, puis porté dans l'alcool phéniqué au 1/10e à la température de 105°, est conservé dans le même liquide. Ce catgut remplit toutes les conditions requises d'asepsie et de résorption.

L'eau phéniquée bouillante à 5 0/0 sert à la désinfection immédiate du crin de Florence et des instruments qui n'ont pas été passés à l'étuve.

Les mains des opérateurs et les téguments de la région à opérer sont purifiés par des lavages successifs à l'eau chaude et au savon, au sublimé à 1 0/00, puis au phénol à 2,5 0/0.

Nous n'employons aucune poudre antiseptique, et, depuis plus de sept ans, nous avons absolument proscrit de tout pansement l'iodoforme, dont nous avons reconnu l'inutilité manifeste. Le tamponnement avec la gaze stérilisée, imbibée ou non d'une

1. De la maison Frère.

solution de phénol, nous donne des résultats beaucoup plus satisfaisants que l'emploi de la gaze iodoformée.

Parmi les désodorants antiseptiques, très utiles dans les cas de suppurations fétides, l'un des plus efficaces et des plus agréables est le vinaigre de Pennès, solution alcoolique de thymol et d'autres produits aromatiques. Le vinaigre de Pennès doit être employé dilué.

Préparation des solutions antiseptiques. Appareils de stérilisation. — Nos solutions antiseptiques sont préparées dans une pièce spéciale, adjointe à la salle d'opérations. Nous

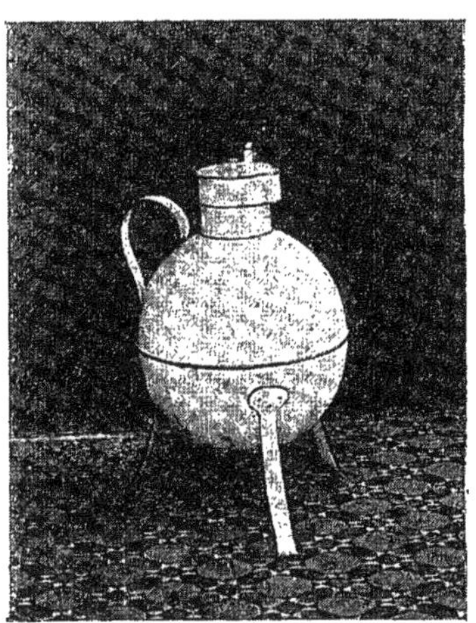

Fig. 4. — Bonbonne de tôle émaillée de 20 litres.

employons à cet effet des bonbonnes de 20 litres en tôle émaillée (fig. 4). Le phénol est acheté en solution alcoolique par flacons de 2 kilogrammes, contenant 1 kilogramme de phénol absolu dissous dans 1 kilogramme d'alcool à 90°. Un des récipients, purifié à l'eau bouillante, reçoit le contenu d'un de ces litres; on ajoute 60 grammes de borax en poudre, et on remplit d'eau bouillante.

On obtient ainsi 20 litres de solution phéniquée à 5 0/0.

L'addition d'une petite quantité de borate de soude nous a été conseillée par le Dr Roux, comme prévenant la rouille des aiguilles et des autres instruments d'acier qu'on ne peut nickeler.

Pour le sublimé, nous faisons la solution sans alcool. On verse, après purification à l'eau bouillante, dans un récipient de 2 litres, 20 grammes de bichlorure de mercure en poudre fine et une égale quantité d'acide tartrique. On remplit d'eau chaude. La dissolution effectuée, on verse le liquide dans une bonbonne de tôle émaillée de 20 litres et on la remplit d'eau bouillie encore chaude. Nous obtenons ainsi une solution à 1/1000e. L'addition d'acide tartrique rend plus stable la solution de sublimé et évite la formation dans les récipients d'un précipité blanchâtre et adhérent.

Outre l'appareil à gaz destiné à chauffer une centaine de litres d'eau et les accessoires que nous venons de décrire, le laboratoire annexé à la salle d'opérations contient l'étuve à vapeur et les bocaux de verre destinés à fournir au cours des opérations les solutions antiseptiques.

Cette installation, toute spéciale à nos cliniques de Paris et de Reims, mérite de nous arrêter quelques instants.

Nous avons fait fabriquer pour cet usage des récipients en verre d'un modèle particulier, faciles à nettoyer, et capables de supporter sans se briser une température de 50° à 60°. Ces bocaux ou allonges, sur lesquels nous reviendrons plus loin, sont disposés de telle manière que leur remplissage s'effectue par la simple manœuvre de trois robinets, et sans jamais être ouverts, grâce au sectionnement d'une batterie de trompes à vide.

Ces bocaux sont, à Reims, dans la salle d'opérations (pl. IX); à Paris, nous les avons placés dans une pièce voisine, ce qui est préférable (pl. XII et XIV). Tout le service des antiseptiques se trouve ainsi en dehors de la salle d'opérations, dont les parois ne présentent comme saillies obligatoires que les quatre lampes à incandescence de 100 bougies.

Plusieurs de ces appareils méritent une description détaillée.

Stérilisation par la vapeur sous pression.

Étuve à vapeur. — L'étuve à vapeur, construite par M. Lequeux, sur nos indications, est de forme cylindrique et mesure intérieurement 34 centimètres de diamètre sur 60 centimètres de profondeur. A 8 centimètres du fond se trouve un disque de cuivre percé de trous, de sorte qu'il reste toujours au-dessous des bocaux de compresses, sans cependant les mouiller, une certaine quantité d'eau.

Le couvercle porte un manomètre, une soupape à vis de rappel et un robinet d'échappement. Il est en outre muni d'un appareil de suspension avec contre-poids (pl. XIV).

Sur le côté gauche de l'étuve existe un tube plongeur qui descend intérieurement jusqu'au fond du cylindre (fig. 5).

Notre étuve, ainsi construite, permet de stériliser d'un seul coup six bocaux de compresses.

Ces bocaux, de nickel pur, ont un couvercle tournant qui permet d'ouvrir ou d'obturer à volonté trois orifices, destinés à l'entrée de la vapeur (fig. 5 et 27). On les superpose trois par trois, et leur couvercle est disposé de manière à ce que les trois orifices destinés à l'entrée de la vapeur soient ouverts.

L'étuve, munie de la quantité d'eau nécessaire, est portée à 2 kilogrammes de pression, soit vers 134°.

La température doit demeurer trois quarts d'heure au-dessus de 120°, ce qui est facile à obtenir grâce à la double couronne de brûleurs à gaz, dont on éteint la plus grande lorsque le chiffre maximum est atteint.

Nous nous sommes maintes fois assuré que la stérilisation des spores de charbon, du bacillus subtilis, etc., etc., était parfaite jusqu'au centre des boîtes de compresses. Lorsque l'on chauffe l'étuve, il est bon de laisser le robinet d'échappement ouvert jusqu'à ce que la vapeur commence à sortir. On le ferme alors.

La stérilisation effectuée, on ouvre très légèrement ce même robinet. La vapeur en excès s'échappe des boîtes et l'on évite ainsi d'avoir des compresses humides.

Dès que tout sifflement a cessé, le couvercle est soulevé et les

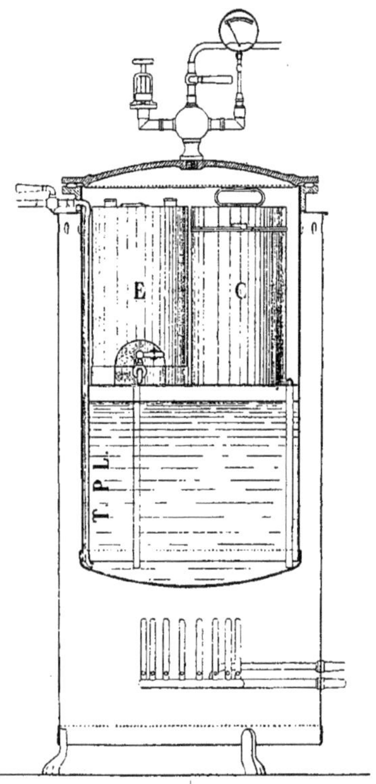

Fig. 5. — Coupe de l'étuve à vapeur.

T. P L. Tube plongeur pour l'aspiration de l'eau stérilisée. — E. Récipient à eau. C. Boîte à compresses.

boîtes à compresses sont enlevées une à une. On ne doit fermer qu'au bout d'une heure ou deux, en imprimant à la poignée du couvercle le mouvement de rotation nécessaire, les trois orifices laissés béants pendant la stérilisation. Les compresses sont ainsi à peu près sèches. Nous les séchons tout à fait, si nous devons les conserver plusieurs jours, dans l'étage supérieur de l'étuve à air chaud qui sert à la stérilisation des instruments.

Notre étuve à vapeur est également employée à la préparation de l'eau stérilisée. Nous possédons à cet effet un double fond de cuivre, qui se place à 30 centimètres au-dessus du premier (fig. 5).

Nous pouvons ainsi remplir d'eau tout l'étage inférieur, et stériliser en même temps que cette eau trois boîtes de compresses. C'est ainsi que nous stérilisons l'eau qui sert à étendre dans les bocaux de verre notre solution mère de phénol à 5 0/0. Cette eau stérilisée est dirigée directement de l'étuve vers les bocaux par le dispositif que nous décrirons plus loin.

L'eau stérilisée qui nous sert, soit à la purification des mains, soit au lavage du péritoine au cours des opérations, est chauffée, en même temps que les boîtes de compresses, dans des récipients cylindriques de nickel de mêmes dimensions et munis d'un robinet à leur partie inférieure (fig. 5 et 27).

Le bouchon à vis du couvercle de ces récipients, enlevé pendant la stérilisation, est refermé dès que l'étuve vient d'être ouverte, et l'eau stérilisée peut être ainsi conservée quelque temps sans danger de contamination.

Pour le transport de ces boîtes, on fixe à l'aide d'un fil de soie, de manière à l'empêcher de s'ouvrir accidentellement, le robinet inférieur. On peut ainsi faire à distance, et sans danger d'infection, un lavage péritonéal urgent avec de l'eau stérilisée, que l'on obtient chaude en plongeant quelque temps auparavant le récipient dans un seau d'eau bouillante.

Nous employons sans inconvénient pour cet usage l'eau stérilisée pure, sans addition de chlorure de sodium.

C'est dans la même étuve que nous préparons, par flacons de 50, de 100 ou de 250 grammes, notre sérum artificiel, qui contient 7 0/00 de chlorure de sodium. Ce sérum, stérilisé

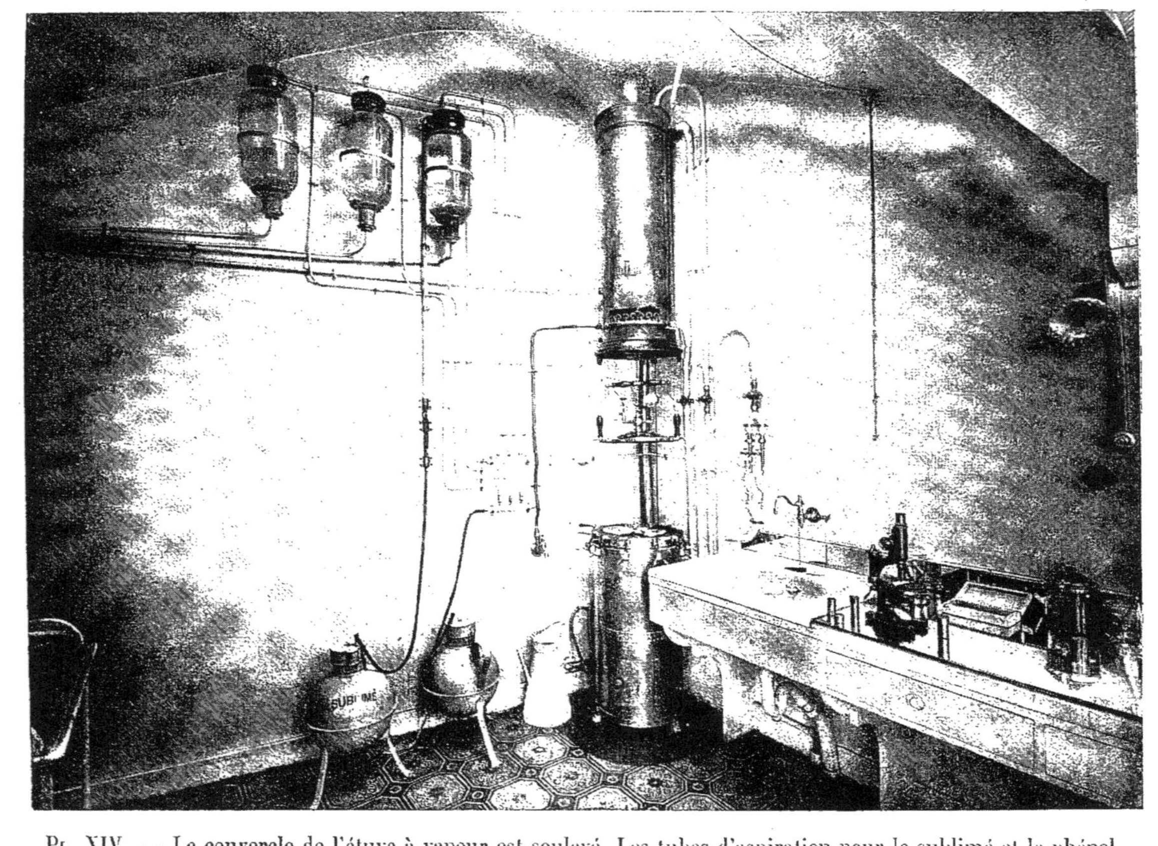

Pl. XIV. — Le couvercle de l'étuve à vapeur est soulevé. Les tubes d'aspiration pour le sublimé et le phénol sont en rapport avec leur bonbonne respective.

à 130°, peut être injecté, à la dose de 50 à 200 grammes, deux ou trois fois par jour et même, dans les cas graves, plus abondamment, dans le tissu cellulaire sous-cutané. Ces injections stimulent admirablement les sujets faibles et déprimés.

Au voisinage de l'étuve à vapeur sont fixés au mur, à 2 m. 50 de hauteur environ, trois bocaux de verre de 10 litres de conte-

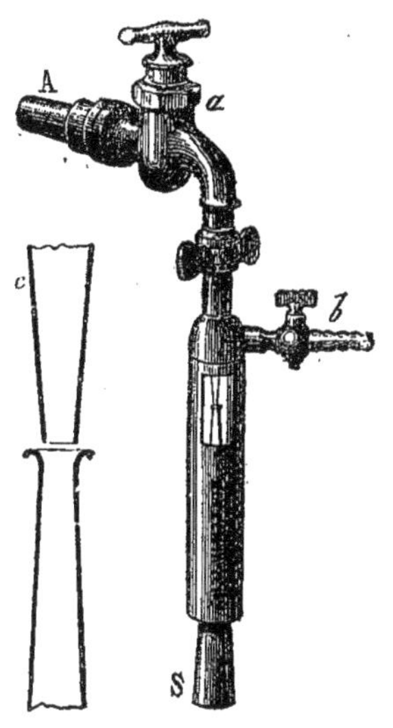

Fig. 6.

α. Trompe d'Alvergniat. — *Aa*, Arrivée de l'eau. — *b*, Robinet d'aspiration. — *c*, Coupe du double cône d'aspiration (grandeur naturelle).

nance (pl. XIV et fig. 7). Ces bocaux ou allonges, fournis par M. Chabaud, sont en verre soufflé.

L'orifice supérieur permet l'introduction de la main. On peut en chauffer le contenu jusqu'à 50 ou 60°, sans les voir se fendre.

Chaque bocal possède un bouchon de caoutchouc massif, capable de supporter le vide. Ces allonges sont appareillées comme l'indique la figure 7. A chacune d'elles est adapté, dans le bouchon supérieur, un tube d'étain pour la raréfaction de l'air. Ces tubes d'étain présentent, à hauteur de la main, des robinets horizontaux de rentrée d'air (fig. 7, FOO), et se trouvent en communication, par l'intermédiaire de 3 robinets verticaux, avec un ajutage commun FOFF auquel sont adjoints un

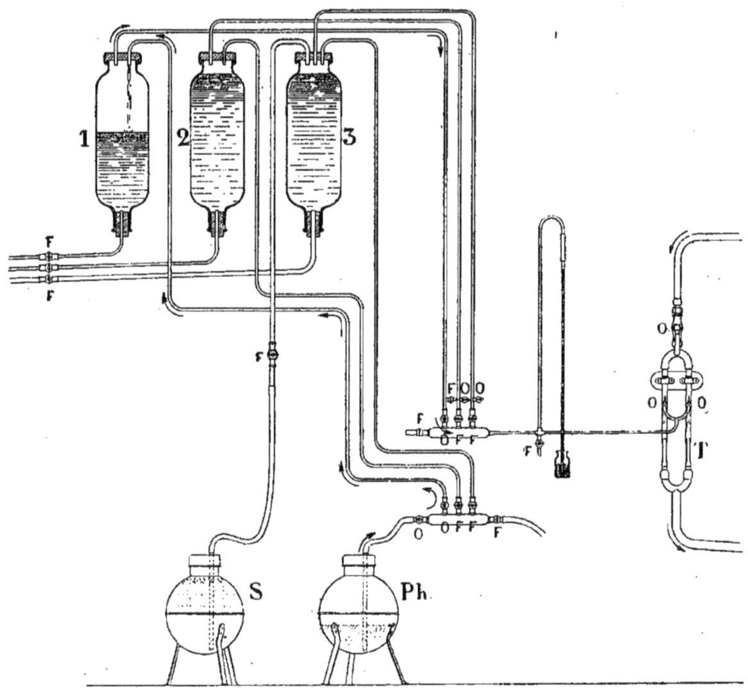

Fig. 7. — Manœuvre des trompes d'Alvergniat.

La colonne mercurielle du manomètre est à 60 centimètres de hauteur. La solution phéniquée du récipient Ph est aspirée dans le récipient 1, qui communique seul avec l'ajutage d'aspiration FOFF et la batterie de trompes. — Le bocal 3 présente une conduite spéciale de verre garnie de caoutchouc, pour l'aspiration du sublimé dans la bonbonne S. — Les robinets de rentrée d'air FOO, disposés horizontalement au-dessus de l'ajutage FOFF sur les tubes verticaux d'aspiration. — Les 3 récipients sont le 1er fermé (F), les deux autres ouverts (O), de telle sorte que le contenu des bocaux 2 et 3 peut être dirigé vers la salle d'opérations pendant le remplissage du bocal 1. F, robinet fermé. O, robinet ouvert.

tube manométrique et un robinet de rentrée d'air. L'ajutage commun communique avec le tube d'aspiration d'une batterie de deux trompes d'Alvergniat.

Cette disposition permet de faire le vide soit dans l'un des trois récipients isolément, soit dans deux d'entre eux, ou dans les trois simultanément.

Les robinets de rentrée d'air permettent d'évacuer vers la salle d'opérations le liquide de n'importe lequel de ces récipients pendant que l'on remplit les autres.

Les robinets de rentrée d'air peuvent être munis par surcroît de prudence d'un filtre de coton; l'air extérieur ne pénètre d'ailleurs dans les allonges que par l'intermédiaire d'un long tube ascendant et coudé, c'est-à-dire dans toutes les conditions requises de purification.

Chacun des trois récipients 1, 2 et 3 communique à son extrémité supérieure, également par l'intermédiaire d'un tube d'étain muni d'un robinet de commande, avec un ajutage de plus gros diamètre OOFFF, qui aboutit à droite au tube plongeur de l'étuve à vapeur. Cet ajutage étant muni à son extrémité gauche d'un second robinet O, on peut à volonté, suivant que l'on a ouvert le robinet de communication avec l'étuve d'eau stérilisée, ou bien adapté à l'autre extrémité de l'ajutage un tube de caoutchouc que l'on plonge dans une bonbonne de phénol à 5 0/0, remplir l'un des bocaux supérieurs de phénol à 5 0/0, ou d'eau stérilisée.

Les bocaux 1 et 2 sont généralement emplis à moitié de phénol à 5 0/0, et peu de temps avant l'heure des opérations on achève de les remplir d'eau stérilisée bouillante. Les allonges se trouvent ainsi contenir une solution phéniquée faible de Lister à 2,5 0/0 et à la température approximative de 50°.

Le bocal destiné à contenir le sublimé porte à son extrémité supérieure, outre le tube à vide et le tube d'arrivée de l'eau stérilisée, tous deux en étain, un tube de verre, auquel fait suite une canalisation verticale de verre ou de cristal recouverte d'un tube de caoutchouc, qui aboutit inférieurement à un robinet de cristal. Cette canalisation sert à remplir l'allonge de la solution de bichlorure de mercure préparée à l'avance dans un récipient de tôle émaillée de 20 litres.

La canalisation qui sert à conduire le liquide des allonges à la salle d'opérations est en étain pour le phénol, en tubes de cristal

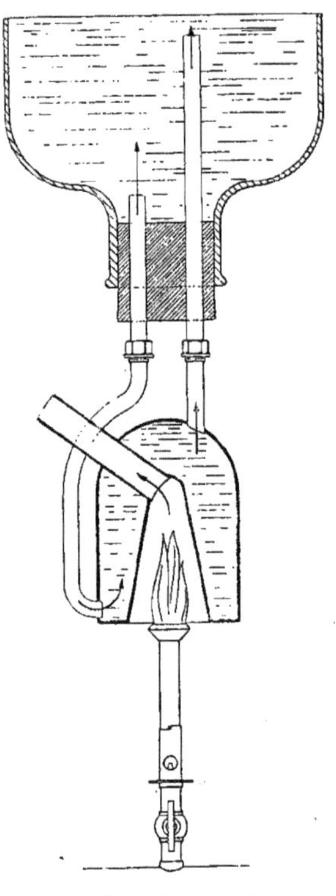

Fig. 8. — Thermo-siphon destiné à chauffer à 50° le contenu des allonges.
La flèche centrale indique le tuyau d'échappement des gaz de combustion, les deux autres flèches montrent le sens de la circulation du liquide à l'intérieur du thermo-siphon.

recouverts de caoutchouc pour le sublimé. Les allonges de verre, si les solutions sont préparées avec soin, ne se recouvrent intérieurement d'aucun précipité et demeurent en place plusieurs mois et même plusieurs années sans avoir besoin d'être nettoyées.

On peut adapter au bouchon inférieur des allonges de verre un thermo-siphon du modèle représenté figure 8. L'adjonction de cet appareil permet de porter les liquides en 30 minutes à la température de 50 ou de 55°. Ce thermo-siphon, qui est en cuivre nickelé, ne peut être utilisé pour chauffer le sublimé, qu'il est préférable de préparer, l'hiver, à 1/500e et d'additionner ensuite d'un volume égal d'eau stérilisée chaude.

Il suffit d'avoir vu fonctionner une seule fois cette installation pour se rendre compte de la simplicité des manœuvres de remplissage des bocaux et en même temps de la sécurité parfaite que nous avons réalisée pour le transvasement et l'écoulement soit de l'eau stérilisée, soit de la solution de phénol ou de sublimé.

Une fois que la canalisation et les bocaux ont été désinfectés à l'eau phéniquée chaude à 5 0/0, toute contamination intérieure devient impossible, les tuyaux d'étain ou de verre n'étant jamais en contact qu'avec de l'eau stérilisée ou des solutions antiseptiques, préparées elles-mêmes avec de l'eau bouillante.

Solution de phénol à 5 °/₀ et à 2,5 °/₀,
Solution de sublimé à 1 °/₀₀,
Eau stérilisée,
Compresses stérilisées,
Serviettes, tabliers, vestes de toile stérilisés,

tels sont les matériaux antiseptiques préparés dans le laboratoire.

Stérilisation par la chaleur sèche.

Étuve sèche. Stérilisation des instruments. — L'étuve sèche destinée à la stérilisation des instruments est encastrée dans le mur de la salle d'opérations.

Cette étuve, construite, comme l'étuve à vapeur, sur nos indications, par M. Lequeux, comporte deux étages : un étage inférieur pour la stérilisation des instruments; un étage supérieur pour le séchage des compresses, la stérilisation du coton, des vestes de toile, des tabliers (fig. 11 et 12).

Cet étage peut également servir de chauffe-linge.

L'étuve est portée en 30 minutes environ à la température de 160° par une double couronne de becs Bunsen.

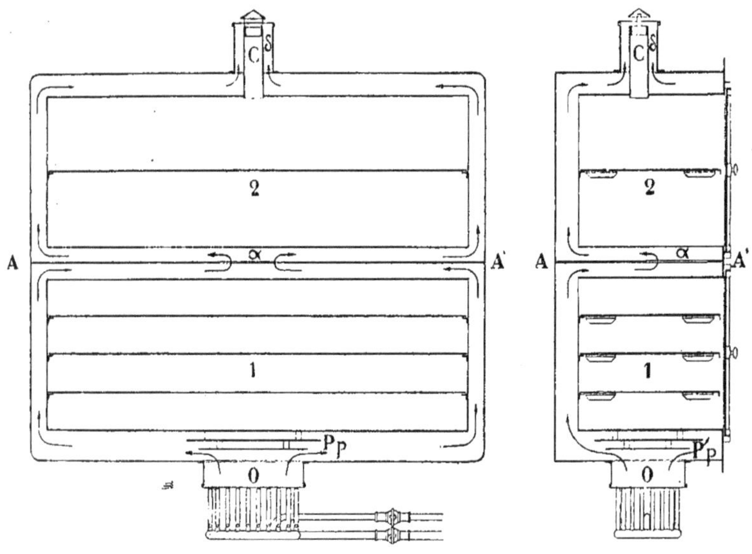

Fig. 9.
Coupe transversale de l'étuve sèche.

Fig. 10.
Coupe antéro-postérieure.

0, Orifice d'entrée du gaz de combustion de la double rampe de becs Bunsen. — Pp, Plaques de surchauffe destinées à protéger le fond de la caisse 1, où se fait la stérilisation des instruments. — AA', Cloison horizontale disposée entre les deux caisses 1 et 2, et percée tout près de la paroi antérieure de l'étuve d'un orifice médian α pour le passage des gaz surchauffés. — δ, Cheminée d'échappement. — C, Tuyau d'évaporation de la caisse 2, ou chauffe-linge.

Les figures 9 et 10 indiquent le trajet des gaz surchauffés qui circulent dans l'étuve. Ces gaz pénètrent en 0 (fig. 9 et 10), passent au-dessous, en arrière et sur les parties latérales, puis le long de la paroi supérieure de la caisse 1 et se réunissent au niveau de l'orifice unique α de la cloison totale A A', orifice situé, comme l'indique la fig. 10, tout près de la paroi antérieure de l'étuve. Ils cheminent ensuite latéralement et en arrière de la caisse 2 vers la cheminée δ, qui les porte au dehors. Nous avons assuré par cette disposition l'utilisation et l'évacuation aussi complètes que possible des produits de combustion des becs Bunsen.

Le compartiment des instruments est entièrement clos. Le chauffe-linge présente une cheminée d'évaporation. La porte

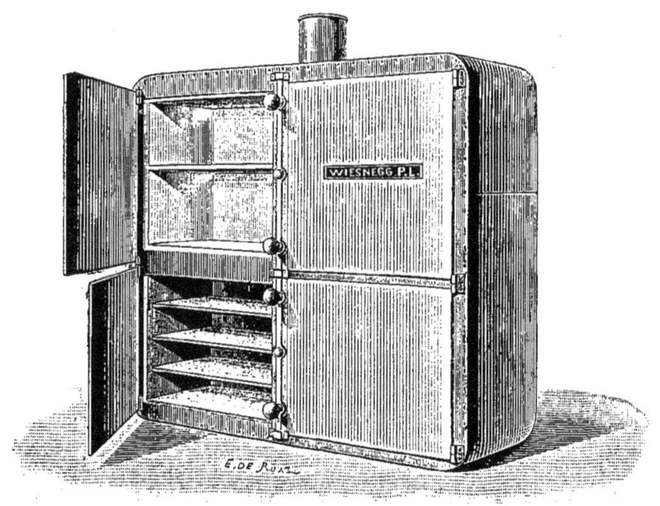

Fig. 11. — Étuve sèche fermée.

La caisse inférieure est destinée à la stérilisation des instruments. — La caisse supérieure sert de chauffe-linge.

métallique est munie d'un thermomètre marquant jusqu'à 200°. Il est inutile de se servir d'un régulateur, le brûleur présentant deux couronnes. La plus large est fermée quand la température est suffisante; les instruments sont laissés 1/4 d'heure au moins entre 150° et 160°.

Un thermomètre est placé dans l'une des boîtes d'instruments et surveillé en entr'ouvrant de temps en temps la porte de l'étuve.

Deux plaques métalliques superposées P et P′ sont disposées

au-dessus des brûleurs de manière à empêcher la surchauffe de la caisse 1 (fig. 9 et 10). On peut donc y stériliser, sans danger de les brûler, le coton, les tabliers et les vestes de toile qui

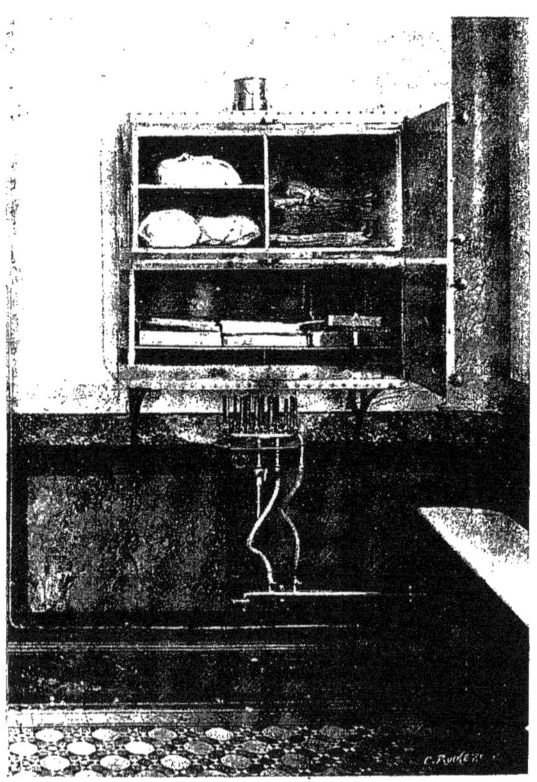

FIG. 12. — Étuve sèche ouverte.
On voit à l'étage inférieur des boîtes de métal remplies d'instruments; en haut, des paquets de serviettes, de compresses, des tabliers et des vestes de toile.

servent dans les opérations. Les tabliers et les vestes de toile sont enveloppés dans des serviettes épinglées ou bien enfermés dans des boîtes de métal.

Boîtes de métal pour les instruments. — Les instruments

sont chauffés dans des boîtes métalliques (fig. 12 et 28). Nous stérilisons fréquemment, à Reims, les instruments nécessaires pour 10 ou 12 grandes opérations successives, laparotomies, hystérectomies vaginales, craniectomies, résections, etc., etc. Les boîtes métalliques sont superposées de telle sorte que notre

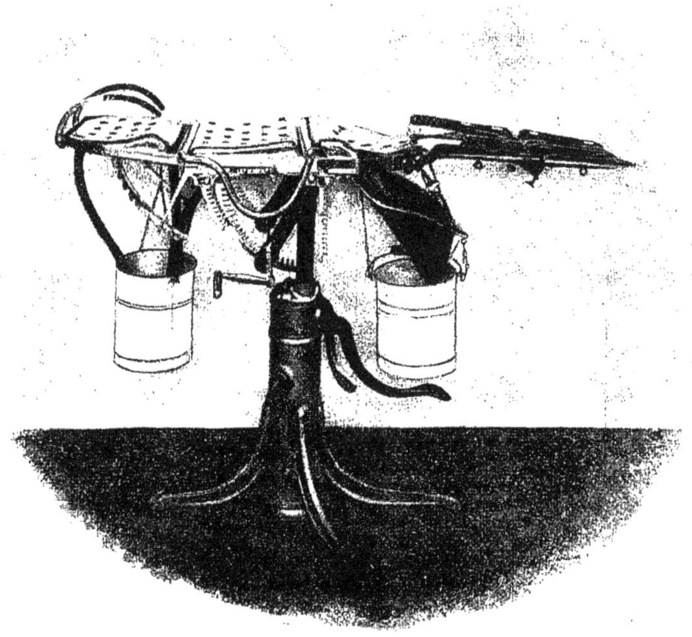

FIG. 15. — Lit d'opérations muni de la têtière et des jambières. — Position horizontale. — Disposition des deux seaux et de l'entonnoir destinés à l'écoulement des liquides.

assistant ait successivement sous la main les instruments préparés pour chaque cas particulier.

L'étuve sèche se trouvant dans la salle d'opérations, les instruments, dès qu'elle est refroidie, sont à la portée de l'opérateur.

Matériel spécial de la Salle d'Opérations.

Le matériel spécial de la salle d'opérations mérite une description détaillée.

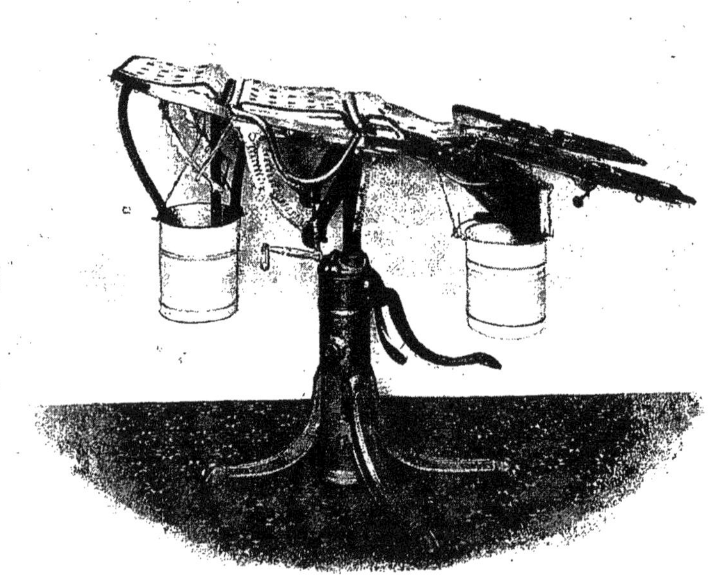

FIG. 14. — Lit d'opérations incliné en avant, comme nous le disposons pour l'évacuation des kystes de l'ovaire. — La manivelle est placée sur le pignon principal, qui préside à l'inclinaison en avant ou bien au renversement du malade.

1° *Lit d'opérations.* — Notre lit d'opérations a été construit sur nos indications par M. Mathieu. Il est monté sur un support hydraulique, disposé sur notre demande de manière à permettre une ascension de 45 centimètres : la hauteur de la table peut ainsi varier de 70 centimètres à 1 m. 15.

La table proprement dite est large de 45 centimètres, et se

compose de trois segments de 33 centimètres chacun, soit 1 mètre environ de longueur totale. Son axe d'inclinaison se trouve placé au-dessous de l'articulation sacro-vertébrale, au niveau du

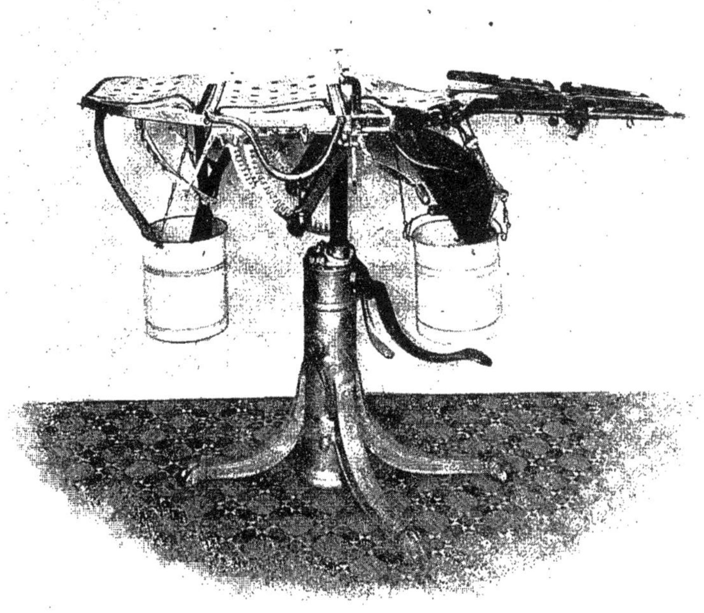

Fig. 15. — Lit d'opérations. Élévation des reins par la crémaillère centrale, sur laquelle est appliquée la manivelle (position de la néphrectomie, voir fig. 56).

centre de gravité du corps. Trois crémaillères permettent de disposer le patient dans les positions les plus variées.

L'écoulement des liquides se fait dans toutes les positions; un entonnoir mobile, auquel on suspend par deux chaînettes un seau émaillé de 10 litres, s'adapte à l'extrémité pelvienne de cette table.

Nous ferons remarquer la forme des *bassins* qui recouvren chacun des trois segments.

Ces *bassins* ont été modelés d'après la silhouette exacte, prise dans le plâtre, des reins, du dos et du cou, de telle sorte que le patient, dans la position déclive de Trendelenbourg, se trouve naturellement fixé par son propre poids.

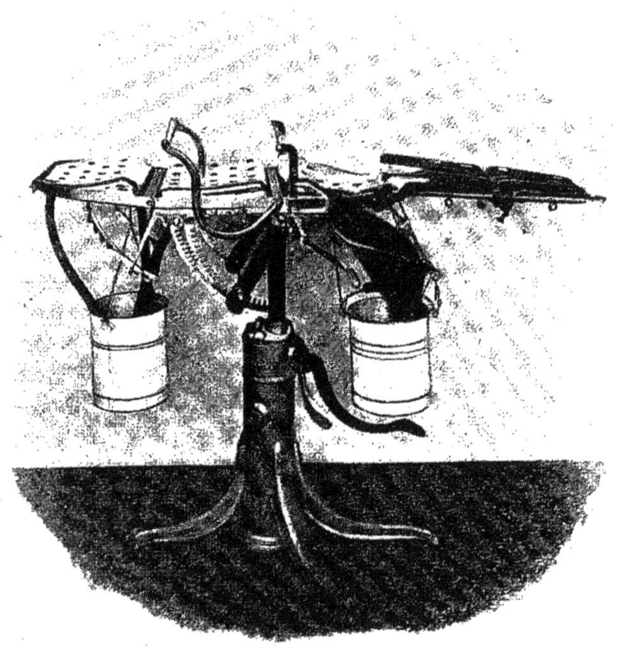

Fig. 16. — Lit d'opérations. — Élévation simultanée des reins, par la crémaillère centrale, et des épaules par le support à arrêt automatique annexé au segment moyen du lit. Cette disposition de la table a pour but de soulever entièrement le malade et de permettre de le panser à sec (voir fig. 54).

Dans le décubitus dorsal, le pelvis se trouve en quelque sorte luxé en avant, de manière à augmenter la saillie du promontoire et à rendre, chez la femme, l'axe du vagin horizontal. Cette position est éminemment favorable à la pratique de l'hystérectomie vaginale.

Si l'on veut faire disparaître l'ensellure, par exemple pour la taille périnéale ou l'ablation des hémorroïdes, il suffit d'élever de 10° à 15° le second segment de la table (fig 24 et 25).

Pour les opérations sur le rein, le malade étant placé dans le

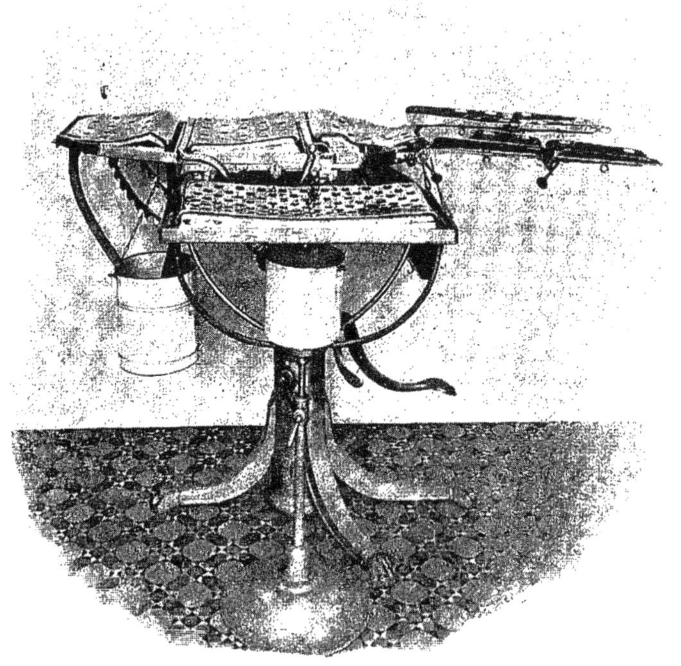

Fig. 17. — Lit d'opérations. — Table annexe disposée pour une opération sur l'avant-bras droit. — Les liquides sont recueillis dans un seau disposé au-dessous de cette table.

décubitus latéral, on soulève au contraire, à l'aide de la crémaillère médiane, la région symétrique, de manière à rendre plus saillant et plus accessible le côté à opérer (fig. 15 et 56).

Une seconde table rectangulaire de 50 centimètres sur 30 est annexée au lit d'opérations (fig. 17 et 18), et sert lorsque l'on pratique sur le membre supérieur ou inférieur une opération conservatrice (ablation de kystes tendineux, résections, ostéotomies, évidement des os, etc.).

Si l'on pratique l'amputation du bras, la table est inutile. Pour l'amputation de la cuisse ou de la jambe, on supprime la

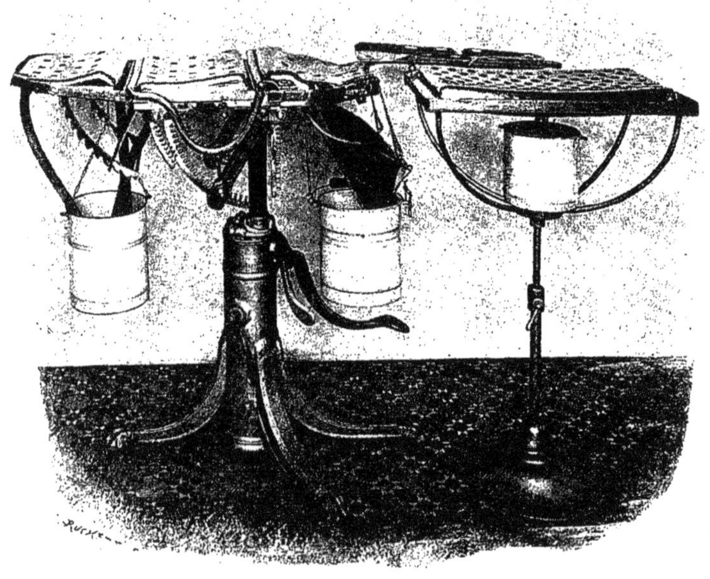

Fig. 18. — Lit d'opérations. — La jambière droite est enlevée. Disposition de la table annexe pour une opération sur la jambe ou le pied droit.

jambière du côté qui va être opéré et l'on fixe à sa congénère le membre qui doit être conservé.

Une double têtière articulée, à arrêts automatiques, sert à maintenir la tête dans les positions les plus variées (fig. 13 et 50).

Notre lit d'opérations présente un dernier avantage. L'opération terminée, il est possible, grâce à un mécanisme très simple, de soulever le malade, placé horizontalement, de 12 à 15 centimètres, de manière à nettoyer le dos, souvent maculé de sang, et à pratiquer le pansement dans toutes les conditions de propreté désirables (fig. 16 et 54).

Il suffit pour cela d'élever à l'aide des mains la barre horizontale sur laquelle reposent directement les épaules du patient; un arrêt automatique en fixe les montants latéraux lorsque le thorax est soulevé de 15 à 18 centimètres. Les reins sont à leur tour élevés par l'action de la crémaillère sous-jacente, qui agit sur le support médian.

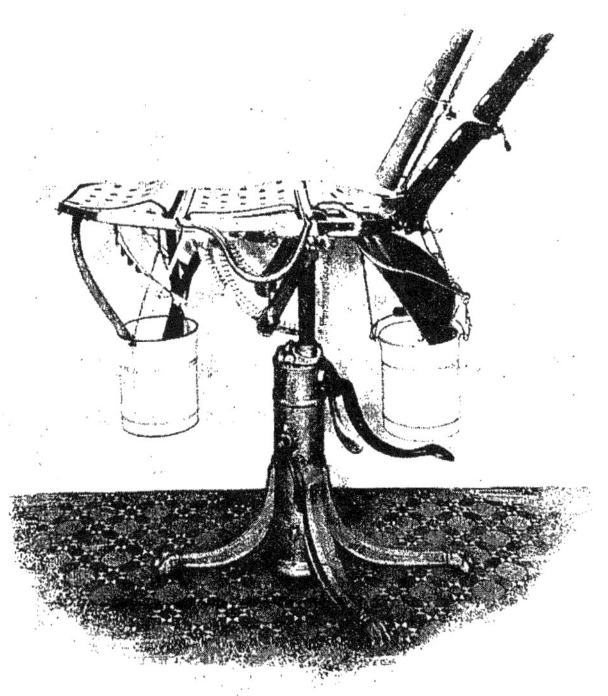

Fig. 19. — Lit d'opérations. — Disposition des jambières pour l'hystérectomie vaginale (vue de profil).

Ce lit d'opérations est le plus complet et le plus commode qui ait été construit.

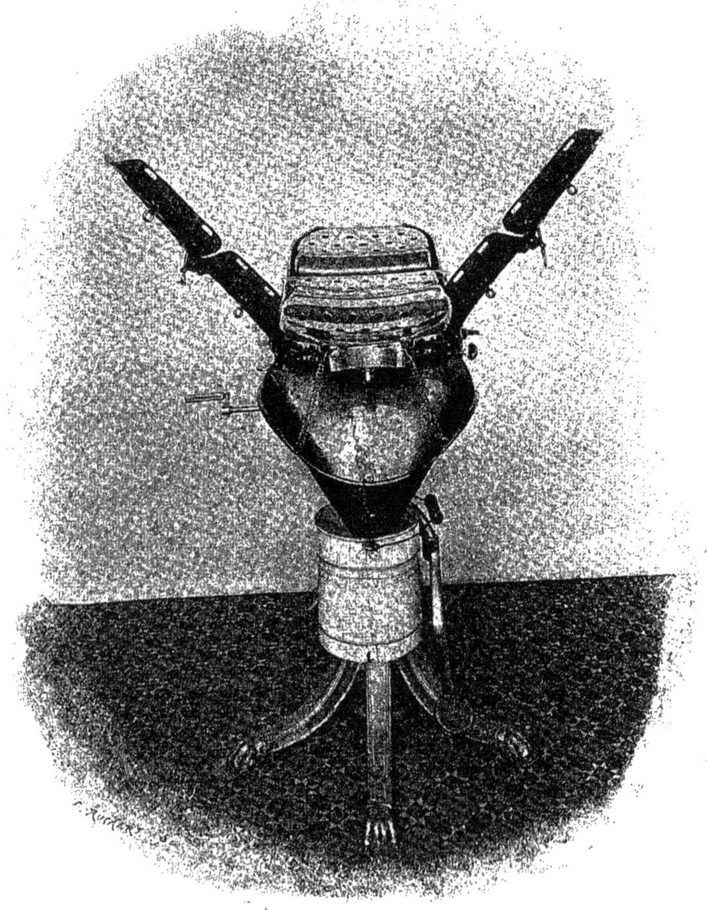

Fig. 20. — Lit d'opérations. — Disposition des jambière pours l'hystérectomie vaginale (vue de face).

Nous représentons (fig. 13 à 26) les différentes positions qu'il peut occuper.

La figure 13 le représente de profil. Les trois segments sont horizontaux. A chaque extrémité du lit est suspendu un seau pour recueillir les liquides. Le levier qui sert à obtenir l'ascension du lit est très visible, à droite du support médian. Ce levier

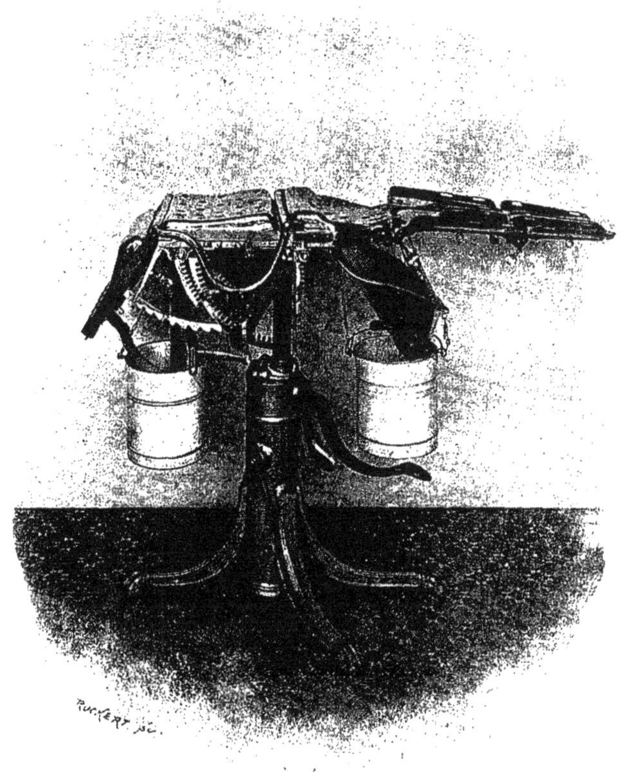

Fig. 21. — Lit d'opérations. — Le segment cervical est abaissé afin de placer le malade dans la position de Rose, la tête pendante en arrière (fig. 45).

s'actionne avec le pied. Pour abaisser le lit, il suffit de rapprocher du levier, en le poussant à l'aide du pied, la manette visible à droite de la colonne montante.

La rotation de l'axe de cette manette soulève une soupape et permet ainsi à l'huile contenue dans le corps de pompe, de redescendre dans le récipient sous-jacent.

Une autre manette, située à la partie moyenne et à gauche de la colonne médiane (fig. 13, 14, 15 et suiv.), sert à fixer dans le support central un cylindre vertical, qui supporte tout le

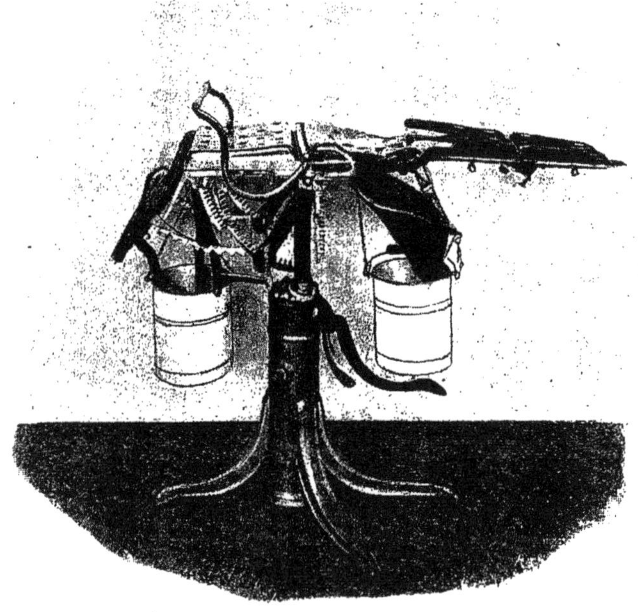

FIG. 22. — Lit d'opérations. — Soulèvement des épaules par le support à arrêt automatique, afin de faire plus aisément le pansement au niveau de la tête et du cou (voir fig. 51).

mécanisme hydraulique. Cette disposition permet, si l'on prend soin de desserrer cette manette correspondante d'un demi-tour, de faire tourner le lit d'opérations sur son axe. Il devient ainsi très simple de changer, pendant une opération d'ovariotomie par exemple, la position horizontale en position de Trendelenbourg.

L'inclinaison du lit soit en avant, pour l'évacuation au dehors des kystes de l'ovaire, soit en arrière, pour obtenir la position Trendelenbourg, s'obtient par l'action de la crémaillère inférieure

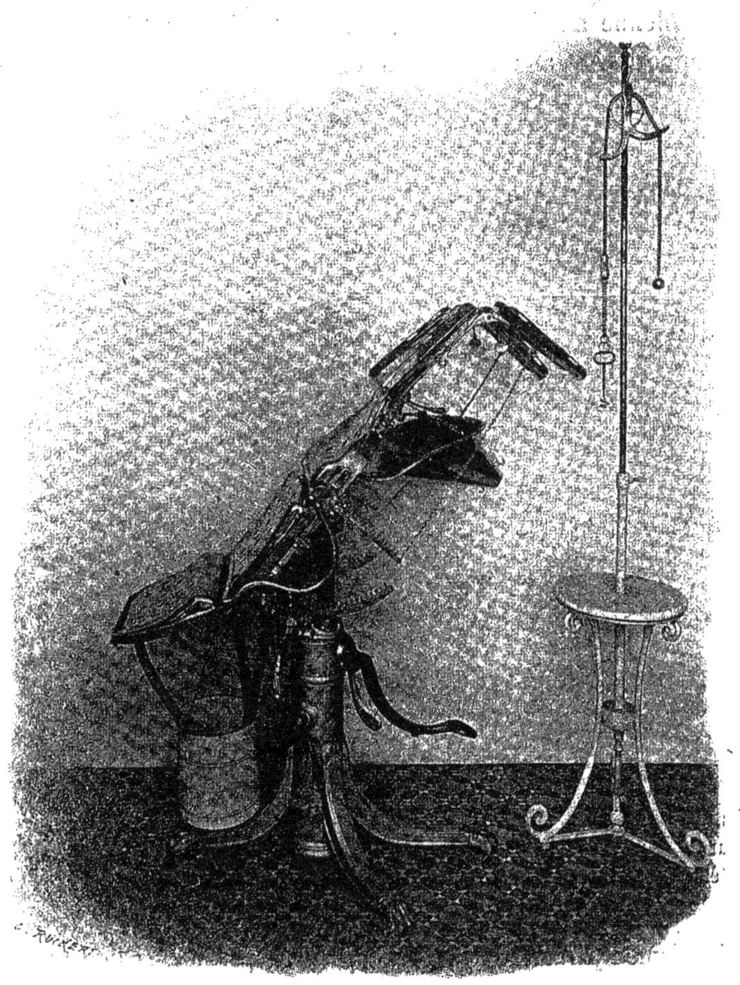

Fig. 23. — Lit d'opérations. — Position déclive de Trendelenbourg. — Les jambières, articulées à angle droit, sont fixées dans cette situation à l'aide de deux chaînettes qui aboutissent à l'extrémité de la crémaillère antérieure. — Appareil élévateur de Reverdin, muni d'une érigne hélicoïde pour l'extraction des gros fibromes utérins (voir fig. 30).

sur laquelle est fixée la manivelle sur les figures 13 et 14.

La figure 13 montre le serre-tête; sur la figure 15, la manivelle est placée sur la crémaillère centrale, qui commande le support destiné au soulèvement de la région lombaire, dans la néphrectomie par exemple (fig. 56). Le support destiné aux

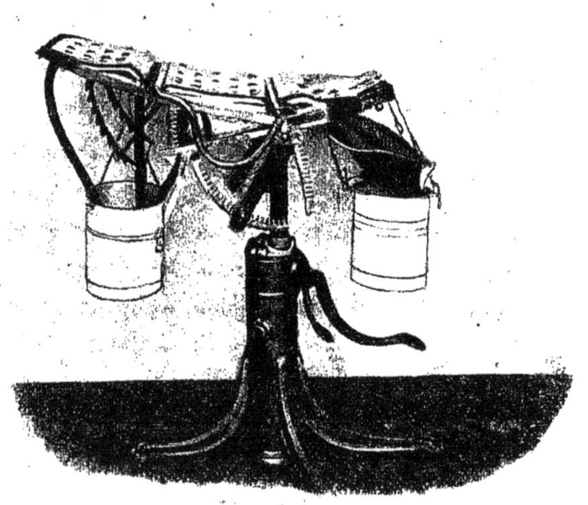

Fig. 24. — Lit d'opérations. — Les jambières sont enlevées. — Le segment pelvien est légèrement renversé en arrière et le segment dorsal se trouve relevé, de même que le segment cervical, de manière à faire disparaître toute trace d'ensellure et à permettre de disposer le malade dans la position de la taille périnéale, soit avec une béquille de Ott soit à l'aide d'un simple manche à balai (fig. 57 et 58).

épaules est à son tour relevé, dans la figure 16, de telle sorte que le malade peut être placé à la fin d'une opération, par l'action combinée de ces deux supports, à 12 à 15 centimètres au-dessus de la table métallique. Cette manœuvre permet de laver et d'éponger les parties déclives du corps et de pratiquer le pansement à sec (fig. 54).

Nous avons annexé à notre table d'opérations, comme nous l'avons signalé plus haut, une table rectangulaire à écoulement pour les liquides et à hauteur variable (fig. 17 et 18), qui est

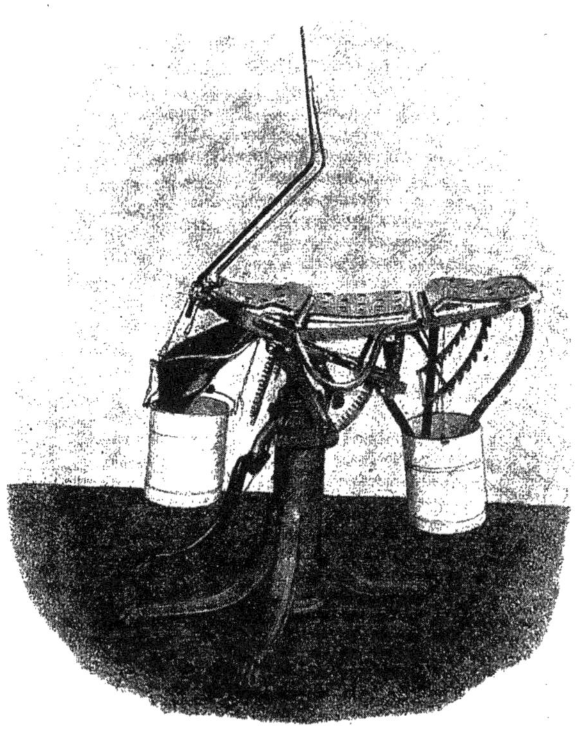

Fig. 25. — Lit d'opérations. — Nouveau modèle de porte-jambes pour les opérations sur le périnée et l'anus (vu de profil). — Le lit est renversé en arrière de 15 à 20°, le segment dorsal entièrement relevé et le segment cervical disposé de telle sorte que le malade soit à peu près horizontal.

employée pour les opérations sur les membres autres que les amputations.

Les jambières sont disposées de manière à pouvoir être enlevées, en les tirant simplement en avant, dans n'importe quelle position.

Les figures 19 et 20 représentent la position de ces jambières, pour l'hystérectomie vaginale.

La figure 21 représente la têtière abaissée pour opérer dans la position de Rose. Sur la figure 22, le support destiné aux épaules

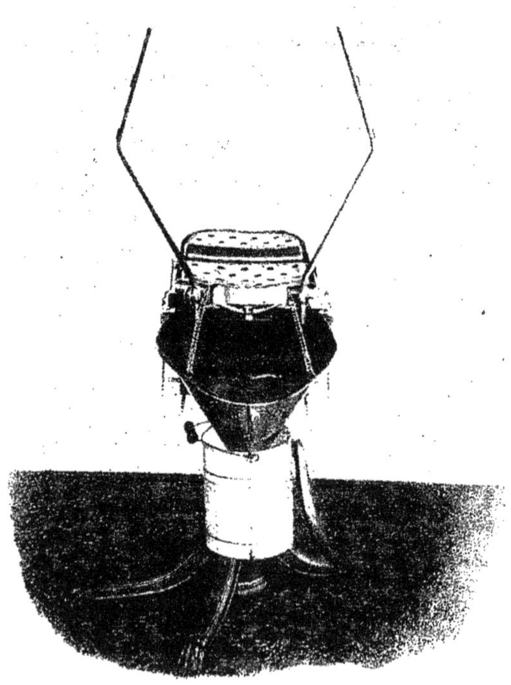

Fig. 26. — Lit d'opérations. — Nouveau modèle de porte-jambes pour la position de la taille périnéale (vu de face).

est relevé de manière à permettre après la craniectomie, par exemple, l'application plus facile du pansement autour de la tête.

La figure 23 montre le lit d'opérations disposé pour pratiquer la taille vésicale ou l'hystérectomie abdominale, dans la position de Trendelenbourg. Le segment tibial de chaque porte-jambes, incliné à angle droit sur le segment fémoral correspondant, est maintenu dans cette situation par une chaînette fixée en arrière à l'extrémité de la crémaillère rectiligne qui se trouve au niveau de l'axe de rotation de la table.

La figure 24 représente ce même lit dépourvu des porte-

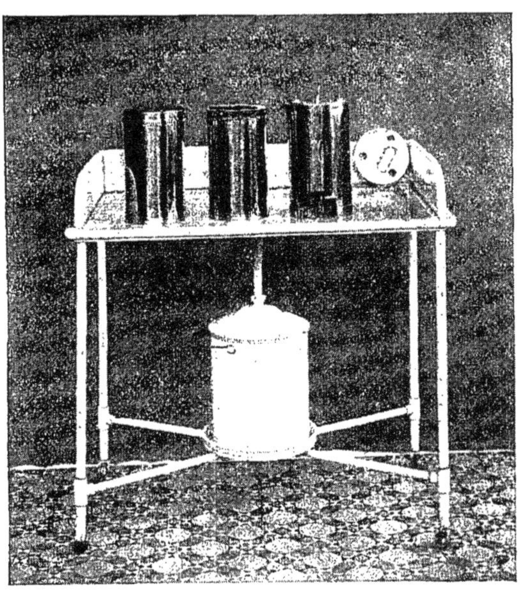

FIG. 27. — Table de marbre à rebords. — De gauche à droite; une boîte de compresses fermée, une boîte de compresses ouverte, une boîte à eau stérilisée et le couvercle à 3 orifices et à fermeture facultative provenant de la boîte de compresses ouverte.

jambes, légèrement incliné en arrière, tandis que le segment dorsal est relevé de 20° environ par l'action de la crémaillère qui lui est annexée, de manière à permettre de placer le malade dans la position de la taille périnéale, les jarrets relevés sur un manche à balai fixé par deux lacs ou deux chaînettes en arrière des épaules (voir fig. 57 et 58).

Les pieds venant tomber, dans cette position, tout près du champ opératoire, nous avons fait construire de nouveaux porte-jambes (fig. 25 et 26), au contact desquels on fixe les jarrets et les cuisses, à demi fléchis sur l'abdomen. On pourra se rendre compte, à l'examen des figures 59 et 60, combien ce nouveau porte-jambes présente d'avantages sur les modèles

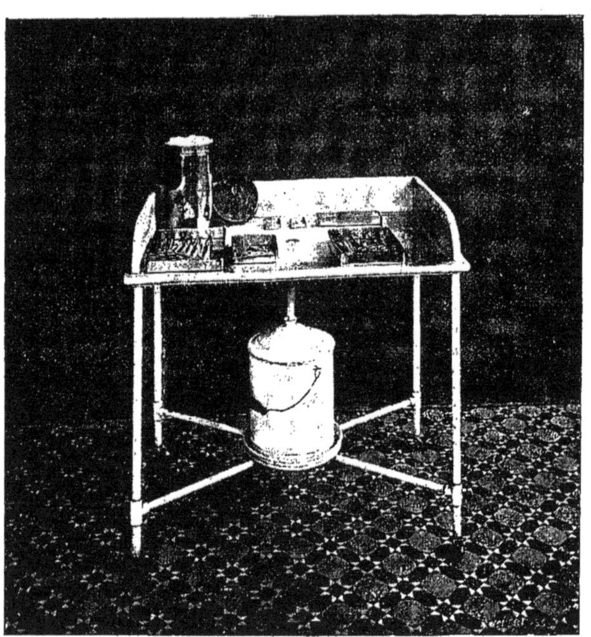

Fig. 28. — Table de marbre à rebords avec orifice central pour l'écoulement des liquides. — Boîte à compresses, boîtes à instruments et à aiguilles disposées en vue d'une opération.

antérieurs pour la taille périnéale, pour l'ablation des hémorroïdes, et pour l'opération de la fistule vésico-vaginale, par exemple.

2° *Tables pour les instruments.* — Ces tables, de marbre blanc, sont au nombre de deux (fig. 27 et 28). Elles portent sur trois côtés un rebord de 12 centimètres de hauteur, destiné à empêcher les vêtements des personnes présentes de venir au contact des instruments stérilisés.

Un orifice d'écoulement central permet de vider le liquide

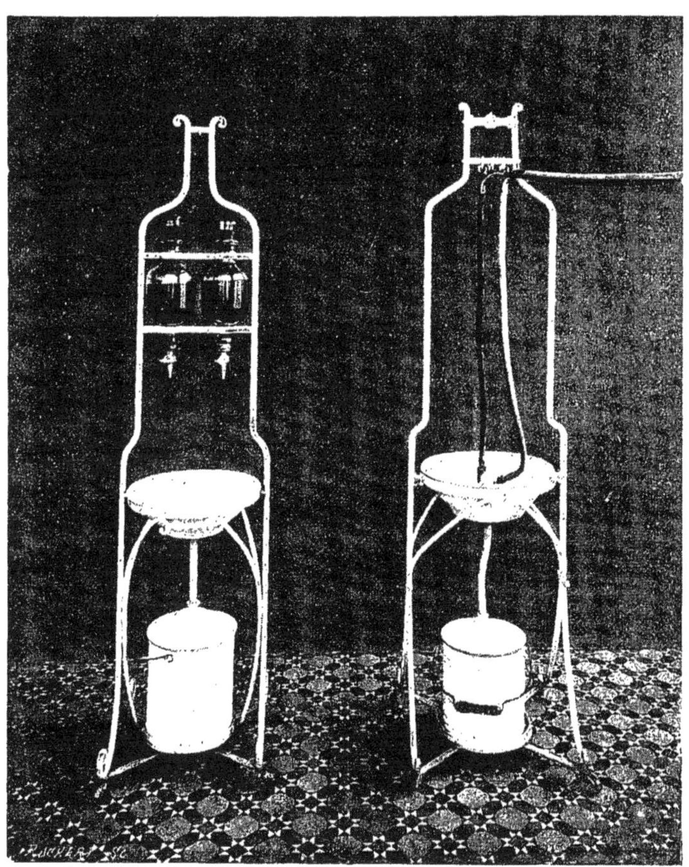

Fig. 29. — Lavabo roulant, muni de deux récipients de sublimé et support mobile pour les tubes conducteurs des solutions de phénol et de sublimé.

antiseptique des plats à instruments, lorsqu'il est coloré par le sang dans un seau sous-jacent, pour le remplacer par une solution limpide (fig. 28).

3° *Lavabos roulants.* — Les deux lavabos roulants et le support pour les tubes qui amènent près du lit d'opérations les liquides antiseptiques sont suffisamment représentés par la figure 29.

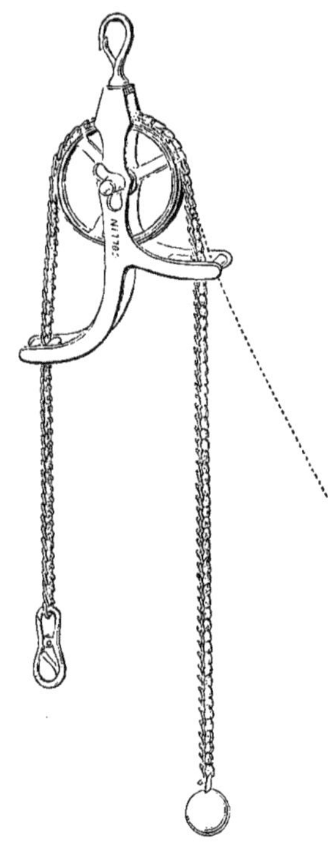

Fig. 30. — Appareil élévateur de Reverdin. — L'érigne hélicoïde implantée dans la tumeur, est saisie avec le mousqueton. — Notre modèle (fig. 23), présente pour l'élévation des tumeurs dans la position de Trendelenbourg un second orifice de traction, plus excentrique, dont la disposition spéciale facilite beaucoup le mouvement d'arrêt automatique de la chaîne.

4° *Appareil élévateur de Reverdin.* — L'appareil élévateur de Reverdin, construit par M. Collin, est indispensable toutes les fois qu'il s'agit d'extirper une tumeur d'un poids considérable de 10 à 20 kilogrammes par exemple, et par là même difficile à manier. Cet appareil possède un support spécial, représenté figure 23, qui permet de le disposer à des hauteurs différentes et en un point quelconque de la salle d'opérations.

M. Collin a annexé, sur notre demande, à son premier modèle,

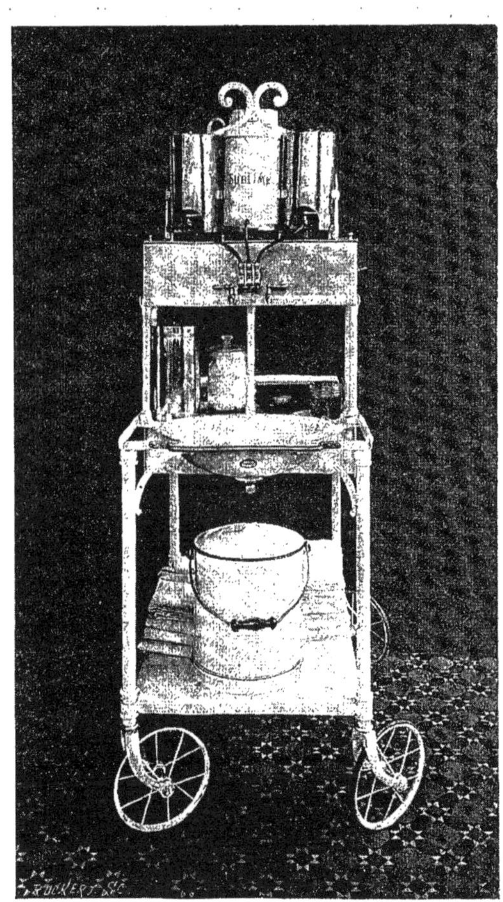

FIG. 31. — Chariot roulant pour les pansements, nouveau modèle (vu de face).

un second arrêt (fig. 23), qui permet de pratiquer les tractions, soit verticalement en plaçant la chaîne comme elle est représentée figure 30, soit en la portant un peu plus en arrière comme sur la figure 23, de manière à pratiquer la traction sous un angle de 25° à 30°. Cette disposition est nécessaire si l'on veut pratiquer l'élévation à l'aide de cet appareil des gros fibromes dans la situation déclive dite de Trendelenbourg.

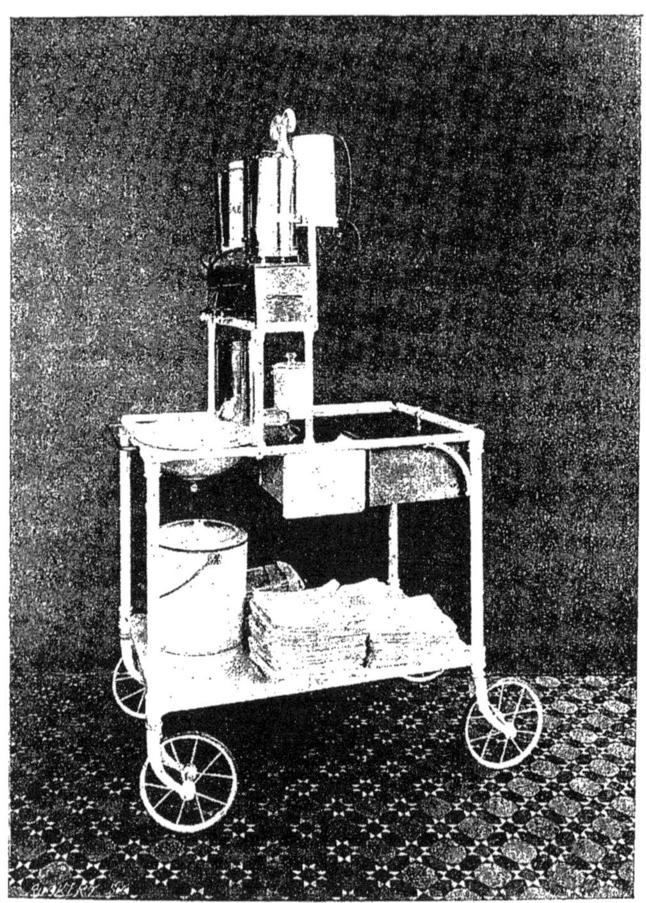

Fig. 32. — Chariot roulant pour les pansements, nouveau modèle (vu de face).

5° *Chariot à pansements.* — Notre chariot à pansements a été construit d'après nos dessins par M. Gudendag (fig. 31 et 32). Ce chariot, qui mesure 1 mètre de longueur sur 65 centimètres de largeur, est en tôle peinte et vernie; il porte un double réservoir d'eau froide et chaude et trois récipients pour le phénol à 5 0/0, le sublimé à 1 0/00 et l'eau stérilisée. Des coussinets

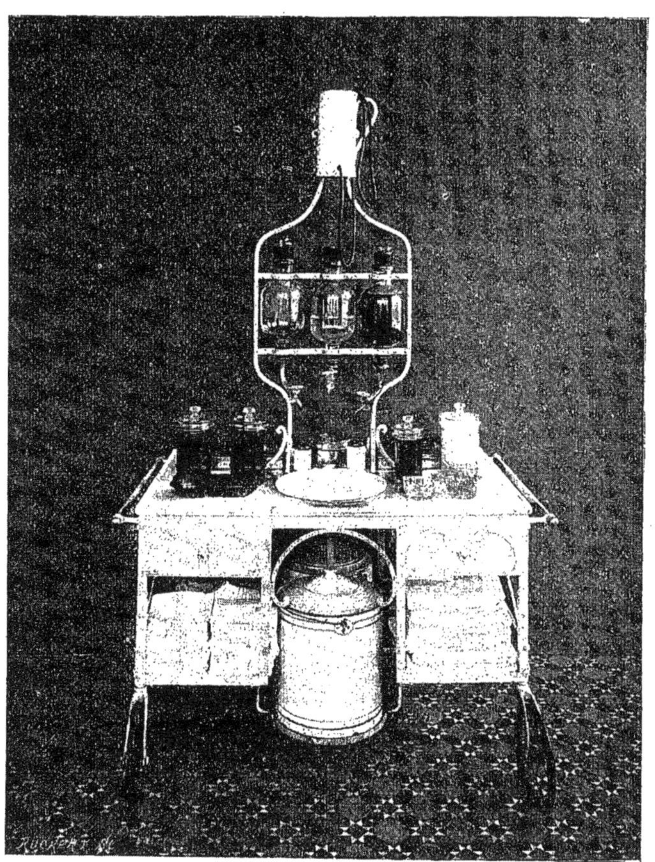

FIG. 35. — Chariot roulant à table de marbre pour les pansements, ancien modèle (vu de face).

de caoutchouc et des flotteurs de liège empêchent les liquides de clapoter. Nous y avons annexé un injecteur de tôle émaillée. A l'une des extrémités se trouve un lavabo avec écoulement d'eau, à l'autre une boîte à pansements de cuivre nickelé, et latéralement deux tiroirs. Sur le reste de la table, sur la tablette inférieure et dans les tiroirs, des drains de verre et de caoutchouc, un rasoir, quelques instruments, des ciseaux, des pinces, des sondes, des épingles, de la gutta-percha, du linge, des compresses stérilisées, etc., etc.

Ce chariot à pansements comporte ainsi, avec des dimensions extérieures aussi restreintes que possible, tous les avantages

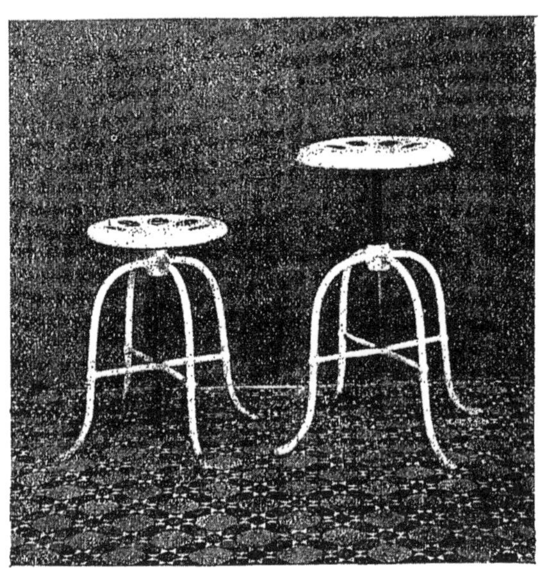

Fig. 54. — Tabourets métalliques à hauteur variable.

exigibles d'un tel appareil. Notre premier chariot à pansements, muni d'une table de marbre blanc (fig. 55), était beaucoup plus lourd et moins maniable.

6° *Tabourets à hauteur variable.* — Nos tabourets métalliques à hauteur variable sont représentés figure 54.

Avantages d'une installation antiseptique parfaite.

Notre organisation est de la sorte aussi complète que possible.

La désinfection la plus rigoureuse des instruments, des matériaux à pansements et des liquides (eau stérilisée, phénol, sublimé), est assurée par l'action de la chaleur sèche ou humide.

Notre lit d'opérations et ses annexes, lavabos roulants, tables à instruments, etc., etc., sont construits et disposés de manière à nous permettre d'exécuter, avec un chloroformisateur et un seul aide pour l'opération proprement dite, les interventions les plus sérieuses.

Bien des collègues nous ont vu pratiquer à Reims, dans une seule séance, 8, 10, 12 et jusqu'à 14 opérations, de 6 ou de 8 heures du matin à 1 ou 2 heures de l'après-midi. Il nous est arrivé d'opérer dans la même matinée 5 estomacs (pylorectomie et gastro-entérostomies); fréquemment nous avons 3, 4 ou 5 laparotomies et autant d'hystérectomies vaginales, puis 1 ou 2 opérations sur les os (craniectomie à lambeau, résections articulaires ou ostéotomies). Un jour, nous avons fait consécutivement 9 hystérectomies totales, dont 2 abdominales.

Nous n'avons jamais observé, au cours de ces longues séances opératoires, que les derniers opérés pâtissent, ni au point de vue de l'infection, ni pour le manuel opératoire, des cas opérés avant eux. Bien souvent même il nous est arrivé de pratiquer, à la fin de ces matinées opératoires, et avec toute la légèreté de main désirable, une craniectomie ou une ablation de cataracte.

Nos opérations sont d'ailleurs classées en général d'après leur gravité et par ordre d'asepsie : ovariotomie, hystérectomie abdominale, craniectomie, pleurotomie aseptique, cure radicale de hernie, ostéotomie, opérations sur le foie, l'estomac ou l'intestin; enfin les hystérectomies vaginales (fibromes, salpingites simples, carcinomes et suppurations pelviennes), et en dernier lieu les opérations d'ostéomyélite, d'arthrite tuberculeuse, de résection des mâchoires, de cancer du rectum, de fistules à l'anus, etc., etc.

Nos précautions antiseptiques sont d'ailleurs suffisantes pour que nous ayons pu bien souvent, dans la même séance opératoire et sans avoir à relever le moindre accident consécutif, après avoir opéré des cas de salpingite purulente ou de cholécystite suppurée, ouvrir largement chez d'autres malades le péritoine ou les méninges.

Nous pouvons ainsi affirmer qu'un malade non infecté avant l'opération doit demeurer aseptique, si l'organisation de la salle d'opérations et les précautions de rigueur sont suffisantes.

S'agit-il d'interventions sur des patients déjà gravement infectés et atteints de suppurations antérieures étendues, de cancers viscéraux, de pyélonéphrite infectieuse, etc., etc., la guérison n'est plus aussi directement entre les mains du chirurgien.

L'opérateur, en présence de ces organismes épuisés et débilités par une septicémie chronique, peut se trouver impuissant à obtenir la guérison.

Le succès dépend en pareil cas de la résistance vitale de l'opéré, souvent très compromise, et qu'il peut être difficile de relever.

Services accessoires.

En outre du laboratoire de *micrographie* et de *bactériologie*, la salle d'opérations doit avoir comme annexe une chambre noire pour la photographie et la radiographie.

a). Photographie.

La photographie nous a rendu les plus grands services non seulement pour fixer l'aspect, avant et après l'opération, de certains cas intéressants, mais plus encore pour la démonstration de nos procédés opératoires.

La prise d'un certain nombre de clichés, au cours des opérations, avec les appareils ordinaires, exige une perte de temps assez considérable, si l'on veut obtenir des épreuves d'un format suffisant et d'une mise au point rigoureuse. Nous avons imaginé, pour obvier à ces inconvénients, un appareil portatif qui réunit aux avantages des appareils instantanés le plus en usage, où la mise au point n'est qu'approximative, la possibilité de régler avec une perfection absolue, sur un verre dépoli, et sans

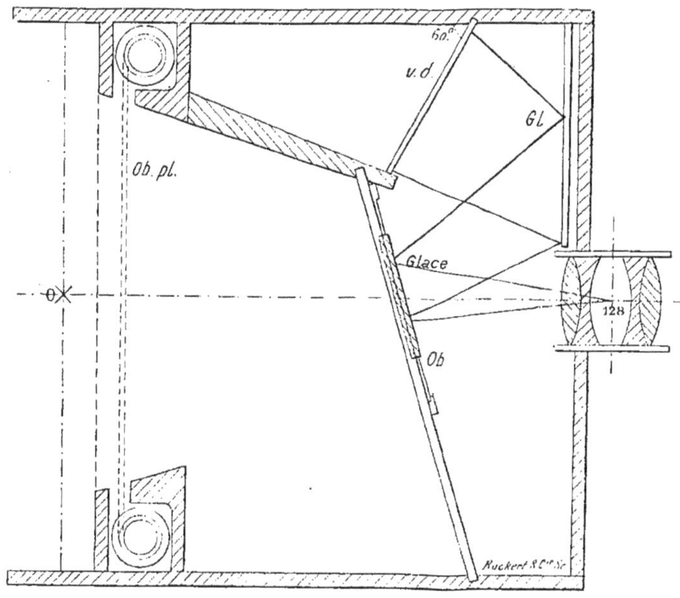

Fig. 55.

déplacer le rouleau de pellicules ou le châssis à remplacement de plaques, la netteté de l'image.

Nous avons obtenu ce résultat en interposant entre l'objectif (Kraus-Zeiss — Série VII *a*, f : 6,5 ou bien, plus nouvellement, f : 5,8), qui est d'une luminosité remarquable, et l'obturateur de plaque destiné aux instantanés extra-rapides, un obturateur oblique muni d'un petit miroir plan. Ce miroir, lorsque le volet est fermé, reçoit les rayons émanant de l'objectif, et les dirige, par l'intermédiaire d'une seconde glace, sur un verre dépoli

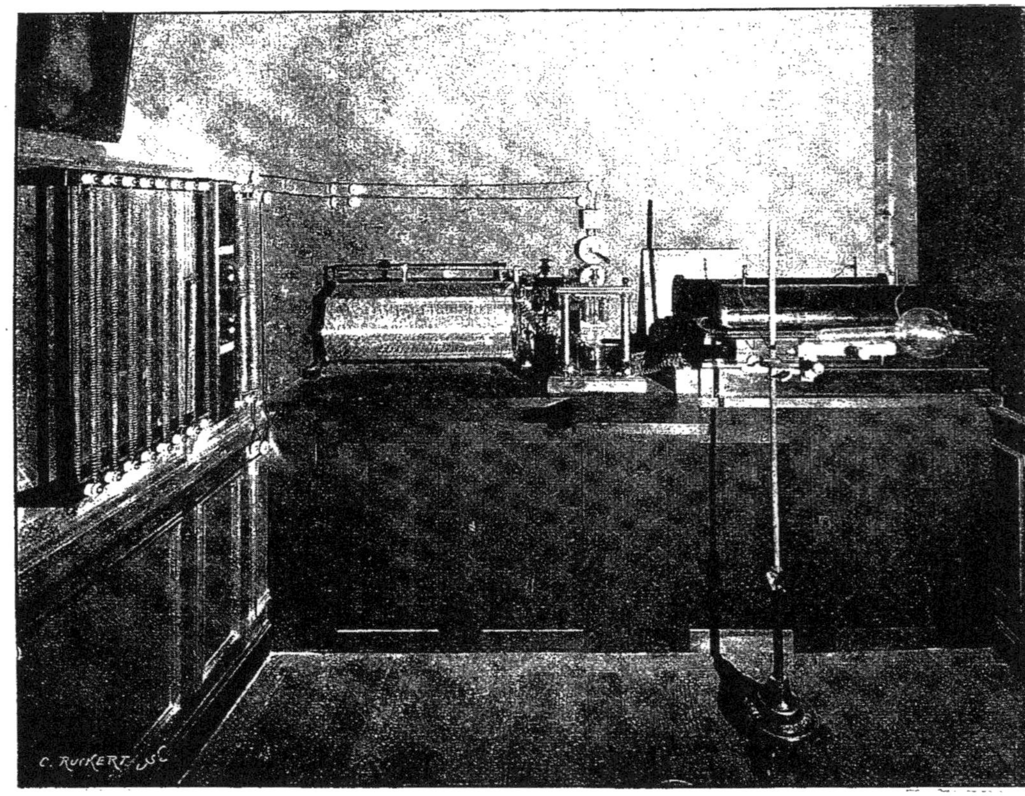

PL. XV. — Salle de radiographie.

situé au-dessus de la chambre noire (*v. d.*), où se produit une image renversée, égale et identique à celle qui viendra impressionner la surface sensible (fig. 55).

On peut à volonté faire, avec cet appareil, des clichés posés, des instantanés lents (1/5e à 1/10e de seconde), ou très rapides (1/100e à 1/1000e de seconde).

b). Radiographie.

Nous possédons près de notre salle d'opérations une installation spéciale pour la radiographie, établie d'après les conseils de notre ami le Dr Oudin (pl. XV).

La bobine, construite par Radiguet, donne des étincelles de 50 centimètres et permet, en la combinant à un interrupteur à grande vitesse, de voir nettement à l'écran une balle dans les régions jusqu'alors inaccessibles du cerveau (lobe occipital).

La poitrine, l'abdomen, le bassin peuvent être suffisamment explorés pour que l'on puisse distinguer de gros calculs rénaux et l'état des articulations coxo-fémorales.

La photographie antéro-postérieure et latérale de la boîte crânienne est obtenue en 25 à 30 minutes.

Les applications de la radiographie à la science médicale se multiplient de jour en jour : recherche des corps étrangers opaques pour les rayons X; étude des lésions osseuses (ostéites, luxations, pseudarthroses); recherche des anévrismes thoraciques, des épanchements pleuraux, des calculs du rein et de l'uretère, etc., etc.).

Nous représentons, planche XVI, une épreuve obtenue avec cet appareil et qui est destinée à démontrer l'opacité relative aux rayons X de divers corps organiques ou inorganiques : B, calculs biliaires. Ch, calcul du canal cholédoque. G, corps étrangers fibro-cartilagineux du genou. C. corne du creux poplité. V, calculs vésicaux; l'un d'eux est développé autour d'un fragment d'échalas, qui est demeuré 14 mois dans la vessie d'un jeune homme. U, calculs de l'uretère. R, calculs rénaux. Œ, Capsule de fulminate ayant pénétré dans le globe oculaire. M, Ostéo-sarcum du maxillaire ayant dévié les dents voisines et suture osseuse du maxillaire inférieur. C, fragment de la boîte crânienne réséquée sur le vivant. H, fracture de l'extrémité inférieure de l'humérus vicieusement consolidée.

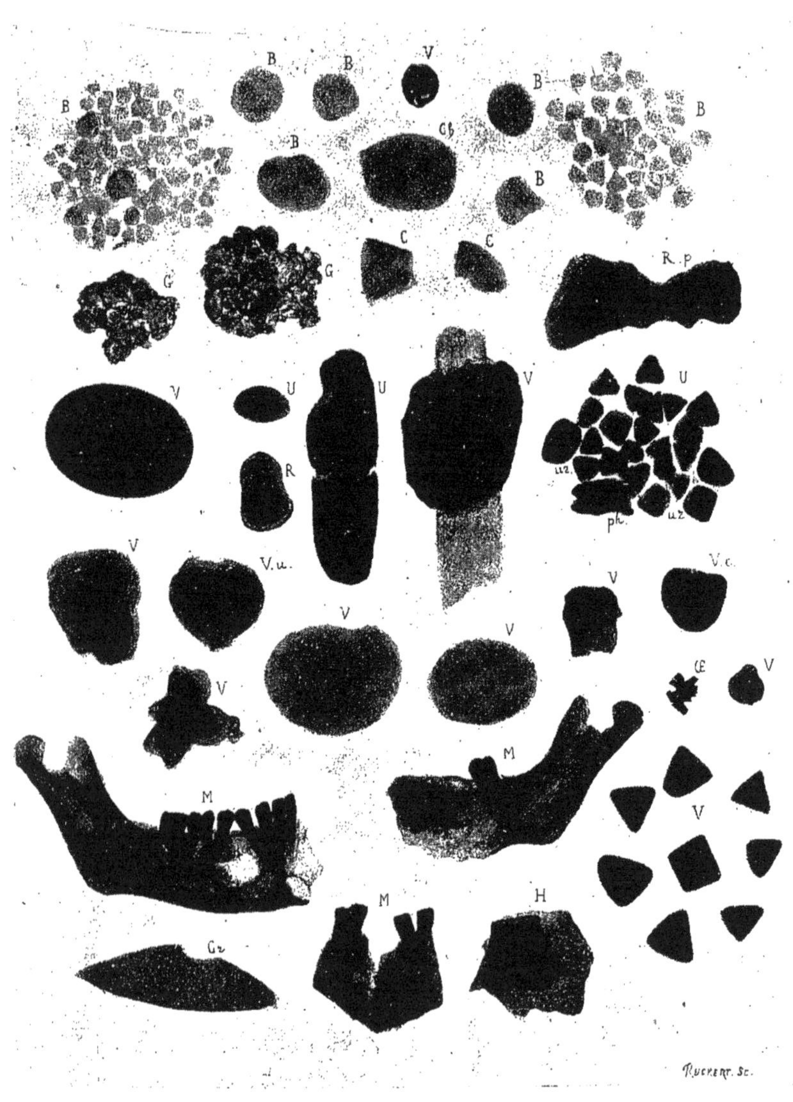

PL. XVI. — Transparence aux rayons X de divers corps organiques et inorganiques

CHAPITRE IV

L'OPÉRATION.

Opérations d'urgence et Opérations d'opportunité.

Les opérations se pratiquent tantôt d'*urgence* — c'est aujourd'hui le plus petit nombre, tantôt en *temps opportun* et après une observation plus ou moins prolongée du cas pathologique.

A. *Opérations d'urgence.* — Parmi les opérations d'urgence nous classerons :

1° **Les opérations nécessitées par un traumatisme** : fracture compliquée, plaies par écrasement, plaies par armes à feu, etc. ;

2° **Les opérations nécessitées par certains états pathologiques à marche rapide** : étranglement interne, perforation de l'estomac ou du duodénum, appendicite ou salpingite suppurées suraiguës, hémorragie méningée.

En cas de traumatisme, nous proscrivons les amputations immédiates qui aggravent le shock dû à l'accident et sont presque toujours suivies d'une mort rapide dans le collapsus.

Nous avons une grande expérience des traumatismes graves : attrition d'un membre par un lourd véhicule, écrasement du bassin, du thorax, fractures multiples ; nous avons observé beaucoup de ces traumatismes dans des accidents de chemin de fer. Notre règle est uniforme : si la plaie saigne, on la tamponne et on fait ce qui peut être nécessaire comme hémostase. Une bande élastique suffit aux membres. Le blessé est en général insensible pendant quelques heures. Il est alors presque impossible de reconnaître s'il existe ou non des lésions internes : écrasement du foie, de la rate ou des reins, contusion de l'intestin, etc. Contradictoirement, l'expectoration sanguinolente peut déceler une simple fracture de côtes, sans lésions pulmonaires profondes.

On doit sans retard placer le patient dans un lit très chaud, lui faire avaler, avec une sonde œsophagienne, s'il est sans connaissance, ou bien encore à l'aide d'une sonde urétrale n° 16 ou n° 18 introduite par le nez, des grogs, du thé au rhum.

Quelques injections de sérum artificiel, la flagellation de la face et de la poitrine à l'aide d'une serviette humide, des percussions rapides sur la région cardiaque, la position déclive, afin d'assurer au cerveau un afflux de sang suffisant, et bien souvent on arrache à la mort des blessés qui n'avaient plus qu'un souffle de vie.

Dans les cas exceptionnellement graves de choc traumatique, il faut sans cesse s'occuper du blessé, et ne pas demeurer inactif un seul instant.

La respiration artificielle doit être parfois prolongée une demi-heure et même plus longtemps encore.

L'application de bandes élastiques sur les membres est un bon adjuvant quand il y a eu une abondante perte de sang.

Il faut exciter par tous les moyens ce qui persiste encore d'influx vital ; nous avons vu de ces blessés, déjà ranimés, dont la respiration se ralentissait dès qu'ils semblaient calmes et prêts à s'endormir.

On doit les tenir éveillés et ne leur laisser aucune trêve avant que le cœur et la respiration n'aient repris un rythme satisfaisant.

Si le patient survit 24 heures et échappe au collapsus initial, la guérison est le plus souvent obtenue.

Il faut alors procéder à l'examen minutieux des lésions, souvent multiples, et instituer un traitement local approprié.

Les plaies contuses des extrémités seront traitées de préférence par l'irrigation continue.

Les amputations nécessaires sont pratiquées en temps voulu, à partir du deuxième jour et sous le chloroforme.

L'examen des urines ne doit pas être omis.

La présence de l'albumine et du sucre doit entrer en ligne de compte pour la détermination du pronostic.

3° **Les opérations nécessitées par les états pathologiques aigus**, comme la perforation du tube gastro-intestinal ou de la vésicule biliaire, les abcès du cerveau à marche rapide, l'étranglement interne, sont souvent aussi urgentes, plus urgentes même que les interventions post-traumatiques; mais l'indication opératoire est, dans cette catégorie de faits, beaucoup moins évidente et moins précise. Aussi, dans de pareils cas, le chirurgien dont dépend directement la vie du patient doit-il posséder au plus haut point les qualités professionnelles requises : *sagacité du diagnostic, présence d'esprit, habileté manuelle.*

Quelques heures de temporisation, et il peut être trop tard.

Le pronostic, presque toujours grave, doit être établi, avant l'opération, avec le plus grand soin, d'après l'âge, l'état du cœur, des poumons, du foie, des reins, d'après les affections antérieures : lithiase biliaire, cancer de l'estomac ou de l'intestin, etc., que vient aggraver le traumatisme.

Les **injections préventives de sérum antitétanique** ne doivent pas être négligées dans les cas de plaies contuses des extrémités, surtout si elles se trouvent souillées de terre ou de poussière des champs.

B. *Opérations d'opportunité.* — Lorsque l'intervention n'est plus urgente, comme dans les cas qui font l'objet du précédent chapitre, et où toute considération sur l'état général du patient disparaît en présence de la soudaineté de l'accident, le chirurgien doit choisir **le moment le plus favorable** et réaliser, sans en omettre aucune, l'ensemble des conditions les meilleures pour obtenir le succès. Le plus grand nombre des opérations se pratiquent ainsi au **moment le plus opportun** et après une observation plus ou moins longue du cas pathologique.

Le diagnostic de l'affection qui doit être opérée sera déterminé avec soin. L'examen du chirurgien portera sur l'ensemble de l'organisme ; il s'enquerra de l'état du cœur, des poumons, du foie, des reins et des autres viscères.

L'exploration doit donc être complète. Les urines seront analysées. On notera la quantité par 24 heures, la présence de l'albumine, du sucre, de la bile et l'on dosera l'urée. La présence d'une petite quantité d'albumine ou de glycose n'est pas une contre-indication formelle. N'arrive-t-il pas de pratiquer d'urgence et avec succès, après l'écrasement d'un membre, par exemple, ou dans le cas de hernie étranglée, des opérations sanglantes chez des diabétiques et des albuminuriques non soumis antérieurement à un régime rigoureux? La constatation du sucre ou de l'albumine au moment de l'accident exige une antisepsie plus sévère et l'établissement immédiat d'un traitement interne méthodique. Si de tels malades guérissent, à plus forte raison l'intervention est-elle possible lorsque le diagnostic de ces affections est établi à l'avance. L'opération décidée, le chirurgien a en effet tout le loisir de soumettre préalablement le patient à un traitement interne approprié.

C'est ainsi que l'on compte presque autant de succès que d'opérations lorsqu'on opère des calculs vésicaux et des cataractes chez des diabétiques, après avoir réduit auparavant la quantité de sucre à un taux aussi faible que possible. Nous avons de même obtenu des guérisons presque inespérées, dans des cas de kystes ovariques ou de fibromes utérins énormes, chez des personnes atteintes de glycosurie ou d'albuminurie.

Que l'on ait ou non jugé à propos d'instituer un traitement préliminaire, le patient doit être soumis, avant l'opération, à un repos complet de quelques jours, puis à l'administration d'un purgatif salin; nous conseillons le plus souvent 40 ou 45 grammes de sulfate de magnésie, dissous dans une petite quantité d'eau chaude. La solution, refroidie, est ingérée d'un trait, et aussitôt un verre d'eau de Vichy.

Nos malades séjournent en général à la clinique 48 heures avant l'opération. On les purge le jour de leur arrivée, et le lendemain on les soumet à une diète relative. Dans les cas de gros fibromes enclavés, deux ou trois purgations successives au cours de la semaine qui précède l'opération peuvent être à peine suffisantes, et l'on observe encore, après l'opération, de véritables débâcles de matières fécales dures et concrètes.

L'administration, après purgation, la veille de l'opération, de 6 à 10 pilules d'extrait d'opium de 1 centigramme, est au contraire utile avant les opérations de résection de l'S iliaque ou du rectum.

Les injections de sérum artificiel (eau salée stérilisée à 7 0/00) seront répétées pendant plusieurs jours, chez les malades faibles et anémiés. Ces injections relèvent chez eux la tension artérielle et accroissent leur résistance vitale.

Précautions préliminaires de toute opération.

Toilette du champ opératoire.

Le champ opératoire doit être rasé avant l'intervention, puis savonné dans un grand bain.

Nous ne faisons exception à cette règle que pour l'hystérectomie vaginale : la vulve n'est rasée que sous le chloroforme.

Les muqueuses des cavités naturelles sont désinfectées autant que possible par des lavages antiseptiques : liqueur de Labarraque étendue de 10 à 100 parties d'eau pour la bouche ou le rectum, sublimé à 1/1000e pour le vagin.

Anesthésie locale

Pour les opérations où l'anesthésie locale est suffisante, nous employons soit la cocaïne, soit le chlorure d'éthyle ou le coryl (mélange de chlorure d'éthyle et de méthyle), et, à leur défaut, un mélange de glace pilée et de sel.

Les vapeurs de chlorure d'éthyle s'enflamment au contact du thermocautère. Si l'on fait usage de cet instrument après avoir fait l'anesthésie au chlorure d'éthyle, il faut donc avoir soin de passer auparavant sur la région congelée une compresse de gaze hydrophile, qui absorbe les dernières traces de substance inflammable.

La cocaïne, sur les muqueuses, est appliquée en surface. On imbibe, à cet effet, d'une solution de chlorhydrate de cocaïne à 1/10ᵉ ou 1/20ᵉ, de petits tampons plats de coton, et on les maintient 5 minutes environ au contact du point qui doit être incisé ou cautérisé.

Nous employons pour la peau les injections interstitielles de cocaïne à 1/20ᵉ ou 1/50ᵉ. Nous les pratiquons avec la seringue de verre de Luer.

Ces injections doivent être faites, d'abord superficiellement, dans le réseau lymphatique du derme, puis dans le tissu cellulaire sous-cutané.

Pour l'extraction des dents, nous injectons 1/5ᵉ à 1/5 de seringue d'une solution de cocaïne au 1/20ᵉ, d'abord en dehors, puis en dedans de chacune des dents qui doivent être arrachées.

On voit au niveau du palais, le réseau lymphatique du chorion s'injecter et devenir incolore. Si la gencive est trop mince, on fait l'injection dans le pli gingivo-buccal ou gingivo-labial et on y détermine la formation, au voisinage de la dent cariée, d'une petite boule d'œdème, qui diffuse en 2 ou 3 minutes.

Au niveau des extrémités digitales, pour l'opération de l'ongle incarné par exemple, un excellent adjuvant des injections interstitielles de cocaïne est l'application préalable d'un lien de caoutchouc, d'un simple drain, fixé entre les mors d'une pince hémostatique. Cette constriction élastique permet de réaliser une anesthésie locale parfaite. On épargne même au patient le désagrément minime de l'injection hypodermique en prenant le soin d'insensibiliser préalablement la peau au chlorure d'éthyle.

Au bras ou à la cuisse, il est également utile, si l'on veut obtenir une anesthésie parfaite à l'aide de la cocaïne, de circonscrire la région à opérer entre les spires d'une bande élastique. On fait alors plusieurs injections de cocaïne à 1/30e ou 1/50e. L'arrêt de la circulation prolonge l'action locale de cet anesthésique sur les extrémités nerveuses.

Nous ne conseillons pas les injections interstitielles de cocaïne dans la muqueuse nasale, où l'application en surface d'un tampon cocaïné suffit.

Cette muqueuse est douée, en effet, d'une circulation sanguine et lymphatique tellement active que l'injection, au niveau de la cloison ou des cornets, d'une certaine quantité de cocaïne, expose à des accidents d'intoxication subits et parfois très alarmants.

Anesthésie générale.

Pour les opérations graves, l'anesthésie générale est préférable à l'anesthésie locale.

Nous préférons le chloroforme à l'éther.

Le chloroforme bout, en effet, à 60°, et l'éther à 35°. Il résulte de ces particularités que le chloroforme ne refroidit pas autant l'arbre respiratoire, et que, de l'aveu même des plus ardents partisans de l'éther, il expose beaucoup moins que ce dernier anesthésique les patients sujets aux bronchites à des complications pulmonaires post-opératoires.

Les vapeurs de chloroforme présentent, en outre, l'avantage de n'être pas inflammables.

Nous employons depuis dix ans le chloroforme Yvon, que MM. Yvon et Berlioz nous fournissent par flacons de 100 grammes.

Nous administrons le chloroforme nous-même, soit avec l'appareil compte-gouttes de Créquy (fig. 36), soit avec une simple compresse épinglée en forme de cornet (fig. 38), dans le

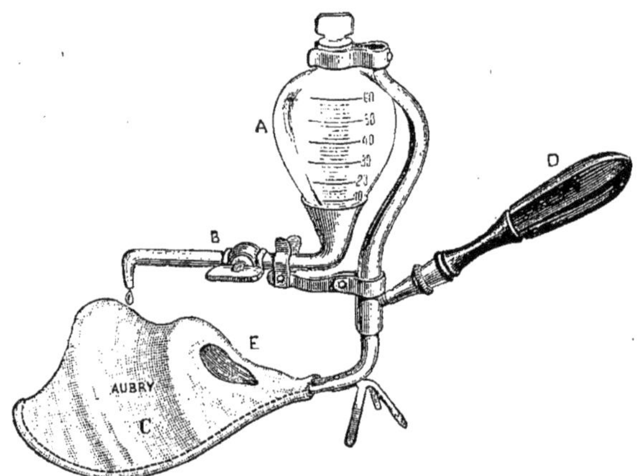

Fig. 36. — Appareil compte-gouttes de Créquy.

fond duquel nous versons l'anesthésique en quantité suffisante. M. Yvon livre, avec ses flacons de chloroforme, des bouchons compte-gouttes.

Chloroformisation.

Nous obtenons l'anesthésie complète très rapidement.

Nous versons tout d'abord dans le fond de la compresse 2 ou 3 grammes de chloroforme, et nous approchons le cornet à quelques centimètres de la bouche. Dès que le premier mouvement de répulsion est passé, nous l'appliquons sur le visage : certains malades cessent aussitôt de respirer. Cet arrêt de la respiration n'est autre chose qu'une défense instinctive de l'organisme contre le chloroforme.

Il faut aussitôt soulever le cornet et ne l'appliquer de nouveau qu'après avoir obtenu 4 ou 5 inspirations profondes et régulières.

S'il survient de la cyanose au moment de la période d'excitation, ou si le patient présente une contracture tonique intense, comme on l'observe chez les alcooliques, nous soulevons également le cornet et nous attendons le retour des mouvements inspiratoires.

Dès que la période de résolution a commencé, nous faisons continuer la narcose par un aide.

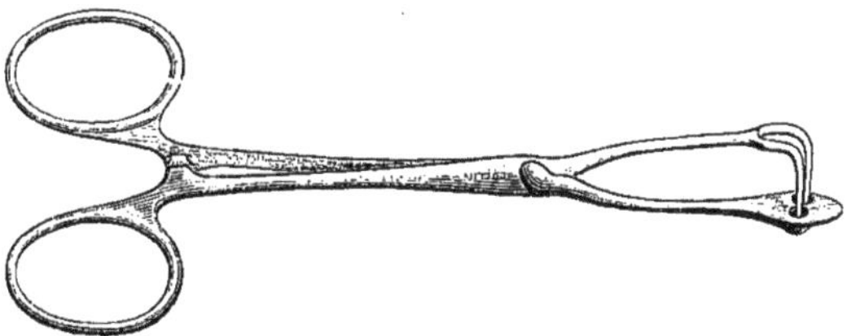

Fig. 37. — Pince à langue.

Le chloroforme ne nous semble pas dangereux entre des mains expérimentées.

Jamais, chez l'adulte, il ne faut tenter l'anesthésie à doses massives et par suffocation, comme on le pratique souvent chez les jeunes enfants.

Il est inutile de pincer les narines.

Si l'on prend soin de n'approcher que doucement le chloroforme de la bouche du malade, en l'encourageant et sans le violenter, la respiration se régularise et, au bout d'un instant, on peut verser d'un seul coup dans le cornet 4 ou 5 grammes de chloroforme. On obtient ainsi la résolution en quelques minutes.

Au cours de l'opération, nous faisons donner très peu de

chloroforme. Chez les sujets faibles, on introduit dans le nez pendant l'opération, d'après la pratique excellente du Dr J. Championnière, le tube d'un ballon d'oxygène.

Nous conseillons dans toutes les opérations graves et d'une certaine durée l'emploi de la pince à langue (fig. 37).

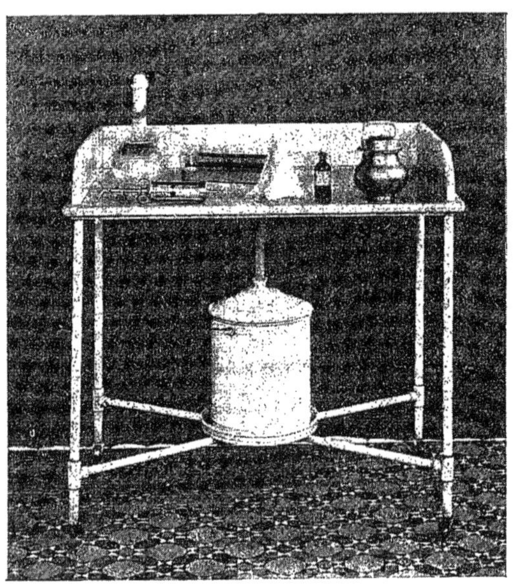

Fig. 38. — Bulles de sérum et seringue stérilisable de 100 grammes, cornet à chloroforme, bouteille de chloroforme avec bouchon compte-gouttes, et récipient en étain pour la stérilisation du catgut dans les vapeurs d'alcool phéniqué.

Lorsque, pendant l'opération, le patient semble se réveiller et commence à remuer, nous faisons administrer immédiatement le chloroforme à dose massive.

La résolution est obtenue en quelques instants et l'opération continue.

Les accidents du chloroforme proviennent d'habitude de ce que le chloroformisateur donne l'anesthésique machinalement et se préoccupe trop des détails de l'opération. Celui auquel incombe la grave mission de la narcose ne doit jamais avoir d'autre souci. Plus l'intervention est longue, plus le malade est faible, et plus la moindre inadvertance de la part du chloroformisateur est dangereuse. Outre le ballon d'oxygène, le chloroformisateur doit avoir à sa disposition une seringue de 100 grammes et du sérum artificiel.

Toute narcose peut présenter quelque péripétie.

Si le patient se cyanose, il faut tirer la langue au dehors et

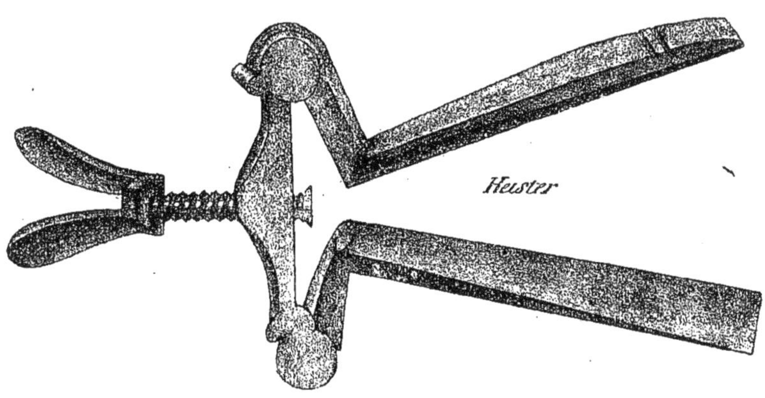

Fig. 39.

relever la mâchoire inférieure, après avoir pris soin de débarrasser, avec une compresse, le pharynx des mucosités qui l'obstruent. Nous avons toujours à notre disposition, dans le cas de contracture des mâchoires, l'ouvre-bouche de Heister, qui est d'une puissance extrême (fig. 39).

Lorsque la respiration est faible, le chloroformisateur doit tenir l'oreille très près de la bouche du patient, afin d'en percevoir le souffle.

Il est absolument inutile de faire tenir le pouls, le chloroformisateur ou toute autre personne se trouvant toujours à même d'en vérifier l'état, si le besoin s'en fait sentir. Lorsque le pouls se montre petit et dépressible, il est prudent de pratiquer quelques injections de sérum de 50 à 200 grammes. La surveillance du rythme respiratoire est d'une importance beaucoup plus grande que la surveillance du pouls, car, à part les cas exceptionnellement graves et le plus souvent irrémédiables de syncope cardiaque, le pouls ne cesse de battre, dans l'intoxication chloroformique simple, que quelque temps après l'arrêt définitif de la respiration.

Celui qui ne surveillerait que le pouls perdrait donc un temps précieux à ce moment critique, où, sans retard, il faut procéder à la respiration artificielle.

Respiration artificielle.

Si la respiration s'arrête, il faut en rétablir immédiatement le rythme.

Le procédé vraiment efficace, le seul que notre expérience nous permette de recommander, est la compression et le soulèvement alternatif de la cage thoracique par la flexion et l'extension des bras. Cette manœuvre se pratique de la manière suivante :

La respiration vient de cesser : vite le patient est détaché et placé la tête déclive, afin de ramener le sang au cerveau ; un tube d'oxygène est introduit dans les narines, la langue légèrement attirée hors de la bouche : s'il s'agit d'une laparotomie, le champ opératoire est recouvert de compresses aseptiques, et l'on referme provisoirement le ventre à l'aide de 3 ou 4 pinces à griffes, appliquées sur les lèvres de l'incision. Le chirurgien saisit les coudes, les rapproche des parties latérales du thorax, qu'il comprime un instant (fig. 40), et les développe, en arrière et en dehors, dans l'axe des fibres les plus longues du grand pectoral (fig. 41), suivant deux plans verticaux passant par chaque aisselle et se joignant à l'ombilic.

Le silence le plus absolu doit être observé. A chaque mouvement d'abatage des bras en arrière, on entend un bruit caractéristique d'inspiration. Un instant d'arrêt : un aide applique l'oreille sur le cœur. Le plus souvent, il perçoit quelques contractions, parfois faibles et espacées.

Quelques percussions rapides sur la région cardiaque et l'ap-

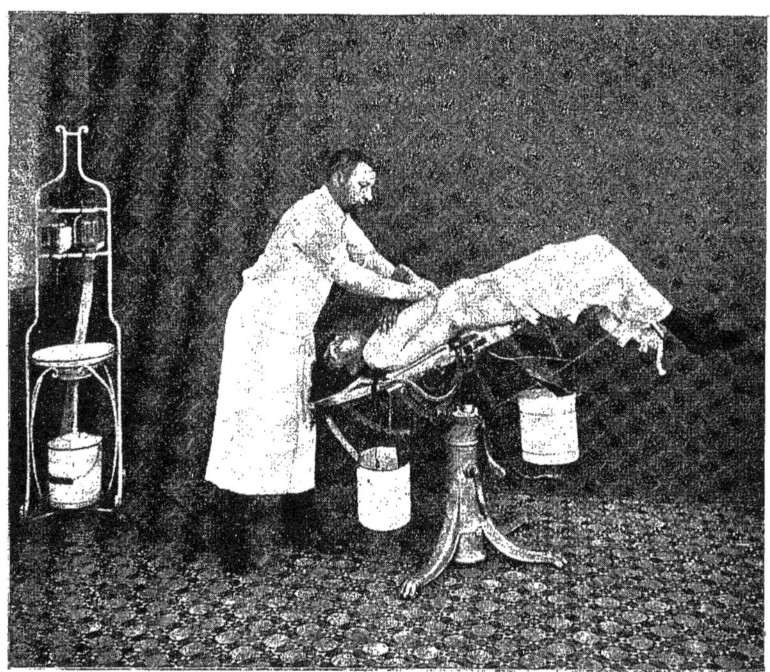

Fig. 40. — Respiration artificielle. 1er temps : compression du thorax.

plication sur la région précordiale du marteau de Mayor ou de serviettes imbibées d'eau très chaude sont d'excellents adjuvants.

Mais ne nous attardons pas : la respiration artificielle est le suprême remède. Dès que le sang s'oxygène, la circulation affaiblie se ranime, et bientôt le réflexe vital est définitivement rétabli.

La compression brusque du thorax par les coudes détermine un certain degré d'expiration (fig. 40). La projection, en arrière et en dehors, des bras, dans l'axe des fibres moyennes du grand pectoral (fig. 41), produit l'inspiration la plus étendue qu'il soit possible de réaliser.

Nous proscrivons absolument, et dans quelque cas que ce soit, la pratique *exclusive* des tractions rythmées de la langue, pra-

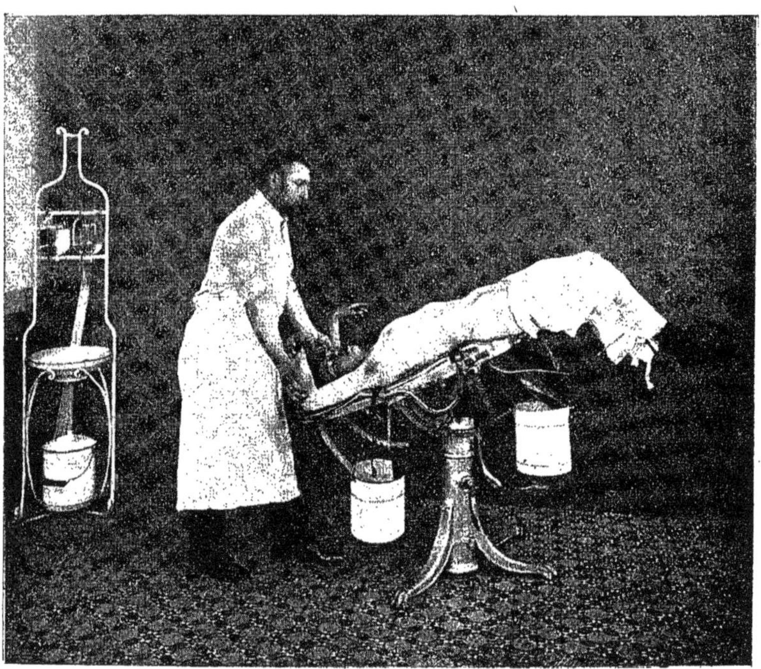

FIG. 41. — Respiration artificielle. 2e temps : abatage des bras en arrière.

tique très inférieure, chez l'adulte, aux manœuvres que nous venons de décrire, et, chez le nouveau-né, à ces mêmes manœuvres, rendues plus efficaces encore par l'insufflation laryngée directe.

L'insufflation laryngée se fait, chez le nouveau-né, soit avec un tube spécial, soit à l'aide d'une simple sonde de gomme, qu'il est facile d'introduire, à cet âge, dans la trachée.

Le danger est tellement imminent dans les cas de mort apparente par le chloroforme, que l'on ne saurait omettre, sans être taxé de la plus coupable négligence, la moindre des manœuvres utiles en pareille occurrence :

Position déclive; respiration artificielle; tractions modérées sur la langue; inhalation d'oxygène; marteau de Mayor; électrisation et percussion rapide de la région précordiale; injections de sérum artificiel, et, s'il s'est produit une grande perte de sang, application de bandes de caoutchouc sur les deux membres inférieurs.

Le chirurgien, dans cette lutte contre la mort, doit faire preuve de toute l'énergie et de toute la persévérance que comporte une situation presque désespérée.

Heureusement, tous les cas ne sont pas graves et, quand l'intoxication chloroformique est légère, quelques mouvements de respiration artificielle suffisent pour ranimer le malade.

Parmi les signes inquiétants et qui indiquent l'approche de la mort réelle, nous signalerons l'aspect terne et vitreux de la cornée et la dilatation des pupilles.

Ces patients, qui n'ont même plus le souffle, peuvent cependant, presque sans exception, être ranimés. Le cœur ne battrait-il plus que d'une manière imperceptible, tant que la circulation pulmonaire est libre, la respiration artificielle, aidée des manœuvres que nous avons signalées, et qui en sont dans les cas graves le complément indispensable, peut sauver le malade.

Jamais il ne faut désespérer : 10, 15, 20 ou 30 minutes d'efforts peuvent être nécessaires pour provoquer le retour des manifestations extérieures de la vie.

L'embolie pulmonaire et la syncope cardiaque primitive sont seules des accidents irrémédiables.

Les accidents graves de la narcose sont, en somme, extrêmement rares quand on emploie du chloroforme absolument pur et mélangé d'une petite quantité d'alcool absolu, comme le préparent Yvon et Berlioz et **quand le chloroformisateur est à la fois attentif et expérimenté.**

Les propriétés anesthésiques de l'alcool, si remarquables chez le lapin et le cobaye, comme nous l'avons démontré en 1885 au cours de nos expériences sur le choléra expérimental[1], s'allient en effet parfaitement à celles du chloroforme, tout en combattant l'action dépressive de ce dernier sur les centres nerveux.

La narcose, comme toute pratique délicate, exige de celui qui en accepte la responsabilité une expérience prolongée et une attention soutenue.

La chloroformisation, ses premières minutes surtout, ne doivent être confiées qu'à un praticien rompu à tous les incidents de la période de début, au cours de laquelle la moindre inadvertance peut causer la mort.

Nous donnons toujours le chloroforme nous-même, pour ne le confier à un aide qu'après avoir obtenu la résolution.

Trachéotomie préventive et tubage du larynx.

Trendelenbourg a imaginé, pour faciliter l'extirpation du larynx, de pratiquer la trachéotomie préventive et de placer dans la trachée une canule courbe de gros calibre, garnie d'un récipient annulaire de caoutchouc en communication avec une poire insufflatrice. La canule introduite dans la trachée, le récipient élastique, rempli d'air, s'applique exactement à la face interne de la muqueuse, et, s'il fonctionne bien, empêche la pénétration du sang dans les voies respiratoires (fig. 42).

La narcose, commencée avant l'opération préliminaire de la

1. Recherches anatomiques et expérimentales sur le choléra épidémique. Doyen, *Archives de Physiologie*, 1885.

trachéotomie, est, après l'application de la canule, pratiquée à distance, celle-ci se trouvant mise en rapport, par l'intermédiaire d'un tube de caoutchouc, avec un entonnoir garni d'une flanelle et percé latéralement de petits orifices pour l'entrée de l'air.

La canule de Trendelenbourg n'est indispensable que pour l'extirpation complète du larynx.

Le sommeil chloroformique étant difficile à régler au cours des opérations sur la cavité buccale, certains chirurgiens n'ont

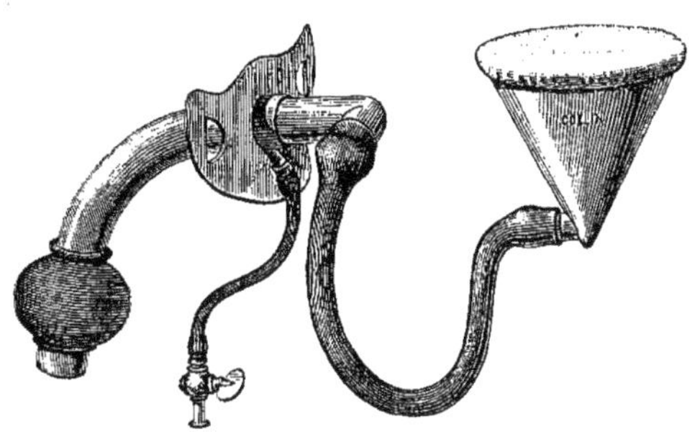

FIG. 42. — Canule de Trendelenbourg.

pas hésité, dans des cas graves, à faire la trachéotomie et à entretenir la narcose à l'aide de la canule de Trendelenbourg. Cette pratique est, de fait, une complication sérieuse et nous semble devoir être rejetée comme présentant plus d'inconvénients que d'avantages réels.

Nous avons réalisé, dans les opérations sur les fosses nasales, sur le palais et les maxillaires, tous les avantages de la canule de Trendelenbourg, en lui substituant *le tubage du larynx*.

Ce tubage, que nous effectuons avec des canules spéciales en aluminium (fig. 43), nous permet de pratiquer l'anesthésie à distance, à l'aide d'un gros tube de caoutchouc aboutissant à l'entonnoir de Trendelenbourg.

Nous obtenons ainsi une narcose régulière, et l'opération peut être terminée avec toute la célérité possible, sans être interrompue par le réveil, sans cesse menaçant, du malade, ni par l'obstruction sanguinolente de la trachée.

Ces canules, dont il existe 4 modèles de différents diamètres, ont été construites en aluminium, afin que leur poids ne puisse les entraîner hors du larynx lorsque la tête est dans la position

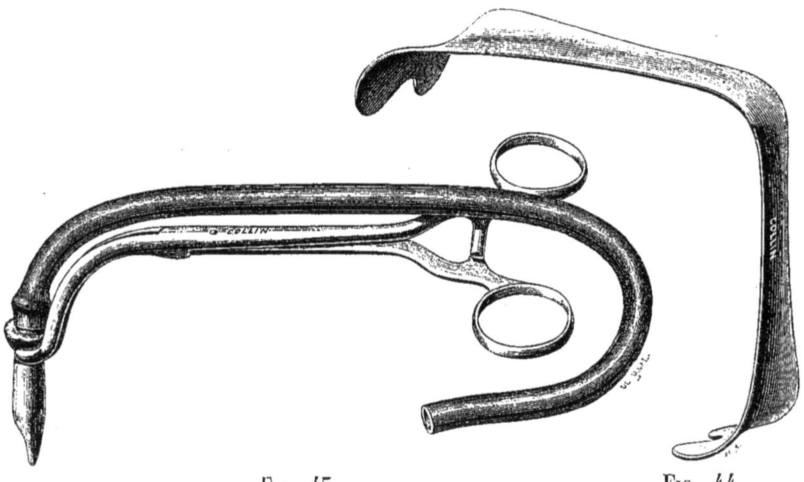

Fig. 43.
Canule pour le tubage du larynx dans les opérations sur la cavité buccale ou le poumon. Cette canule est saisie entre les mors de la pince qui sert à la mettre en place.

Fig. 44.
Abaisse-langue pour le tubage du larynx.

déclive de Rose, la plus commode pour la plupart des opérations sur la cavité buccale.

On les introduit aisément, en se guidant sur l'index gauche, à l'aide de la pince porte-tube que nous a construite M. Collin (fig. 43). Les arcades dentaires sont écartées à l'aide d'un ouvre-bouche, et la langue attirée au dehors pour faciliter l'accès du vestibule laryngé.

Quand l'épiglotte peut être rendue visible par l'emploi d'un abaisse-langue approprié (fig. 44), on peut introduire la canule directement et sans se guider sur l'index. L'introduction directe de la canule à l'aide de l'abaisse-langue est très facile sur un malade assis et non anesthésié; sous le chloroforme, il est mieux de maintenir les arcades dentaires avec un ouvre-bouche, de faire attirer la langue au dehors, et de guider la canule sur l'index gauche.

L'entonnoir de Trendelenbourg, fixé à l'extrémité du tube de caoutchouc, permet de continuer la chloroformisation, en versant de temps à autre sur la flanelle qui le recouvre quelques gouttes de chloroforme (fig. 45).

L'opération terminée, la canule laryngée est enlevée par une simple traction sur le tube de caoutchouc, qui est fixé à sa tubulure supérieure.

Ces canules laryngées peuvent également servir à la respiration artificielle et à l'insufflation pulmonaire directe, mais à la condition de maintenir fermés les narines et l'orifice buccal, la canule ne pouvant être assez étroitement serrée sur les parois du larynx pour empêcher l'issue de l'air autour d'elle. Ce résultat pourrait être obtenu en adaptant à ces tubes laryngés le récipient élastique annulaire des canules de Trendelenbourg. Mais une semblable complication nous paraît d'autant moins utile, que ces couronnes élastiques se trouvent rarement en parfait état de fonctionnement.

Accidents observés au moment de l'ouverture brusque de la plèvre.

L'ouverture brusque de la plèvre, quand il n'existe pas d'adhérences, est caractérisée par un sifflement aigu. Ce sifflement, si l'orifice est petit, se répète à chaque inspiration.

Cet accident se produit parfois au cours de l'ablation des tumeurs adhérentes de la région sus-claviculaire. Nous l'avons observé, il y a huit ans, en enlevant au bistouri une large et profonde tumeur érectile lipomateuse sus-claviculaire. C'est un incident sans importance. L'air introduit dans la plèvre se résorbe en quelques jours.

Mais il n'en est pas de même lorsque la cavité pleurale saine et dépourvue d'adhérences se trouve tout à coup largement ouverte. L'entrée subite de l'air produit, en ce cas, un affaissement

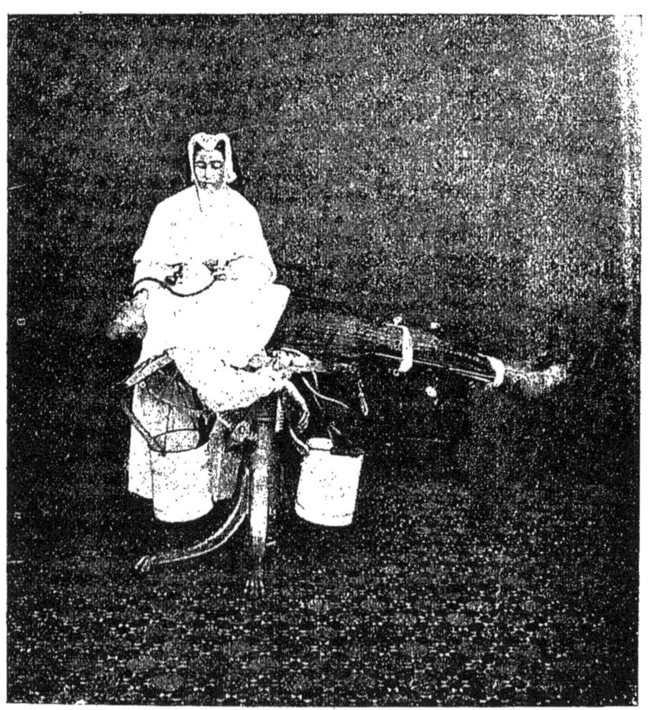

Fig. 45. — Anesthésie dans la position de Rose à l'aide d'un entonnoir de Trendelenbourg et d'un tube laryngé (voir fig. 43).

brusque du poumon correspondant et, par suite, une diminution de la capacité respiratoire de l'arbre aérien. Chez l'enfant, cet accident est d'autant plus redoutable que les tissus du médiastin sont encore souples et mobiles, et une syncope immédiate peut se produire. La plèvre viscérale est, dans le jeune âge, tellement mince que l'on aperçoit par transparence les gros vaisseaux et le cœur; tout le médiastin se déplace en bloc vers le côté sain, et les quelques efforts inspiratoires qui se succèdent immédiatement n'ont d'autre effet que de provoquer l'aspiration de l'air, par la plaie, dans la cavité pleurale béante, sans qu'il en pénètre la moindre quantité par la trachée, dans l'arbre aérien.

La mort est d'autant plus à craindre que toute tentative de respiration artificielle par le procédé habituel est inefficace, les mouvements des bras produisant l'aspiration de l'air dans la cavité pleurale béante et non pas dans les poumons.

Le danger est imminent. Nous avons observé une de ces syncopes subites au moment de l'ouverture de la plèvre, chez une fillette à laquelle nous extirpions un large sarcome de la paroi thoracique, adhérant aux côtes et étendu à la plèvre pariétale. Le diagnostic de tumeur maligne atteignant la plèvre ayant été déterminé à l'avance, nous avions intentionnellement ménagé, en disséquant la tumeur, assez de peau pour obturer l'orifice pleural. L'enfant suffoqua dès la pénétration de l'air dans le thorax. Le poumon s'était totalement affaissé; quelques quintes de toux vinrent le distendre inutilement, aux dépens de l'air encore contenu dans le poumon opposé.

Une nouvelle expiration : la mort était menaçante. Nous faisons sauter en quatre coups de cisailles le quadrilatère pariéto-costal : la peau est réappliquée sur l'orifice pleural béant et les lèvres de l'incision sont rapprochées entre les mors de deux pinces à pression élastique.

Aussitôt les efforts inspiratoires redeviennent efficaces. Quelques minutes après, les lèvres, qui étaient un instant auparavant pâles et violacées, ont repris une teinte rose et le pouls est satisfaisant. Nous enlevons les pinces afin de faire l'hémostase des artères intercostales. Nouvelle tendance à la syncope. Deux ou trois ligatures sur les vaisseaux qui donnaient un peu de sang, et la plaie cutanée est rapidement fermée par une suture en surjet. La respiration se rétablit alors avec un rythme satisfaisant.

La quantité d'air inspiré se trouvait cependant trop faible, la plèvre droite étant remplie d'air. Une idée nous vint. Pourquoi ne pas extraire cet air par l'aspiration. Un tube de verre est alors introduit entre les sutures et nous procédons à l'aspiration du contenu pleural. Nous appliquerons ensuite un pansement ouaté occlusif.

La petite malade se remit en quelques heures de cette opération vraiment émouvante.

Nous avons observé également des symptômes dyspnéiques graves au cours de plusieurs opérations de cavernes pulmonaires ou de kystes hydatiques de la plèvre, du poumon ou du foie ouverts dans les bronches. Il passait chez ces malades une telle quantité d'air par des orifices broncho-cavitaires multiples, que l'asphyxie était imminente. Il faut, dans ces cas, pratiquer au plus vite le tamponnement et l'occlusion de la plaie.

Appareil pour la respiration artificielle.

La fréquence des accidents dyspnéiques graves au cours de ces opérations nous a déterminé à chercher un procédé simple et efficace qui nous permette, soit d'insuffler le poumon, soit d'aspirer l'air contenu dans la plèvre, soit mieux encore de pratiquer, malgré l'ouverture de la plèvre, qui rend inefficaces les mouvements des bras, la **respiration artificielle.**

Dans les cas d'ouverture simple de la plèvre, l'insufflation du poumon donne naturellement le même résultat que la fermeture de la plaie avec aspiration de l'air contenu dans la cavité pleurale. Si cette insufflation du poumon peut être pratiquée avec une soufflerie à double effet permettant d'effectuer soit la respiration artificielle simple, soit, au besoin, l'insufflation d'oxygène pur ou additionné d'une petite proportion de vapeurs chloroformiques, le chirurgien pourra agir avec une sécurité jusqu'alors inconnue.

L'appareil que nous avons imaginé à cet effet est un soufflet à double corps. Cet appareil est disposé de telle manière qu'une valve rotative distributrice permet, l'orifice D du distributeur (fig. 47, I et II) communiquant avec la trachée, et le tube O avec l'air atmosphérique ou bien avec un ballon d'oxygène, d'aspirer,

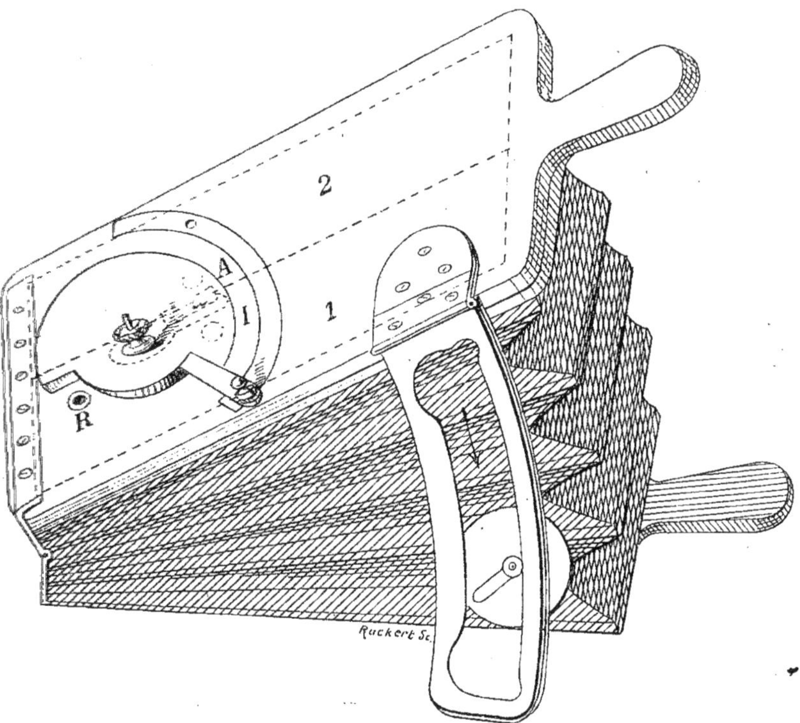

Fig. 46. — Soufflet à double corps facultativement indépendants pour la respiration artificielle à double effet, et pour l'insufflation pulmonaire ou l'aspiration simple de la cavité pleurale remplie d'air.

par le simple va-et-vient des poignées, l'air que contiennent les poumons, pour le rejeter au dehors, tandis que l'autre corps de soufflet qui vient, au moment de l'écartement des poignées, de se remplir d'oxygène, chasse son contenu vivifiant dans l'arbre respiratoire.

Le changement de position du distributeur s'effectue aux extrémités de la course du soufflet.

Dans la position 1 (fig. 47), la plaque mobile du distributeur fait communiquer les orifices 1 (corps de soufflet 1) et O (air libre mêlé ou non d'oxygène ou de vapeurs chloroformiques) d'une part; de l'autre, les orifices 2 (corps de soufflet 2) et P (poumon).

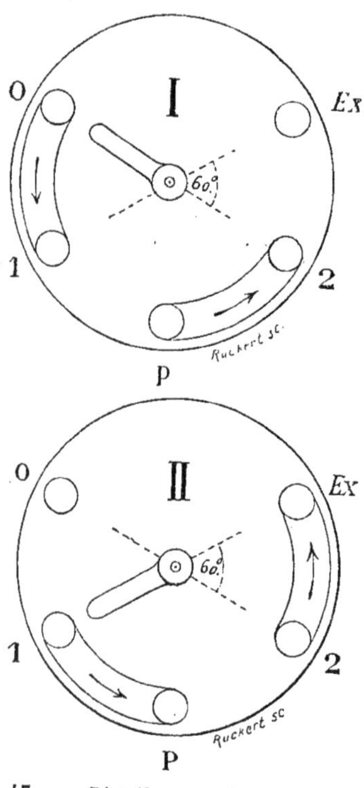

FIG. 47. — Distributeur du soufflet pour la réalisation de la respiration artificielle à double effet.

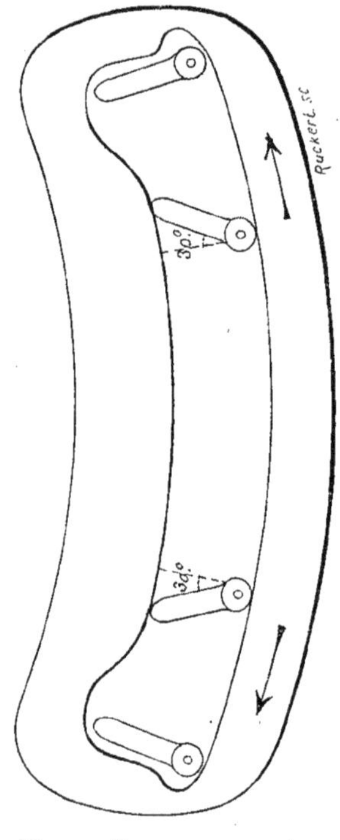

FIG. 48. — Curseur servant pour la respiration artificielle, avec changement de position des lèvres du distributeur aux extrémités de la courbe du soufflet.

Les poignées du soufflet s'écartent : le récipient I s'emplit d'air sain ou d'oxygène et le récipient A s'emplit de l'air vicié contenu dans l'arbre respiratoire.

Au bout de course, le levier du distributeur devient horizontal par l'entrée d'un ressort disposé à cet effet. Les poignées du soufflet sont alors rapprochées. Le curseur incline immédiatement en bas de 30° le levier qui commande le distributeur (p. 46-48).

Ce dernier prend alors la position II (voir 47) : le récipient 1 communique avec le poumon, et le récipient 2, avec l'air extérieur. L'air pur ou oxygéné est ainsi distribué aux poumons, tandis que l'air vicié, contenu dans le récipient 2, est expulsé au dehors.

Le changement de position du distributeur est automatique et

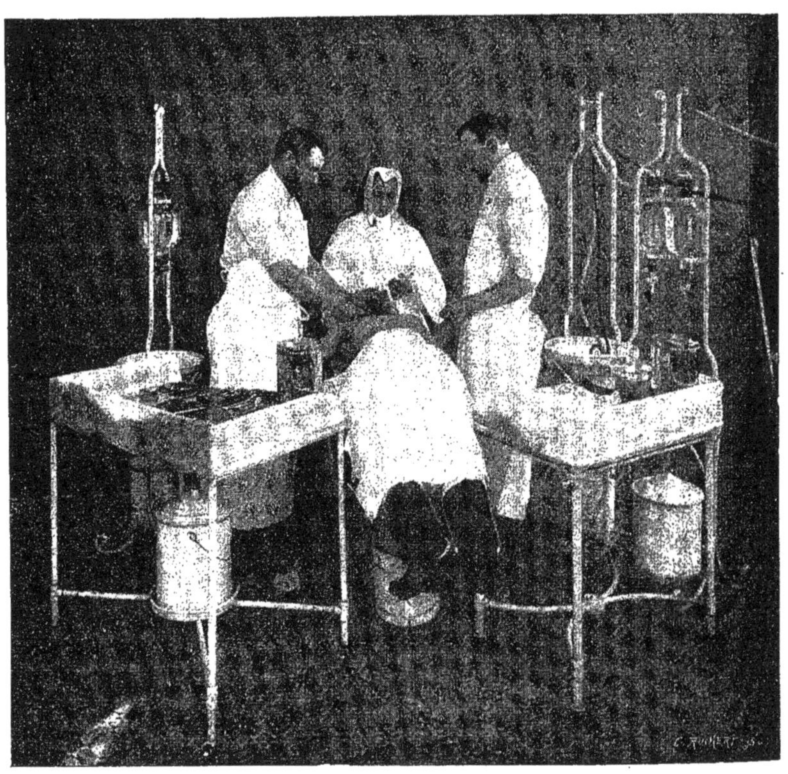

Fig. 49. — Opération de la thyroïdectomie. Extraction de la tumeur.

ne peut se faire qu'aux extrémités de la course des poignées. Cette course pouvant être limitée d'une manière variable par l'adjonction au curseur de deux arrêts appropriés, on peut faire varier, en se guidant sur la graduation correspondante, la capacité effective des récipients de 1/2 litre à 1 lit. 1/2. Le tube qui aboutit à la trachée est fixe, pour la respiration artificielle dans l'orifice R (p. 46).

Le même appareil peut servir à pratiquer, non plus la respiration artificielle véritable, mais l'**insufflation** des voies aériennes ou l'aspiration simple des gaz contenus dans la plèvre.

Il suffit à cet effet de tourner la plaque α de manière que son

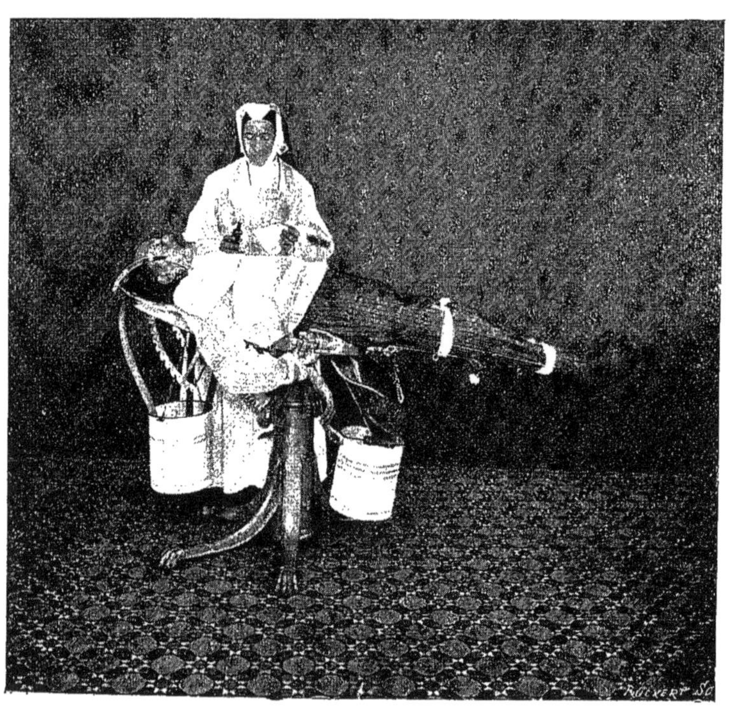

Fig. 50. — Application du serre-tête.

bouton d'arrêt se trouve fixé dans l'orifice situé au delà du point A, et de fixer l'embout du tube qui doit être en rapport avec les narines ou les trachées sur un des deux orifices devenus libres et qui portent l'indication respective : (I **insufflation**) et (A **aspiration**), pour obtenir à volonté, par l'action simultanée des deux corps du soufflet qui se sont trouvés mis en large communication par la même manœuvre, soit l'insufflation, soit l'aspiration pulmonaire ou pleurale.

L'insufflation pulmonaire et la respiration artificielle peuvent être effectuées très simplement sans canule laryngée, en prenant soin de fermer la bouche, à l'aide d'un embout introduit dans

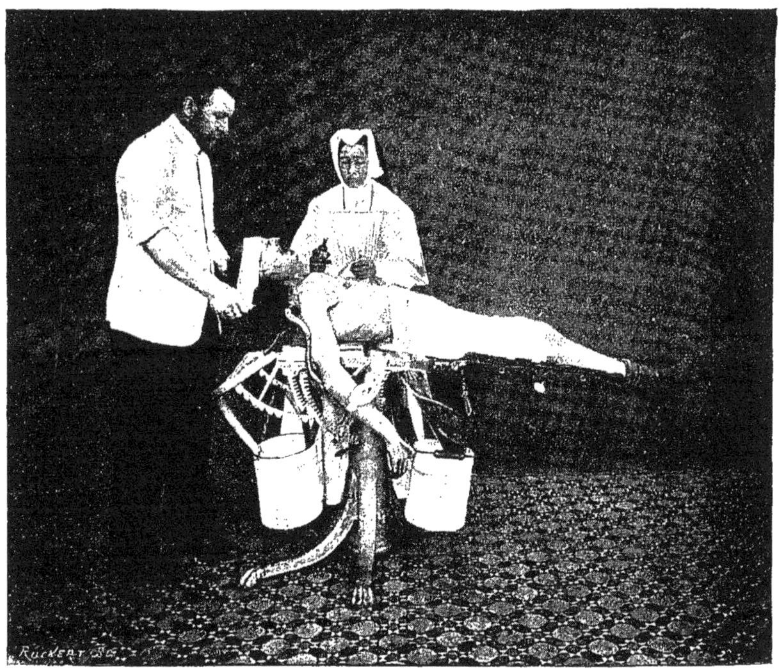

Fig. 51. — Soulèvement des épaules pour l'application du pansement sur la tête.

les narines et sur lequel ces dernières sont étroitement serrées.

Il est préférable, pour les opérations de quelque importance, de faire usage d'une de nos canules laryngées.

Ce soufflet peut servir également à entretenir la narcose : il suffit alors de faire communiquer l'orifice O du distributeur avec un entonnoir de Trendelenbourg.

La simplicité de cet instrument, qui peut être construit pour la respiration artificielle seule, le rend indispensable à toute caisse de secours, au même titre que l'ouvre-bouche de Heister, une pince à langue et une longue pince courbe, destinée à éponger les mucosités qui peuvent obstruer le pharynx.

Nos canules à tubage ne doivent être employées que par un médecin.

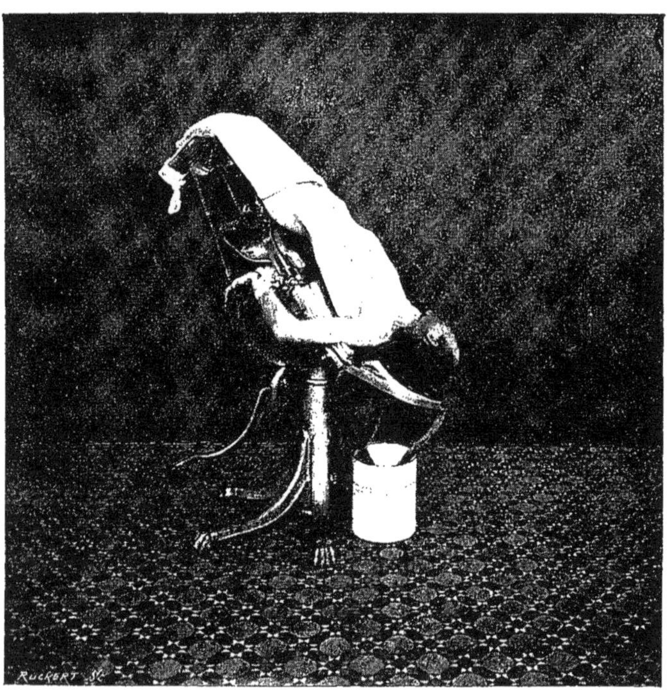

FIG. 52. — Position de Trendelenbourg.

Préliminaires directs de l'opération.

Le malade anesthésié et placé sur le lit d'opérations dans une situation appropriée, il est procédé à la toilette du champ opératoire. La peau est largement rasée, si elle n'a pu l'être auparavant, lavée à l'eau chaude et au savon à plusieurs reprises, puis au sublimé à 1/1000e. Nous employons également l'eau chaude et le savon pour le vagin et l'ampoule rectale. La muqueuse buccale est purifiée à l'aide d'une compresse imbibée de sublimé[1].

On lave enfin la région à l'eau phéniquée à 2 1/2 0/0, afin d'enlever toute trace de la solution de bichlorure, dont le moindre contact altérerait le tranchant du bistouri.

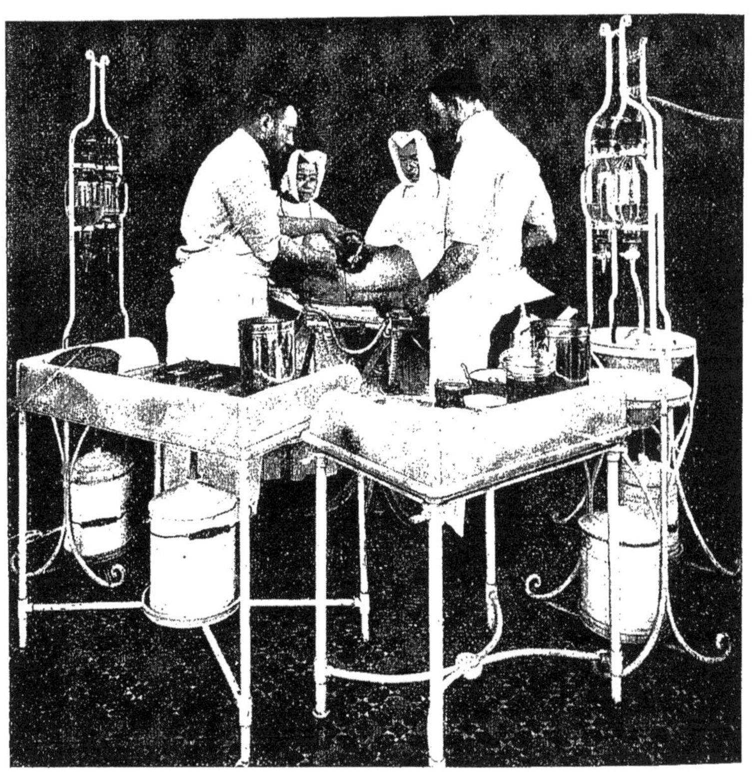

Fig. 53. — Position de la malade pour l'opération transpleurale d'un kyste hydatique du foie.

Pour la bouche, le phénol à 2 1/2 0/0 est étendu d'eau stérilisée.

La conjonctive est lavée au sublimé à 1/2000e, puis à l'eau boriquée tiède.

1. Nous avons signalé plus haut l'emploi préventif d'une solution de la liqueur de Labarraque ou de sublimé.

Disposition du patient et des aides. — La salle d'opérations doit être éclairée par une vaste baie vitrée. L'opérateur lui tournera le dos. Le jour d'en haut est utile dans bien des cas.

Le patient est disposé de manière que la région à opérer soit en pleine lumière.

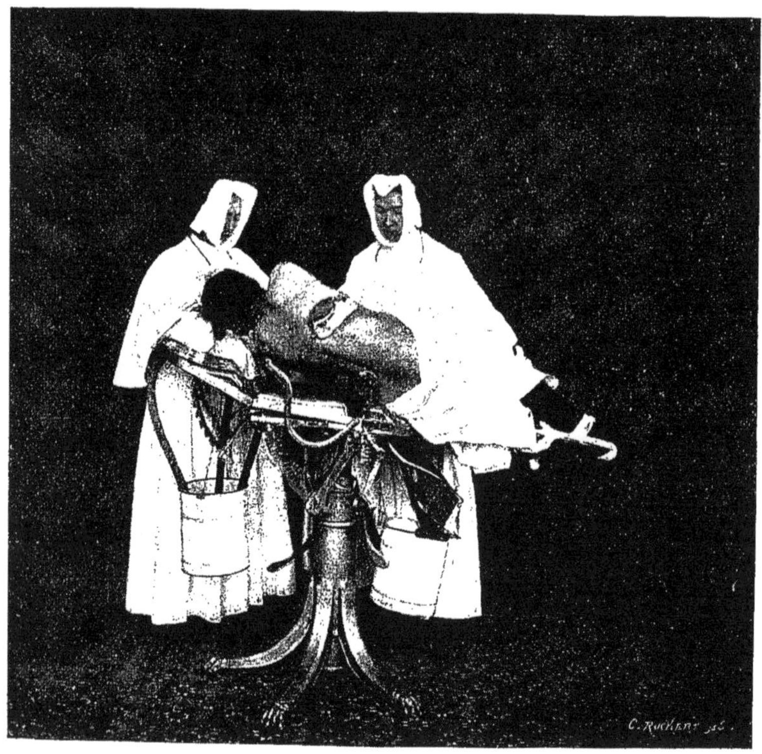

Fig. 54. — Élévation du tronc par la crémaillère médiane et le support du segment moyen du lit d'opérations.

Pour les opérations sur la face, le cou, le thorax, les parois abdominales et la région inguinale, le patient est disposé horizontalement, la tête légèrement relevée.

Les membres inférieurs sont fixés aux deux gouttières destinées à les recevoir par deux lacs, l'un placé immédiatement au-dessus de la rotule, l'autre au-dessus du cou-de-pied. Il peut être utile de fixer par un troisième lien la partie supérieure de la cuisse. Si le malade doit être tourné sur le côté droit ou gauche (néphrectomie, opération de Kraske, p. 55 et 56), il faut le pla-

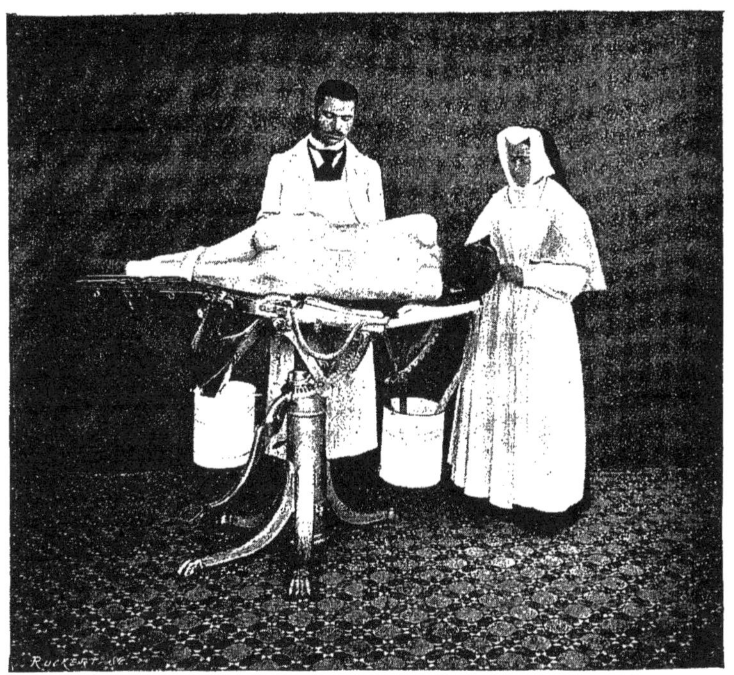

FIG. 55. — Position du malade pour l'opération de Kraske.

cer dans cette position avant de fixer les membres inférieurs, qui sont alors légèrement fléchis.

Les bras sont attachés latéralement ou parfois derrière la tête.

Si l'on opère dans le creux axillaire, le bras correspondant, qu'il sera nécessaire de déplacer pendant l'opération, est laissé libre et confié à un aide.

Les divers mouvements de notre lit d'opérations permettent de faire saillir au besoin, grâce à ses particularités de mécanisme, décrites plus haut, la région à opérer (goitre, néphrectomie, etc.).

Pour les opérations sur les membres, le patient est étendu dans le décubitus dorsal. S'agit-il d'une amputation du membre

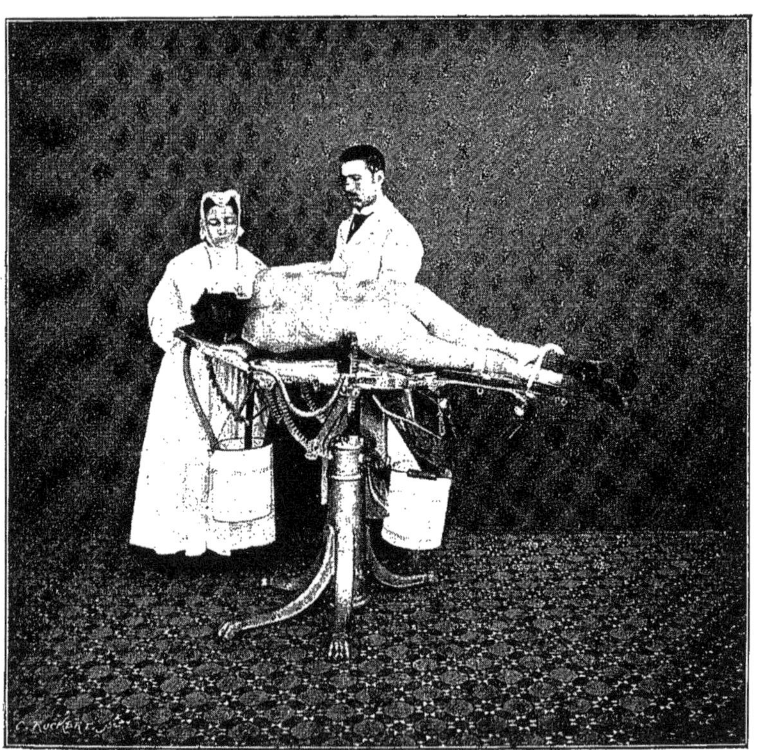

Fig. 56. — Position du malade pour la néphrectomie.

inférieur, le membre sain est fixé à la gouttière correspondante, et le membre qui doit être sacrifié est laissé libre et maintenu par un aide. On enveloppe préalablement, quand il s'agit d'une lésion septique, le segment altéré d'un pansement au sublimé et de linges stérilisés, de manière à éviter, au cours de l'intervention, l'infection directe du champ opératoire.

Pour les opérations d'ostéotomie, d'évidement osseux, pour les résections, etc., le membre à opérer est placé sur la petite table annexe que nous avons déjà décrite.

Les autres positions qu'il peut être utile de donner au patient sont : la position de la taille périnéale, la position de l'hystérec-

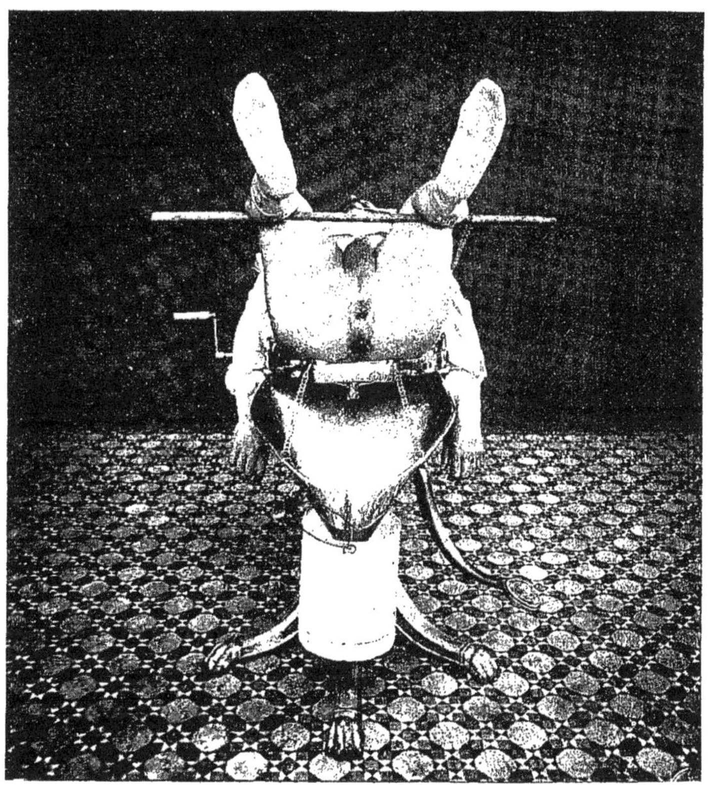

Fig. 57. — Position de la taille périnéale réalisée avec un manche à balai (vue de face).

tomie vaginale, la position déclive de Trendelenbourg, et enfin, pour la tête, la position de Rose.

La position de la taille périnéale convient également aux opérations de fistule vésico-vaginale, de colpopérinéorraphie, à l'ablation des hémorroïdes, à l'extirpation des fistules à l'anus.

Nous la réalisons soit en fixant, à l'aide de deux chaînettes, l'extrémité inférieure de la cuisse fléchie, aux parties latérales du lit d'opérations, soit mieux à l'aide du support représenté

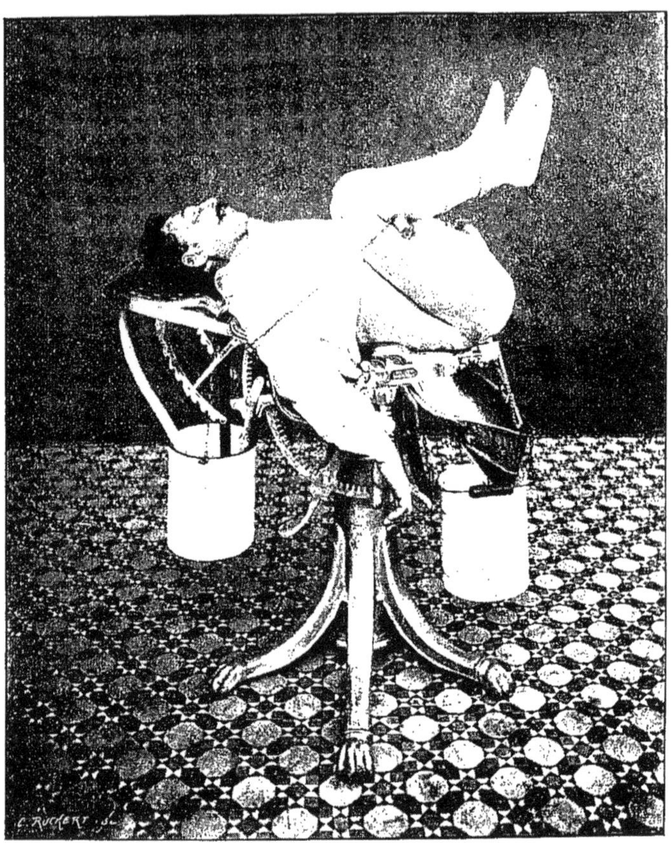

FIG. 58. — Position de la taille périnéale (vue de profil).

fig. 25 et 26, et auquel sont fixées les jambes et les cuisses (fig. 40 et 60).

Pour l'hystérectomie vaginale, nous employons les jambières et nous disposons les membres inférieurs comme l'indiquent les figures, et de telle sorte que l'axe du vagin soit non pas ascendant, mais horizontal et dirigé directement en avant.

Cette position, sur laquelle nous ne saurions trop attirer l'attention, est la meilleure pour l'hystérectomie vaginale et pour les opérations qui se pratiquent sur le col, sur le corps de l'utérus

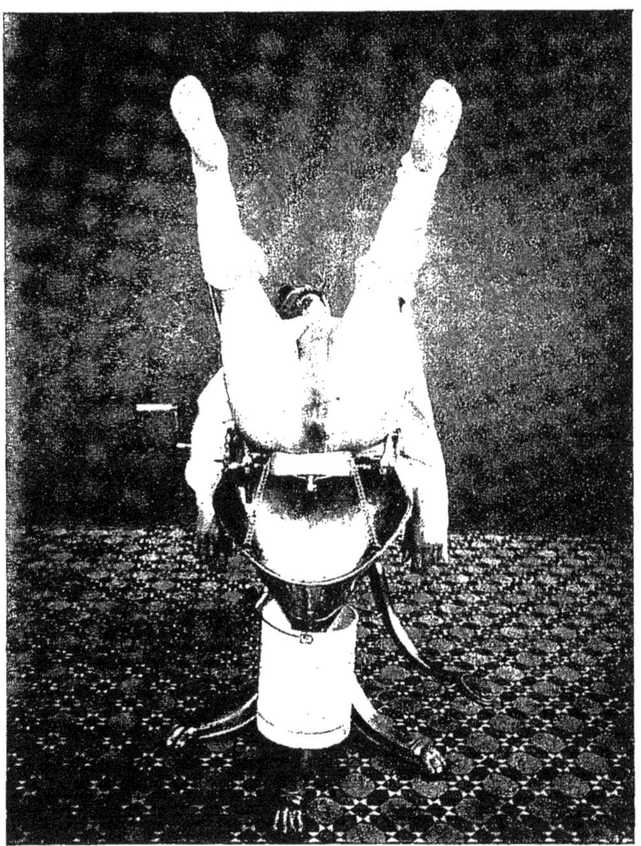

FIG. 59. — Position de la taille périnéale réalisée avec notre nouveau porte-jambes (vue de face).

et sur la cloison recto-vaginale. L'axe du détroit inférieur, légèrement ascendant lorsque les jambes et les cuisses sont fléchies, est ainsi horizontal ou légèrement descendant. Cette situation permet l'action plus directe des tractions sur les organes pelviens.

Cette position est également précieuse en obstétrique, pour l'application du forceps et les manœuvres de version.

La position déclive de Trendelenbourg est employée dans certains cas de taille hypogastrique et d'opérations sur la cavité

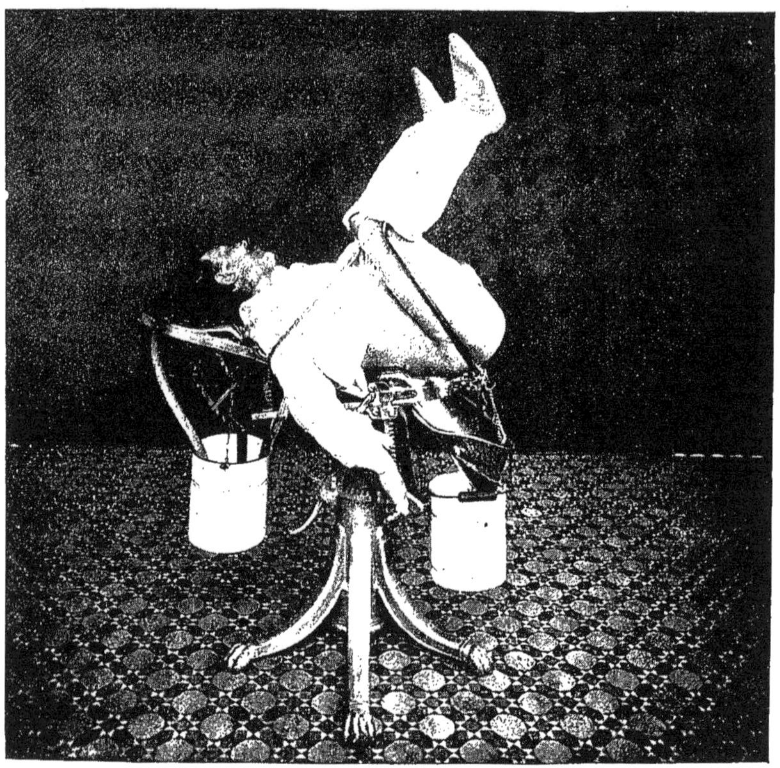

Fig. 60. — Position de la taille périnéale réalisée avec notre nouveau porte-jambes (vue de profil).

pelvienne : salpingites volumineuses et adhérentes, gros fibromes justiciables de l'hystérectomie abdominale totale, etc.

Enfin la position de Rose est excellente pour l'ablation des tumeurs adénoïdes du pharynx, des polypes naso-pharyngiens, pour les opérations plastiques sur le palais, etc., etc.

Nous pratiquons dans ces cas, lorsque la continuation de la

narcose à l'aide du cornet est difficile, le tubage du larynx (voir plus haut). Le chloroforme est alors donné à distance et versé goutte à goutte sur l'opercule de l'entonnoir de Trendelen-

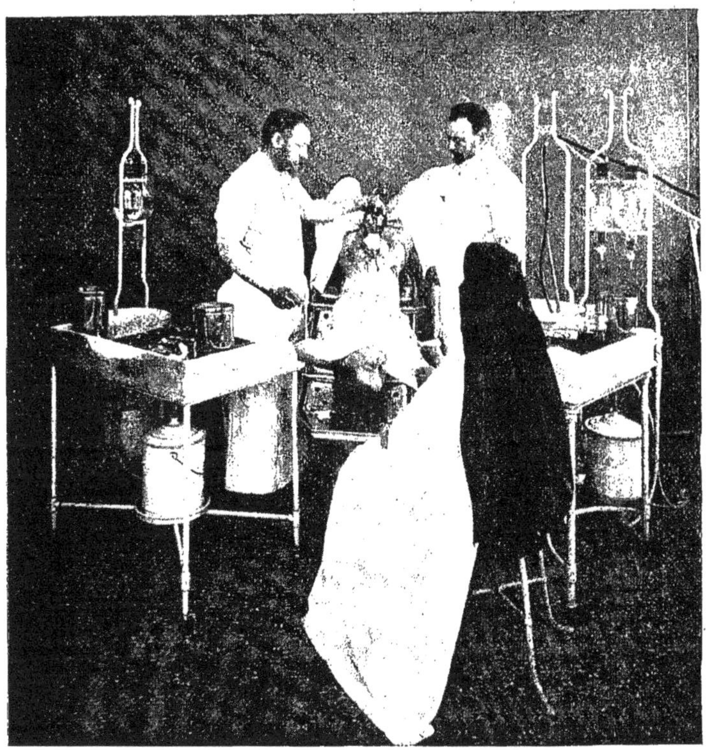

Fig. 61. — Hystérectomie abdominale dans la position de Trendelenbourg. Extraction de la tumeur.

bourg. Le serre-tête est employé pour les opérations délicates sur les paupières et sur les yeux.

Les fig. 49 et 61 indiquent les situations respectives de l'opéré, de l'opérateur, de ses aides, des tables à instruments et des lavabos au cours de ces diverses interventions.

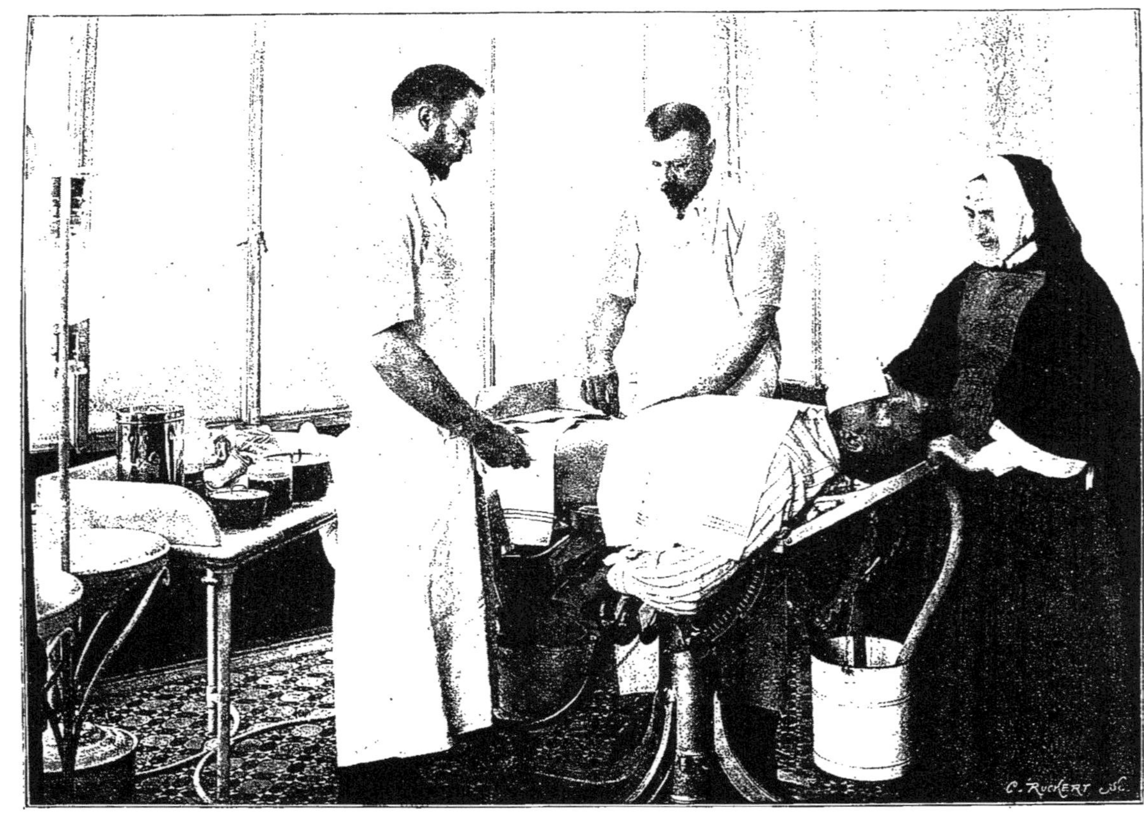

Pl. XVII. — 1er temps d'une laparotomie : Incision de la peau.

CHAPITRE V

MANUEL OPÉRATOIRE

NÉCESSITÉ D'OPÉRER VITE ET BIEN

Agir vite, s'abstenir de toute manœuvre inutile, tel est le moyen de faire bien, puisque le temps consacré à l'opération est ainsi intégralement employé dans l'intérêt du patient.

On nous a reproché à tort d'opérer avec trop de célérité. Nous opérons sans nous hâter et le peu de durée de nos opérations dépend à la fois de la simplicité de nos méthodes et de la suppression de toute manœuvre, de tout instrument non indispensables.

Incision de la peau. — L'incision des téguments doit être faite hardiment et d'un seul coup, mais avec une légèreté de main suffisante pour ne pas blesser les tissus sous-jacents. Une incision trop hardie pourrait, au niveau de la ligne blanche, blesser maladroitement l'intestin ou la vessie.

Les incisions en T sont défectueuses et doivent être exceptionnelles.

Pour la néphrectomie, pour l'ablation du goitre, une incision droite ou légèrement curviligne nous suffit amplement.

Découverte et extraction de la tumeur. — La découverte de la tumeur doit être immédiate. Il ne faut pas s'arrêter à ces jets de sang minuscules qui jaillissent de la peau ou de la couche adipeuse sous-cutanée. Quelques compresses suffisent à en assurer l'hémostase et les vaisseaux qui saignent d'une manière réellement appréciable sont seuls saisis entre les mors de quelques pinces hémostatiques. Le néoplasme — c'est le cas que nous supposons, car les mêmes préceptes s'appliquent aux opérations les plus variées — est abordé rapidement et reconnu du

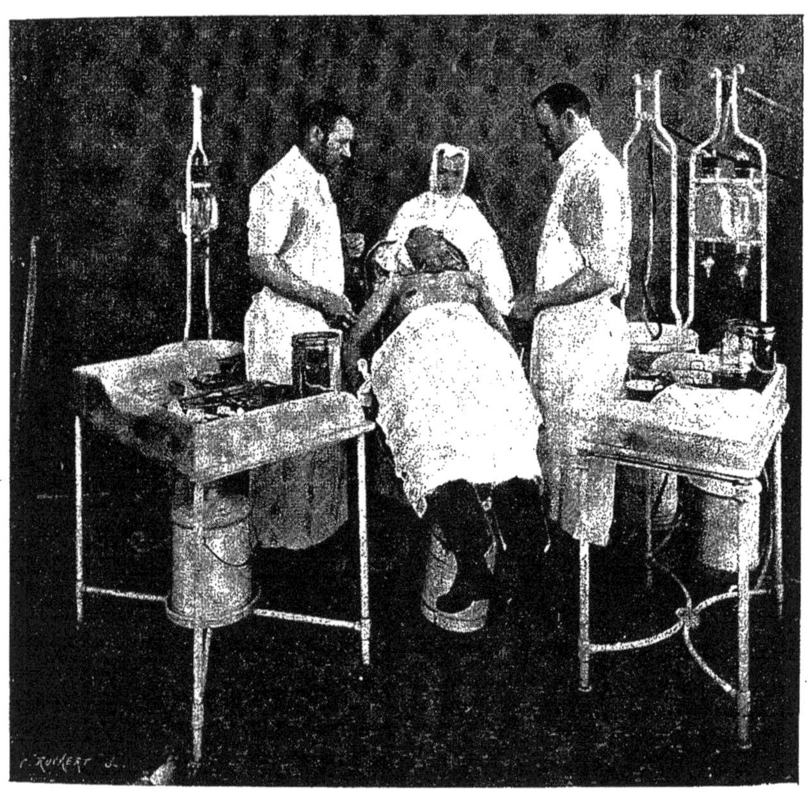

Fig. 62. — Incision transversale curviligne sus-sternale, par laquelle vient d'être extirpé un goitre exophtalmique.

doigt qui sans retard le contourne, en explore les rapports, et le détache de ses connexions.

Ce temps de l'opération est tellement bref, dans la plupart des cas, qu'il nous est arrivé de voir sauter à plusieurs mètres, tellement l'énucléation en était rapide, un fibrome du pharynx ou même une tumeur thyroïdienne.

Si l'isolement de la masse morbide est fait avec toute l'habileté et la célérité requises, le néoplasme est extrait en effet avant que les gros sinus veineux qui le sillonnent n'aient eu le temps de donner une notable quantité de sang.

Une artère de gros calibre est-elle blessée, vite une pince, ou, s'il faut se hâter, une simple compresse, maintenue par la main de l'assistant.

L'abord du péritoine exige un peu plus de circonspection, surtout dans les cas de diagnostic incertain, où l'intestin et la vessie pourraient se présenter sous l'instrument tranchant.

Quelles que soient ces particularités, le champ opératoire doit être découvert sans retard. Il est alors exploré avec soin; parfois il est utile de pratiquer une ponction exploratrice, suivie ou non d'un examen bactériologique immédiat, fait dans le laboratoire adjoint à la salle d'opérations.

Plusieurs minutes se sont écoulées : la tumeur est à nu. Il faut agir. Plus le cas est anormal, et plus se montrent indispensables cette présence d'esprit et cette juste appréciation de la résistance de l'opéré, sans lesquelles un chirurgien n'est pas digne de ce nom. Les cas difficiles exigent une rapidité de décision d'autant plus grande que la moindre hésitation peut être fatale.

C'est surtout dans l'ablation des gros néoplasmes solides sous-péritonéaux que la situation peut se trouver réellement périlleuse : la paroi est incisée et la tumeur devient apparente; le malade est faible et le chirurgien a fait la promesse de ne pas aller trop loin. La famille préfère, dans le cas où, le ventre ouvert, l'opération semblerait trop grave, voir laisser l'intervention incomplète plutôt que de faire courir au patient un risque trop considérable. De telles opérations se présentent assez souvent. Ces malades ont en général consulté inutilement de nombreux médecins et s'adressent finalement, en désespérés, à celui qu'ils avaient d'abord redouté le plus.

Nous avons opéré ainsi, particulièrement chez l'homme, des

tumeurs extraordinaires, d'immenses kystes de la rate ou du pancréas ou des masses hydatiques diffuses rétro-péritonéales d'un volume considérable.

Le succès a presque toujours répondu à notre attente.

Le premier point, en présence de ces cas difficiles, est de savoir juger si l'opération peut être tentée.

La question se réduit le plus souvent à ce dilemme : s'agit-il ou non d'un néoplasme malin ?

L'aspect extérieur du malade, les signes d'exploration trompent rarement un observateur clairvoyant, pour lequel les moindres indices sont des preuves.

La résistance vitale elle-même de l'organisme peut être suffisamment évaluée pour que l'opération soit limitée, comme durée et comme étendue, en deçà des forces du malade.

Mais cette faculté d'appréciation de l'énergie vitale et de la résistance limite de chaque patient est peut-être, de toutes les aptitudes exigibles d'un chirurgien qui veut s'adonner aux opérations graves, la plus précieuse et la plus rare.

L'opération décidée et le ventre ouvert, la main doit reconnaître au plus vite les connexions vasculaires du néoplasme, isoler et décortiquer la tumeur et l'entraîner au dehors.

Il nous est arrivé d'enlever ainsi en 5 minutes, sans perte de sang considérable, grâce à l'appareil élévateur de Reverdin, indispensable en pareil cas, des tumeurs solides rétro-péritonéales de 20 à 30 kilogrammes.

La vaste cavité celluleuse, immédiatement bourrée de compresses, est alors examinée avec soin et les vaisseaux qui donnent sont successivement pincés et liés.

S'agit-il d'un kyste ovarique très adhérent au foie et à l'épiploon, mais libre dans le petit bassin, ces détails reconnus, nous attirons immédiatement avec l'index le pédicule utérin, nous le pinçons et nous le sectionnons, pour détacher ensuite les adhérences de bas en haut et procéder ainsi plus aisément à leur libération.

Les avantages de l'énucléation rapide des gros néoplasmes sont la conséquence directe de leur mode de vascularisation et concordent avec des données anatomiques indiscutables : les tumeurs abdominales les plus volumineuses ne reçoivent que des artères adventices de faible volume; leurs veines, au contraire, sont énormes et donnent, lorsqu'on les blesse, beaucoup de sang[1]. L'hémorragie veineuse est proportionnelle à la durée de l'opération.

La tumeur détachée, les veines qui sillonnent la capsule celluleuse de la tumeur s'affaissent d'elles-mêmes et très peu d'entre elles demandent à être liées.

L'hémostase des grosses artères est toujours facile.

L'extirpation rapide des néoplasmes est ainsi beaucoup plus sûre que les procédés de lenteur et de circonspection, où l'abondance de l'hémorragie et l'attrition des tissus viennent aggraver le choc opératoire.

Opérer vite ne signifie pas « **opérer avec témérité** ». L'ablation rapide d'un néoplasme, en réduisant au minimum les manœuvres d'hémostase, atténue proportionnellement le choc opératoire. Dès que la tumeur est enlevée, on pince et on lie ce qui saigne. L'hémorragie est en général si faible qu'un petit nombre de ligatures suffisent.

Existe-t-il plusieurs artérioles béantes, les plus volumineuses sont immédiatement saisies.

Il faut lier tout ce qu'il est nécessaire de lier mais rien de plus : vous ferez dix amputations de sein sans avoir à pratiquer plus d'une ou deux ligatures. Parfois même vous n'en ferez aucune. Une autre opération peut en exiger cinq ou six.

Nous n'avons jamais conseillé, en recommandant d'opérer vite, de mépriser l'hémostase, mais nous avons démontré qu'on la simplifiait ainsi et que l'on évitait d'appliquer inutilement des

1. Ces remarques ont été faites dès 1868, à propos de l'inégalité de calibre si frappante, dans les cas de kystes ovariques, des artères et des veines, par Krassewski (voir Ovariotomie).

pinces et des ligatures sur des tissus qui ne saignent pas.

L'hémostase n'en est que meilleure, les vaisseaux étant liés presque isolément, tandis que les partisans de l'hémostase préventive confectionnent de volumineux pédicules, mal étreints par des ligatures en chaîne, et peu propres à la résorption.

La simplification de l'hémostase favorise ainsi au plus haut degré la réunion immédiate. Nous nous assurons toujours, avant de fermer la plaie, que rien ne saigne : le champ opératoire est un instant bourré de compresses stérilisées; on les enlève au bout de 2 ou 3 minutes et on examine s'il vient du sang de la profondeur; dans ce cas, le vaisseau est lié; si la ligature paraît inutile, la plaie est tamponnée.

Après la laparotomie, deux ou trois compresses, fixées à l'extrémité d'autant de pinces, sont placées, l'une dans le petit bassin, les autres au-dessous de l'incision. Lorsque la suture est prête d'être terminée, ces compresses sont enlevées l'une après l'autre. Elles doivent être exsangues.

Existe-t-il dans la profondeur un vaisseau béant, une des compresses est imbibée de sang. Il faut, en pareil cas, ne pas hésiter à faire sauter quelques points de suture et compléter l'hémostase.

Une comparaison entre le procédé d'hystérectomie abdominale de Martin et le nôtre fera ressortir toute l'originalité de la méthode opératoire générale que nous présentons.

Supposons une opération de 30 minutes : Martin, dont l'habileté opératoire est universellement reconnue, mais qui ne coupe les ligaments larges qu'après avoir lié et détaché la tumeur en dedans d'une chaîne de ligatures en étage, emploie, par exemple, 20 minutes à l'extirpation de l'utérus. Les 10 dernières minutes lui suffisent pour la toilette du péritoine et la fermeture du ventre.

Sur une opération de 30 minutes nous mettons au contraire de 5 à 10 minutes seulement à extirper le néoplasme par notre méthode rapide, et nous consacrons de 20 à 25 minutes à l'hémostase et à la fermeture du péritoine.

Nous sacrifions en quelques instants le néoplasme, qui est caduc et doit être définitivement séparé de l'organisme, et nous prenons tous nos soins pour la réparation des tissus qui doivent recouvrer leur intégrité.

Martin emploie les 2/3 de la durée de l'opération, par exemple, à l'ablation de la tumeur et le dernier tiers à réunir la séreuse et à fermer le ventre. Nous préférons enlever plus vite le néoplasme et mettre plus de temps à suturer le péritoine pelvien et la plaie abdominale.

S'agit-il d'une opération de goitre, nous la terminons par notre méthode, dans les cas simples, en 10 à 15 minutes avec de 4 à 8 ligatures et nous ne perdons pas plus de sang que les chirurgiens qui font durer inutilement l'extirpation du néoplasme, 40, 50, 60, 100 minutes et plus, criblant la plaie de pinces, puis de ligatures, pour la plupart inutiles.

Les longues opérations sont au grand détriment du patient, qui ne subit pas toujours sans inconvénient ces manœuvres prolongées. Si l'hémostase est particulièrement laborieuse, dans certains cas graves de goitre exophtalmique par exemple, il est rare que par notre méthode elle dépasse, y compris la suture de la peau, 20 à 25 minutes.

Suivez notre procédé et vous constaterez que, loin d'être dangereux, il est, au contraire, plus simple et plus sûr que les méthodes en apparence moins hardies.

Tout chirurgien, qui cherche à diminuer la durée totale d'une opération en faisant à la hâte les sutures, commet une faute grave. Le temps rapide de l'opération doit être l'extirpation de la tumeur : la réparation du champ opératoire sera, au contraire, aussi parfaite que possible et durera tout le temps que peut exiger l'issue favorable de l'opération.

Le secret de vos succès, jeunes chirurgiens, sera donc d'opérer vite, mais à la condition de le faire à la fois bien et sûrement. Vous vous étudierez donc dans vos débuts à opérer dans la perfection des cas simples et faciles, pour n'aborder, qu'après avoir acquis l'expérience et l'habileté nécessaires, les cas plus compliqués.

Ayez pour constante préoccupation l'intérêt strict des êtres humains qui vous confient leur existence. Ils réclament la vie. Vous devez ne rien négliger pour obtenir la guérison.

Comparez aux opérations brillantes et rapides que je préconise la chirurgie laborieuse et pénible de tant d'opérateurs, et vous serez convaincus.

L'appréciation vraie des résultats opératoires immédiats et tardifs vous confirmera dans cette grande vérité, que l'intérêt du malade est d'être opéré vite et qu'un chirurgien habile est seul capable de le faire bien et simplement.

Le shock opératoire.

Que de patients succombent en effet à cet ensemble de phénomènes dépressifs qui sont compris dans le terme de Shock opératoire !

Tout traumatisme grave se traduit par une stupeur générale de l'organisme.

Le type du choc traumatique est l'état d'un blessé qui vient d'avoir les deux cuisses écrasées par un lourd véhicule.

L'accident a été brusque et subit. La douleur et l'hémorragie (il n'y a pas de plaie) sont dans ces cas nulles ou presque nulles. L'être entier, cependant, est comme anéanti et frappé de stupeur. Étendu sans connaissance, insensible, la face pâle et livide, les lèvres décolorées, les narines pincées, le pouls faible et petit, le blessé est sous le coup d'un ébranlement nerveux général de voie réflexe.

Cet ébranlement réflexe du système nerveux central peut être tel, que la mort survienne sans lésions viscérales, sans perte de sang, par suite d'un ralentissement progressif de la réaction vitale. L'existence de maladies antérieures ou de dyscrasies spéciales : albuminurie, diabète, aggravent encore le pronostic.

Le **shock opératoire**, qui est une variété du choc traumatique, est proportionnel à l'étendue de la plaie, à la durée de l'opération, enfin, à la perte de sang, presque toujours appréciable, et à laquelle il faut assimiler certains écoulements de sérosités normales ou pathologiques. Il se manifeste avec une intensité particulière chez les sujets atteints de cachexie cancéreuse.

L'étendue du traumatisme présente, chez les opérés, la même importance que, chez un brûlé, l'étendue de la surface lésée.

La perte du sang ou de liquides spéciaux (opérations sur le crâne, sur la plèvre) augmente le collapsus soit en déterminant une anémie générale, soit en occasionnant des complications locales directes : affaissement du cerveau; œdème pulmonaire aigu, etc.

La durée excessive de l'opération s'ajoute aux deux facteurs précédents et présente en outre l'inconvénient grave de déterminer sur les tissus exposés des désordres locaux, dus à l'action nocive sur les cellules vivantes de l'air et du matériel opératoire (compresses, instruments, etc., etc.).

Cette constatation se fait aisément *de visu*, si l'on prend soin de comparer, avant la suture de la peau, l'aspect frais et satisfaisant d'une plaie chirurgicale habilement exécutée, à la teinte violacée et ecchymotique des tissus trop longtemps malaxés par un opérateur médiocre.

L'intégrité des tissus destinés à la réparation dépend de l'habileté manuelle de l'opérateur et constitue une des conditions essentielles de la bonne réussite de l'opération.

Ces considérations nous conduisent à l'étude des méthodes préconisées pour éviter au cours des opérations une perte de sang trop considérable.

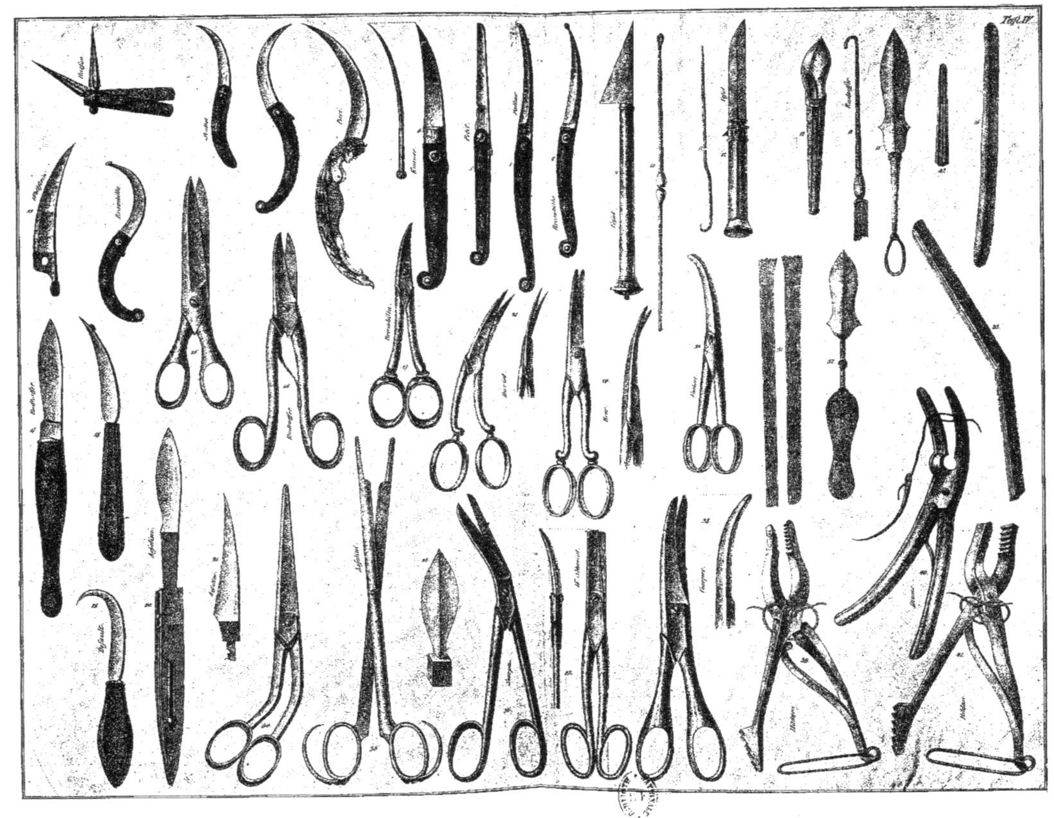

CHAPITRE VI

L'HÉMOSTASE ET LE MORCELLEMENT. NOUVEAUX MODÈLES DE PINCES HÉMOSTATIQUES.

1° L'hémostase.

La perte d'une certaine quantité de sang est inévitable dans la plupart des opérations à l'instrument tranchant.

Cette perte de sang était autrefois limitée, autant que possible, aux membres particulièrement, par l'application préalable du garrot et plus tard du tourniquet de J.-L. Petit. Au tronc, à la tête, au cou, on employait des compresseurs variés, composés presque uniformément d'un arc ou d'un anneau métallique qui servait de point d'appui, et portait au niveau du vaisseau lésé une vis de pression terminée par une pelote : Tourniquet pour la veine jugulaire, appareil de Nélaton pour la compression de la carotide (cet appareil s'adaptait sur un collier à torticolis[1]), etc., etc.

La ligature, qui était connue d'Hippocrate[2], de Celse[3], de Galien[4], d'Éginète[5], d'Alphonse Ferré[6], fut employée bien avant Ambroise Paré pour les plaies ordinaires.

On la faisait le plus souvent à l'aide d'une aiguille et d'une anse de fil qui enserrait le vaisseau blessé et les tissus voisins, mais on ne lui accordait aucune confiance pour l'hémostase des

1. *Catalogue de Charrière*, p. 65. — 1855.
2. Hippocratis, *opera Francf.*, 1621, lib VI, sect. 7.
3. Celsi, c. libr. VIII. *De re medica. Lipsiæ*, 1666.
4. Galeni *methodus medendi. Basiliæ*, 1542, lib. V, c. 3.
5. Aginetæ P. *medici insignis opus divinum*, 1532, lib. IV, p. 53.
6. Alfonsi Ferri, *de sclopet. vulner.* etc., Lugd., 1553; *Vide de chir. scriptores optim... non editi... in unum conjuncti volumen.* Tiguri, 1555.

grosses artères; les plaies par armes à feu, les plaies d'amputation étaient rendues exsangues par l'application de caustiques chimiques, de l'huile bouillante ou du fer rouge.

A. Paré eut le mérite de démontrer que l'emploi de ces procédés cruels pour « brûler et carnacer les plaies » étaient une pratique barbare et inutile, et bien inférieure à la ligature.

Origine des pinces hémostatiques.

A. Paré fit construire, pour lier les vaisseaux à la surface des moignons d'amputation, des pinces de divers modèles, la plupart à pression continue. Il saisissait avec une de ces pinces ou « bec-de-corbin », véritable instrument de forcipressure, les veines et les artères simultanément, avec un peu des tissus voisins, puis les liait ensemble avec un fil double.

La découverte, par A. Paré, de la ligature des vaisseaux dans les amputations, remonte au milieu du XVIIe siècle.

Le procédé d'Ambroise Paré, que le maître sut imposer en véritable apôtre à ses contemporains, fut bientôt généralement adopté.

Dionis décrit ainsi, dans son cours d'opérations, fait au Jardin-Royal, en 1707, la ligature des vaisseaux à l'aide des pinces à forcipressure :

« On pince le bout de l'artère avec un « bec-de-corbin » ou une « pincette qui a un anneau pour la serrer et qu'on appelle valet « à patin; puis, coulant sur l'instrument jusqu'à l'artère un fil « préparé et noué, on le serre d'un double nœud. Afin qu'il ne « soit pas poussé hors de dessus le bout du vaisseau par la pul- « sation continuelle du sang, il doit y avoir à l'une des extrémités « du fil une aiguille enfilée, que l'on passe à travers le corps du « vaisseau, après quoi on assure la ligature par quelques nœuds. »

On verra plus loin que nous ne pratiquons pas autrement la ligature des pédicules très vasculaires.

Il nous a semblé très intéressant de retrouver dans Dionis la

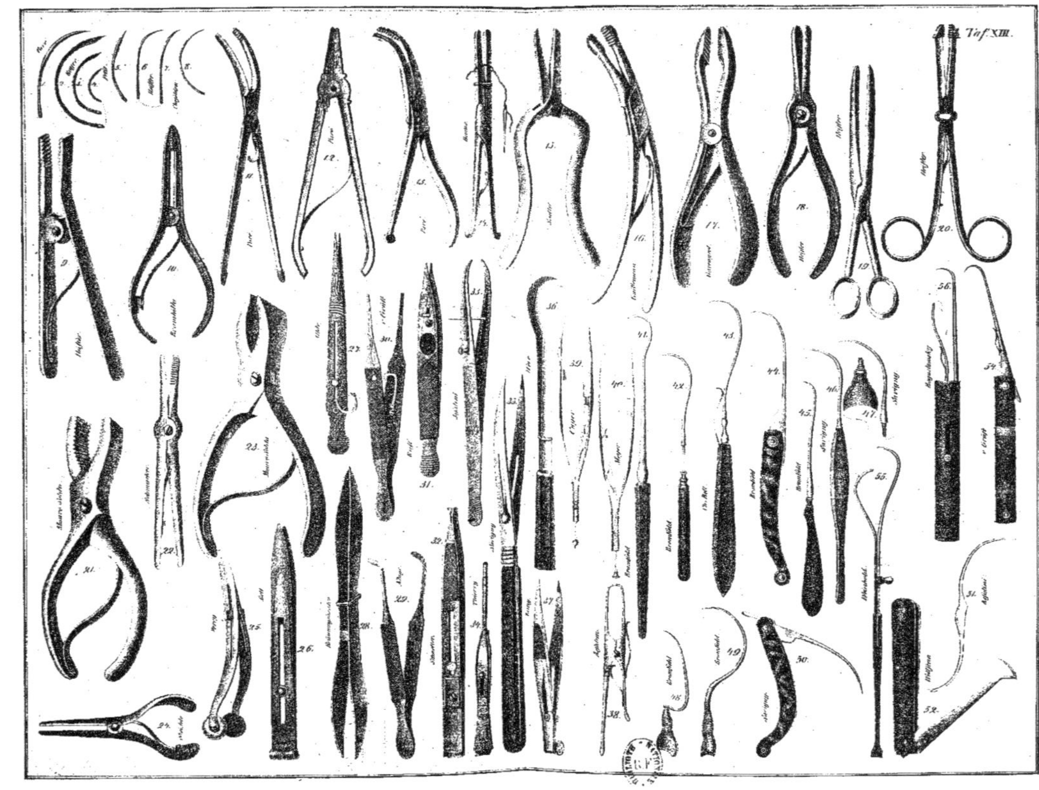
Taf. XIII.

description exacte du nœud auquel nous nous sommes arrêté, il y a quelques années, comme nous paraissant le meilleur.

La plupart des pinces à forcipressure employées par Ambroise Paré et ses imitateurs étaient, comme on peut en juger sur les planches XVIII et XIX, des pinces à pression continue, qui se maintenaient fermées par un mécanisme variable : crémaillère, anneau à coulisse, ressort, verrou latéral ou terminal, etc., etc.

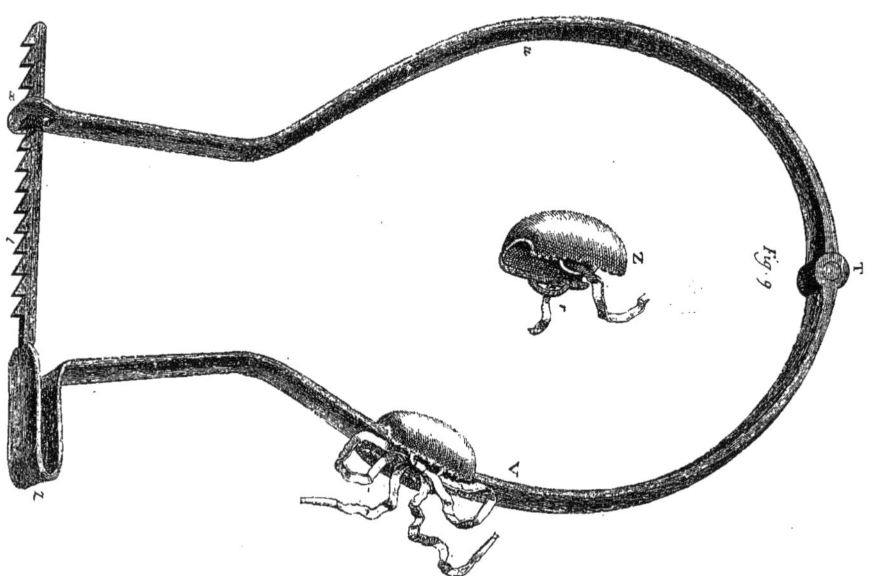

Fig. 63. — Bandage pour la saignée de la jugulaire[1].

« Ces pinces à arrêt étaient employées surtout quand le chirur-
« gien, privé d'aide, était obligé de faire la ligature lui-même. »

Nous donnons à l'appui de ces descriptions les dessins, d'après J.-J. Perret[2] (1771) et Seerig[3] (1838), des premières pinces hémostatiques en usage jusqu'il y a une soixantaine d'années. Le

1. J.-J. Perret. Pl. 128, fig. 9, p. 390.
2. J.-J. Perret, *l'Art du coutelier*. Paris, 1771.
3. Seerig, *Armamentarium chirurgicum*. Breslau, 1838.

« valet à patin », décrit par J.-J. Perret (fig. 64), était composé de deux branches semblables unies à charnière et munies d'un ressort qui tenait l'instrument toujours fermé; l'intérieur des branches était dentelé, et les dents s'ajustaient les unes dans les autres. Cet instrument servait « **à tenir un vaisseau pendant qu'on faisait la ligature d'un autre** ». « **C'est, dit Perret, l'instrument auxiliaire dans l'amputation.** » On ne peut exiger une désignation plus claire ni plus démonstrative.

Cet instrument, primitif et grossier, réalisait à peu de chose

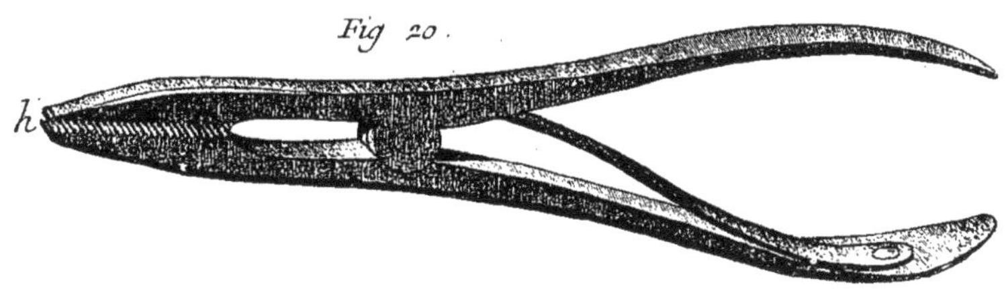

Fig. 64. — Valet à Patin[1].

près ce que nous obtenons aujourd'hui des pinces hémostatiques les plus perfectionnées.

Il servait à arrêter le sang et permettait de ne faire que plus tard les ligatures.

Le valet à patin de J.-J. Perret est bien une pince hémostatique à pression continue. Le ressort puissant qui sépare les deux branches et l'articulation de ces dernières par simple juxtaposition, sans entre-croisement, se trouve disposé de manière à tenir l'instrument toujours fermé.

Seerig représente un grand nombre de pinces à forcipressure. Les pinces figurées les premières (pl. 4 de Seerig) (voir notre pl. XVIII qui est, comme les quatre suivantes, la reproduction photographique de quelques-unes des planches les plus intéressantes de l'Atlas de Seerig) attribuées à Hildan et à Dionis (fig. 39, 40 et 41), sont différentes du valet à patin de J.-J. Perret, en ce

1. Perret. Pl. 125, fig. 20 et p. 384.

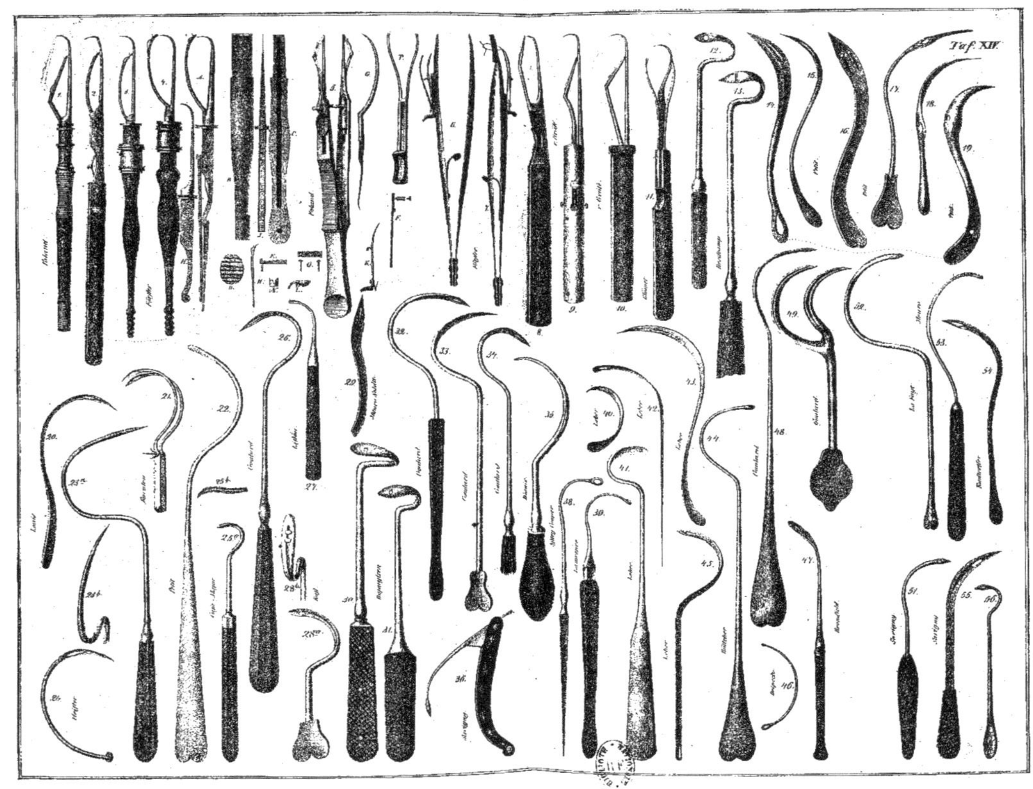
Taf. XIV

sens que leurs branches sont croisées. Le ressort sert ainsi non plus à en rapprocher les mors, mais à les tenir écartés à l'état de repos. La pince de Haldin (fig. 39 et 41) peut, lorsqu'elle est mise en place à l'aide de la main, être fixée à l'aide d'un anneau ovalaire très allongé qui termine l'une des branches et vient s'engrener, à la volonté du chirurgien, sur une crémaillère latérale en échelle, taillée à l'extrémité de l'autre branche.

La planche 15 de Seerig (v. pl. XIX) représente plusieurs modèles de pinces à ressort à branches non croisées et à pression continue, analogues comme disposition au valet à patin de Perret. Ces instruments sont attribués à Heister (fig. 9 et 18), Brambilla (fig. 10), Paré (fig. 12), Garengeot (fig. 17), Schmucker (fig. 22), Steidele (fig. 24).

D'autres modèles, à branches croisées et munies ou non d'un ressort pour les tenir ouvertes, sont attribuées à Paré (fig. 11 et 13), Guillemeau (fig. 16), Mauro-Solda (fig. 21).

La première pince à branches croisées et à ressort qui ait été munie d'un anneau destiné à en serrer les mors à mesure qu'on l'éloignait du point d'entre-croisement, semble due à Dionis (fig. 14), qui d'ailleurs, comme nous l'avons vu, décrit dans son cours d'opérations ce mode d'arrêt du valet à patin.

Pinces hémostatiques à anneaux avec arrêt facultatif.

Heister eut le mérite de terminer les branches de ces instruments d'hémostase par des anneaux, à l'exemple des ciseaux et de la pince déjà employés pour les pansements. Le modèle de Heister (pl. 15, de Seerig, fig. 20, pl. XIX) est une véritable pince hémostatique à anneaux, munie d'un arrêt. Les mors sont dentelés, et leur bord externe est taillé obliquement, pour mieux conduire la ligature. Un ressort tient les branches constamment écartées. Un anneau ovalaire qui se trouve, lorsque la pince est ouverte, au niveau de l'articulation, sert à fixer les mors rapprochés lorsque la pince est placée sur le vaisseau levé. Il suffit, à cet effet, de maintenir rapprochés les anneaux de l'instrument tenus avec le pouce d'une part, l'index ou le médius

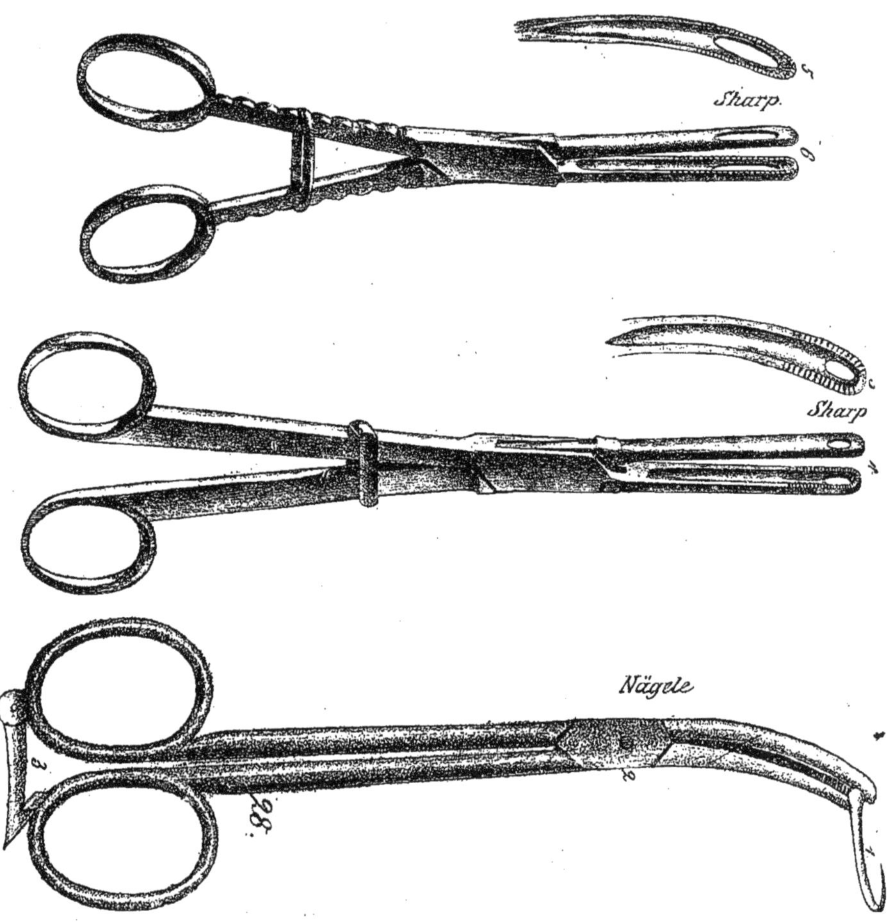

Fig. 65, 66, 67.

de l'autre, et de faire glisser l'anneau fixateur vers les extrémités de la pince. Ce mode d'arrêt fut adopté pour d'autres modèles de pinces ou tenettes (pl. 112 de Seerig, fig. 3 à 6; Shapp, fig. 65 et 66; Heister, 31). Nœgele imagina à son tour une pince porte-aiguilles à anneaux et à crémaillère (fig. 67).

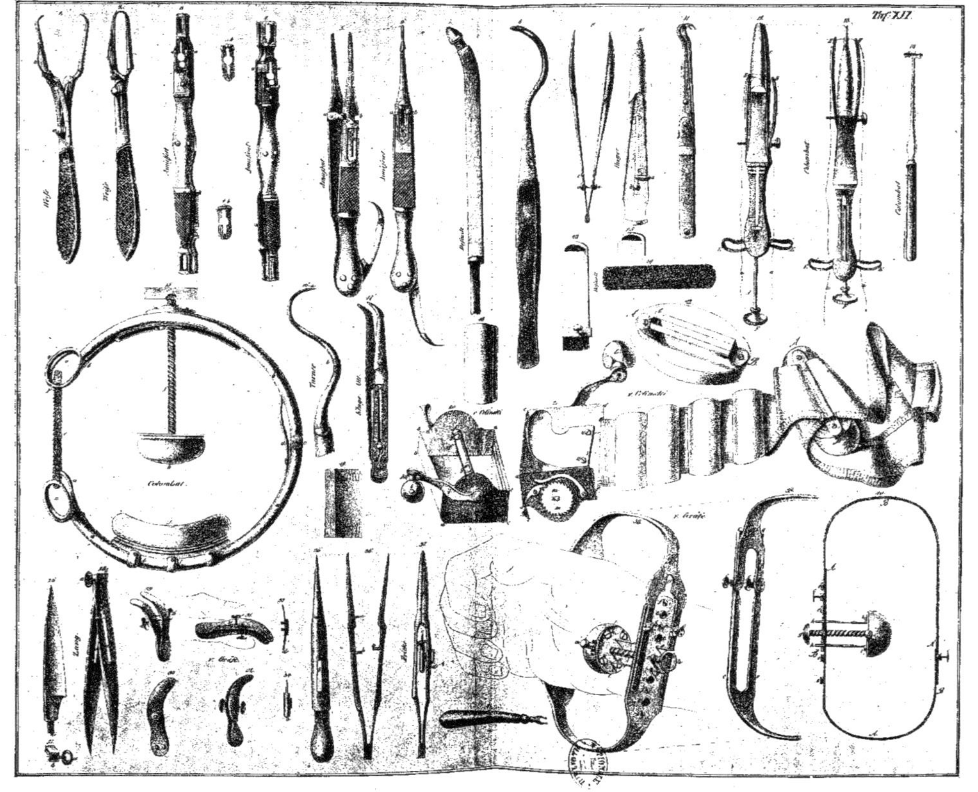
Taf. XII
Colombat
Turner

Pinces à verrou.

D'autres chirurgiens enfin, Percy (pl. 13, fig. 25), Bell (fig. 26), Brunningshausen (fig. 28), de Græfe (fig. 30), Schnetter (fig. 32), Savigny (fig. 35), préféraient les anciennes pinces à pansement à ressort, qu'ils munirent de divers systèmes d'arrêt à glissière (pl. XIX).

Unger (fig. 39), Meyer (fig. 40, pl. XIX), Fricke (pl. 16 de Seerig, fig. 33, 34, 35, 36 et 37) (pl. XXI), imaginèrent enfin le type de pinces à verrou telles que les emploient encore à l'étranger certains chirurgiens. Le bouton qui commandait le verrou servait en même temps à chasser la ligature, et se trouvait disposé à l'extrémité de la pince (Colombat, fig. 12 et 13, pl. 16).

La même préoccupation, de chasser la ligature au delà de l'instrument, est évidente à l'aspect des mors des pinces de Brambilla (pl. 13, fig. 10), de Guillemeau (fig. 16), de Garengeot (fig. 17) et de Heister (fig. 20).

Tenaculums et pinces en verre munies d'antennes porte-fil.

On avait construit dans le même but des tenaculums à glissière, tels ceux de Weinhold (pl. 13, fig. 55) et de Bogoslowsky fig. 56), Paland (pl. 14 de Seerig, fig. 1, 2, 3, 4), de Græfe (fig. 8, 9, 10), de Blœmer (fig. 11), et des pinces à verrou munies de véritables antennes, Paland (fig. 5), Fœrster (pl. XX, fig. 5, 6 et 7), etc., etc.

Aiguilles pour les sutures et les ligatures.

a) *Aiguilles courbes sur le plat.* — La même pl. 14, de Seerig, représente des aiguilles à manche, très analogues à notre modèle actuel pour les sutures profondes, et dues à Louis (fig. 20), à Goulard (fig. 26, 32, 33, 34) et à Savigny (fig. 36, 51, 55, pl. XX).

Les aiguilles simples, droites ou courbes, servaient à pratiquer les ligatures médiates ou bien, comme le recommande Dionis (voir plus haut), à assurer la fixité du fil par la transfixion du vaisseau au-dessous d'une première ligature et l'application d'un second nœud.

b) *Aiguilles courbes sur le champ.* — Boyer (pl. XIX, fig. 2, 3, 4), Garengeot et Deschamps (pl. 17 de Seerig, 65 et 71), fig. 68 et 69) employaient, soit pour les ligatures, soit pour les

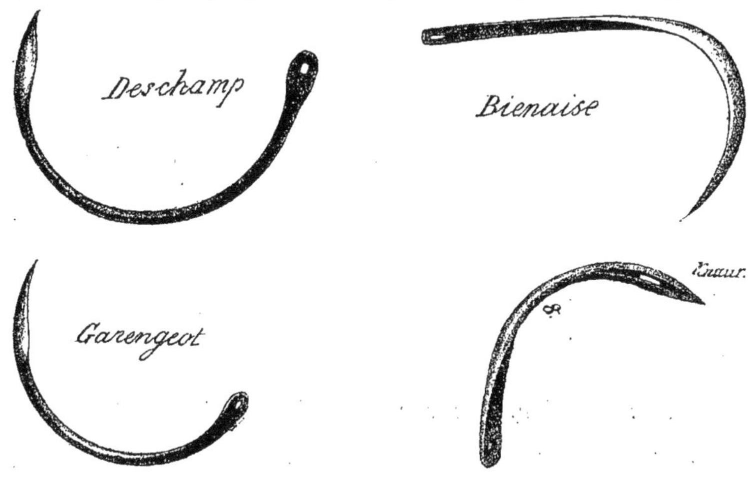

Fig. 68, 69, 70, 71.

sutures, des aiguilles courbes sur le champ, très analogues à celles que l'on attribue à Hagedorn.

c) *Aiguilles courbes sur le champ du côté de la pointe et sur le plat dans leur moitié postérieure.* — Il existe en outre dans l'Atlas de Seerig (pl. 15, fig. 8 et pl. 19, fig. 45), deux modèles d'aiguilles courbes sur le champ du côté de la pointe, et sur le plat dans leur moitié postérieure, qui sont attribués à Bienaise et à Knaur (fig.70 et 71).

Ces modèles présentent une certaine analogie avec nos aiguilles à surjet à chas triangulaire, construites par M. Collin.

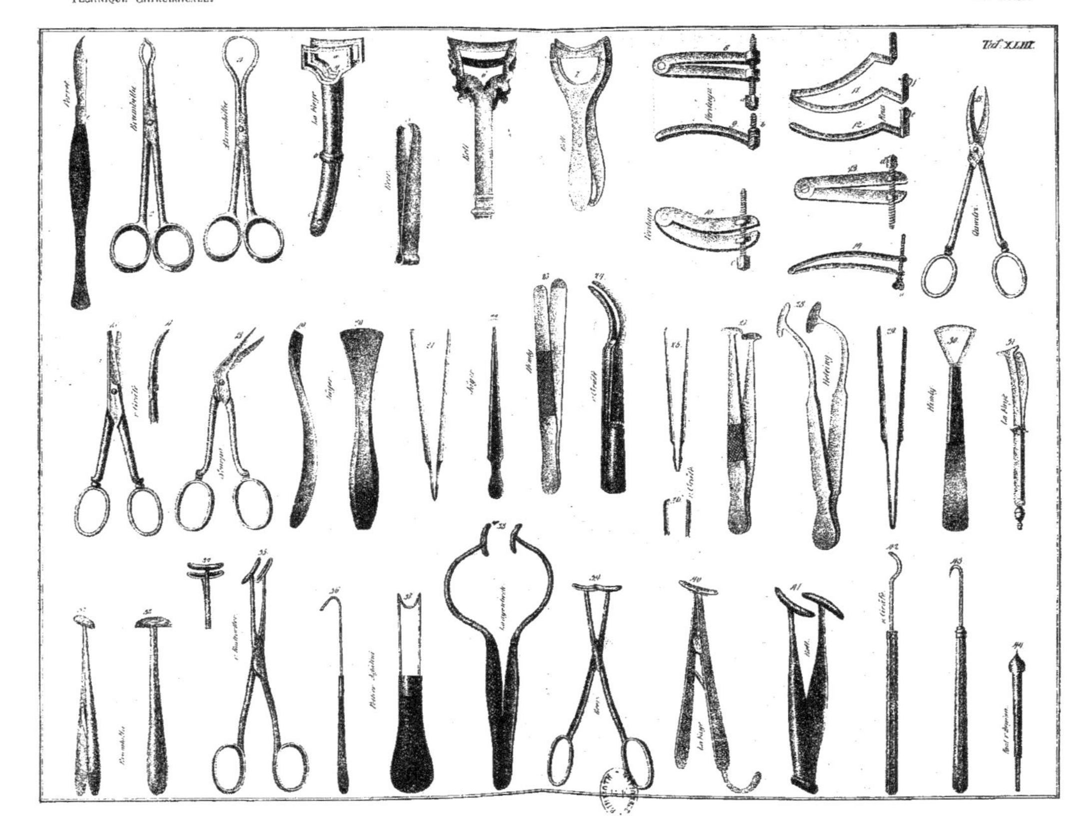

Importance de la forcipressure dans la période préantiseptique.

1° *Hémostase préventive par le garot et le tourniquet.* — On voit par ce qui précède que l'emploi du garrot, puis du tourniquet, dans les amputations des membres n'était qu'un moyen accessoire d'hémostase, et le nombre de modèles différents de pinces que nous avons figurés témoigne de l'importance qu'attachaient les anciens chirurgiens à la forcipressure directe.

2° *Emploi des pinces à artère pour l'hémostase définitive.* — L'emploi du tourniquet était un adjuvant pour les opérations sur les membres et permettait, « lorsque la compression était bien établie, de ne lier ou tordre l'artère principale que quand l'opération était achevée[1] ». La ligature ou la torsion se faisaient avec l'aide des modèles les plus variés de pinces hémostatiques, pour la plupart à verrou.

3° *Hémostase préventive au cours de l'opération.* — Mais cette pratique n'était pas exclusive : on faisait l'hémostase au niveau du tronc, par exemple, où l'application du tourniquet était impratiquable, à mesure que les vaisseaux se trouvaient sectionnés. Cette pratique était particulièrement recommandée dans les opérations de hernie étranglée, où le moindre suintement sanguin rendait plus difficile la reconnaissance du sac.

4° *Énucléation rapide des tumeurs très vasculaires auxquelles l'hémostase préventive n'était pas applicable.* — Mais il y avait des cas où une méthode plus hardie semblait préférable et où le chirurgien extirpait la tumeur, comme nous le conseillons, sans se préoccuper de l'hémostase.

« .... Si l'opération doit être achevée promptement, dit Lisfranc,

1. Lisfranc. *Précis de Médecine opératoire*, p. 52. 1848.

« **et si le sang gêne peu les manœuvres, on ne s'occupe pas de l'hé-**
« **morragie avant que l'ablation de la maladie soit terminée[1].** »

Cette pratique parut même la plus sûre dans certains cas difficiles, et fut appliquée avec succès par quelques chirurgiens à l'extirpation rapide d'énormes néoplasmes devant lesquels avaient reculé de moins hardis :

J.-L. Petit, dans un cas où l'ablation d'une énorme tumeur semblait exposer à une hémorragie redoutable, réunit plusieurs confrères et les pria de comprimer les vaisseaux avec les doigts à mesure qu'ils seraient ouverts. La tumeur fut enlevée très rapidement et sans perte de sang inquiétante. Les vaisseaux furent ensuite pincés et liés.

Les manœuvres d'hémostase étaient donc considérées par les chirurgiens les plus habiles, dans certaines opérations exceptionnelles, comme plus dangereuses que l'énucléation rapide.

J.-L. Petit avait ainsi mis en pratique bien avant nous cet axiome, que le meilleur moyen d'éviter une perte de sang inquiétante était d'opérer vite et de mépriser toute application préventive de pinces ou de ligatures. Les doigts, des compresses, suffisent au cours de l'intervention. Si l'extirpation de la tumeur dure très peu de temps, l'hémorragie immédiate est insignifiante. L'hémostase définitive est faite à loisir dès que le néoplasme est extirpé.

Multiplication des modèles de pinces hémostatiques.

Les modèles de pinces hémostatiques se multiplièrent et aboutirent à l'adoption presque générale, jusque vers 1860, des pinces à verrou, qui servaient en même temps, grâce à une cannelure spéciale de leurs mors, de porte-épingle pour la suture entortillée.

1. Bérard et Denonvilliers, *Compendium de Chir. Prat.*, t. I, liv. I, p. 72. 1840.

Emploi des pinces à anneau, au XVIIIe *siècle, comme pinces à pansement et à esquilles, puis, avec l'addition d'un arrêt, comme pinces hémostatiques (Heister).* — Les pinces à anneaux, construites dès le XVIIIe siècle sur le modèle

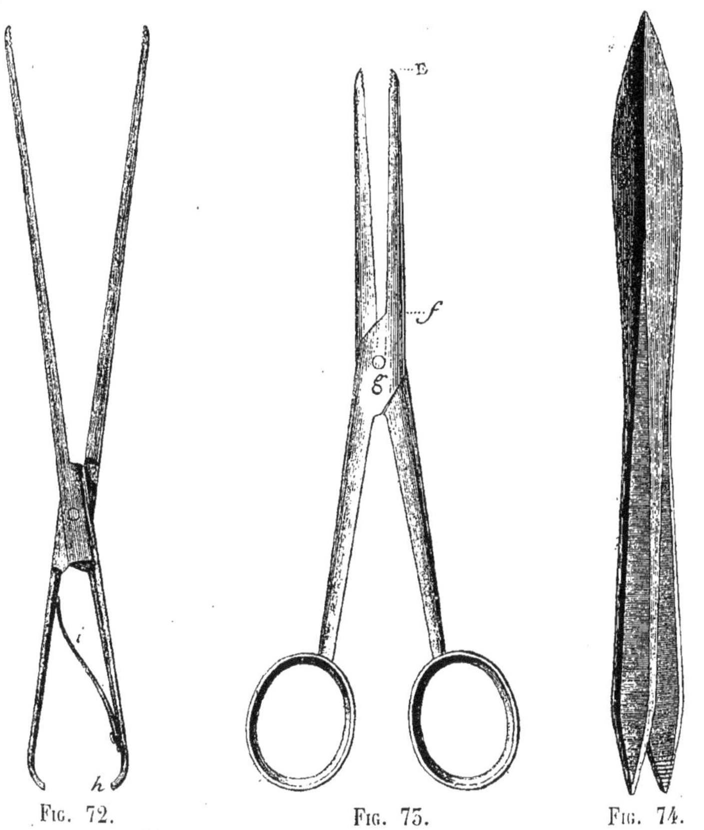

FIG. 72. FIG. 73. FIG. 74.
Pinces à pansement figurées par J.-J. Perret.

des ciseaux, se trouvèrent d'abord destinées « aux pansements ou à l'extraction des petits os ou des esquilles du fond des plaies ». Le modèle dit de pince à drains employé par Lister est exactement le modèle de pince à pansement de J.-J. Perret (pl. 84, de Perret, fig. 3, 4, 5 et page 280).

Cet auteur fait ressortir dans son livre les avantages du nouvel instrument articulé « à jonction passée », qui se tient « avec le pouce dans un anneau et le doigt du milieu ou l'index dans l'autre », et la supériorité de ce mode de préhension sur celui des modèles antérieurs de pinces à pansement (pinces à ressort ou pinces à branches élastiques), analogues aux pinces à disséquer (fig. 73 et 74).

Nous avons vu que Heister appliqua le premier les pinces à anneaux, en les additionnant d'un ressort pour les tenir ouvertes et d'une glissière annulaire pour les fermer, à la préhension et à la ligature des vaisseaux.

La pince à pression continue et à anneaux de Heister est d'autant plus remarquable que son extrémité se trouve disposée, comme nous l'avons déjà signalée, de manière à chasser au delà d'elle la ligature, et à porter directement le nœud sur le vaisseau saisi (pl. XIX, fig. 20).

Abandon des pinces hémostatiques à anneaux et à branches croisées pour les pinces à verrou. — Nul ne pourra dire pourquoi cet instrument est tombé momentanément dans un oubli presque complet.

Les pinces à verrou, dites aussi pinces à torsion et pinces porte aiguilles, étaient l'instrument d'hémostase favori de Maisonneuve et demeurèrent généralement en usage, jusqu'à l'adoption par Spencer Wells et Kœberlé de nouveaux modèles, beaucoup plus avantageux en chirurgie abdominale, de pinces à anneaux et à crémaillère.

Application d'un arrêt facultatif à crémaillère aux pinces à anneaux.

L'application aux pinces à anneaux et à branches croisées d'un arrêt à crémaillère est, comme nous l'avons vu, d'origine très ancienne (Hildan). Charrière, vers 1855, eut l'idée de rendre cet arrêt facultatif et adopta une crémaillère à bascule, susceptible de s'engrener ou de demeurer libre suivant la volonté du chirur-

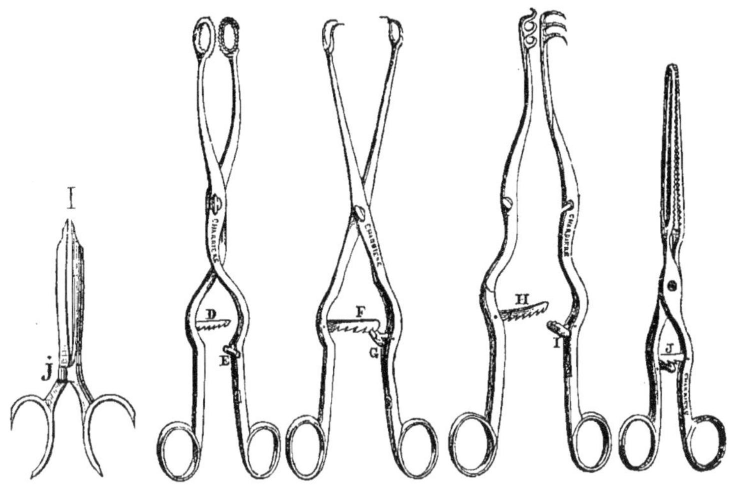

Fig. 75. — Pinces à crémaillère de Charrière.

gien (fig. 75, D, F, H, J et fig. 76) « à tous les instruments de pression qui s'articulaient par deux tiges opposées ou croisées[1] ».

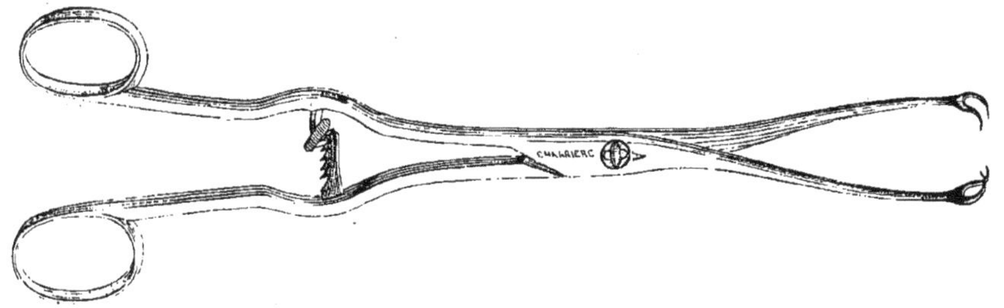

Fig. 76.

Charrière construisit ensuite, pour l'abandonner momentanément, le modèle le plus généralement adopté aujourd'hui, de cré-

1. Catalogue de Charrière, 1855, p. 58, 59 et fig. 91.

maillère, (crémaillère à crans latéraux[1], fig. 75 J) et choisit l'arrêt à l'aide d'une goupille qui s'engageait dans plusieurs orifices[2].

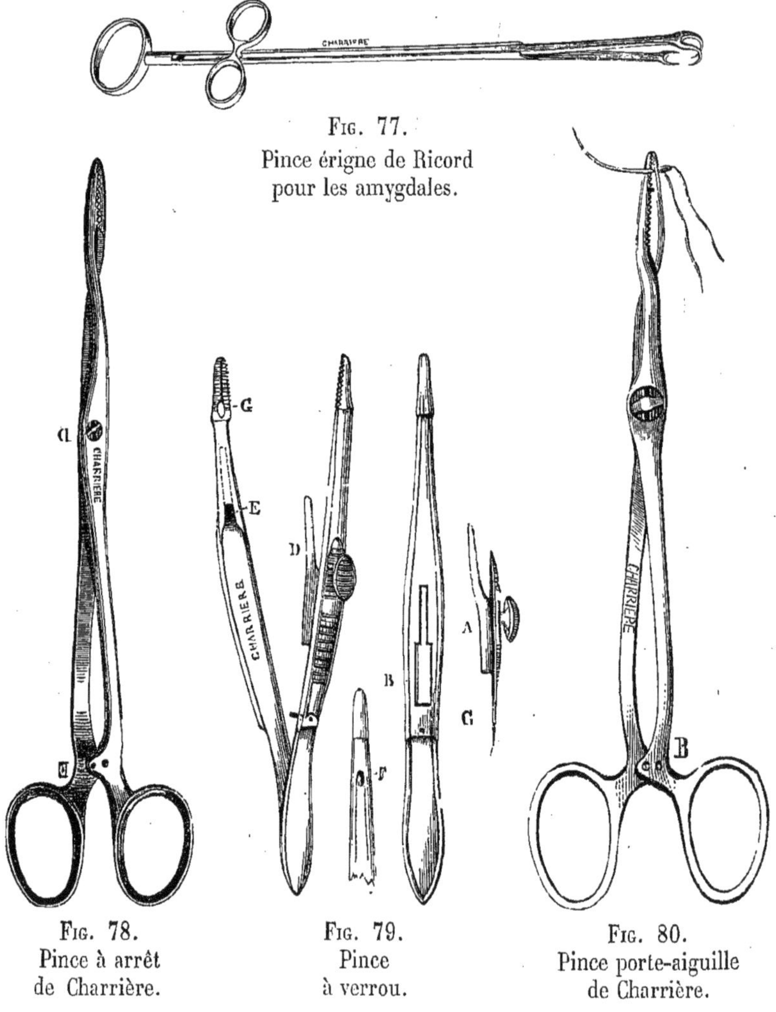

Fig. 77.
Pince érigne de Ricord
pour les amygdales.

Fig. 78.
Pince à arrêt
de Charrière.

Fig. 79.
Pince
à verrou.

Fig. 80.
Pince porte-aiguille
de Charrière.

La pince « presse-artères » à arrêt de Charrière avait ses mors disposés de façon à pouvoir servir, comme les pinces antérieures à verrou, de porte-aiguilles ou de porte-épingles (fig. 80).

1 et 2. Catalogue de Charrière, 1862, p. 14, 99, 192.

Les pinces à anneaux et à crémaillère fixe du type de la figure 75 furent enfin généralement adoptées et remplacèrent petit à petit les pinces à verrou, d'un maniement moins facile.

Les modèles les plus variés furent construits et l'on reprit, sans les modifier sensiblement, les divers types en usage au commencement du siècle : pinces à mors courbes, pinces à mors ovales, pinces en T, pinces à griffes, etc.

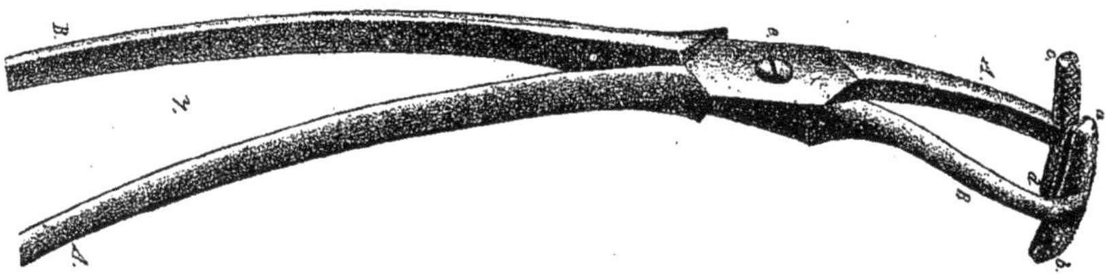

FIG. 81. — Pince en T de Struby[1].

Nous signalerons à la fin de ce chapitre les modèles qui nous semblent le plus recommandables.

Des divers procédés d'hémostase proposés depuis l'abandon du cautère actuel et du « bouton de vitriol ».

Les accidents causés par l'élimination des ligatures suscitèrent divers procédés pour assurer l'hémostase sans laisser de corps étrangers permanents dans les plaies.

Si nous exceptons les cautérisations, dont A. Paré a fait justice pour les gros vaisseaux tout au moins, la chaleur demeurant le meilleur mode d'arrêt des hémorragies en nappe, les procédés les plus intéressants qui ont été proposés pour obtenir l'hémostase des gros vaisseaux sans ligature, sont : 1° la torsion; 2° les mâchures; 3° l'écrasement; 4° l'application de pinces à demeure.

1. SEERIG, pl. 20, fig. 7.

1° Torsion.

1° *La torsion*, entrevue par Galien et réglée par Amussat, réussit quand les tuniques des artères sont saines et que le recroquevillement des couches moyenne et interne se fait d'une manière satisfaisante. Tillaux a démontré qu'on pouvait oblitérer avec sécurité, par la simple torsion, l'artère fémorale.

La torsion est habituellement réservée, depuis que la vulgarisation de l'antisepsie a eu pour résultat d'assurer l'innocuité des ligatures, aux petites artérioles momentanément pincées et qu'il semble inutile de lier.

La torsion est-elle inefficace, on pratique la ligature à l'aide d'une fine soie.

La ligature demeure en somme le procédé le plus simple et le plus sûr pour l'hémostase des vaisseaux de quelque importance.

La ligature doit être faite directement sur le vaisseau, avec de la soie très fine, en évitant autant que possible l'interposition d'autres tissus.

2° Mâchures

2° *Les mâchures*. — Le procédé des mâchures fut imaginé par Maunoir, pour remplacer la torsion.

Maunoir tenta, en 1820, d'oblitérer les artères avec une pince spéciale, disposée de manière rompre les tuniques internes seules. Il voulait ainsi réaliser l'hémostase comme on l'avait obtenue par la méthode de la ligature temporaire, qui avait été dans certains cas appliquée avec succès.

Les mâchures respectaient la tunique externe seule, et écrasaient en les rebroussant les tuniques interne et moyenne. On les répétait un certain nombre de fois sur une petite longueur de l'artère.

Amussat multiplia les essais de ce genre sans obtenir l'hémostase. Il eut alors l'idée de combiner ce procédé à la ligature, et obtint de cette méthode mixte d'excellents résultats. Il fit construire à cet effet une pince dite « pince à baguettes », qui était destinée à rompre les tuniques internes dans toute leur épaisseur, sans déchirer la tunique externe. Cet écrasement de l'artère était fait au-dessus de la ligature. Il avait pour effet d'assurer une adhérence parfaite du caillot dans l'intérieur des vaisseaux ainsi triturés et de prévenir, à la chute des fils, tout danger d'hémorragie secondaire.

Nous verrons que les tentatives de Maunoir et d'Amussat étaient parfaitement justifiées. C'est en effet par leur procédé des *mâchures* que se produit l'hémostase définitive des artérioles momentanément serrées entre les mors des pinces hémostatiques.

L'échec de ce procédé entre les mains de Maunoir et d'Amussat ne doit être attribué qu'à l'insuffisance des instruments dont ils disposaient.

Nous avons repris depuis deux ans cette étude expérimentale de l'hémostase. Nous verrons plus loin quels sont nos résultats.

3° *Écrasement linéaire*.

L'écrasement linéaire, imaginé par Chassaignac, était déjà depuis longtemps réalisé par les différents types de serre-nœud.

L'écraseur de Chassaignac ne diffère du serre-nœud de Græfe et de Maisonneuve que par la substitution au fil métallique d'une chaînette à maillons mobiles. L'instrument de Chassaignac était remarquable par la perfection avec laquelle il assurait l'hémostase entre les mains de ceux qui savaient le manier avec toute la méthode et la patience requises.

Nous avons déjà signalé, à propos de Maisonneuve, l'abus qui a été fait de ces instruments, avec lesquels on exécuta jusqu'à des amputations de sein ou de cuisse.

Verneuil pratiquait encore, en 1885, dans le cas de cancer,

l'amputation de la langue avec l'écraseur. La chaîne glissait d'habitude, malgré les broches d'acier qui devaient la retenir, et l'opération demeurait incomplète, de telle sorte que l'affection récidivait immédiatement, ou, pour mieux dire, continuait sans que la plaie puisse se cicatriser.

L'emploi du serre-nœud et de l'écraseur avait pour objectif de prévenir, en obturant les artères et les veines, l'invasion menaçante de la septicémie.

Ces instruments sont aujourd'hui presque oubliés. Le serre-nœud est demeuré quelque temps en faveur pour l'amputation supra-vaginale de l'utérus. Hégar lui substitua le fil élastique, qui fut à son tour abandonné en même temps que l'hystérectomie supra-cervicale.

Si la constriction à l'aide d'un fil d'acier ou de platine rougi par l'électricité ne demeurait un des procédés les plus simples pour l'extraction des polypes muqueux des fosses nasales, le serre-nœud aurait disparu complètement de l'arsenal des spécialistes eux-mêmes.

4° *Application à demeure de pinces ou d'autres instruments d'hémostase.*

Application de pinces à demeure dans les plaies opératoires. — L'idée de laisser à demeure pendant un certain temps des pinces appliquées sur les vaisseaux béants, et d'assurer ainsi l'hémostase définitive, remonte à Percy, c'est-à-dire à la fin du XVIIIe siècle.

Percy, après avoir tenté de substituer aux ligatures la compression des vaisseaux par un petit anneau de plomb, qu'il serrait avec le valet à patin, fit construire, pour la laisser à demeure, une pince hémostatique à verrou dont les mors, en forme de disques, étaient montés à pivot (pl. XVII, fig. 25).

Cette disposition permettait au chirurgien, après avoir saisi le vaisseau et fixé la pince à l'aide du verrou, d'en renverser les branches à la surface de la plaie.

Le procédé de Percy n'eut pas grande faveur dans les cas où la ligature pouvait être faite.

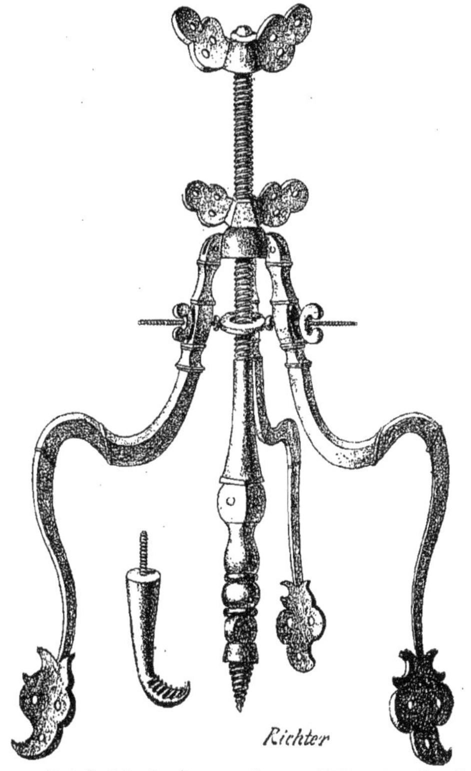

Fig. 82. — Trépied à vis de rappel pour l'élévation des fragments du crâne fracturé.

Instruments variés pour l'hémostase destinés à être laissés à demeure dans des cas où la forcipressure était impossible. — La compression directe et durable du vaisseau lésé parut au contraire le seul moyen sûr d'arrêter les hémorragies des vaisseaux qu'on ne pouvait aisément saisir ni lier, tels que l'artère intercostale, dans la pleurotomie ; l'artère mé-

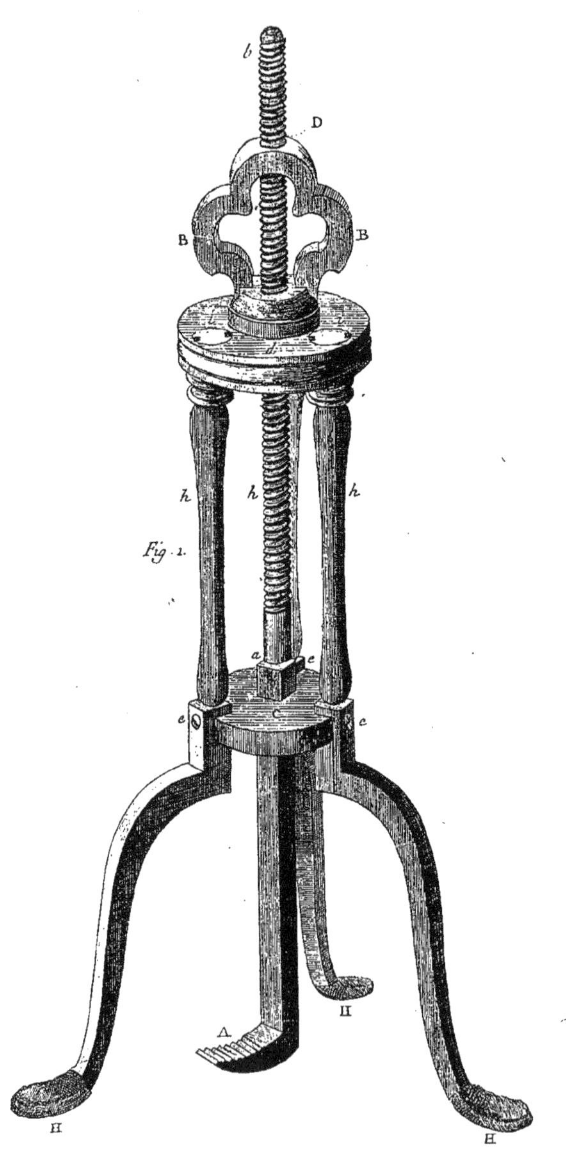

Fig. 85. — Trépied à vis de rappel pour l'élévation des fragments du crâne fracturé.

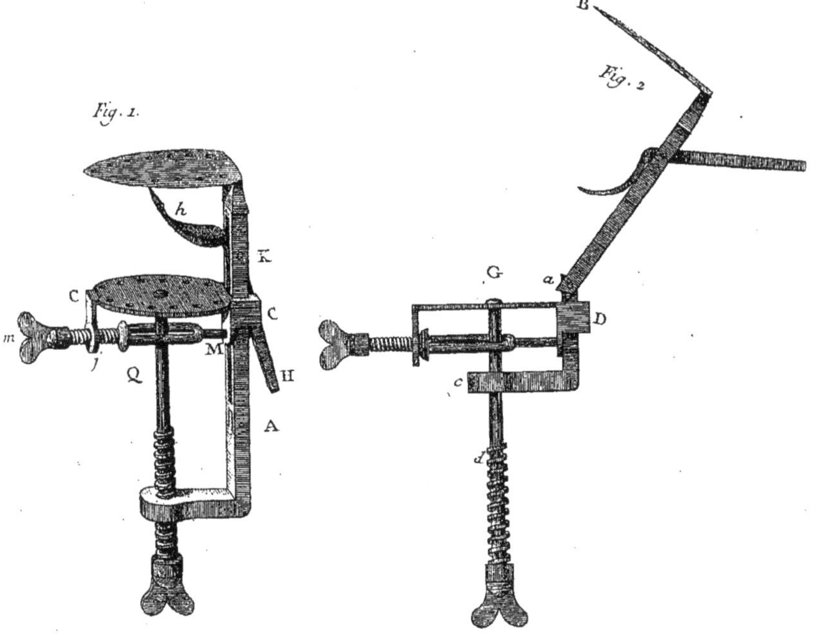

Fig. 84 et 85. — Tourniquet de Bellocq (J.-J. Perret, pl. 128).

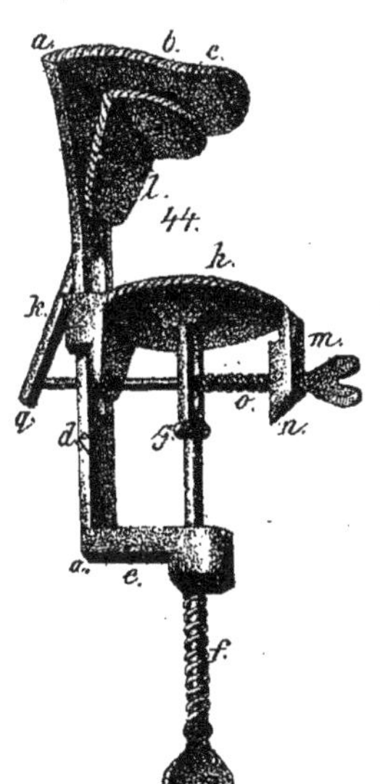

Fig. 86.
Tourniquet de Bellocq
(Seerig, pl 15)

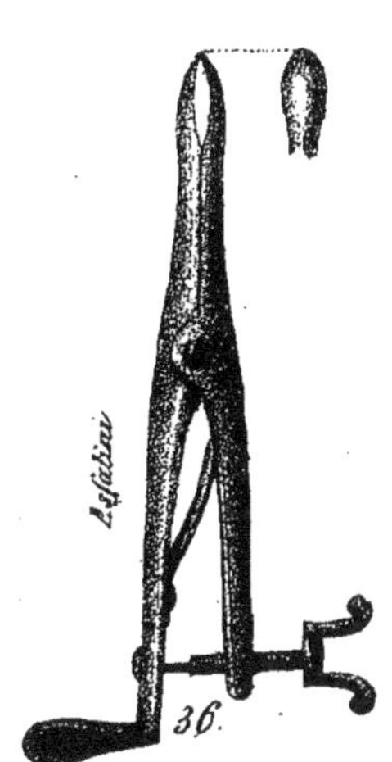

Fig. 87.
Pince à pression continue d'Assalini
(Seerig, pl. 15).

ningée et les sinus de la dure-mère, dans l'opération du trépan.

Les appareils destinés à la forcipressure définitive des artères intercostales, des méningées et des sinus intra-crâniens sont décrits et figurés par Perret et Seerig. Ce sont : 1° pour l'artère

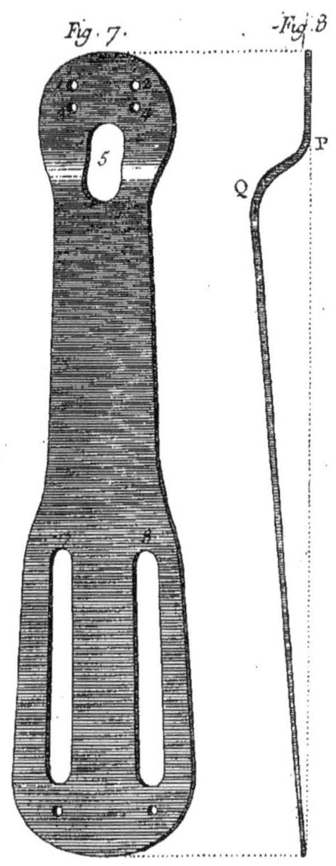

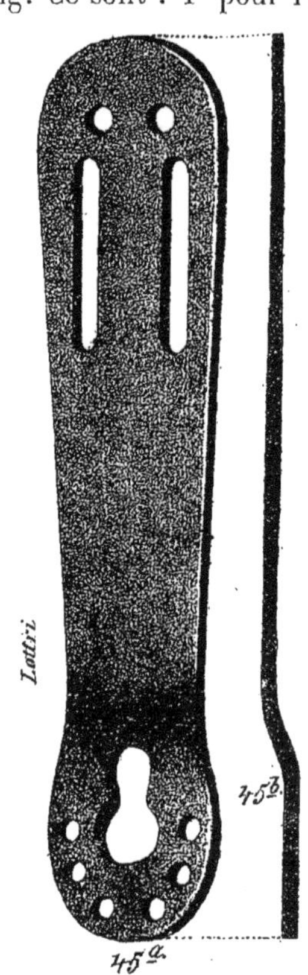

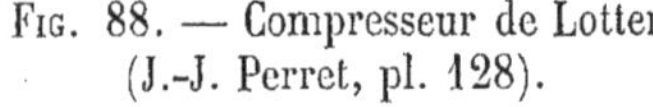

Fig. 88. — Compresseur de Lotteri (J.-J. Perret, pl. 128).

Fig. 89. — Compresseur de Lotteri (Seerig, pl. 15).

intercostale, le tourniquet de Bellocq et la plaque de Lotteri; 2° pour l'artère méningée et les sinus de la dure-mère, le tourniquet de Foulquier, et les instruments analogues de Hœbenthal, Ferg et de Græfe.

1° Le tourniquet de Bellocq (Perret, p. 588 et pl. 128, fig. 1 et 2, et Seerig, pl. 25), se compose de deux platines et d'un levier supporté par une tige à charnière. Cette charnière s'en-

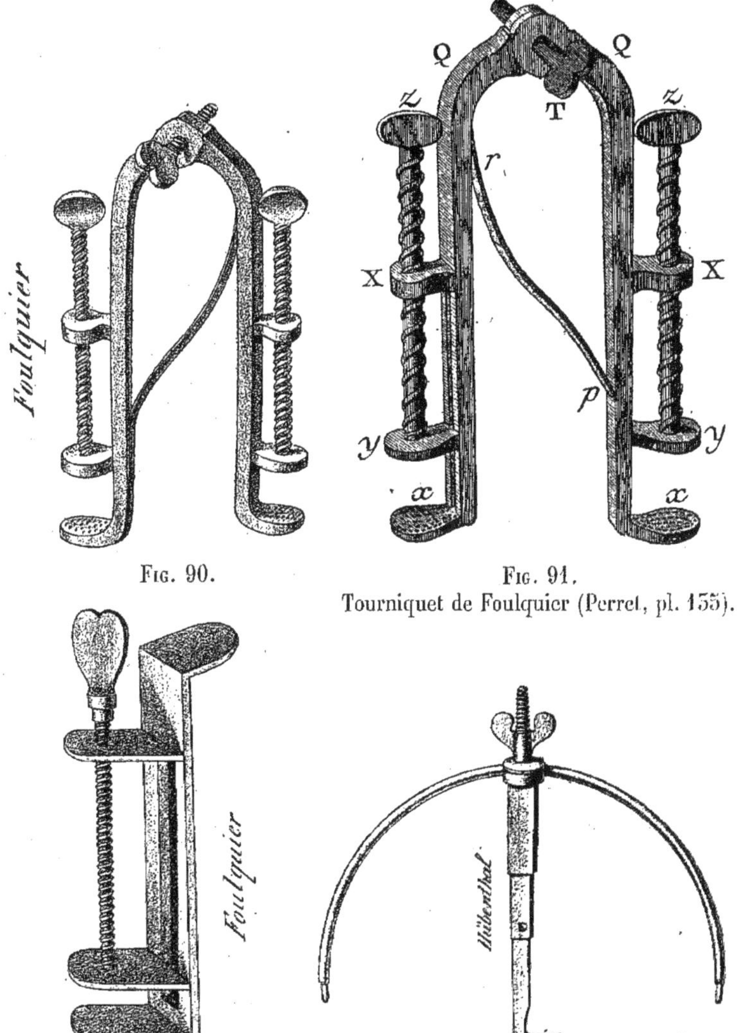

Fig. 90.

Fig. 91.
Tourniquet de Foulquier (Perret, pl. 155).

Fig. 92. — Fig. 90 et 92 : Tourniquet double et simple de Foulquier (Seerig, pl. 80).

Fig. 93.
Instrument pour relever les esquilles du crâne.

tr'ouvre, comme le représente la figure 2, pour faciliter l'introduction dans la cavité pleurale de la platine B, qui était garnie ou « matelassée » de peau ou d'amadou. La pression s'exerçait à l'aide des vis *q* et *m*.

2° La plaque de Lotteri (Perret, pl. 128, fig. 7 et 8, et Seerig, pl. 15, fig. 45, *a* et *b*), beaucoup plus simple, était une plaque étroite et fenêtrée, incurvée en forme de levier, dont la bran-

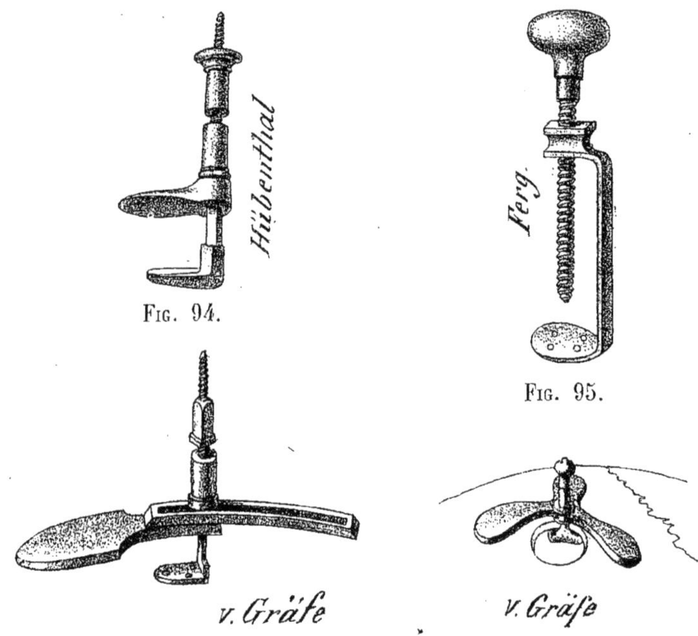

Fig. 94. Fig. 95. Fig. 96. Fig. 97.

Compresseurs pour l'artère méningée et le sinus longitudinal supérieur.

che la plus courte D, garnie de taffetas ou de peau, était introduite au-dessous de l'artère blessée. La longue branche était alors fixée par un bandage à la surface du thorax, assurant l'hémostase par compression directe du vaisseau en P.

Le tourniquet de Foulquier (Perret, p. 412 et pl. 135, fig. 21, et Seerig, pl. 80, 25), était composé de deux compresseurs à vis de rappel *q*, *q*, pouvant être joints l'un à l'autre au moyen d'une clavette T. Les branches *x*, *x* étaient introduites dans le crâne, au-dessous de la dure-mère, et assuraient l'hémostase à mesure que l'on appliquait plus étroitement à la surface des téguments, en serrant les vis *z*, *z*, les deux platines mobiles *y*, *y*.

Les instruments de Hœbenthal et de Ferg sont assez analogues au modèle simple du compresseur de Foulquier (Seerig, pl. 80).

Le compresseur de Græfe diffère des précédents en ce sens qu'il prend à la surface du crâne un triple point d'appui (Seerig, pl. 80). Ce compresseur n'est qu'une réduction des leviers à vis de rappel et à point d'appui extérieur en forme de

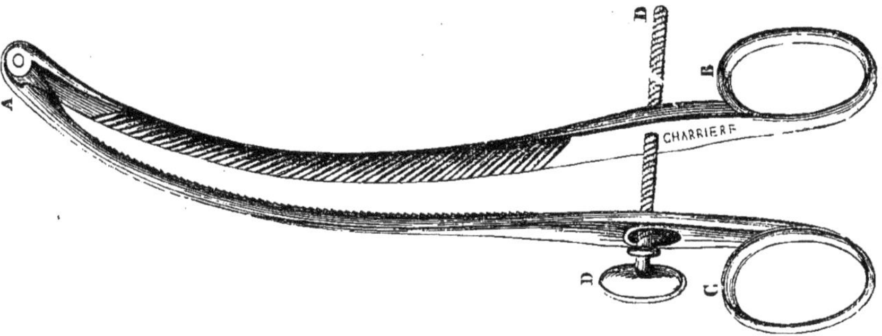

Fig. 98. — Pince Clamp de Thierry.

trépied (Perret, pl. 34, fig. 15, et Seerig, pl. 80, fig. 19, 21, 28, 96), qui servaient alors à relever, dans les cas de fractures directes, les fragments de la voûte du crâne enfoncés dans l'intérieur.

Thierry enfin appliqua l'hémostase préventive et définitive à la gynécologie, en faisant construire pour l'ablation vaginale des polypes utérins pédiculés un clamp spécial destiné à en étrangler le pédicule[1] (fig. 87).

Les chirurgiens de la période préantiseptique ne manquaient donc pas d'instruments pour l'hémostase. Ils possédaient des pinces et d'autres appareils pour la forcipressure préventive, tem-

1. Collin, *Catalogue de* 1862.

poraire ou définitive. Si l'emploi des pinces à artères et des ligatures était demeuré très limité, il ne faut en accuser que l'ignorance où se trouvaient les praticiens d'alors de la pratique de l'antisepsie : les mors des pinces étaient sales, les fils infectés; la forcipressure et la ligature donnaient ainsi des résultats déplorables. La vulgarisation de l'antisepsie a seul permis la pratique inoffensive de la forcipressure temporaire ou définitive et des ligatures perdues.

La désinfection des pinces et des fils à ligature est indispensable si l'on veut obtenir une hémostase satisfaisante.

Appréciation des divers procédés d'hémostase et en particulier de l'hémostase préventive.

Les différentes méthodes d'hémostase : l'**hémostase préventive** et l'**hémostase définitive** sont donc connues depuis de longues années.

1° L'**hémostase préventive** a été pratiquée à l'aide de la compression digitale, du garrot, du tourniquet, des ligatures, des pinces à pression continue.

2° L'**hémostase définitive** a été réalisée par les cautérisations d'abord, puis par la compression directe et en particulier par la ligature et la forcipressure.

Quelle est la valeur de ces différentes méthodes?

L'**hémostase préventive**, judicieusement réservée par les anciens chirurgiens aux opérations sur les membres, s'est vulgarisée avec l'emploi de la bande d'Esmarch et s'est étendue, grâce à l'usage du fil élastique et des pinces-clamp, à la chirurgie abdominale. Certains chirurgiens en sont arrivés à se laisser terroriser par la crainte du sang à ce point, qu'ils n'osèrent plus rien couper sans avoir préalablement appliqué du côté du cœur une pince hémostatique ou une ligature (Péan).

L'emploi de la bande d'Esmarch semblait précieux dans les

amputations. Grâce à cette compression élastique préventive, les malades ne perdaient plus de sang au cours des opérations. Bien mieux, le précieux liquide se trouvait refoulé vers le cœur au moment de l'application de la bande, et l'opération se faisait à blanc.

L'hémostase préventive fut appliquée à l'ovariotomie : on ne coupa les adhérences vasculaires qu'entre deux ligatures et les plus grandes précautions furent employées pour l'hémostase du pédicule (clamps, serre-nœud, etc., etc.).

Freund se trouva tributaire de cette méthode lorsqu'il voulut appliquer à l'extirpation de l'utérus cancéreux l'**hystérectomie abdominale totale.**

L'utérus était isolé progressivement de haut en bas, en dedans d'une série de ligatures étagées sur les ligaments larges.

Les rénovateurs de l'**hystérectomie vaginale,** Czerny et Martin, appliquèrent à cette opération le même principe de l'hémostase préventive, et extirpèrent l'utérus par un procédé analogue. Ils le détachaient en dedans d'une série de ligatures, placées successivement, de bas en haut, à l'aide d'une forte aiguille courbe, sur les ligaments larges.

Ce procédé, qui avait été celui de Récamier, est bien supérieur, quand on peut l'appliquer, à celui de la forcipressure préventive, qui lui a été substitué par Péan.

Les pinces placées, suivant la méthode de Péan, sur l'étage inférieur des ligaments larges, encombrent en effet le champ opératoire et rendent longue et pénible l'extirpation du fond de l'utérus et des annexes.

Péan arriva à étendre, contrairement à toute logique, l'emploi préventif des pinces aux régions même les plus accessibles. Il réséqua la langue non plus à l'écraseur, mais au-dessous de deux puissantes pinces courbes munies de griffes, qui étaient laissées 24 heures à demeure, pratique barbare et à laquelle on peut appliquer le jugement sévère d'Ambroise Paré sur les méthodes d'hémostase de ses devanciers.

Cette pratique de laisser des pinces à demeure sur la langue est une aberration chirurgicale. Si le sang se trouve tellement à craindre, pourquoi ne pas s'en tenir à l'emploi de l'écraseur. Cet instrument pratiquait en effet l'hémostase extemporanée et n'avait pas l'inconvénient de forcer le patient à porter pendant 1 ou 2 jours un bâillon douloureux, ni de l'exposer, après l'ablation des pinces, à l'apparition de complications septicémiques.

Il suffit d'avoir vu quelques opérés de Péan, la bouche entr'ouverte, le moignon lingual noirâtre et fétide, pour juger cette méthode déplorable comme elle le mérite.

Amputez la langue comme nous le pratiquons, sans hémostase préventive, à l'instrument tranchant, avec les ciseaux de préférence : vous aurez le double avantage de pouvoir dépasser à coup sûr les limites du néoplasme et de n'avoir à pincer et à lier que 4 ou 5 artérioles. Réunissez ensuite la plaie au crin de Florence, et vous obtiendrez la cicatrisation par première intention.

Quel fantôme ont pu se faire tant de collègues de quelques artérioles inférieures comme calibre à la radiale?

Les grosses veines qui sillonnent les néoplasmes abdominaux ont encore plus terrifié les laparotomistes, qui se sont ingéniés, sans même oser vérifier une seule fois si leurs craintes étaient justifiées, à parer au danger chimérique de l'hémorragie.

Et c'est ainsi qu'on a usé et abusé du fil élastique et des pinces hémostatiques jusqu'à les employer par méthode dans des régions où, anatomiquement, nous ne connaissons pas d'artère digne d'être décrite.

Avantages de l'énucléation rapide des tumeurs sans hémostase préventive.

Cet appareil extraordinaire nous avait toujours laissé tellement sceptique que, livré à nous-même, l'une de nos premières tentatives fut de vérifier si réellement le sang était tellement à craindre. C'était en 1886. Nous avions à pratiquer l'ablation de deux tumeurs de la cloison recto-vaginale. La première fut enlevée à l'anse galvanique, suivant la méthode de L. Labbé; 3 ou 4 artères d'un certain calibre durent être pincées et liées. Aucun autre vaisseau appréciable ne se montrait béant.

Le surlendemain, décidé à trancher une fois pour toutes cette question de l'hémostase préventive, je saisis, dans un cas analogue, le néoplasme entre l'index et le médius, introduits dans le rectum, et le pouce appliqué dans le vagin, et je l'extirpe en quelques instants, de trois ou quatre vigoureux coups de ciseaux. Deux ou trois ligatures, et la plaie est réunie au crin de Florence. Le périnée et la cloison recto-vaginale avaient été réséqués jusqu'au voisinage du col.

En huit jours, la guérison était complète. La première malade suppurait encore et dut subir ultérieurement une opération plastique. Ces deux faits étaient démonstratifs : l'hémorragie n'était pas tellement à craindre. Ce principe établi, j'ai appliqué cette méthode à toute la chirurgie.

On a prétendu mes procédés dangereux et difficiles. Il n'en est rien. Ces critiques, établies pour les besoins d'une mauvaise cause, ont eu auprès des hommes de progrès la fortune qui leur était due.

La forcipressure préventive est une pratique aveugle et inutile. L'abus des pinces hémostatiques et des ligatures en masse s'oppose, en contusionnant les tissus sur une grande étendue, et en exigeant la résorption ou l'élimination de volumineux pédicules, à une guérison sûre et rapide.

Ma méthode est, au contraire, simple et rationnelle. Elle est, en effet, exclusivement basée sur la connaissance de l'anatomie normale et pathologique : abord rapide de la tumeur, énucléation en masse, hémostase de ce qui saigne, réunion de la plaie.

Loin de moi la pensée de laisser rien au hasard; l'hémostase doit être parfaite. Mais je ne l'exécute le plus souvent qu'après l'ablation de la tumeur, en pinçant et en liant les vaisseaux isolément. L'hémostase est ainsi beaucoup plus satisfaisante que lorsqu'on pratique préventivement des ligatures en masse. La ligature isolée des artères n'est-elle pas reconnue, depuis Desault, dans la chirurgie des membres, comme bien supérieure à la ligature médiate?

Le type de l'opération rapide est réalisé dans mon procédé d'hystérectomie abdominale totale : l'utérus extirpé, les quelques artères qui donnent — en général quatre, les utérines et les utéro-ovariennes — sont, les premières, pincées et liées, les secondes, liées d'emblée au-dessous de l'ovaire et de la trompe. Un surjet sur la tranche vagino-péritonéale postérieure, s'il y a de ce côté quelque suintement sanguin, et le péritoine est refermé. Loin de perdre plus de sang que par les autres procédés, l'hémorragie est bien moins abondante. En effet, pendant que nous attirons l'utérus en haut, la malade étant dans la position déclive, le sang de la tumeur reflue vers les ligaments larges par les gros sinus veineux qui la sillonnent, et celle-ci est enlevée exsangue.

Il est facile de constater l'avantage de cette méthode d'hystérectomie sans hémostase préventive sur l'amputation supra-vaginale, par exemple, avec emploi du fil élastique, où la tumeur, gorgée de sang, laissait échapper, à l'incision du pédicule, 150, 200 et même 300 grammes de ce précieux liquide.

C'est donc avec raison que nous enseignons à nos collègues que : « **le meilleur moyen de ne pas perdre de sang est de supprimer autant que possible toute hémostase préventive** ». Je dis autant que possible, car le principe même de ma méthode, étant d'opérer à la fois sûrement et simplement, comporte, en cas de nécessité et comme une manœuvre d'exception, la pratique de l'hémostase préventive. Existe-t-il une bride, une adhérence manifestement vasculaire, je lie et je pince avant de couper.

Partout ailleurs, je ne pratique l'hémostase qu'après l'ablation du néoplasme.

Dans les cas de résection de l'intestin, par exemple, quand le mésentère est épais et adipeux, je détache de quelques coups de ciseaux, après avoir pris soin de fermer le calibre de l'intestin avec mes pinces à pression élastique, médiocrement serrées, la partie qui doit être sacrifiée, puis je pince isolément les quelques vaisseaux béants et je les lie. Quelques fils de soie suffisent ainsi à l'hémostase. Le mésentère, si redouté de bien des chirurgiens qui en font, avec leur ligature en masse, un moignon volumineux et dangereux pour le malade, se trouve si bien réuni sur chacune de ses faces, de séreuse à séreuse, par un fin surjet de soie, qu'il est impossible de se douter, à l'issue de l'opération, de l'étendue du segment intestinal réséqué. Quand les vaisseaux sont, au contraire, nombreux et bien visibles, je les lie avant de les couper, mais par groupes isolés, afin de permettre la même réparation intégrale du mésentère.

Dans le goitre, j'extirpe le plus souvent la tumeur sans hémostase préalable des artères thyroïdiennes.

Quelques veines superficielles béantes semblent-elles devoir saigner, vite une pince et un fil de soie, et l'opération est continuée sans retard. La tumeur attirée au dehors, je détache d'un coup de ciseaux ses attaches du côté gauche, et j'enfonce dans la plaie un paquet de compresses; la masse est rapidement séparée de la trachée, puis libérée à droite et entièrement détachée. Se produit-il un jet de sang inquiétant, j'applique une pince. Le plus souvent, je ne pince et lie qu'après l'ablation de la tumeur. Les veines sont presque toutes affaissées. Quatre à six ligatures suffisent, le plus souvent. C'est ainsi que je termine le plus souvent, du premier coup de bistouri au pansement, la thyroïdectomie pour goitre parenchymateux ou exophtalmique en 10 à 15 minutes.

Ce sont en effet les grosses veines qui sont le plus à redouter quand, après les avoir blessées, on les laisse béantes. Tels les sinus de la dure-mère : une telle quantité de sang peut s'en échapper en quelques secondes que le cerveau, flasque, ballotte dans le crâne; la moindre issue de liquide céphalo-rachidien aggrave la situation, le plus souvent en pareil cas désespérée.

Aussi ne saurait-on, dans les opérations sur le crâne, apporter trop de soin à arrêter les hémorragies veineuses.

La blessure des artères est également, en chirurgie extra-viscérale, moins à craindre que celle des grosses veines collectrices.

Il m'est arrivé maintes fois de le démontrer aux confrères présents, lorsque j'étais sur le point de couper la carotide externe ou la fémorale, une fois même la carotide interne.

L'artère mise à nu sous les yeux de tous, je la tranche d'un seul coup : un jet rutilant frappe la muraille, une pince, et le sang s'arrête. Si l'on recueille dans un récipient, disposé devant l'artère, le produit d'une contraction du cœur, on est étonné de ne constater l'issue que d'une quantité minime de sang, 10, 20 ou 30 grammes tout au plus.

L'artère, difficilement accessible, s'est-elle trouvée blessée accidentellement, au fond d'une plaie anfractueuse, la compression digitale directe est pratiquée provisoirement. Telle la blessure de la vertébrale au cours de la résection des vertèbres cervicales.

Nous n'avons donc jamais eu la folle prétention de supprimer l'hémostase; **nous voulons uniquement la simplifier et la réduire à ce qui en est véritablement utile et indispensable.**

Nous acceptons la compression digitale pour les amputations des membres. Nous réservons la bande élastique aux résections, aux évidements osseux, où le champ opératoire n'est net qu'à la condition d'opérer à blanc : mais en pareil cas nous faisons le pansement avant d'enlever la compression élastique.

Pour les grosses artères, il nous est indifférent de les pincer ou de les lier avant d'en faire la section.

Lorsque l'extirpation de la tumeur ne peut être extemporanée et si le sang s'écoule en quelque abondance, nous lions du côté du cœur et nous plaçons une pince du côté de la tumeur.

C'est ainsi que, dans l'hystérectomie abdominale, l'application de pinces sur le bord supérieur du ligament large, que nous rejetons comme inutile, lorsque la tumeur est facilement extraite hors du ventre, nous a toujours semblé au contraire indispensable quand l'utérus, bridé en ce point, ne peut être un extrait de la cavité pelvienne sans section préalable de la sangle musculeuse qui s'oppose à son élévation au-dessus du pubis.

Mais ces exceptions se rapportent à des cas bien déterminés et ne peuvent que corroborer notre méthode générale. L'objectif du chirurgien n'est-il pas avant tout la guérison du patient?

Toute opération doit être faite vite et simplement, mais sous la condition expresse que les moindres détails, et particulièrement l'hémostase définitive, soient d'une exécution sûre et parfaite.

2° *Le morcellement.*

Découverte du morcellement par Amussat en 1840.

Le morcellement est en chirurgie ce que sont en obstétrique la céphalotripsie et l'embryotomie.

La découverte du morcellement des tumeurs difficilement accessibles remonte à Amussat qui le premier, en 1840, eut l'audace de tenter l'ablation vaginale de fibromes utérins interstitiels et d'un volume considérable.

L'abus qui a été fait depuis de cette méthode, tant en gynécologie qu'en chirurgie générale par Péan, son application irrationnelle à l'extirpation des tumeurs largement accessibles et faciles à énucléer d'une seule pièce, nous ont engagé à remonter aux opérations d'Amussat et à préciser l'historique de cette intéressante question.

La première opération d'Amussat remonte au 11 juin 1840. Amussat, dans un cas de volumineux fibrome interstitiel de l'utérus, imagina d'aborder la tumeur par la voie vaginale après incision libératrice du col, et de l'extraire par une série de manœuvres, conçues et réglées à l'avance, et qu'il modifia suivant les indications qui se présentèrent au cours de l'intervention.

La technique de l'opération est très remarquable et dénote chez Amussat une présence d'esprit, une hardiesse étonnantes.

Nous décrirons la méthode Amussat d'après ses deux mémoires, publiés en 1840[1] et 1842[2].

Amussat plaçait la patiente dans la position de la taille périnéale, les jambes fléchies sur les cuisses et les cuisses sur le ventre. Il reconnaissait la tumeur, incisait le col, puis le tissu utérin qui voilait le fibrome et saisissait ce dernier avec des pinces de Museux. Il débridait le champ opératoire autant qu'il semblait nécessaire, puis détachait petit à petit la tumeur, avec ses doigts, de ses connexions utérines.

Lorsqu'elle n'était pas trop volumineuse et pouvait être extraite d'un seul bloc, il pratiquait une manœuvre spéciale, qui consistait à combiner aux tractions directes sur le point le plus saillant ou pôle du néoplasme des tractions indirectes en saisissant, le plus près possible de l'équateur, un de ses méridiens. La tumeur tournait, basculait peu à peu et apparaissait à la vulve.

La bascule ou « rotation » de la tumeur « peut, dit Amussat, être pratiquée dans quatre sens. Le sens antérieur est le meilleur. Cette manœuvre abrège l'opération et empêche le renversement de l'utérus ».

« Si la tumeur est trop grosse pour être extraite en entier par

1. *Revue médicale*, Août 1840.

2. *Mémoire sur l'Anatomie pathologique des tumeurs fibreuses de l'utérus et sur la possibilité d'extirper ces tumeurs lorsqu'elles sont contenues dans les parois de cet organe*. Paris, 1842.

la vulve, je me suis arrêté, ajoute-t-il, après avoir pensé à la débiter ou à la gruger, à l'évider comme nous le faisions pour les calculs vésicaux dans le principe de la lithotripsie, à la diviser incomplètement en deux moitiés égales. On conçoit qu'en tirant seulement sur l'une des moitiés, à mesure qu'on prolonge peu à peu avec un bistouri l'angle de la division, on doit arriver à extraire la tumeur en entier, *mais entr'ouverte et en la dévidant pour ainsi dire.*

Amussat pratiquait, pour atteindre plus facilement la tumeur, des « incisions sur le col », et les faisait « avec prudence pour ne pas blesser les artères utérines, le repli péritonéal et même la vessie ».

Si malgré la manœuvre de bascule antérieure et de rotation de la tumeur, qu'il décrit si bien, l'inversion du fond de l'utérus se produisait au moment de l'extraction du néoplasme, le fibrome était détaché de sa coque utérine souvent très mince en prenant soin de ne pas la perforer, et l'inversion du fond de l'organe était réduite. Comme traitement, Amussat recommande « l'irrigation vaginale continue bien faite ».

Les premières tumeurs fibreuses interstitielles de l'utérus enlevées par Amussat avec succès pesaient 338 et 440 grammes. Leur volume était, dit-il, celui d'un œuf d'autruche (12 cent. sur 7).

Nous venons de lire dans le livre d'Amussat cette description remarquable des premières opérations de morcellement pour fibromes utérins interstitiels. Nous en reproduisons les points les plus caractéristiques avec d'autant plus d'intérêt que nous avons nous-même, de 1887 à 1892, imaginé, sans connaître les opérations d'Amussat, et de notre propre mouvement, l'hystérectomie, puis l'hystérotomie vaginale par un procédé très analogue de section de la lèvre antérieure du col, suivie de bascule et de rotation du fibrome ou de l'utérus en avant, en y joignant, lorsque la masse totale était trop volumineuse, le morcellement en échelle et le dévidement de la tumeur.

La pratique d'Amussat est très judicieuse :

Amussat enlevait les fibromes interstitiels sans les inciser ni les morceler quand les tractions indirectes et tangentes à leur méridien suffisaient à en assurer la bascule et l'extraction, tandis qu'il réservait l'incision et le développement de la tumeur aux cas où l'extirpation d'un seul bloc était impraticable.

Il avait donc reconnu dès cette époque l'infériorité des tractions directes au niveau du pôle accessible de la tumeur et du morcellement central « tel qu'on le pratiquait pour les calculs vésicaux », et adopté comme règle d'agir non pas au centre de la tumeur, mais à sa périphérie et aussi tangentiellement que possible.

Ce principe n'est-il pas celui qui régit jusqu'aux moindres détails nos procédés d'hystérectomie.

De même que ses contemporains limitaient l'hémostase à ce qui en était indispensable, Amussat, en découvrant le morcellement, sut ainsi dès ses premières opérations en déterminer les lois et préciser comme les plus recommandables les manœuvres que j'ai moi-même reconnues plus tard permettre d'exécuter le maximum de travail en un temps très court et avec le moins d'efforts.

La méthode de l'évidement central conoïde des tumeurs utérines a donc été jugée, dès 1840, par Amussat, comme je l'ai jugée moi-même, et reconnue par cet opérateur remarquable comme bien inférieure aux manœuvres pratiquées à la phériphérie de la tumeur, dont l'effet est de la détacher par rotation, par bascule et comme en la dévidant, de sa loge utérine.

Amussat préférait, lorsqu'il le pouvait, enlever la tumeur d'une seule pièce, et sans même l'inciser. Il réservait l'incision et le développement de la tumeur entr'ouverte aux cas où cette manœuvre supplémentaire se trouvait indispensable.

Amussat eut ainsi le grand mérite, en découvrant le morcellement, de le considérer d'emblée comme une méthode d'exception, et d'en limiter l'application aux cas où l'étroitesse du champ opératoire ne permettait pas l'engagement du grand diamètre de la tumeur.

Cette conception si exacte du morcellement par Amussat est une des plus belles conquêtes de la chirurgie française.

Le morcellement est, au même titre que l'hémostase préventive, une manœuvre d'exception en chirurgie : manœuvre aussi précieuse, lorsqu'elle est réellement indiquée, qu'elle se trouve déplorable quand elle n'est pas indispensable.

Le morcellement, lorsque le champ opératoire est étroit et profond, simplifie et accélère l'opération, tout en la rendant plus sûre et en augmentant pour la patiente les chances de salut. Son application méthodique et générale à la chirurgie est au contraire une pratique mauvaise et défectueuse qui aggrave et prolonge à la fois, au grand détriment des malades, des opérations simples et rapides par la méthode de l'énucléation extemporanée.

Quelques nouveaux modèles de pinces hémostatiques.

Pinces à mors élastiques.
Pinces à mors courts. — Pinces Clamp à pression progressive.

Le matériel instrumental destiné à l'hémostase est probablement loin d'être tout à fait déterminé.

Les premières pinces hémostatiques à anneaux employées par Péan n'étaient autres, comme nous l'avons signalé plus haut, qu'un modèle légèrement réduit de l'ancienne pince à pansements à arrêt de Charrière. Ces pinces à anneaux étaient de simples appareils de préhension, où la substitution d'un levier du 1er genre à un levier du 3e, jointe à certaines facilités dans le maniement, constituait les améliorations principales sur les anciennes pinces à verrou.

La substitution, pour des modèles plus puissants, de mors allongés aux mors ovalaires du 1er type, loin d'augmenter l'effet produit, rendit ces instruments d'autant moins efficaces que l'élasticité de leurs branches ne permettait d'exercer au niveau des anneaux qu'un effort limité, tandis que la rigidité des mors occasionnait, à mesure qu'on serrait plus fort à leur partie moyenne un objet de quelque épaisseur, un écart sensible de leurs extrémités.

C'est ainsi que se trouvaient construites *sans exception* toutes les pinces hémostatiques à mors longs au commencement de l'année 1887.

Si l'on serrait, par exemple, entre les mors d'une de ces pinces, droite ou courbe, dites de Péan, de Terrier ou de Richelot, et sur toute leur longueur, un mouchoir plié de manière à présenter une épaisseur de 5 à 6 millimètres, plus on engrenait la crémaillère et moins les extrémités de la pince exerçaient de constriction sur le tissu interposé. Elles finissaient même par s'écarter légèrement et la partie correspondante du mouchoir devenait libre, tandis que celle voisine de l'articulation se trouvait de plus en plus vigoureusement écrasée.

Cette particularité me parut tellement évidente que, frappé des inconvénients graves de ces instruments pour la forcipressure des larges pédicules vasculaires, tels que les ligaments utérins, je priai immédiatement M. Collin de me construire des pinces spéciales, basées sur ce principe nouveau, que l'élasticité devrait siéger non plus dans les branches, mais au niveau de leur mors, qui recevraient à cet effet une trempe moins dure et présenteraient une forme concave.

Les avantages de cette disposition nouvelle sont très évidents sur les planches XXIV et XXV, qui représentent 5 pinces, 1 pince longue de Péan d'un modèle antérieur à 1887, la pince à ligaments larges de Richelot, telle qu'il l'employait en mars 1887, et notre modèle de pinces à mors élastiques, serrées toutes trois d'abord légèrement (pl. XXIV), puis aussi fort que possible sur un petit cylindre de bois (pl. XXV).

Seule ma pince conserve, dans les deux planches, les extrémités des mors plus rapprochés que leur partie moyenne. Les extrémités des pinces de Péan et de Richelot s'écartent au contraire à mesure que le cylindre de bois pincé à leur partie moyenne se trouve plus énergiquement comprimé.

Pinces à mors élastiques.

Notre grande pince à mors élastiques et cannelés sur la longueur, pour les ligaments larges, fut construite à la fin de février 1887, et présentée le 9 mars, à la Société de chirurgie de Paris.

Un modèle plus petit fut exécuté dès cette époque pour les pédicules de moindre épaisseur.

L'importance de cette modification, absolument originale, à la construction antérieure des longues pinces à pédicules, fut tellement évidente que les anciens modèles, dont les mors rigides s'appliquaient, à l'état de repos, l'un contre l'autre sur toute leur longueur, se sont trouvés depuis cette époque presque généralement remplacés par des types à mors élastiques.

Il est donc juste que nous revendiquions la découverte de ce nouveau modèle de pinces.

Avec les nouvelles pinces, jamais les extrémités des mors, qui se joignent en premier lieu, ne lâchent les tissus saisis. La trempe spéciale des mors a été déterminée par l'expérience, de manière à permettre d'étrangler puissamment au niveau de leur partie moyenne, à mesure que l'on exerce sur les anneaux une pression suffisante, une épaisseur minime de tissus vasculaires (2 à 3 millimètres).

Les avantages de ces pinces à longs mors élastiques nous portèrent quelques années plus tard à appliquer le même principe à

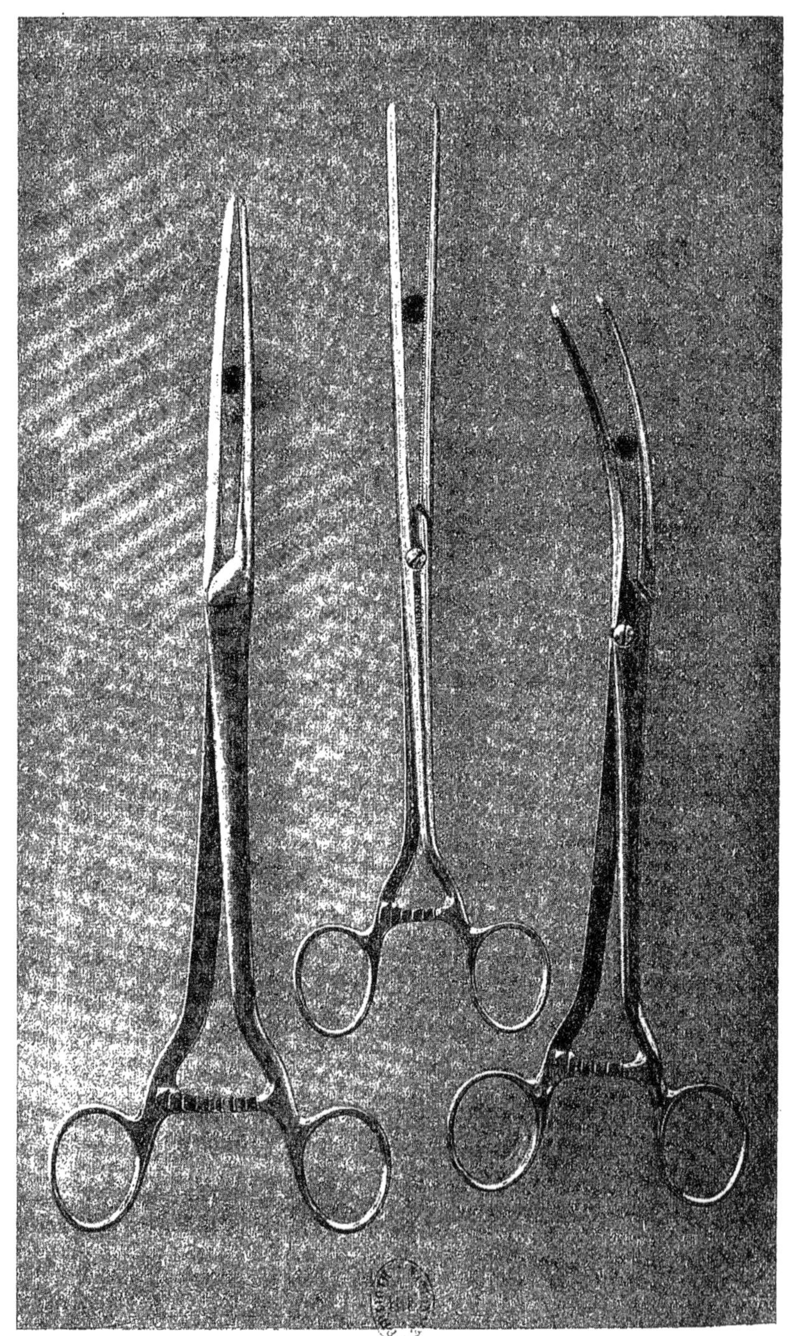

Pl. XXIV.

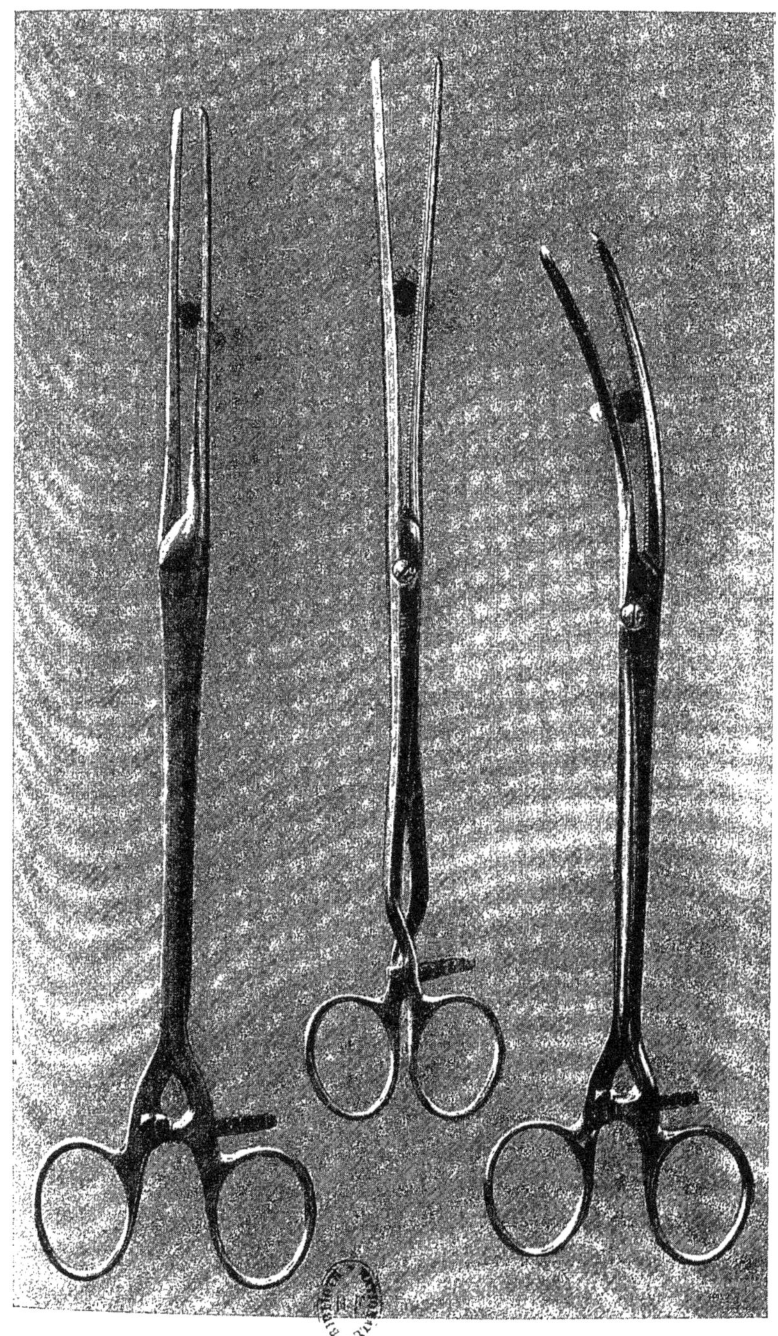

Pl. XXV.

la construction de longues pinces courbes sur le champ, mais beaucoup plus souples, pour la fermeture provisoire, au cours de la pylorectomie ou de l'entérectomie, de l'estomac et de l'intestin.

Les nouvelles pinces à gastrectomie, dont les mors sont tel-

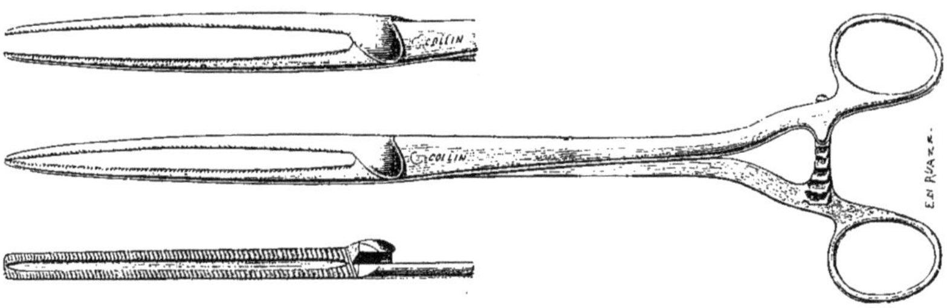

Fig. 99. — Pince clamp à mors élastiques (modèle de 1887).

lement élastiques qu'on peut y serrer le doigt sans douleur, présentèrent, pour ces opérations, les avantages que nous en attendions. Elles permettent la fermeture provisoire du calibre

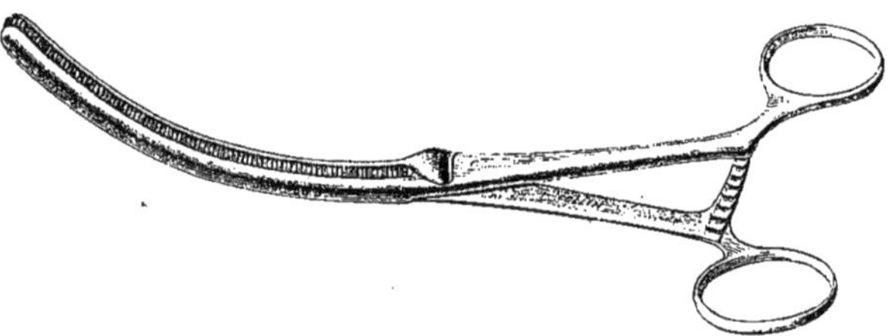

Fig. 100. — Pince à mors élastiques pour la gastrectomie.

intestinal sans léser la muqueuse et sans arrêter la circulation du sang dans les artérioles d'un certain calibre.

D'autres pinces, plus grêles encore, furent construites pour les lèvres, dans le double but de paralyser la douleur et de faciliter l'ablation de cancroïdes peu étendus par l'anesthésie locale à la cocaïne.

Pinces hémostatiques à mors longs.

Nous avons abandonné à la même époque (1887) les pinces hémostatiques du premier type de Charrière, qu'avait voulu s'attribuer Péan, et dont les mors se croisaient lorsqu'on les appliquait sur des tissus de quelque épaisseur. Le principal usage que

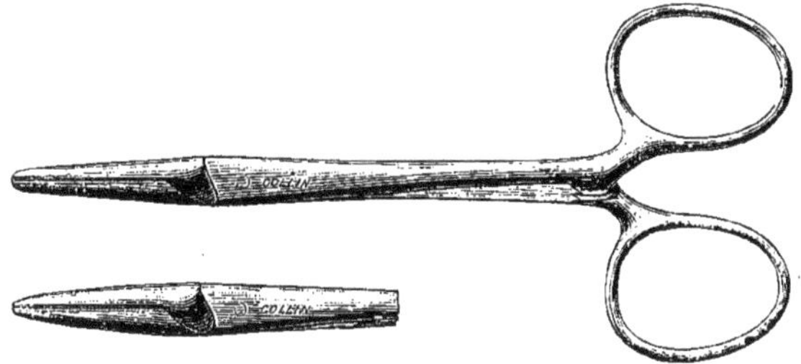

Fig. 101. — Pince hémostatique à mors longs.

nous faisions de ces pinces était en effet de fixer, pendant les laparotomies, le péritoine pariétal et les compresses qui empê-

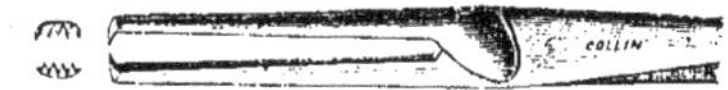

Fig. 102. — Pince à griffes pour les sutures.

chaient l'issue des intestins. Ces instruments étaient détestables pour cet usage.

Nous avons adopté le modèle à mors longs de Kœberlé, construit par M. Collin sur les indications de J. Championnière (fig. 101), et nous avons fait construire en même temps, pour la préhension des vaisseaux au milieu des tissus fibreux et lardacés, une pince à 9 griffes obliques, à crémaillère et à anneaux (fig. 102) qui nous sert également, dans certains cas, à faciliter, au moment des sutures, l'affrontement des lèvres de la peau.

Essai pour l'hémostase définitive d'une pince à levier avec mouvement de va-et-vient d'un des mors dans le sens longitudinal.

Ces pinces ne nous satisfaisaient cependant pas pour l'hémostase proprement dite.

Nous avons entrepris sur ce sujet un certain nombre d'expériences, et nous avons étudié quelles étaient les conditions anatomiques de la fermeture définitive des artères par l'application de pinces à demeure.

Nous avons prié M. Collin, en mai 1896, de nous construire, pour ces recherches, divers modèles de pinces, les unes disposées de manière à multiplier par un levier beaucoup plus puissant l'effort de la main, d'autres présentant entre les mors une plaque cannelée à coulisse longitudinale, actionnée par un puissant levier (Pl. XXVI).

Cette pince à coulisse nous permit, après avoir fixé la crémaillère, de réduire à une épaisseur minime, par plusieurs mouvements de va-et-vient, les tissus pincés. L'écrasement des tissus ne se trouvait pas encore assez considérable.

Pinces à artères à mors courts

C'est alors que nous avons déterminé notre modèle actuel de pinces à artères à mors courts qui réalisent bien au delà le même résultat.

Les artères saisies entre les mors de ces instruments se trouvent à ce point écrasées, que la tunique externe seule subsiste. La tunique moyenne est rebroussée comme après la torsion.

Ce résultat est très analogue à celui que cherchèrent à obtenir Maunoir et Amussat par le procédé dit des mâchures (voir plus haut). Maunoir et Amussat avaient pensé juste, mais ils échouè-

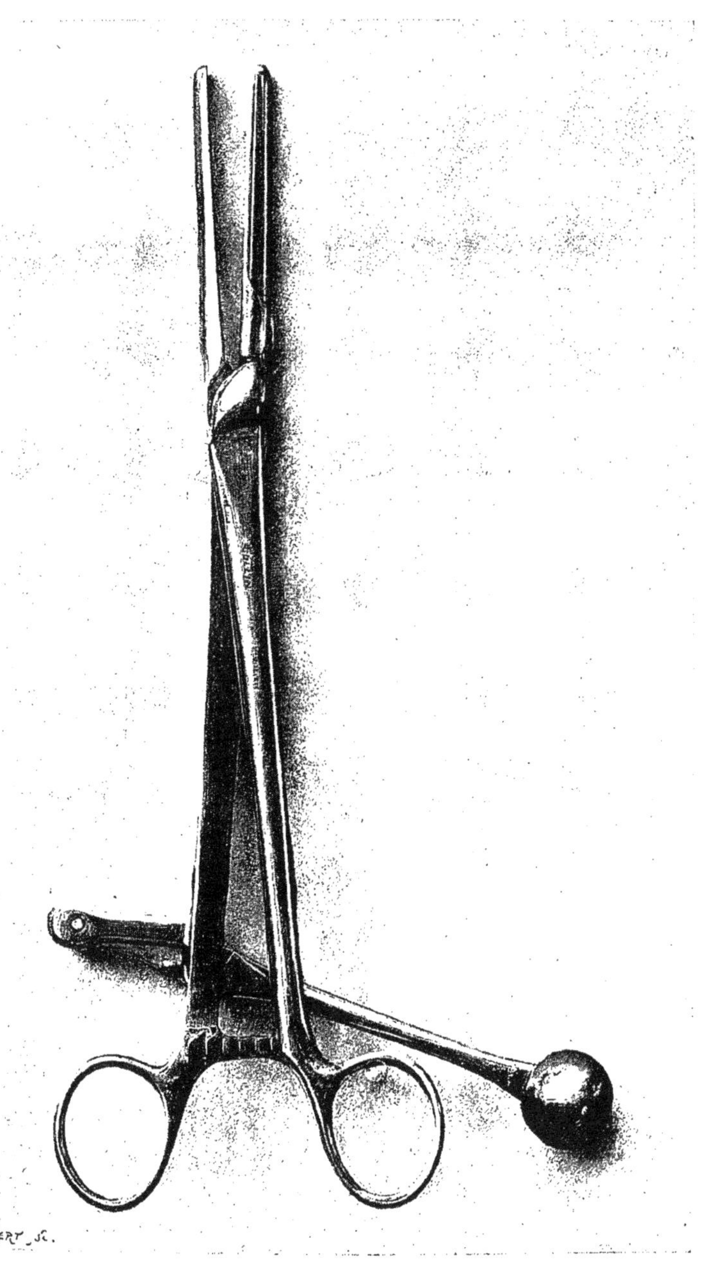

Pl. XXVI. — Pince à glissière.

rent dans leur tentative, faute d'une connaissance suffisamment approfondie des lois de la mécanique.

Nous avons ainsi établi un modèle courant de pinces hémostatiques, dont la puissance du levier est de 7 × 1 (fig. 103) ou 8 × 1 (fig. 104) tandis que les pinces antérieures multipliaient, les types communs (fig. 101), de 1,5 à 2. les plus puissantes, de 3 à 3,5.

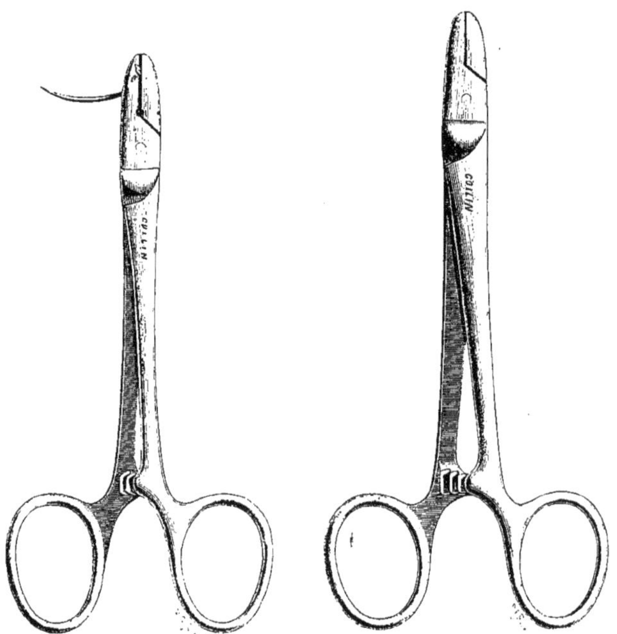

Fig. 103. — Pince hémostatique et porte-aiguille à mors courts.

Fig. 104. — Pince plus puissante à mors courts.

Les mors de ces nouvelles pinces sont disposés en outre, à leur extrémité, de manière à conduire directement la ligature sur les tissus saisis. Les branches de ces instruments sont d'une puissance extrême et possèdent une crémaillère à plusieurs dents.

Ces pinces réalisent, si on les serre simplement avec le pouce et l'index, une pression quatre fois supérieure au moins à celle des anciens modèles. Si l'on rapproche ensuite les anneaux à pleine main, la puissance musculaire des fléchisseurs étant, chez un homme de force moyenne, de 60 à 65 kilogrammes, la pression à l'extrémité des mors se trouve d'environ 400 kilogrammes.

On obtient ainsi pour les artères même d'un certain calibre, un rebroussement de la tunique moyenne et un accolement de l'externe si parfaits que, dans bien des opérations, la ligature devient inutile.

L'instrument doit être laissé quelques minutes sur le vaisseau. L'emploi de ces pinces puissantes réalise scientifiquement et régulièrement l'hémostase par forcipressure temporaire, jusqu'alors imparfaite par suite de l'insuffisance des instruments antérieurs.

Les résultats remarquables que nous avons obtenus d'emblée dans les opérations sur la tête, le cou, le tronc et les membres, nous engagèrent à appliquer le même principe à la chirurgie abdominale. Mais il y avait un obstacle matériel : les mors des pinces destinées à la forcipressure des larges pédicules ovariens ou des ligaments utérins ne pouvant présenter moins de 8 centimètres de longueur, il eût fallu, pour une multiplication de 7 × 1, des branches de 8 × 7, soit de 56 centimètres de longueur, dimensions par trop exagérées. Nous avons donc imaginé pour ces opérations un dispositif nouveau.

Pince clamp à pression progressive.

Le nouvel instrument, qui est une pince à pression progressive et multiplie successivement de 2 jusqu'à 20 l'effort exercé au niveau de ses anneaux, permet de réduire à l'épaisseur d'une feuille de papier les pédicules les plus volumineux. Cette multiplication de l'effort de la main se fait par l'action d'un levier latéral disposé de manière à n'agir qu'au moment voulu. Tant que l'anneau qui le termine demeure fixé à la branche correspondante de la pince par le crochet correspondant, l'instrument est manié comme une pince ordinaire. Appliquons-le, par exemple, sur le pédicule d'un kyste ovarien; les branches sont serrées et se fixent dans cette position par l'effet de la crémaillère antérieure. La puissance multiplicatrice est alors de 2×1.

Il suffit alors de libérer, en poussant le crochet qui le retient, l'anneau qui termine le levier mobile et de l'écarter de la branche correspondante. Le cran de la noix vient à ce moment franchir le crochet de la pièce de traction fixée à l'autre branche, et

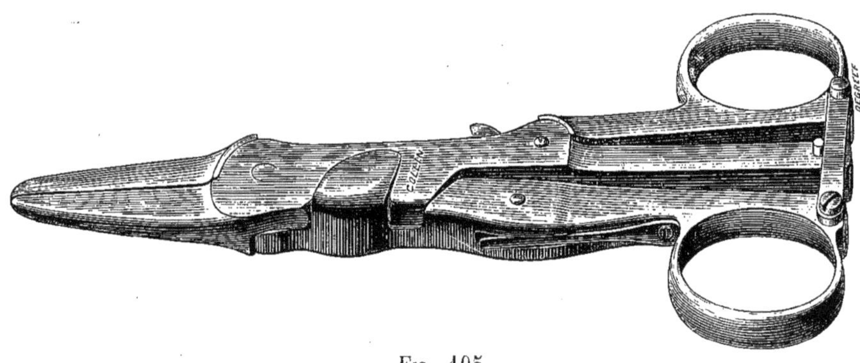

Fig. 105.

l'effort exercé sur les anneaux se trouve dès ce moment multiplié, à mesure que ces derniers se rapprochent, par un chiffre qui croît de 2 jusqu'à 20.

Les branches et les tenons de cette pince doivent être d'une résistance exceptionnelle, comme en témoignent la figure 105 et la planche XXVII, l'effort exercé à l'extrémité des mors pouvant atteindre 600, 800 et jusqu'à 1000 kilogrammes.

Le levier de cette pince est en effet tellement puissant que, si l'on saisissait dans les mors un objet trop résistant, une tige de bois dur ou de métal par exemple, on briserait l'instrument, comme il nous est arrivé pour un premier modèle trop faible, sous le simple effort de la main.

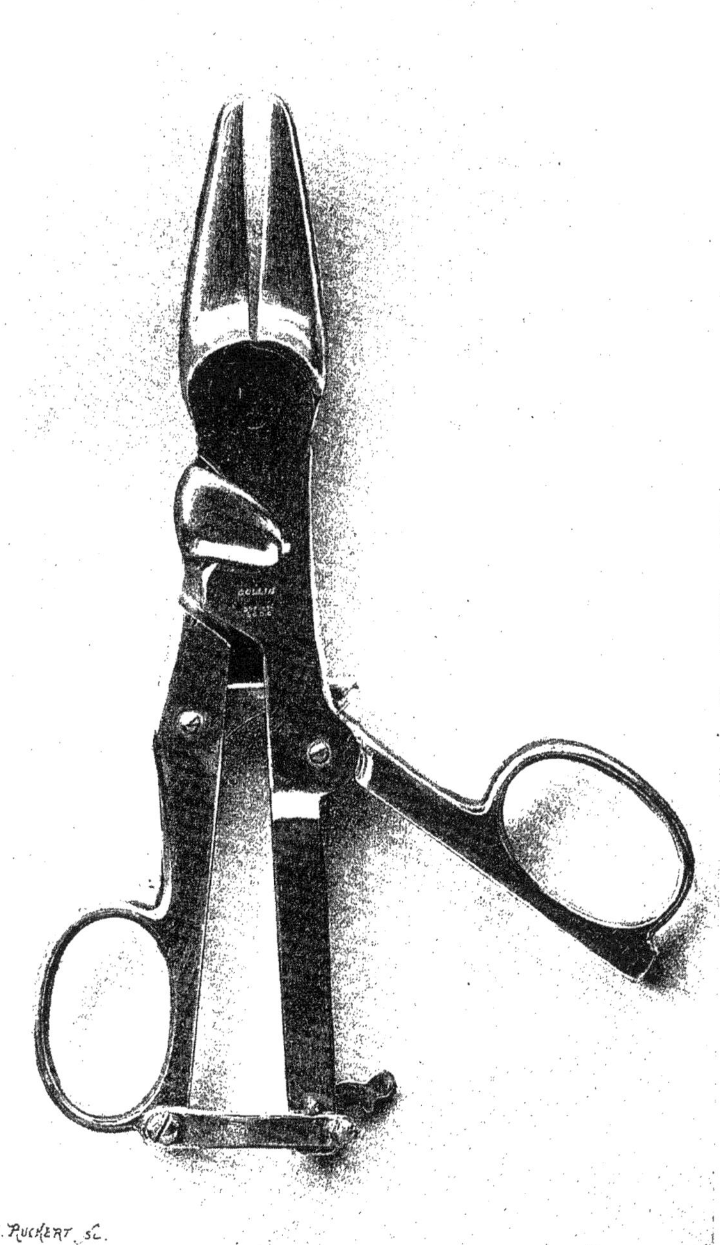

C. RUCKERT, SC.

PL. XXVII.

Il faut que quelque chose cède. Si ce puissant instrument présente des mors plats, il ne doit être appliqué que sur des corps susceptibles d'être écrasés. Veut-on adapter le même principe à la section des os ou d'objets métalliques (fil d'acier, etc.), il suffit de remplacer les mors plats par des mors de cisaille ou de pince coupante. .

La nouvelle pince nous sert à écraser extemporanément les ligaments larges, les pédicules des kystes de l'ovaire, les adhérences épiploïques ou autres, qui se trouvent ainsi réduites à leurs feuillets péritonéaux. La plupart des artères se trouvent immédiatement oblitérées.

Nous ne conseillons pas, en chirurgie péritonéale, de couper les pédicules ainsi écrasés sans les lier, une hémorragie secondaire pouvant se produire dans des cas où l'hémostase semble d'emblée satisfaisante.

L'instrument enlevé, le point comprimé est réduit à une si faible épaisseur, qu'il devient facile d'assurer l'hémostase définitive à l'aide d'une ligature de soie très fine. Cet écrasement des tissus péri-vasculaires est donc très avantageux, les fils de soie fins n'étant jamais irritants, tandis que ceux de gros diamètre occasionnent souvent dans les tissus l'évolution de petits foyers inflammatoires ou purulents. On évite en outre de laisser, dans le péritoine, de gros moignons épiploïques ou ligamentaires, véritables corps étrangers d'une résorption lente et exposés à l'infection.

L'emploi de cette pince à pression progressive, véritable clamp d'une puissance jusqu'alors inusitée, est donc des plus utiles toutes les fois qu'il est nécessaire de lier en masse un pédicule vasculaire d'une certaine importance et dont la constriction nécessiterait des fils volumineux.

Dans l'hystérectomie vaginale, l'écrasement des ligaments larges est particulièrement avantageux, que l'on doive employer pour l'hémostase définitive les pinces ou les ligatures.

La réduction, par le nouvel instrument, à une épaisseur minime des tissus qu'on doit ensuite lier ou pincer assure en effet après l'hystérectomie vaginale une élimination beaucoup plus rapide des parties nécrosées. Les tissus adipeux, musculaires et élastiques des ligaments larges et des vaisseaux sont refoulés au-dessus et au-dessous des mors de la pince, entre lesquels il ne reste que les feuillets séreux et la tunique celluleuse des artères et des veines. Les cordons nerveux sont complètement sectionnés. On ne doit donc employer cet instrument que lorsque le pédicule possède une envoloppe fibro-celluleuse souple et résistante. On évite ainsi à la fois tout danger d'hémorragie secondaire ou d'accidents septiques dus à la présence au fond du vagin de débris sphacélés volumineux.

Ces nouvelles pinces sont ainsi non plus, comme les anciens modèles de pinces hémostatiques, de simples appareils préhenseurs des vaisseaux, qui ne pratiquaient l'hémostase qu'occasionnellement et d'une manière défectueuse, mais de véritables appareils de forcipressure, calculés et construits d'après des données mécaniques et expérimentales précises.

Du choix des meilleurs modèles de pinces hémostatiques.

Nous n'employons ainsi que 8 modèles de pinces hémostatiques:

1° Un modèle de 14 centimètres de longueur, à mors évidés, dont la multiplication est de 7, qui sert aussi de porte-aiguille et à tenir les compresses. Ce modèle est notre pince courante (fig. 103).

2° Un modèle plus fort, de 12 centimètres de long d'une multiplication de 8, destiné à l'hémostase d'emblée des artères saines et de moyen calibre ou bien à l'application ultérieure des ligatures; 10 de ces fortes pinces nous suffisent (fig. 104).

3° Une pince à 9 griffes obliques et à crémaillère, destinée à faciliter la suture de la peau et à faire l'hémostase des pédicules vasculaires à la fois indurés et friables (fig. 102).

4° Une pince à anneaux, destinée particulièrement à la préhension des petites tumeurs des ovaires et des trompes (fig. 106).

5° Une longue pince à mors courbes de 25 centimètres, qui nous sert surtout à la toilette du péritoine (fig. 107).

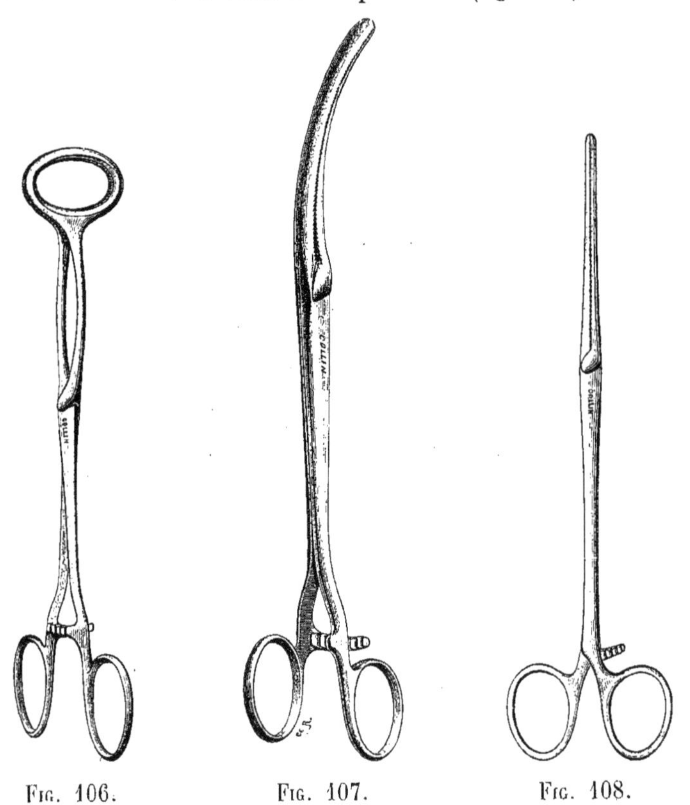

Fig. 106. Fig. 107. Fig. 108.

6° Notre grand modèle de pinces à hystérectomie vaginale pour les pédicules ligamenteux ou autres (fig. 99).

7° Un modèle plus petit, dit aussi pince de renfort (fig. 108).

8° Enfin une pince clamp à pression progressive (fig. 105 et pl. XXVII).

CHAPITRE VII

TRAITEMENT DE LA PLAIE OPÉRATOIRE

L'opération terminée et l'hémostase reconnue satisfaisante, il faut procéder au pansement. Ce dernier varie suivant que la plaie opératoire est réunie avec ou sans drainage ou bien laissée béante, et traitée par le tamponnement.

1° *Réunion immédiate et drainage.*

Avantages de la réunion immédiate.

La **réunion immédiate** est l'idéal en chirurgie.

Dix ou douze jours suffisent, — l'expérience chirurgicale le démontre et Cornil vient d'en apporter, par ses belles expériences sur les néoformations vasculaires dans la phlébite et à la surface des séreuses, la confirmation scientifique, — pour assurer la réparation d'une plaie aseptique et permettre au malade de quitter le lit.

La **réunion immédiate** doit être tentée chaque fois qu'il n'y a pas une contre-indication formelle.

Les conditions essentielles du succès sont :

1° L'intégrité des téguments nécessaires pour recouvrir sans tiraillements le champ opératoire;

2° L'asepsie de la plaie et la vitalité des tissus.

L'opération terminée, y compris l'hémostase qui, pour les grandes séreuses, le péritoine notamment, doit être parfaite, le chirurgien procède à la toilette du champ opératoire. Quelques compresses stérilisées, parfois un lavage à l'eau tiède pure ou salée pour les séreuses, et, pour les plaies ordinaires, une irrigation de phénol à 2,5 0/0 précèdent l'application des sutures.

La **réunion immédiate** dépend beaucoup plus d'une **bonne réunion de la peau** que de la coaptation, par des sutures profondes, des tissus sous-jacents. Les **sutures profondes** sont inutiles dans les amputations des membres, dans l'ablation du sein et des néoplasmes sous-cutanés, etc. Nous les réservons aux cas où elles ont à remplir un rôle bien déterminé : fermeture d'une séreuse, suture de plans aponévrotiques, réunion des tendons, des nerfs, etc.

Hormis ces cas, où la réunion de ces tissus spéciaux doit être faite à points séparés et avec de la soie fine, nous ne pratiquons que la suture de la peau.

Cette suture est faite au crin de Florence et le plus souvent à points séparés. Le surjet n'est avantageux que pour les incisions de minime étendue et s'il ne peut se produire aucun tiraillement de la ligne de réunion.

Les points de suture doivent être d'autant plus superficiels que la peau est plus mince.

Tout recroquevillement de la peau doit être évité avec soin.

Rarement l'aiguille doit pénétrer à plus de 5 ou 6 millimètres des lèvres de la plaie. Dans les cas où le recroquevillement est à craindre, nous plaçons alternativement un point superficiel et un point un peu plus profond, ces derniers médiocrement serrés, afin de ne pas exposer à l'étranglement des tissus.

Les points quelque peu profonds doivent être enlevés pour cette raison dès le 2e ou le 3e jour.

Il nous est facile, grâce à l'emploi de nos pinces à griffes et à crémaillère, de faire seul et sans aides des sutures étendues. Il suffit à cet effet d'accoler préalablement les lèvres de l'incision, en deux ou trois points, à l'aide de plusieurs de ces pinces. L'affrontement ainsi préparé, la suture est faite, soit à points séparés, soit en surjet (voir plus loin).

Le crin de Florence est, de toutes les matières employées pour la suture de la peau, la plus avantageuse, en raison de sa solidité et de la manière dont il est toléré par les tissus vivants.

Drainage.

Le drainage, défectueux pour les séreuses, quand le champ opératoire est aseptique, doit être, au contraire, pratiqué toutes les fois qu'il existe une plaie cruentée étendue, où ne manquerait pas de se faire, après l'opération, un suintement séro-sanguinolent d'une certaine abondance.

Inutile pour les plaies superficielles sans larges décollements, où la compression assure une parfaite coaptation des tissus, pour les opérations aseptiques de laparotomie et pour les cures radicales de hernie, le drainage est, au contraire, indispensable après l'ablation du goitre, des tumeurs du sein compliquées d'adénopathie axillaire, et après les grandes amputations.

Pour le goitre, nous plaçons deux drains aux extrémités de l'incision, qui est horizontale et légèrement curviligne, ou bien à sa partie moyenne.

Pour le sein, les drains sont placés aux points déclives, dans le sinus pectoro-cutané. La suture de la peau est d'abord presque complètement terminée. On reconnaît alors, à l'aide d'une longue pince courbe, le cul-de-sac inférieur de la plaie, et l'on y pratique pour les drains, suivant son étendue, deux ou trois orifices.

Nous employons presque sans exception, sauf lorsque le drain est exposé à être serré entre des fragments osseux, des tubes de verre (fig. 109 et 110[1]), qui sont mieux tolérés que tous les autres.

Pour les résections du coude, du poignet, du genou et du pied, nous ne drainons qu'exceptionnellement.

1. Les figures 109 et 110 représentent également une bobine de verre, dont l'axe est percé d'orifices, et une bobine de métal à baguettes, toutes deux destinées à la désinfection des fils de soie, au-dessous desquels peut ainsi pénétrer le liquide antiseptique.

L'opération est, en effet, pratiquée à blanc avec l'aide de la bande élastique. Si l'on connait bien la région, il est facile d'éviter la blessure de tout vaisseau de quelque importance.

La plaie lavée et réunie, la bande d'Esmarch n'est enlevée qu'après l'application d'un pansement compressif. Les tissus profonds se trouvant de ce fait étroitement en contact, les quelques grammes de sang qui s'extravasent viennent en occuper les

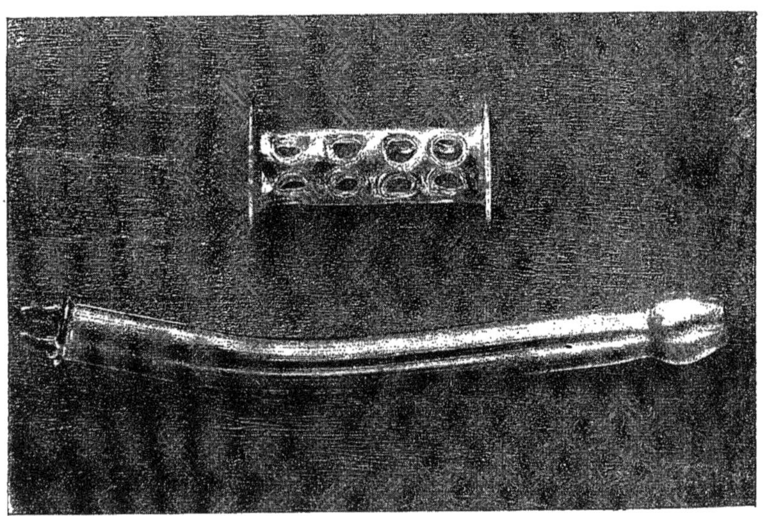

Fig. 109. — Bobine de verre percée de trous pour les fils de soie et drain vaginal pour le cul-de-sac de Douglas.

interstices et concourent eux-mêmes aux phénomènes de réparation. S'accumule-t-il une quantité appréciable de sérosité séro-sanguinolente, nous l'évacuons le lendemain ou le surlendemain à l'aide d'une sonde cannelée, entre deux points de suture. Cette petite opération est répétée aussi souvent qu'il y a lieu, et la plaie demeure aseptique. Nous agissons de même dans la plupart de nos hémicraniectomies. Pour les foyers purulents, nous avons, en général, substitué au drainage avec des gros tubes de caoutchouc le tamponnement antiseptique.

2° *Le Tamponnement des plaies.*

La réunion immédiate doit être proscrite comme dangereuse chaque fois que les tissus sont contus et infectés.

Le moindre caillot sanguin, retenu dans les anfractuosités de

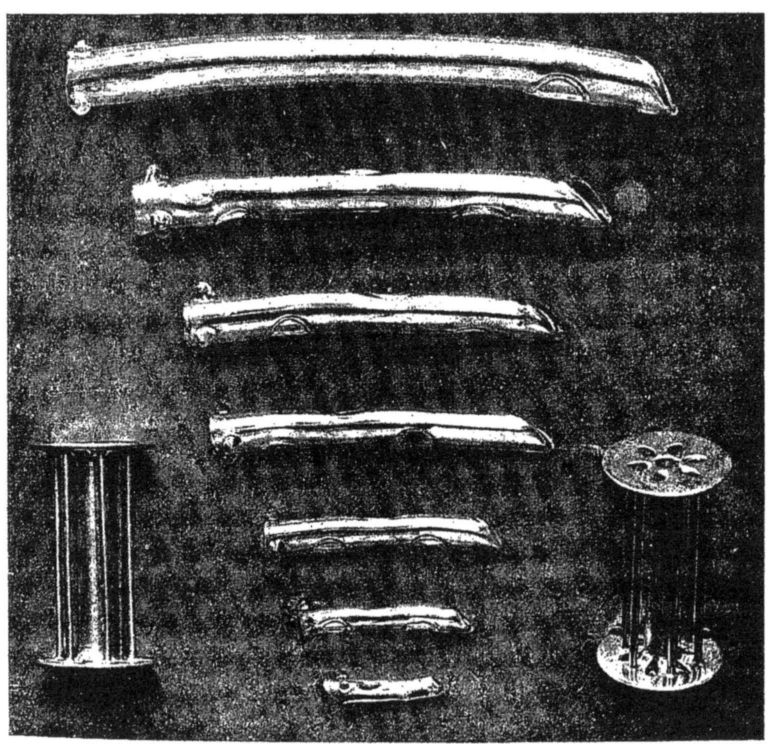

Fig. 110. — Drains de verre et bobines à baguettes pour les fils de soie.

la plaie, est alors la proie rapide des bactéries et devient le point de départ d'une septicémie d'autant plus grave que les tissus voisins, écrasés et dilacérés, sont dépourvus de vitalité.

Les foyers purulents étendus, les poches hydatiques viscérales ou rétro-péritonéales qu'il est impossible d'extirper en totalité doivent être traités par le tamponnement[1]. Il en est de même, à part de rares exceptions, des évidements osseux pour tuberculose ou ostéomyélite, etc., etc.

Nous pratiquons le tamponnement avec de simples compresses stérilisées, que nous employons soit sèches, soit imbibées d'une solution de phénol à 2,5 0/0 ou de sublimé à 1 0/00.

Tout antiseptique pulvérulent est, en pareil cas, inutile, et se montre en outre le plus souvent nuisible. Nous proscrivons absolument l'emploi de l'iodoforme, du salol, etc.

Le tamponnement agit en isolant les tissus atteints ou menacés d'infection, et en assurant par capillarité l'écoulement des liquides de la plaie.

Cliniquement on tamponne, tantôt des **plaies aseptiques**, tantôt des **plaies infectées**. La conduite à tenir varie suivant les différents cas.

1° **La plaie est aseptique.** Le tamponnement, qui se fait, en pareil cas, avec de la **gaze stérilisée simple**, est le plus souvent destiné à éviter l'infection secondaire d'une séreuse ouverte en un point de la plaie, et que des sutures seraient impuissantes à protéger (ouverture du genou au niveau du plateau tibial au cours d'un évidement osseux, cholécystotomie à suture perdue, etc.).

Les compresses restent en pareil cas sans odeur. Elles sont retirées au bout de 3 à 4 jours. La plaie se réunit secondairement 2 ou 3 jours après, sans suppuration.

2° **La plaie est infectée.** Quand la plaie est infectée, ou bien dans les cavités naturelles (vagin, rectum), le tampon exhale le plus souvent, dès le 2° ou le 3° jour, une odeur fétide.

Ces plaies ne pouvant guérir que par réunion secondaire et après suppuration, qu'importe cette odeur désagréable, si la pré-

1. Communication au Congrès pour l'Avancement des Sciences. 13 août 1889.

sence du tampon empêche la production d'accidents septicémiques locaux ou de l'infection à distance, tout en assurant, par exemple, après l'hystérectomie vaginale, la fermeture rapide du péritoine.

La température et le pouls sont, en pareil cas, surveillés avec soin, et le tampon, même s'il est odorant, doit être laissé en place, quand l'état du patient demeure apyrétique, pendant 3 ou 4 jours.

La réunion profonde effectuée, on peut enlever la compresse et pratiquer des lavages répétés, ou bien appliquer, s'il est préférable, deux fois par jour, de nouvelles compresses imbibées de sublimé ou d'un autre liquide antiseptique.

Le tamponnement est également le meilleur mode de traitement des abcès simples de quelque étendue, des vastes abcès du sein, par exemple.

La cavité suppurée est largement ouverte sous le chloroforme et évacuée, puis, après un lavage antiseptique, explorée avec le doigt, qui parcourt les prolongements anfractueux de la poche et détruit les cloisons susceptibles de s'opposer à la pénétration de la compresse de gaze. Celle-ci est enlevée au bout de 2 ou 3 jours, et remplacée par une autre, beaucoup moins volumineuse.

Dès que la plaie bourgeonne, le tamponnement devient inutile. Il convient toutefois de maintenir béant l'orifice cutané jusqu'à ce que la profondeur soit comblée définitivement.

Le tamponnement, outre son action favorable quand il y a menace de septicémie, est encore la méthode de choix dans quelques autres cas, notamment pour arrêter certaines hémorragies en nappe, rebelles aux applications chaudes ou à l'action d'un jet de vapeur, suivant la méthode du prof. Sneguireff de Moscou.

C'est ainsi que le tamponnement des cavités séreuses ou de certaines plaies qui donnent un écoulement sanguin abondant, permet, si on le combine à un pansement compressif, d'éviter l'application longue et fastidieuse d'une quantité de ligatures.

Il suffit de maintenir ces plaies tamponnées pendant 24 ou 48 heures par une compresse de gaze aseptique, pour éviter tout danger d'hémorragie en nappe. La peau est suturée par-dessus les compresses; on les enlève au bout de 2 jours, soit par un orifice ménagé le long de la suture, soit après désunion de la ligne d'affrontement, qui est alors immédiatement rétablie.

3° *L'irrigation continue pour le traitement des plaies contuses des membres.*

Dans certains cas de plaies accidentelles contuses et infectées, le tamponnement, joint à un pansement antiseptique humide, peut ne pas donner une sécurité suffisante.

La balnéation continue elle-même, qui n'est guère applicable qu'à l'avant-bras et à la main, est souvent mal supportée.

Nous avons pris l'habitude, depuis nos premières années d'études médicales, de traiter ces plaies, suivant une pratique ancienne, par l'irrigation continue.

Le membre écrasé est placé au bord du lit, sur une toile cirée, et recouvert de compresses de gaze sur lesquelles coule, en un mince filet, l'eau contenue dans un récipient suspendu à 1 m. 50 au-dessus.

Nous avons obtenu, pendant notre internat à Reims, les résultats les plus remarquables de l'irrigation continue dans des cas de plaies contuses des membres : écrasement partiel des mains et des pieds, luxations ouvertes, fractures compliquées.

L'irrigation continue est alors une ressource précieuse.

On la pratiquait autrefois avec de l'eau pure. Aujourd'hui, il est mieux de la combiner avec l'antisepsie et d'additionner le liquide d'une faible proportion de phénol, 1 0/0 par exemple.

Les résultats de ce traitement sont remarquables. Supposons

un écrasement du doigt dans un engrenage, une plaie contuse de la main, du poignet, par l'éclatement d'une arme à feu.

Il est difficile de désinfecter ces tissus déchirés, noircis par le cambouis, par les produits de la déflagration de la poudre, et souvent criblés de parcelles osseuses libres ou adhérentes à des lambeaux de tendons et de périoste.

De telles plaies sont vouées en outre à une mortification partielle.

Quelle doit être la conduite du chirurgien? Amputer est bien radical, quand il s'agit de la main surtout, où la réparation se fait si bien; une pince naturelle imparfaite, constituée par le pouce et quelques débris de la paume et des phalanges, vaut mieux que le plus remarquable des appareils prothétiques.

Le seul mode de traitement sûr et qui permette d'attendre sans danger la délimitation des parties mortifiées, est, en pareil cas, l'irrigation continue.

Le liquide doit être à la température de la chambre, qui varie en général de 14° à 18°; une température inférieure est rarement tolérée.

L'irrigation est faite d'abord activement, puis goutte à goutte. Les parties anfractueuses de la plaie doivent être isolées par des mèches de gaze, afin d'y assurer l'accès, par capillarité, du liquide antiseptique.

La basse température du liquide est un des facteurs principaux de la guérison, les bactéries pyogènes ne se développant guère au-dessous de 18°.

L'action mécanique de l'eau à la surface de la plaie, où toute stagnation de liquides septiques se trouve ainsi prévenue, est également un préservatif de l'infection. Que de fois n'avons-nous pas constaté, si l'on tentait de supprimer, parce que l'état local et général se montraient satisfaisants, l'irrigation continue, l'apparition rapide de la fièvre et des accidents inflammatoires, jusqu'alors évités. Les bains espacés et les lavages rares avec des solutions antiseptiques plus concentrées, combinées avec un pansement humide à demeure se montrent le plus souvent inefficaces, et la plaie prend en 24 heures un mauvais aspect : l'irrigation continue est installée de nouveau, et tout rentre dans l'ordre.

Le bourgeonnement se fait très bien sous l'irrigation continue. La suppuration est presque nulle, et l'élimination des parties mortifiées se fait en deux ou trois semaines, sans douleur et sans phénomènes inflammatoires.

C'est alors qu'il faut songer à l'intervention chirurgicale pour retrancher, dans une intervention orthopédique, sans sacrifier la moindre parcelle de tissus dont on puisse tirer profit, les débris inutiles.

C'est ainsi que, dès le début de notre internat à Reims, nous trouvant en présence d'un écrasement de la main et du poignet dans un engrenage, où l'amputation de l'avant-bras semblait de prime abord nécessaire, nous avons pu, grâce à l'irrigation continue, en sacrifiant les trois doigts du milieu, les métacarpiens correspondants et une partie du carpe, complètement hachés, reconstituer un pouce et un auriculaire mobiles et opposables.

Ce mode de traitement est particulièrement avantageux à la campagne, où le blessé ne peut pas toujours être soumis à une surveillance éclairée. Le médecin obtiendra facilement des personnes présentes de remplir, chaque fois qu'il sera nécessaire, le récipient d'eau bouillie froide légèrement phéniquée, et pourra ainsi, en ne faisant au blessé qu'une courte visite journalière, obtenir une guérison rapide et satisfaisante.

Lorsque le blessé est sous la surveillance directe du chirurgien, le tamponnement antiseptique humide suffit le plus souvent. L'irrigation continue est alors pratiquée à la moindre alerte.

Si la plaie est contuse et souillée de terre ou de poussière des champs, il est prudent de pratiquer, dans les 2 ou 3 premiers jours, une **injection préventive de sérum antitétanique.**

Le **sérum de Marmoreck**, dans les cas d'infection à streptocoques, donne des résultats satisfaisants, à condition d'être injecté à temps et en quantité suffisante.

4° *Traitement des plaies ouvertes par la pulvérisation antiseptique.*

L'irrigation continue n'est guère applicable au tronc ni à la racine des membres. Une plaie accidentelle ou chirurgicale vient-elle à présenter dans ces régions un aspect inquiétant, par exemple, un volumineux anthrax du dos ou bien, chez un malade faible et antérieurement infecté, une incision de néphrotomie, nous remplaçons l'irrigation continue par la pulvérisation antiseptique.

La pulvérisation est pratiquée, suivant la méthode de Verneuil, plusieurs heures par jour, à l'aide du pulvérisateur à vapeur de J. Championnière (fig. 111 et 112).

Si l'odeur du phénol provoque de la toux, nous substituons à l'eau phéniquée une solution de résorcine à 2 0/0.

La pulvérisation antiseptique est d'une efficacité remarquable : la plaie se déterge en quelques jours, prend un aspect satisfaisant et commence à se fermer. On substitue alors au spray un pansement humide.

5° *Le pansement.*

Le pansement doit être simple et aseptique.

Nous n'employons aucune poudre désinfectante. Nous appliquons sur la ligne des sutures, lorsque la plaie est réunie, quelques compresses de gaze aseptique, puis du coton hydrophile stérilisé.

Nous sommes ainsi revenu, quand le champ opératoire est

aseptique, au pansement sec de Guérin, en le combinant à l'antisepsie. Le coton est fixé soit à l'aide d'une bande de

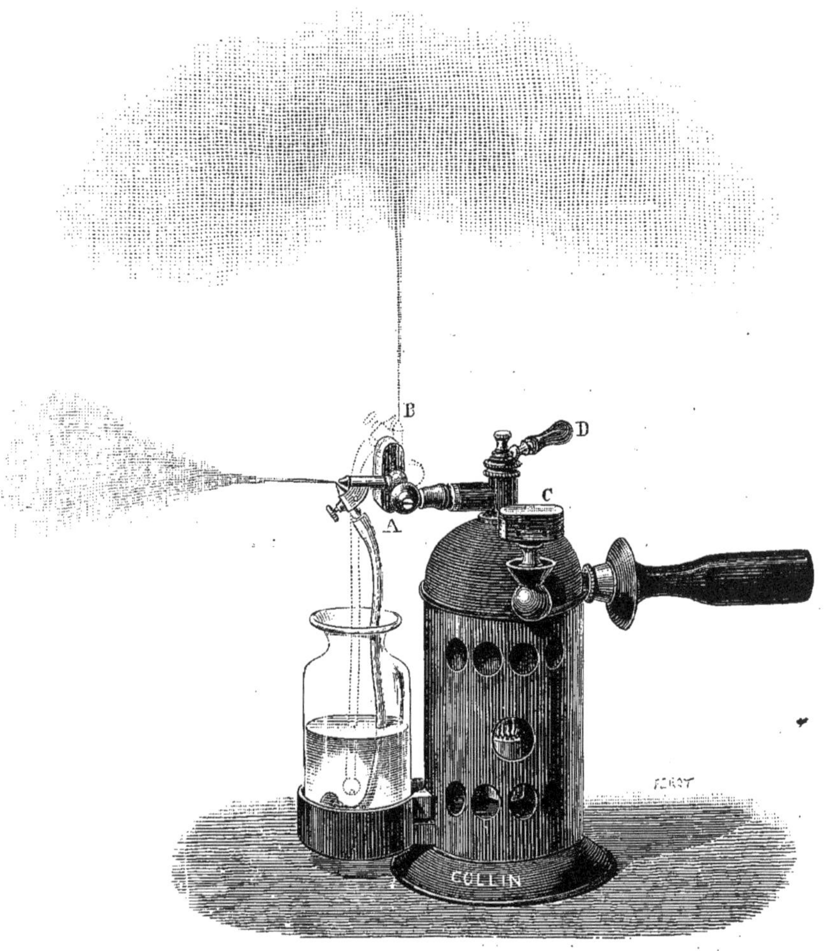

Fig. 111. — Pulvérisateur à vapeur (petit modèle).

gaze ou de toile, soit d'une serviette ou d'un bandage de corps.

Souvent, pour certaines laparatomies, et pour la cure radicale de la hernie inguinale ou crurale par exemple, nous recouvrons

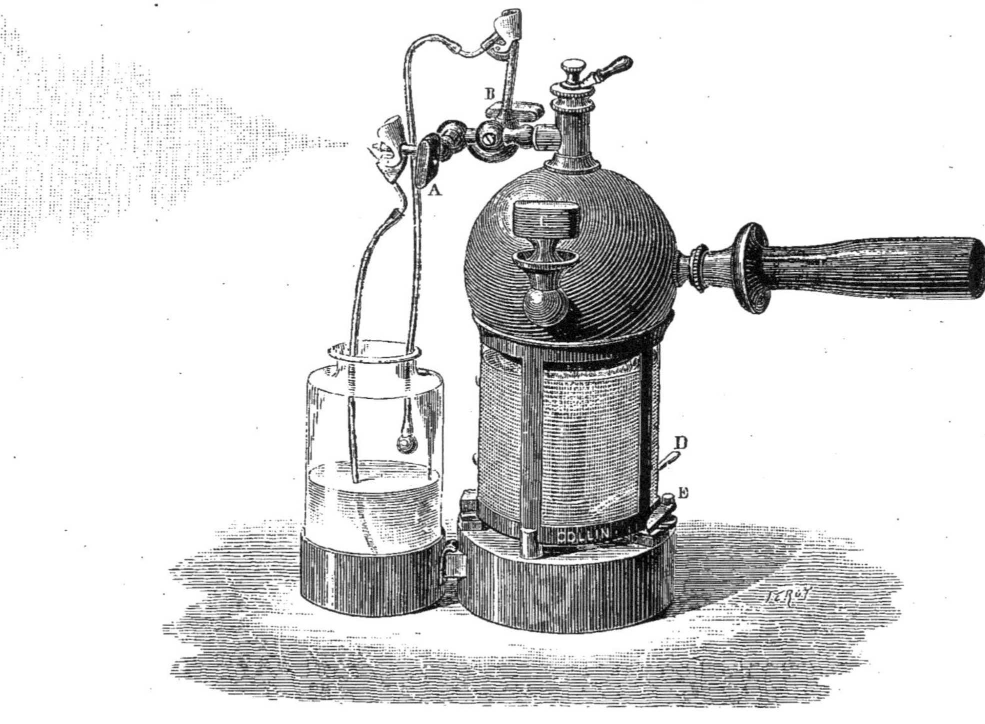

Fig. 112. — Pulvérisateur à vapeur de Lucas-Championnière,

simplement, suivant la méthode de Kocher, la ligne de réunion d'une couche de collodion élastique.

Dans les cas où la plaie, drainée ou tamponnée, doit donner lieu à un abondant écoulement de sérosité, nous disposons au point le plus déclive, où le coton absorbant doit se trouver en quantité suffisante, une feuille imperméable de gutta-percha laminée.

Le tamponnement humide est réservé aux plaies infectées.

6° *Renouvellement du pansement. Lavage des plaies. Changement des Drains et des Tampons de gaze.*

Lorsque la plaie est réunie sans drainage, le pansement peut à la rigueur ne pas être renouvelé avant le 8e jour. Il nous semble préférable d'examiner dès le 2e ou le 3e jour l'état des sutures et de remplacer, après avoir largement enduit de vaseline toute la ligne de réunion, les compresses profondes, qui sont légèrement maculées de sang. Les crins superficiels sont enlevés entre le 6e et le 10e jour, soit en plusieurs séances, soit en une seule fois, suivant la région et le degré de tension de la suture. Les fils profonds, s'il en existe, doivent être coupés le 2e ou le 3e jour.

Quand la plaie opératoire est drainée ou tamponnée, il se produit pendant les premiers jours un suintement séro-sanguinolent assez abondant. Dans ces cas, la partie absorbante du pansement doit être renouvelée aussi souvent qu'il est nécessaire. Si le suintement est considérable, comme on l'observe dans les cas de vastes kystes rétropéritonéaux, le pansement doit être biquotidien. On peut alors disposer avec avantage à la partie déclive de larges sachets de **ouate de bois au sublimé**.

Le renouvellement fréquent des couches absorbantes externes est le seul moyen d'éviter l'infection de la plaie, accident qui ne manque pas de se produire dès que les liquides atteignent la surface du pansement, où ils se putréfient.

C'est ainsi qu'autrefois nous avons vu mourir, à l'hôpital de Reims, à la suite d'une opération très simple de tumeur du sein, une femme qui contracta tout à coup un érysipèle.

On avait négligé, pendant les trois premiers jours, de renouveler le pansement : les liquides de la plaie avaient coulé dans le dos et s'étaient infectés au contact du matelas, antérieurement contaminé par du pus à streptocoques.

Nous pourrions citer beaucoup de cas analogues.

Lorsque la plaie est drainée, il est généralement inutile, quand on change le premier pansement, de laver les drains, qu'il pourrait être difficile de remettre en place. Ceux-ci doivent être, au contraire, à partir du 3e jour, enlevés à chaque pansement et lavés dans l'eau phéniquée.

Jamais on ne doit pratiquer dans une plaie réunie, avant le 8e ou le 10e jour, d'injection antiseptique dans le trajet des drains. Une injection prématurée compromettrait la réunion profonde.

Au bout de 8 jours, ce qui doit se réunir est cicatrisé. Demeure-t-il quelque trajet fistuleux, les injections de phénol à 2 1/2 ou à 5 0/0 hâtent la cicatrisation en faisant disparaître toute trace de pus.

Quand le champ opératoire s'est trouvé fortuitement infecté, il se produit très vite après l'opération un gonflement local avec fièvre et accidents généraux : le mieux alors est de faire sauter toutes les sutures, et de pratiquer le tamponnement humide ou la pulvérisation antiseptique.

CHAPITRE VIII

SOINS GÉNÉRAUX A DONNER A L'OPÉRÉ

Dès que le patient a repris connaissance et se trouve sorti du sommeil chloroformique, le plus grand calme est de rigueur.

La chambre est maintenue dans une obscurité relative. Une ou deux gardes restent au chevet du malade, pour observer l'état de la respiration et, s'il y a lieu, le degré de faiblesse.

Si le réveil du malade tarde, nous faisons respirer de l'**oxygène** et nous pratiquons une ou deux injections de **sérum artificiel**.

Nous avons énuméré, à propos de la narcose, les moyens les plus efficaces que l'on doit employer en pareil cas.

Beaucoup d'opérés, dès qu'ils sont réveillés, souffrent; nous leur faisons une première injection de morphine de 1/4 à 1/2 centigramme.

Notre solution de morphine est préparée à 1/100e avec de l'eau de laurier-cerise, et contient 1/1000e de sulfate d'atropine.

Le degré de souffrance éprouvé par les opérés, dans les heures qui suivent le réveil chloroformique, est très variable et dépend bien plus de leur susceptibilité individuelle que de l'intervention elle-même. Que de malades avons-nous vus n'éprouver aucune douleur et ne pas réclamer de morphine après une hystérectomie vaginale difficile, avec pinces à demeure, tandis que d'autres se plaignent vivement, après une ovariotomie par exemple, d'une simple suture de la paroi abdominale.

Une surexcitation exagérée survenant dès le réveil chloroformique est d'un mauvais pronostic. L'**état du pouls** doit être noté la veille de chaque opération, car son examen donne, les jours suivants, les indications les plus précieuses.

Rarement une élévation de la température rectale à 39° ou 40° se montre d'un pronostic grave si le pouls demeure plein et bat au-dessous de 110 et surtout de 100 fois à la minute.

Les accidents péritonéaux graves se révèlent au contraire par une accélération toute spéciale du pouls radial, qui devient en même temps faible et dépressible.

Ce pouls, dit pouls péritonéal, est un indice précoce d'accidents plus graves et précède souvent de plusieurs jours l'apparition du ballonnement et des vomissements caractéristiques.

Quelques-uns de nos opérés de gastro-entérostomie ou de

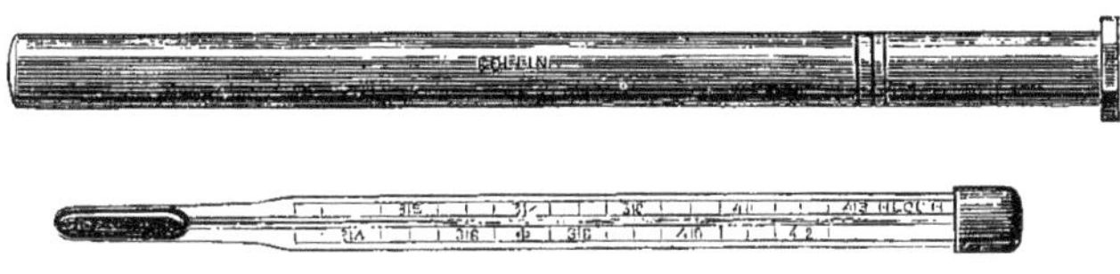

Fig. 115.

pylorectomie, très cachectiques, présentent avant l'opération 40 à 60 pulsations seulement. Un de nos opérés de craniectomie, atteint d'encéphalite et de compression cérébrale, subit cette grave intervention inerte, sans chloroforme, et sa radiale, qui ne battait que 45 fois à la seconde, remonta à 80 pulsations dès que le cerveau fut libéré. Une femme, atteinte depuis plusieurs mois, à la suite d'une attaque d'influenza, de tachycardie, et souffrant d'un fibrome utérin, avait au contraire, à l'état normal, 140 pulsations. Sous le chloroforme, le pouls tomba à 80. Dès le réveil, il atteignit de nouveau 140. Cette malade succomba subitement, quelque temps après, à une syncope cardiaque.

Nous avons insisté, à propos des précautions préliminaires de toute opération, sur la nécessité d'administrer antérieurement au moins un purgatif énergique.

Les malades qui ont été bien purgés ont beaucoup moins de tendance que les autres aux nausées et aux vomissements chloroformiques.

Les purgations sont un précieux auxiliaire dans les suites immédiates de l'opération.

Nous n'avons jamais vu succomber, après la laparotomie, les malades chez lesquels on avait pu entretenir la liberté du ventre.

La moindre tendance au ballonnement, n'existerait-il aucune élévation de température, doit être immédiatement combattue.

Nous n'exceptons que les opérations sur le rectum ou l'anus, la constipation étant souvent recherchée en pareil cas par l'administration de pilules d'opium à dose fractionnée.

Si le ventre reste plat, la température normale et le pouls satisfaisant, il est inutile de purger avant le troisième ou le quatrième jour.

Les évacuations alvines empêchent, en dehors de tout accident péritonitique, la distension gazeuse de l'intestin, si pénible, après certaines opérations péritonéales, par suite des coliques violentes qui accompagnent le déplacement des gaz.

Dans les cas graves, le ballonnement et la paralysie intestinale sont les premiers signes de l'imminence d'une péritonite.

La température atteint alors 38°,5 ou 39°.

Une large application de vessies de glace sur la suture, que l'on collodionne s'il s'agit d'une laparotomie, l'administration opportune de lavements et d'un purgatif peuvent souvent en pareil cas sauver l'opéré. Le ballonnement, s'il ne cède pas, est le prélude d'une péritonite mortelle.

L'**étranglement interne vrai** est-il fréquent après les opérations abdominales? Nous en avons observé deux cas typiques, qui tous deux ont guéri par une nouvelle intervention.

Le plus souvent, les cas de mort que l'on met sur le compte d'un étranglement interne sont de simples péritonites septiques à marche subaiguë, accompagnées de pseudo-étranglement paralytique.

L'étranglement vrai post-opératoire est lui-même presque toujours sous la dépendance directe de quelque complication inflammatoire locale. Les symptômes en sont caractéristiques : le pouls demeure satisfaisant et il n'y a pas d'élévation de température; le signe principal est l'absence totale de gaz rendus par l'anus. L'importance de ce symptôme est telle que la surveillance du malade ne doit être confiée en pareil cas qu'à des personnes d'une expérience reconnue.

Ces malades souffrent le plus souvent de coliques violentes : l'intestin se dessine sous la peau. La constatation de vomissements nettement fécaloïdes vient bientôt confirmer le diagnostic : l'intervention doit être immédiate.

Deux fois seulement, nous l'avons signalé plus haut, sur près de 1 500 opérations péritonéales, nous avons assisté à des accidents d'étranglement post-opératoire vrai.

Grâce à une analyse rigoureuse des symptômes et à l'examen des matières vomies, nous sommes intervenu en temps utile et avec plein succès.

Il s'agissait dans ces deux cas d'un volvulus de l'intestin grêle, fixé dans cette situation anormale par quelques adhérences pelviennes survenues au voisinage d'un gros fil de soie. Ces malades ont parfaitement guéri.

La seconde intervention a eu lieu chez l'une 11 jours, chez l'autre, 28 jours après l'opération primitive.

Nous avons cité ces cas exceptionnels afin de donner au lecteur quelques indications précises s'il se trouvait en présence de semblables complications. Ces accidents sont heureusement très rares, et, lorsque l'opération a été bien conduite, le traitement médical consécutif se réduit le plus souvent à entretenir la liberté du ventre et à régler l'alimentation.

Tout opéré qui a le pouls normal, la température rectale

au-dessous de 38°, qui ne présente ni vomissements, ni coliques, ni ballonnement et peut uriner librement, doit être simplement surveillé.

Il **faut se garder avant tout, en pareil cas, d'entraver l'effort curatif de la nature.** Comme alimentation, de l'eau de Vals ou de Vichy froide par petites quantités, en gargarismes, le premier jour; le lendemain, si les nausées ont cessé, un peu de bouillon ou de lait, le 3e ou le 4e jour un œuf, et les jours suivants une nourriture un peu plus substantielle, qui doit être réglée suivant les particularités inhérentes à chaque opération.

Le calme absolu et la diète pendant les premiers jours sont d'excellents adjuvants d'une guérison rapide.

Le rétablissement est souvent si prompt que beaucoup de malades opérés de gastro-entérostomie, d'hystérectomie abdominale ou vaginale, semblent dès le 5e ou le 6e jour, en état de quitter le lit. Nous ne leur permettons, après les opérations abdominales, de faire les premiers pas que le 11e ou le 12e jour.

A partir du 10e jour, une cicatrice aseptique est déjà très solide et les fils de soie profonds ne permettent aucune désunion.

Les opérés de tumeur du sein, de goitre et de craniectomie se lèvent le plus souvent du 5e au 6e jour.

Nous verrons que, lorsqu'il s'agit d'opérations sur les os, la réparation est plus lente. Beaucoup de nos opérés de résection du coude commencent cependant à se servir de leur membre sans pansement vers le 15e jour, et bien souvent, chez de jeunes enfants, une plaie d'ostéotomie du fémur est consolidée avant la fin du mois.

Nous donnerons en temps et lieu les indications spéciales qui se rapportent à la chirurgie des os.

CHAPITRE IX

TECHNIQUE OPÉRATOIRE

INSTRUMENTS DESTINÉS A LA SECTION ET A LA RÉUNION DES TISSUS.

Nous décrirons, en premier lieu, le maniement de l'instrument tranchant, particulièrement du bistouri, qui est l'arme habituelle du chirurgien, puis nous étudierons les différents modes de *division* et de *réunion* des tissus :

1° de la peau et des muqueuses dermoïdes;
2° des tendons et des aponévroses;
3° du tube gastro-intestinal;
4° du système osseux.

Nous passerons ensuite à la description des opérations spéciales. Cette deuxième partie de notre technique chirurgicale comprendra tout particulièrement l'étude des opérations atypiques. Nous les exposerons, avec dessins à l'appui, telles que nous les pratiquons journellement dans nos longues séances opératoires.

Les ligatures, les amputations, les désarticulations seront envisagées exclusivement telles qu'on les exécute sur le vivant. Nous donnerons donc, à leur sujet, de nombreux détails pratiques que ne renferment pas les traités classiques de médecine opératoire.

C'est assez dire que ce livre est destiné non pas à l'étudiant, mais au praticien, déjà expert dans l'examen clinique des malades et rompu à la pratique de la médecine opératoire typique sur le cadavre.

Le livre de Farabeuf est sur ce point, comme nous l'avons signalé, l'ouvrage le plus admirable de tous par sa méthode et sa précision.

Nous n'en voulons aucun autre dans les mains de l'étudiant.

Celui qui possède à fond son « Farabeuf » et qui exécute sur le cadavre, avec toute la dextérité exigée par le maître, les opérations de l'amphithéâtre, peut seul, après s'être initié à la pratique de l'antisepsie, et à la condition expresse de possèder en outre les qualités requises de tout chirurgien, aborder les opérations sur le vivant. Mais quelle différence entre la **chirurgie des morts** — celle de l'École pratique — et la chirurgie véritable, que nous abordons ici!

Instruments pour la section des parties molles.

Bistouri — Couteau à amputation — Ciseaux — Serre-nœud Thermo-cautère et galvano-cautère.

1° *Bistouri.* — Nous employons presque exclusivement le bistouri à lame droite et courte de Chassaignac (fig. 115 et 116).

Cet instrument est tenu le plus souvent à pleine main (pl. XVII), comme un couteau de table, parfois, dans les cas où une dissection minutieuse exige pour plus de précision le point d'appui de l'auriculaire, comme une plume à écrire.

Un bistouri plus long est nécessaire pour l'amputation des métacarpiens ou des métatarsiens, un autre à lame courte et massive pour les résections.

2° *Couteau à amputation.* — Les couteaux à amputation, dont nous figurons les principaux modèles, doivent être à un seul tranchant. Un couteau de 12 centimètres de lame pour le pied et la jambe, un autre de 18 à 22 centimètres pour la cuisse, suffisent généralement.

Nous pratiquons avec ces instruments toutes les amputations, depuis le Lisfranc jusqu'à la désarticulation de la hanche. Celui qui sait adroitement manier sur le cadavre un couteau de 20 ou de 25 centimètres sera, sur le vivant, un excellent opérateur dès qu'il aura su se familiariser avec l'antisepsie et s'affranchir de la crainte exagérée du sang.

3° *Ciseaux*. — Nous employons presque exclusivement dans nos opérations de forts ciseaux droits à extrémité mousse et de longs ciseaux courbes, également mousses (fig. 125), pour le morcellement des gros fibromes utérins par la voie vaginale. En outre, de petits ciseaux courbes, à lame pointue ou à lame mousse, pour les yeux et les opérations délicates. Le modèle commun de ciseaux courbes dits ciseaux de trousse ne nous sert qu'à la divulsion du collet du sac, dans l'opération de la hernie étranglée.

Les ciseaux, pour l'hystérectomie vaginale, sont très supérieurs au bistouri.

Le bistouri est, au contraire, l'instrument de choix quand le champ opératoire est large, et quand il faut pratiquer une dissection minutieuse, par exemple, lorsqu'il faut détacher de la veine jugulaire interne des ganglions tuberculeux adhérents.

4° *Serre-nœud*. — L'emploi du serre-nœud est aujourd'hui presque exclusivement réservé à l'ablation des polypes muqueux des fosses nasales, qui se pratique à l'aide d'un modèle délicat et bien différent du puissant instrument de Maisonneuve.

5° *Thermo-cautère et galvano-cautère*. — L'usage du cautère actuel est aujourd'hui très limité.

L'ignipuncture ne se pratique plus guère que comme révulsif, à la surface de la peau ou des muqueuses pharyngée et nasale.

Le thermo-cautère de Paquelin et le cautère galvanique, rendu si pratique par l'extension des applications de l'électricité, sont pour ces divers usages de merveilleux instruments.

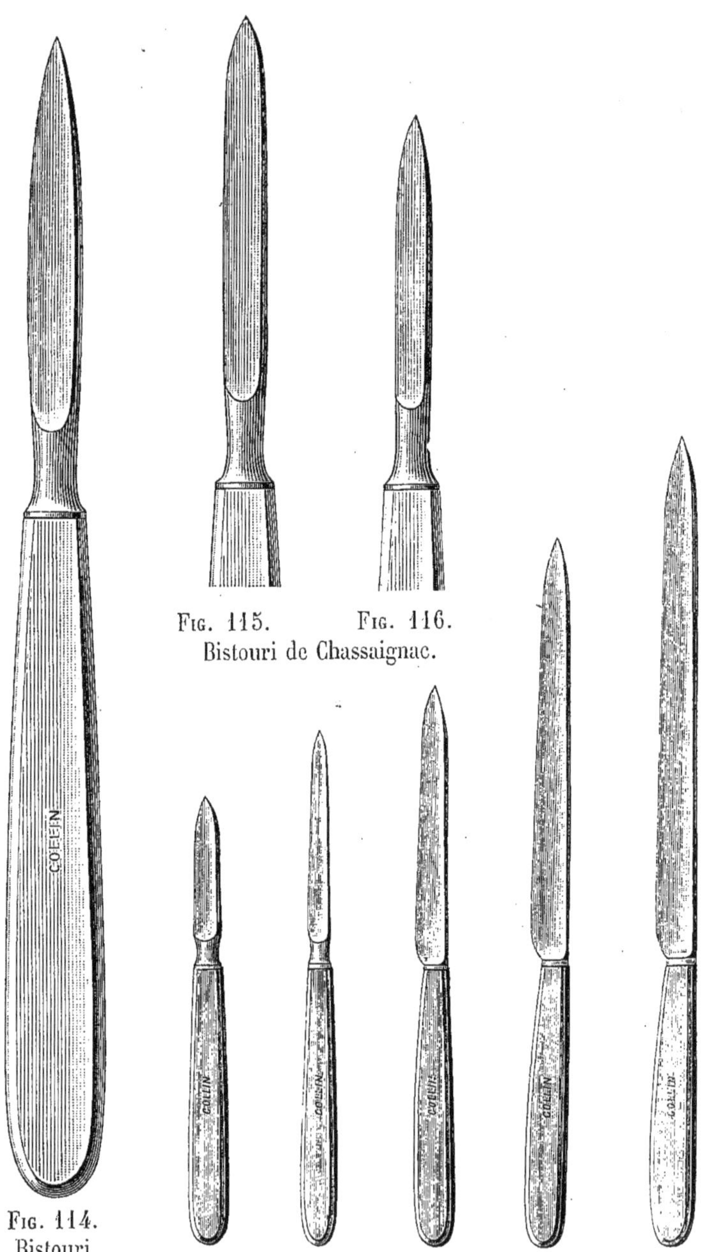

Fig. 114.
Bistouri droit.

Fig. 115. Fig. 116.
Bistouri de Chassaignac.

Fig. 117 à 121. — Couteaux à amputations.

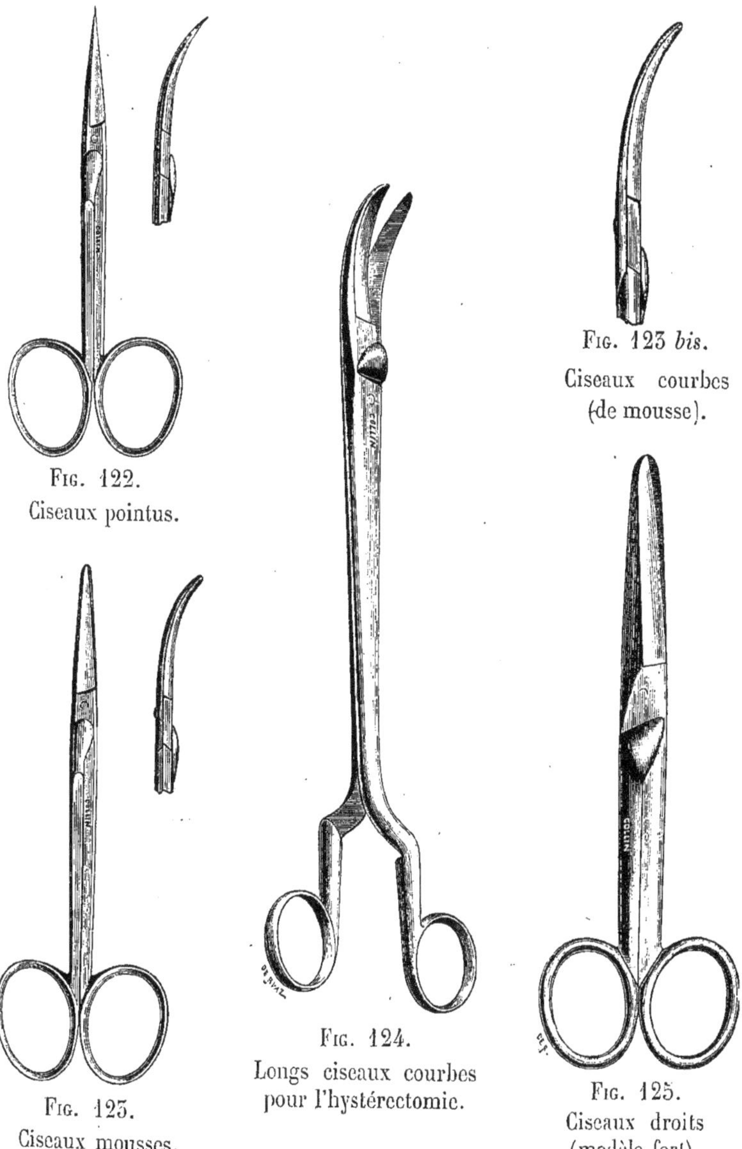

FIG. 122.
Ciseaux pointus.

FIG. 123 *bis*.
Ciseaux courbes
(de mousse).

FIG. 123.
Ciseaux mousses.

FIG. 124.
Longs ciseaux courbes
pour l'hystérectomie.

FIG. 125.
Ciseaux droits
(modèle fort).

Mais leur emploi habituel dans les grandes opérations au lieu de l'instrument tranchant est tombé en désuétude.

Nous ne nous servons guère, dans les grandes opérations, du thermo-cautère que pour la section des pédicules tubaires, dans la castration abdominale, du canal cystique ou de l'appendice iléo-cæcal, dans la résection de la vésicule biliaire et du diver-

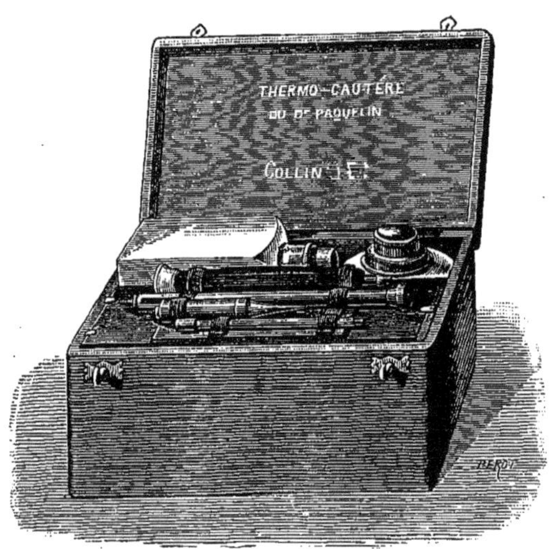

Fig. 126. — Thermo-cautère de Paquelin.

ticule vermiculaire, enfin pour l'incision de l'estomac et de l'intestin dans la gastro-entérostomie.

L'action du feu permet, dans ces cas, d'obtenir une asepsie aussi complète que possible du champ opératoire.

a) *Section et réunion de la peau et les muqueuses dermoïdes.*

La section de la peau et des tissus sous-cutanés se fait, le plus souvent, au bistouri ; nous employons parfois, s'il existe un orifice pathologique, les ciseaux.

L'incision avec le bistouri doit être faite franchement, d'un seul coup, sur toute l'étendue voulue et sans présenter de queue.

Les incisions en T, en raquette, en U doivent être exceptionnelles, et une section rectiligne ou légèrement curviligne suffit le plus généralement à l'abord du champ opératoire.

Lorsqu'il est nécessaire d'enlever une certaine étendue des téguments, par exemple dans l'amputation du sein, le chirurgien

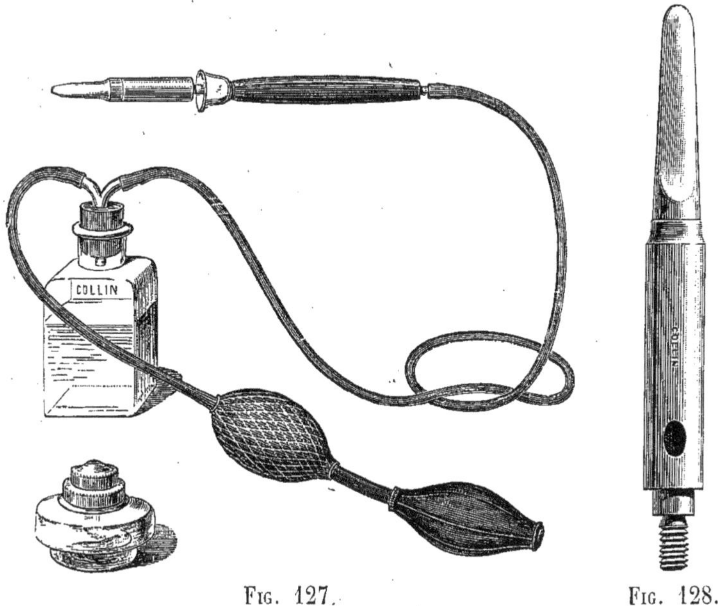

Fig. 127. Fig. 128.

doit ménager la peau nécessaire pour recouvrir la plaie sans tiraillement.

Pour la résection des lambeaux de peau mobiles, nous préférons les ciseaux au bistouri.

Nous décrirons, à propos des opérations spéciales, les procédés d'autoplastie les meilleurs pour combler les pertes de substance cutanée irréparables par le rapprochement direct.

Une bonne suture de la peau est la condition essentielle d'une bonne réunion immédiate.

Nous suturons le tégument externe au crin de Florence. Nous ne faisons guère d'exception à cette règle que pour la commissure oculaire, dans la canthoplastie externe par exemple, où nous employons de la soie très fine, l'extrémité des crins de Florence risquant d'irriter la conjonctive bulbaire. De même pour le phimosis, chez les jeunes enfants.

Nous employons, pour la suture à points séparés, une ou deux pinces à griffes à ressort, avec dents obliques, et une forte aiguille à manche (fig. 130 *bis*).

Cette aiguille, qui porte près de la pointe un large orifice ovalaire, est très facile à manier et à tenir aseptique.

Un modèle plus fort sert aux sutures profondes de la paroi abdominale dans la laparotomie (fig. 130).

Un autre type, beaucoup plus recourbé, sert aux sutures pelviennes dans l'hystérectomie abdominale (fig. 131).

Lorsque l'on opère seul, la confection de la suture peut être facilitée par l'affrontement préalable de la peau à l'aide de 2 ou 3 de nos pinces à griffes à crémaillère (fig. 102).

Si nous jugeons à propos de faire un surjet, nous employons une aiguille spéciale, analogue comme forme, à son extrémité acérée, moins le chas, à notre aiguille à manche, et aplatie sur le plat dans sa moitié postérieure, qui est striée obliquement (fig. 129, *c*). Cette aiguille qui présente un chas spécial, terminé en pointe, où s'accroche de lui-même le fil employé, se tient beaucoup mieux entre les doigts que les autres types.

Nous avons fait construire des modèles plus forts de cette aiguille pour les sutures profondes à la soie (fig. 129, *a*, *b*).

Les sutures cutanées doivent être faites avec un soin extrême et l'épiderme juxtaposé contre l'épiderme. Tout recroquevillement doit être évité. Plus la peau est ferme et la couche sous-cutanée résistante, à la partie externe et supérieure de la cuisse par exemple, et moins les sutures ont besoin d'être rapprochées. Un crin tous les 15 à 20 millimètres peut suffire dans certains cas. Si la tendance au recroquevillement est très marquée, il faut espacer les points de suture non plus de 12 à 15 millimètres, mais de 5 à 6 seulement et faire pénétrer et ressortir l'aiguille alternativement à 3 puis à 8 millimètres environ des lèvres de la plaie.

Les fils sont enlevés entre le quatrième et le dixième jour.

Si l'on a cru nécessaire de pratiquer le long de la ligne de

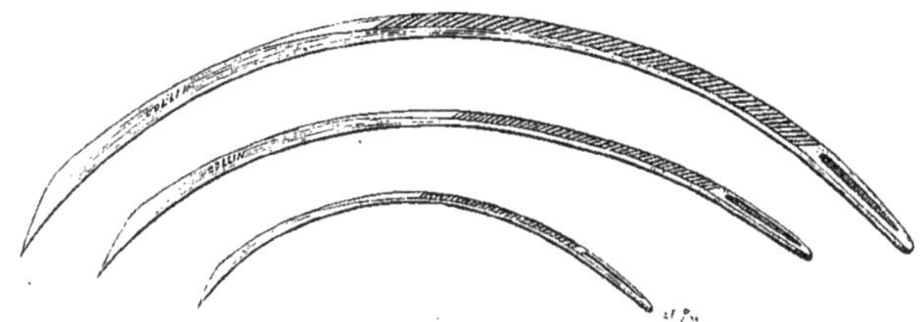

Fig. 129 (*a*, *b*, *c*). — Aiguilles à surjet.

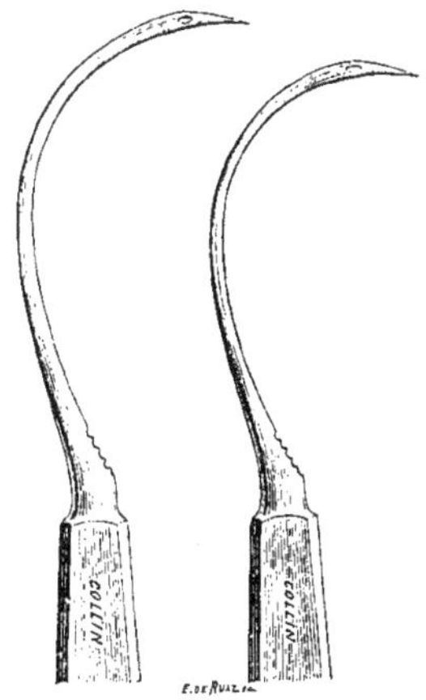

Fig. 130 et 130 *bis*.
Aiguilles à manches.

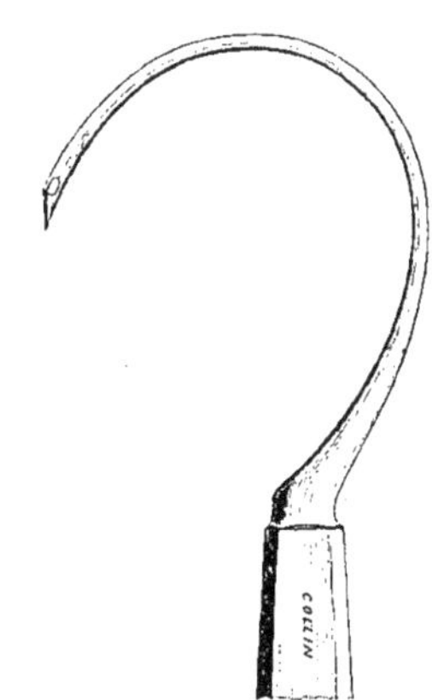

Fig. 131.
Aiguilles pour les sutures pelviennes

réunion deux ou trois sutures profondes, allant jusqu'à l'aponévrose, ces fils doivent être coupés dès le deuxième ou troisième jour, sous peine de compromettre, par l'étranglement des tissus interposés, la réunion superficielle.

La réunion immédiate se pratique de même, pour les muqueuses buccale ou vaginale, au crin de Florence. Pour la muqueuse buccale, nous employons presque toujours la suture à points séparés. L'affrontement épithélial doit être parfait. On obtient ainsi très facilement, à la condition d'opérer vite et de sectionner nettement les tissus, qui échappent ainsi à l'infection, la réunion immédiate après les amputations partielles de la langue et les opérations sur les joues ou les os de la face. Ce résultat est subordonné à la possibilité de conserver assez de muqueuse pour la fermeture de la plaie.

Pour le vagin et le col de l'utérus nous employons tantôt les points séparés, tantôt le surjet.

Les points séparés sont préférables, du côté du vagin, dans les cas de fistule vésicale ou rectale.

Pour la colporraphie simple, la suture en surjet est suffisante. Nous avons le plus souvent recours, pour cette opération, à l'artifice suivant : le but de l'intervention étant de rétrécir notablement le conduit vaginal, il peut être difficile de faire au moment voulu l'ablation des fils dans la profondeur. Pour obvier à cet inconvénient, nous avons imaginé de lier l'extrémité du crin qui sert au surjet sur un bout de tube de caoutchouc de 25 à 30 millimètres de longueur.

Le surjet terminé, l'extrémité antérieure du fil est arrêtée de même. Nous avons dénommé ce surjet « surjet enchevillé », par analogie avec l'ancienne suture « en cheville », à points séparés.

Si le surjet est bien exécuté, il suffit, lorsque le moment est venu, d'enlever le fil, de couper une anse quelconque sur le trajet de la suture et de tirer les deux extrémités, faciles à retrouver grâce aux bouts de tube de caoutchouc sur lesquels elles se trouvent fixées.

Pour pratiquer les sutures intra-vaginales, nous employons des aiguilles courbes à chas fendu. Les mêmes aiguilles nous servent pour la staphylorraphie et l'uranoplastie.

Nous les manions à l'aide d'un porte-aiguille construit sur nos indications par M. Collin, et qui permet de saisir, sans les briser, les aiguilles dans toutes les positions voulues, transversalement, obliquement et même longitudinalement, et plus ou moins près de la pointe.

La possibilité de manier ces aiguilles dans le sens de la longueur de la pince est extrêmement utile dans les cas de fistules urétérales ou vésicales difficilement accessibles au fond du vagin.

Nous mentionnons, à propos de la section des muqueuses, les divers modèles de pinces-gouge, qui nous servent soit à l'extraction des polypes des fosses nasales, soit à la résection du cornet inférieur ou à l'abrasion des végétations adénoïdes du pharynx nasal. Nous les figurons plus loin (v. p. 242 et 243).

b) Section et réunion des tissus sous-cutanés : séreuses, tendons et aponévroses.

La section de ces tissus se pratique soit avec le bistouri, soit avec les ciseaux.

La réunion des séreuses, des tendons et des aponévroses doit être faite avec de la soie fine ou du catgut.

La soie tressée, bien préparée et suffisamment fine, s'enkyste très bien et demeure à tout jamais dans les tissus. Elle est donc très supérieure au catgut pour la fermeture de la paroi abdominale, après la laparotomie, de même que pour la cure radicale de hernie et pour la suture tendineuse.

Nous n'employons le catgut, pour la suture des parois abdominales, que dans les cas de très petites incisions. Si l'on veut pratiquer un surjet, on le fait à l'aide d'une des aiguilles spéciales que nous avons décrites plus haut.

La couche adipeuse sous-cutanée ne mérite d'être réunie que si elle est très épaisse : nous la rapprochons alors par un surjet ou par quelques points séparés au catgut.

c) Section et réunion du tube gastro-intestinal.

Les opérations sur le tube gastro-intestinal sont subordonnées à trois facteurs essentiels :

1° La conservation de la vitalité des segments réunis;

2° L'asepsie du champ opératoire;

3° La perfection des sutures.

Nous avons vu qu'avant d'ouvrir ou de réséquer l'intestin ou l'estomac nous isolons la partie où doit être pratiquée la suture à l'aide d'une ou de plusieurs de nos pinces courbes spéciales à mors élastiques.

Ces pinces sont appliquées médiocrement serrées, de telle

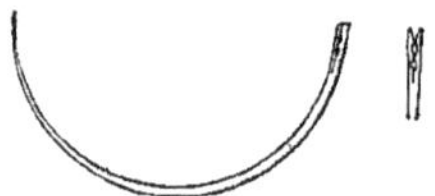

Fig. 132. — Aiguille ronde à chas fendu pour suture intestinale.

sorte que toute irruption du contenu gastro-intestinal se trouve rendue impossible, sans que la circulation artérielle soit complètement entravée.

Une telle précaution est indispensable, notamment pour le côlon transverse, si l'on veut être certain de la vitalité des segments intestinaux qui vont être réunis. Cette constriction modérée présente un autre avantage : celui de permettre la cautérisation au fer rouge ou la ligature des vaisseaux qui donnent du sang et dont la béance pourrait occasionner, l'opération terminée, des hémorragies internes redoutables.

La section de l'estomac et de l'intestin, dans la gastro-entérostomie et l'entéro-anastomose, est avantageusement faite au thermocautère. Si l'on n'a pu éviter la blessure d'une artériole de quelque importance et que l'action du cautère au rouge sombre ne peut oblitérer, on applique immédiatement une pince, puis une fine ligature de soie.

Dans la résection de l'intestin et de l'estomac, nous retranchons la partie qui doit être sacrifiée en dehors d'une de nos pinces à pression élastique, ou bien entre deux de ces pinces, de deux ou trois coups de ciseaux, et nous sectionnons de même le mésentère, sans jamais en pratiquer la ligature préventive en masse.

Les vaisseaux qui donnent sont liés isolément afin de permettre, après la réunion de l'intestin, la réparation intégrale du mésentère par un fin surjet; nous évitons ainsi la persistance dans le péritoine de moignons pédiculaires volumineux.

La suture est faite, sans exception, pour l'estomac et l'intestin, à la soie, avec de fines aiguilles, rondes, non tranchantes, recourbées et à chas fendu, que nous manions à l'aide de notre pince hémostatique porte-aiguille à mors évidés. Ce modèle de pince permet de saisir solidement, sans trop de risque de les rompre, ces fines aiguilles, qui ne se brisent que lorsque la trempe de l'acier se trouve exagérée. Aussi doit-on les faire recuire avec soin.

Nous avons déjà figuré plus haut, à propos de l'hémostase, le modèle de pince porte-aiguille qui nous sert à la suture intestinale. Cette pince est notre modèle le plus habituel de pince hémostatique.

La coaptation des séreuses gastrique et intestinale se fait, avec ces pinces et les aiguilles courbes, beaucoup mieux et plus vite même, quand on sait les manier, qu'avec des aiguilles droites, dont l'emploi est d'ailleurs limité aux cas où la suture peut se faire hors du ventre.

Nous pratiquons exclusivement, pour la suture gastro-intestinale, le surjet. Le fil est arrêté, s'il y a lieu, tous les 3 ou 4 points en repassant l'aiguille dans le point qui vient d'être fait. Nous avons dénommé ce surjet spécial « **surjet à points passés**[1] ».

1. *Tr. chir. des mal. de l'estomac et du duodénum.* Rueff, 1895.

Deux plans de suture sont suffisants : un plan extérieur, séro-musculeux, et un plan profond, pénétrant jusqu'à la muqueuse. Nous ne pratiquons plus de troisième plan muco-muqueux, l'expérience nous ayant démontré que sa confection prolongeait inutilement l'opération de 10 à 15 minutes. Nous décrirons en détail nos procédés de suture gastrique et intestinale à propos de la chirurgie du tube digestif.

S'agit-il de fermer une plaie intestinale accidentelle d'origine traumatique, ou bien survenue au cours d'une laparotomie, le

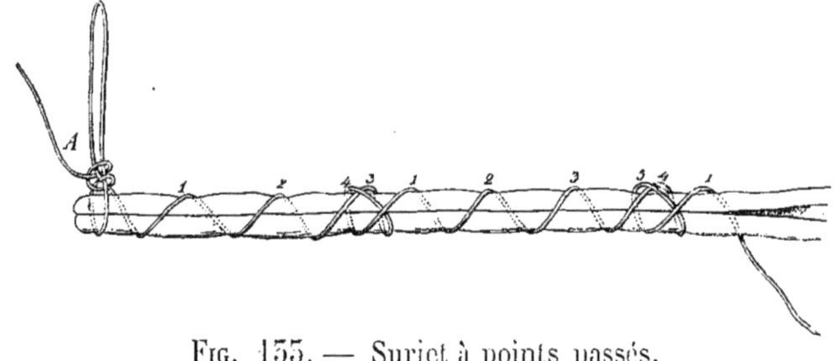

Fig. 155. — Surjet à points passés.

mieux, si la perforation est petite, est de la fermer par une ligature en bourse, n'intéressant que la séreuse et la musculeuse. On exécute par-dessus une suture longitudinale en surjet.

d) *Division et réunion du tissu osseux.*

1° *Section et évidement des os.*

Les os ne peuvent être coupés à l'aide du bistouri que chez les jeunes enfants et particulièrement au niveau des épiphyses. Volkmann pratiquait fréquemment ses résections, dans le jeune âge, à l'aide d'un couteau court et puissant.

Le plus souvent, la dureté du tissu osseux, même spongieux, rend impraticable l'emploi du bistouri.

Les instruments spéciaux qui servent à la section des os sont :

1° le ciseau; 2° la cisaille; 3° la pince-gouge et les pinces emporte-pièce; 4° les curettes; 5° les scies; 6° les fraises et les mortaiseuses.

1° *Le ciseau.* — Les formes les plus variées de ciseaux à froid

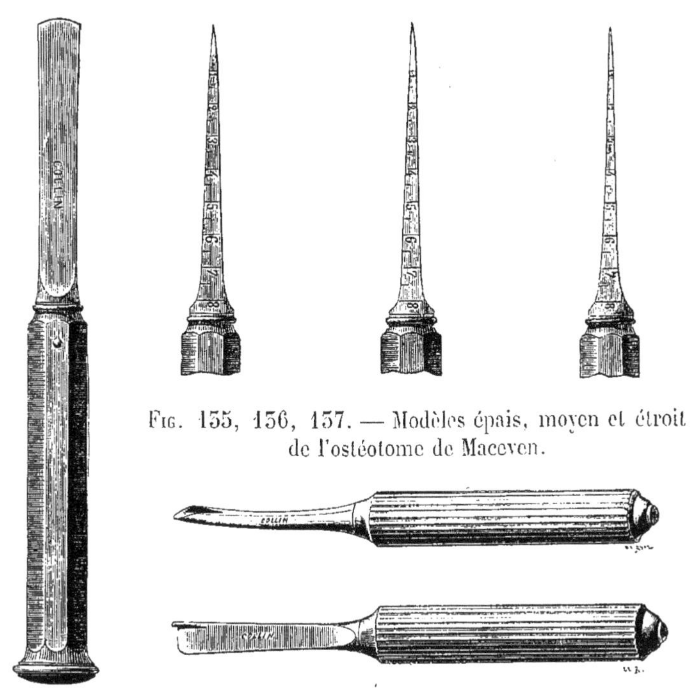

Fig. 134. — Ostéotome de Maceven.

Fig. 135, 136, 137. — Modèles épais, moyen et étroit de l'ostéotome de Maceven.

Fig. 138 et 139. — Gouge étroite et ciseau à angle mousse pour la craniectomie.

ont été construites pour le tissu osseux. Le ciseau se manie presque toujours avec l'aide du maillet. Les différents types de ciseaux pour la section des os sont :

a) *Les ciseaux à ostéotomie* (ostéotomes de Maceven). — Nous employons, depuis 1885, les ostéotomes de Maceven, construits par Collin. Leur largeur est de 15 millimètres. Un seul de ces instruments peut suffire. Chez l'adulte il est toutefois préférable de suivre la technique de Maceven et d'ouvrir la voie par un ciseau à lame plus épaisse (fig. 155). On évitera ainsi le coincement du 2e, puis du 3e ostéotome (fig. 156 et 157), le plus mince, dans la profondeur.

Maceven a donné le nom d'ostéotomes à ses ciseaux à double biseau convexe, dont la forme et la trempe sont toutes spéciales.

b) Ciseaux à biseauter. — Lorsqu'il s'agit non plus de briser perpendiculairement à son axe un os long au voisinage de l'épiphyse, mais d'enlever à sa surface des copeaux d'une certaine étendue ou bien d'aviver pour la suture les fragments d'une pseudarthrose, nous employons des ciseaux de largeur variable mais d'une très faible épaisseur. Ces ciseaux peuvent être maniés à la main lorsqu'il s'agit d'entamer des parties osseuses d'une dureté médiocre.

On peut les employer également à la résection des épiphyses, soit d'emblée, soit après avoir commencé la section à la scie, à l'exemple de J. Championnière.

c) Gouges pour l'évidement osseux. — Les gouges sont des ciseaux courbes sur le plat, analogues aux instruments qui servent aux sculpteurs sur bois. Les gouges servent à l'évidement osseux, particulièrement au niveau des diaphyses et se manient soit au maillet, soit à la main.

Nous verrons que leur emploi devient très restreint depuis la création de notre nouvelle instrumentation pour le crâne, nos mortaiseuses s'appliquant avantageusement à l'évidement osseux.

d) Ciseaux à craniectomie. — Ces ciseaux présentent comme particularité d'être arrondis à l'un de leurs angles; l'autre est muni d'un épaulement en forme de doigt, destiné à empêcher l'instrument de s'échapper dans la profondeur. L'angle mousse qui pénètre dans le crâne est disposé de manière à ne pas pouvoir blesser la dure-mère.

2° *Pinces coupantes. Cisailles.* — Nous n'employons guère comme pinces coupantes que le modèle représenté figure 140. Cette pince suffit pour sectionner la branche montante du maxil-

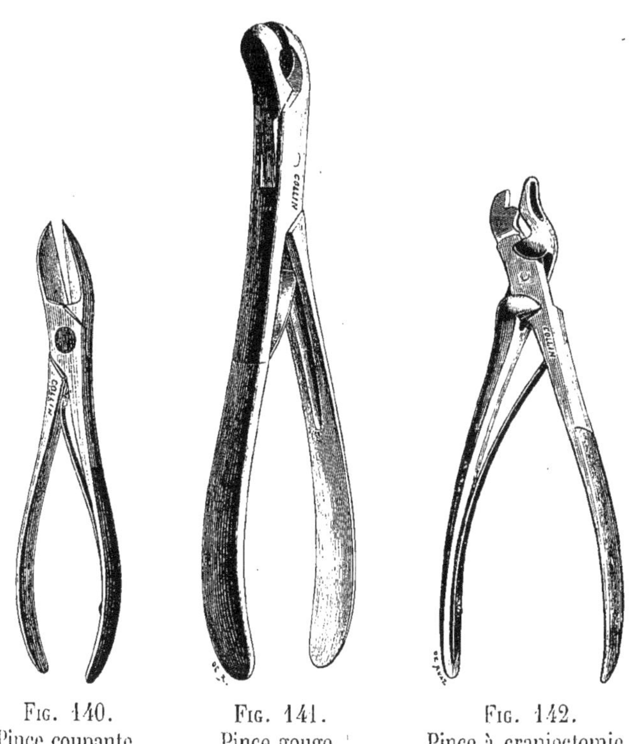

Fig. 140. Pince coupante. Fig. 141. Pince gouge. Fig. 142. Pince à craniectomie.

laire supérieur, la voûte palatine et l'os malaire, dans la résection de la mâchoire supérieure.

Elle est excellente pour la résection des côtes, etc., etc.

Nous possédons un second modèle de cisailles, plus puissant, à tranchant étroit et curviligne, qui peut servir à la section du cubitus ou du radius. Nous ne l'employons qu'exceptionnellement.

3° *Pinces gouge et pinces emporte-pièce. — a) Pince gouge.* — Le seul modèle de pince gouge dont nous nous servions est l'ancienne pince gouge de Nélaton, que nous trouvons supérieure aux instruments analogues construits dans les dernières années (fig. 141).

Nous figurons fig. 143 à 147 divers modèles de pinces gouge pour le pharynx, pour les fosses nasales et pour l'utérus.

b) *Pinces à craniectomie.* — Nous avons fait construire par M. Collin, pour la craniectomie, une pince spéciale, d'une puis-

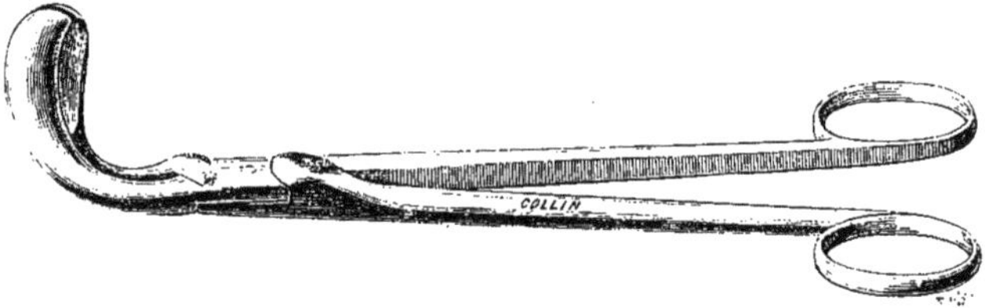

Fig. 143. — Pince à tumeurs adénoïdes.

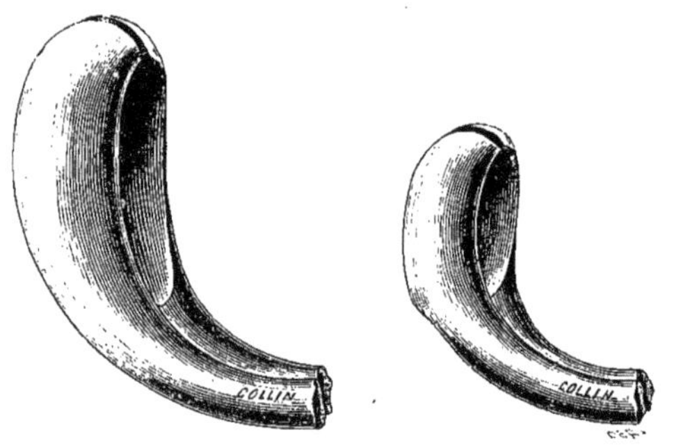

Fig. 144. — Aspect des mors, grandeur naturelle.

sance extrême, et qui ne trace dans l'os qu'une perte de substance longitudinale de 5 millimètres de largeur. Quand le crâne est très dur il est bon, si l'on veut éviter de petits éclats, d'entamer, avant d'employer cet instrument, la table externe à la scie (fig. 142).

4° *Curettes.* — Les curettes pour les os sont de formes variées. On les emploie au niveau des épiphyses ou des parties

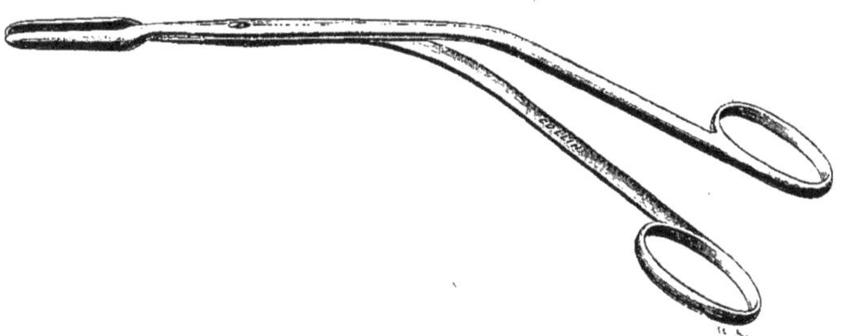

FIG. 145.
Pinces emporte-pièce pour les fosses nasales.

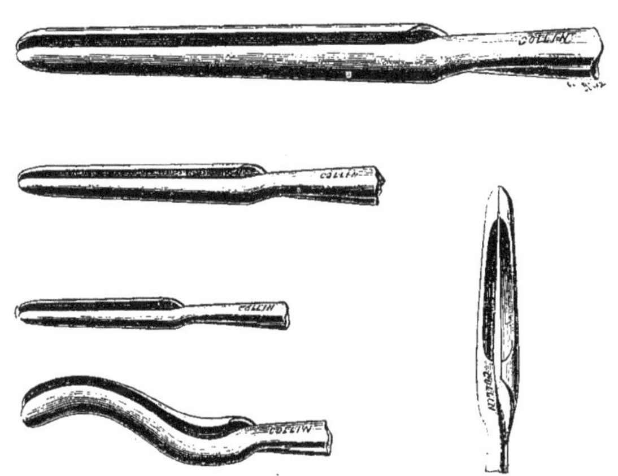

FIG. 146.
Aspect des mors, grandeur naturelle.

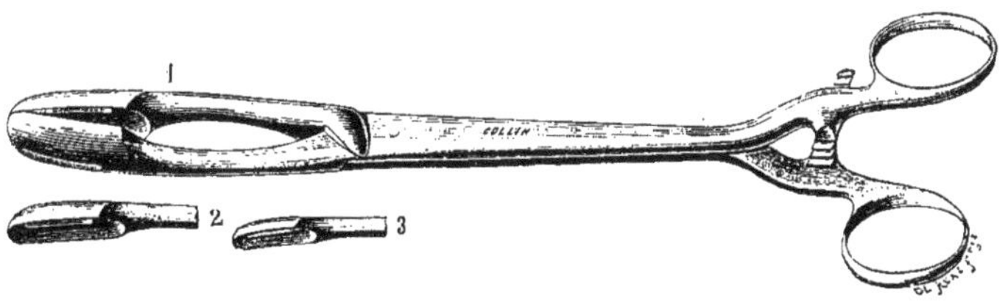

FIG. 147.
Pinces gouge pour les fibromes utérins.

spongieuses. Nous représentons les modèles qui nous servent le plus souvent.

La plus puissante est la curette de Hoffa, pour l'évidement de

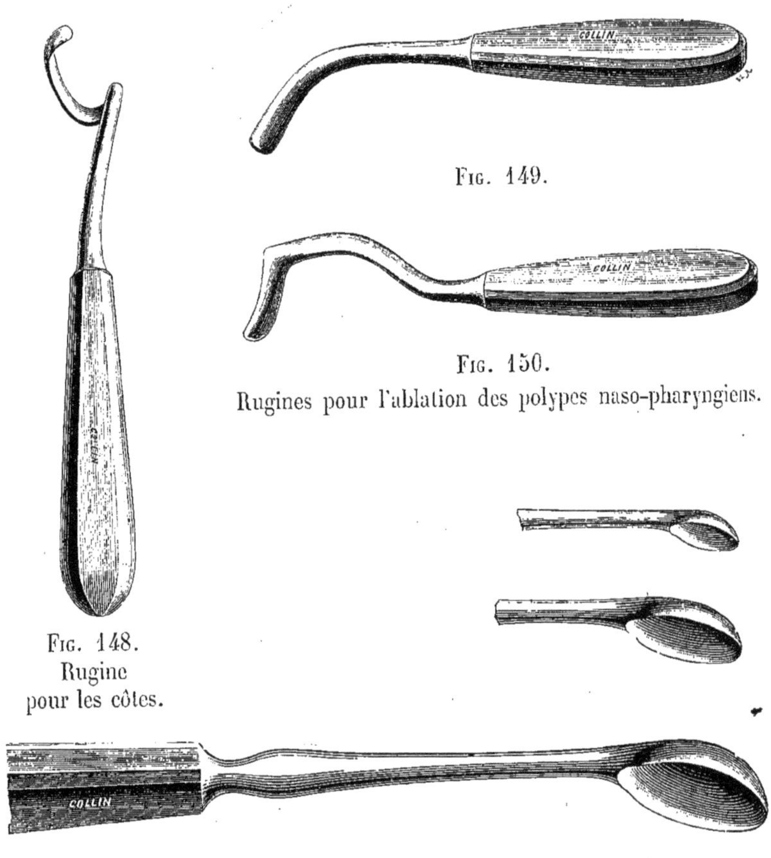

Fig. 149.

Fig. 150.
Rugines pour l'ablation des polypes naso-pharyngiens.

Fig. 148.
Rugine
pour les côtes.

Fig. 151 à 155. — Curettes de Volkmann et de Hoffa.

la cavité cotyloïde dans l'opération de luxation congénitale de la hanche. Nous représentons également, à titre d'instruments nouveaux, une rugine pour les côtes, et deux autres modèles qui nous servent pour détacher d'un seul coup de l'apophyse basilaire les gros polypes pharyngiens (fig. 149 et 150)[1].

1. *Comm. à l'Acad. de méd.*, 1897.

5° *Scies.* — *a*) *Scies à main.* — Les scies les plus employées sont :

1° La scie à tension variable, instrument puissant, qui sert particulièrement pour les grandes amputations (fig. 154 et 155).

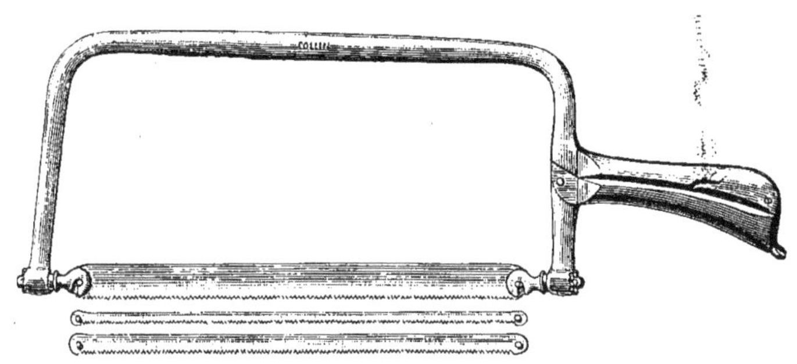

Fig. 154. — Scie à tension variable, de Collin.

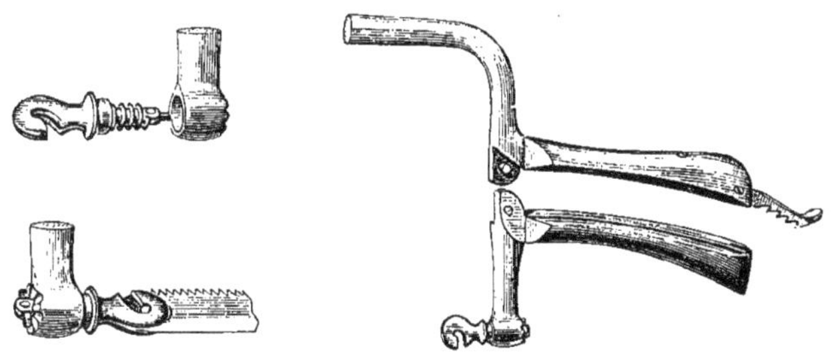

Fig. 155. — Montage de cet instrument.

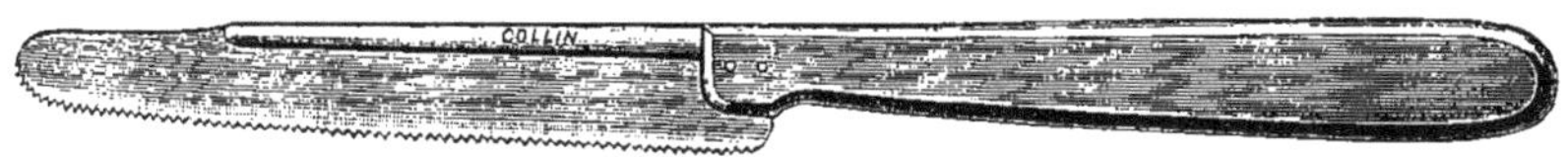

Fig. 156. — Scie à dos mobile.

2° La scie à dos mobile, très suffisante lorsqu'on sait la manier, pour les résections articulaires, même chez l'adulte (fig. 156).

Ces instruments se manient à la main.

Nous employons, quand l'une ou l'autre de ces scies ne peut

convenir, soit le ciseau et le maillet, soit la pince coupante ou la pince gouge.

b) Scies mécaniques. — L'emploi des scies mécaniques, des perforateurs et des fraises, pour la trépanation du crâne, remonte à des temps très anciens.

Ces instruments étaient maniés soit à la main (Seerig, pl. 72, fig. 15, 17, 18, 25, 29); soit à l'aide de divers appareils rotatifs comme ceux attribués à Hippocrate (26, 30) et à Andreas et Cruce (28) (pl. XXX).

La forme des perforateurs destinés à l'ouverture du crâne était assez variable (14, 16, 20, 27).

Les mêmes perforateurs furent adaptés au trépan par Andreas a Cruce (fig. 13-14), Paré (pl. 73, fig. 23, 24). On en attribue même divers modèles à Hippocrate (27, 28, 29, 30) (pl. XXX).

On jugera dans les planches XXX à XXXVI de la diversité des types de perforateurs, de fraises, de scies et de couronnes de trépan successivement adoptées par les anciens chirurgiens.

Il n'est pas jusqu'aux scies circulaires dont ils ont tenté l'emploi, alors cependant impraticable, puisqu'on ne disposait que de simples engrenages qui ne pouvaient donner à l'instrument ni vitesse, ni puissance (pl. XXXIV à XXXVI).

Les perforateurs coniques furent abandonnés comme dangereux. Les fraises, d'une taille défectueuse, ne pouvaient entamer l'os d'une manière satisfaisante.

La vulgarisation des petits moteurs électriques a remis momentanément à la mode, il y a quelques années, les scies mécaniques, dont les modèles antérieurs étaient pratiquement inapplicables.

Ces scies électriques, beaucoup trop faibles, n'ont pas eu beaucoup plus de succès que les types antérieurs.

Lorsque nous avons étudié cette question à propos de la chirurgie du crâne, un fait nous parut de prime abord évident :

c'est qu'il était absurde de vouloir employer, pour entamer le

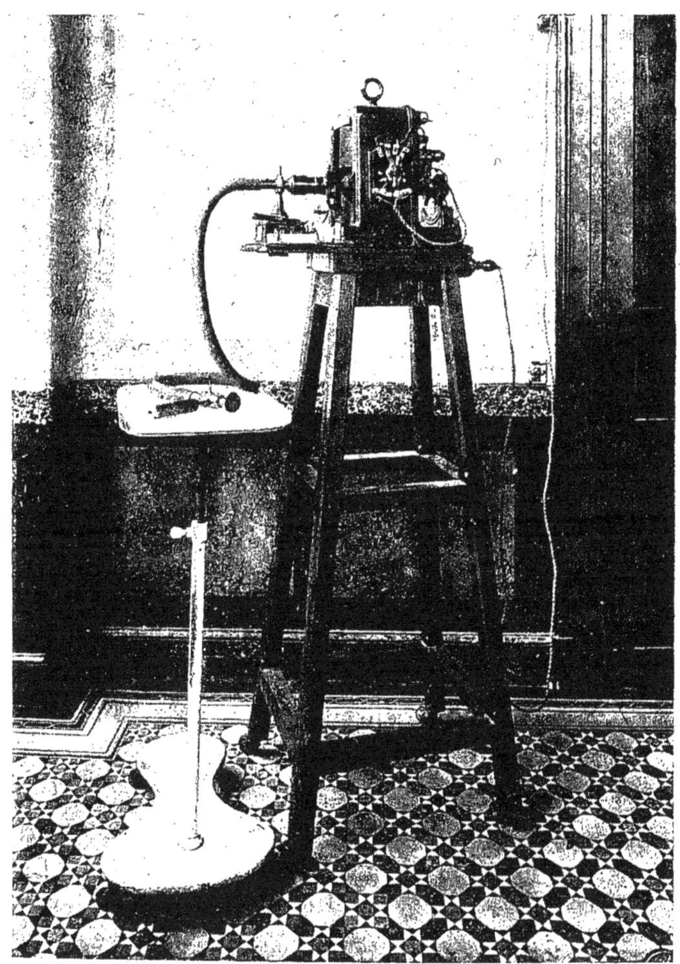

Fig. 157. — Moteur électrique à courant continu.
Cordon souple pour la craniectomie.

crâne, des moteurs de 5 à 10 kilogrammètres, c'est-à-dire très inférieurs à la force d'un homme vigoureux.

Familiarisé depuis notre jeune âge à l'étude pratique de la

mécanique, nous avons étudié l'action de divers types de moteurs

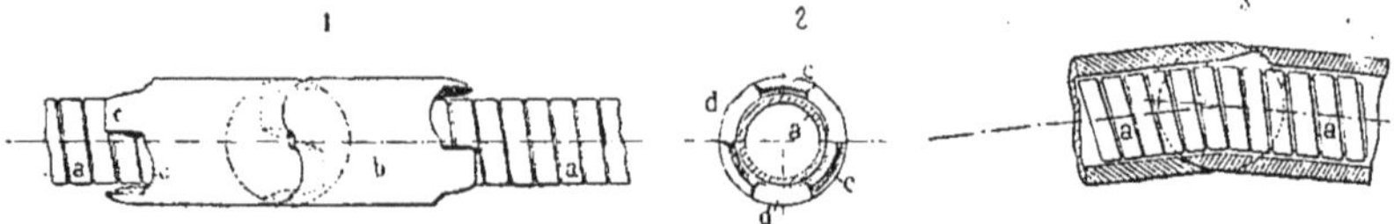

Fig. 158 et 159. — Cordon souple à grande vitessse.

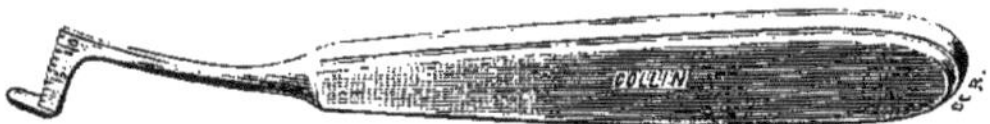

Fig. 163. — Mensurateur pour les os du crâne.

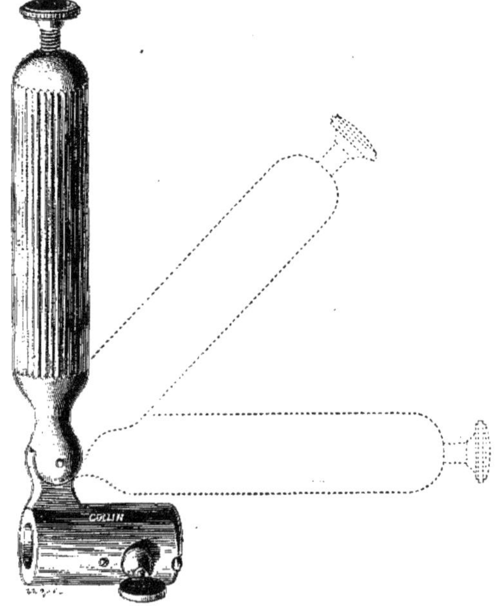

Fig. 160. — Manche à inclinaison variable pour le maniement de l'instrumentation électrique.

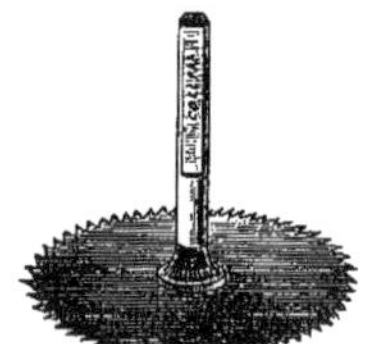

Fig. 161. — Scie de grand diamètre.

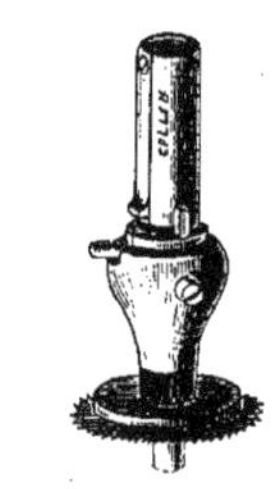

Fig. 162. — Scie munie d'une rondelle pour la section incomplète de la voûte du crâne.

et nous nous sommes arrêté à la puissance approximative de près de 1 cheval, soit 60 à 75 kilogrammètres.

Un tel moteur, tournant à 2500 tours environ par minute,

peut commander d'une manière satisfaisante une scie de 15 centimètres de diamètre et abattre un fémur sans même se ralentir.

N'est-il pas de règle, dans tout atelier de construction mécanique, de disposer d'une force motrice très supérieure à celle que donnerait le calcul pour la commande des diverses machines-outils.

Une lacune existait : comment relier à notre moteur les divers instruments que nous avions étudiés.

Les modèles de cordons souples ou transmissions flexibles qui nous avaient été soumis ou bien n'étaient pas assez résistants,

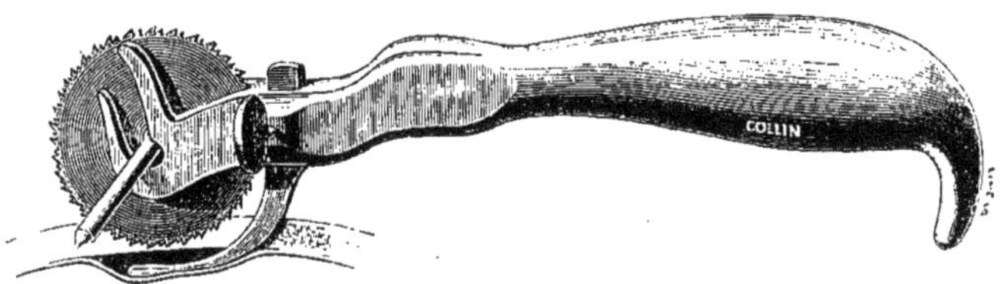

Fig. 164. — Section de la voûte du crâne avec la scie à curseur.

ou ne pouvaient supporter, sans se fausser, une telle vitesse.

Nous avons étudié la question, et imaginé un type nouveau de transmission flexible, capable de satisfaire toutes les exigences (fig. 158 et 159).

Nouvelle instrumentation pour la chirurgie mécanique des os.

Notre instrumentation électrique pour les os, qui est l'adaptation à la chirurgie osseuse des progrès réalisés dans le travail du bois, de l'ivoire, des métaux, comporte :

1° Un moteur électrique de 60 à 75 kilogrammètres, à courant alternatif ou à courant continu, suivant l'installation dont on dispose (fig. 157).

2° Un cordon souple d'une puissance suffisante pour recevoir, sans se fausser, en pleine marche, la totalité de l'effort du moteur, ce qui, à une vitesse de 2500 tours par minute, représente une résistance considérable (fig. 158 et 159).

3° Un manche à direction variable (fig. 160).

4° Des nez porte-outils, destinés à recevoir soit des scies de

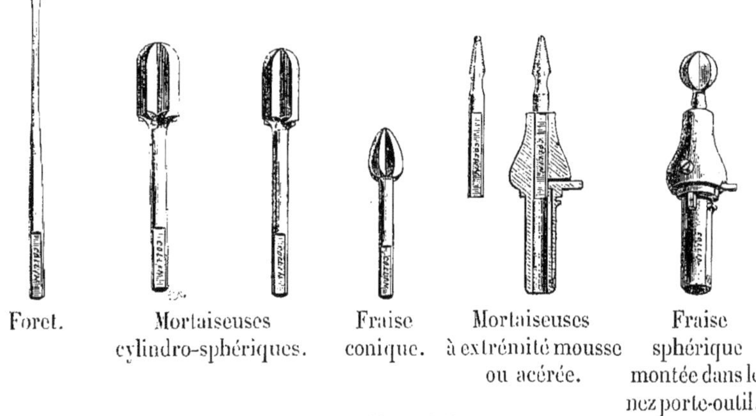

Foret. — Mortaiseuses cylindro-sphériques. — Fraise conique. — Mortaiseuses à extrémité mousse ou acérée. — Fraise sphérique montée dans le nez porte-outil.

Fig. 165 à 171.

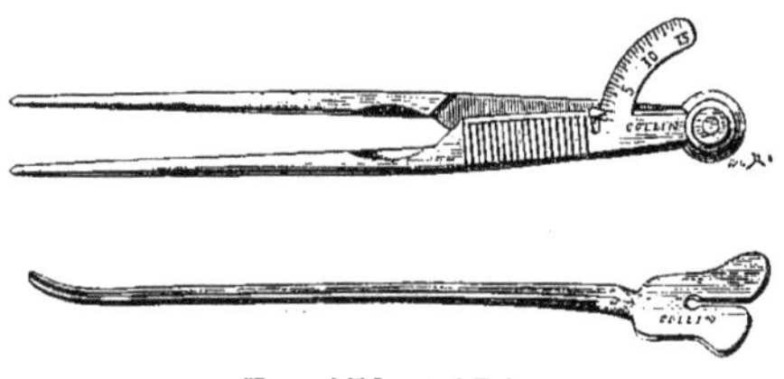

Fig. 172 et 173.
Compas pour le repèrage à la surface du crâne. — Sonde cannelée pour le décollement de la dure-mère.

différents diamètres (les plus grandes se montent directement sur l'extrémité du cordon flexible), soit des fraises, des forets ou des mortaiseuses (fig. 162, 170, 171).

Lorsque nous voulons limiter la profondeur de la section à quelques millimètres, nous adjoignons à une scie d'un diamètre déterminé une rondelle de métal nickelé, numérotée 2, 3,

4, 5, 6, 8, 9, 10, suivant le nombre de millimètres qui correspondra à la saillie restante des dents (fig. 162).

Il est ainsi facile, pour le crâne, de ne sectionner que la table externe, en adaptant à la scie une rondelle marquée d'un chiffre inférieur à l'épaisseur en millimètres de l'os, visible au niveau

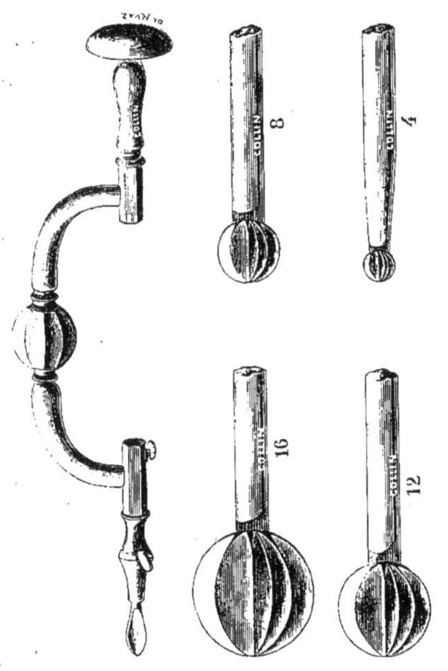

Fig. 174.
Trépan muni d'une mèche perforatrice et fraises sphériques de différents diamètres.

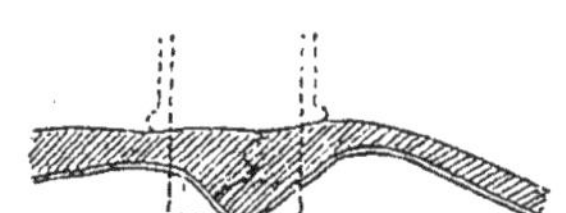

Fig. 175.
Blessure de la dure-mère par une couronne de trépan.

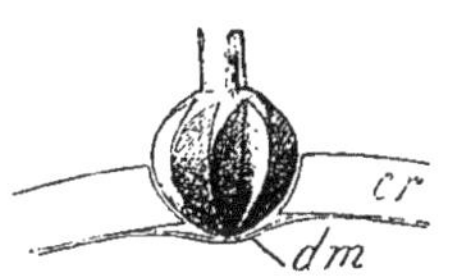

Fig. 176. — Refoulement de la dure-mère par le pôle d'une fraise sphérique.

d'un trou de fraise, et que nous mesurons à l'aide de l'instrument représenté fig. 165.

Nous avons imaginé en outre, pour la craniectomie temporaire, un dispositif qui permet de sectionner, quand nous le voulons, d'un seul coup toute l'épaisseur de l'os, sans risquer d'entamer la dure-mère.

C'est un porte-scie spécial, à rainure verticale, et muni d'un guide intra-crânien.

La calotte crânienne perforée à la fraise, la dure-mère est décollée dans la direction où doit être faite la section à l'aide d'une sonde cannelée recourbée (fig. 173), et le guide introduit dans l'orifice.

Une scie convenable, évidée vers sa partie centrale et munie de dents alternés, est montée sur le cordon souple et placée dans la rainure verticale du porte-scie, au contact de l'os : on met le moteur en marche : dès les premiers tours, la scie descend à fond, tranchant l'os jusqu'au curseur; il suffit de pousser le

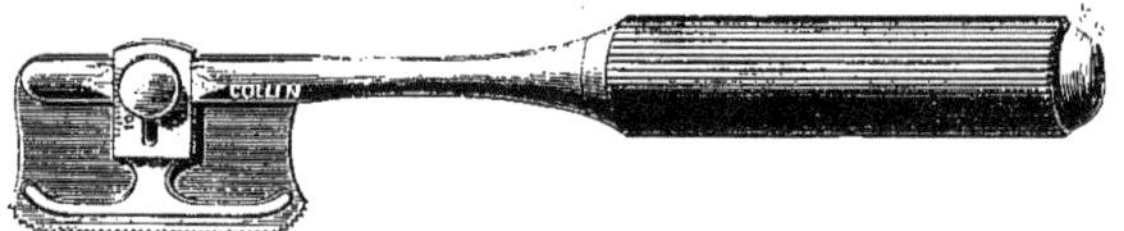

Fig. 177. — Scie rectiligne à curseur, pour la craniectomie.

manche plus avant pour pratiquer immédiatement une section totale de 4, 6, 8 ou 10 centimètres de longueur (fig. 164).

Nous décrirons en détail la manœuvre de cet instrument à propos de l'hémicraniectomie temporaire[1].

6° *Fraises et mortaiseuses.* — La perforation du crâne s'effectue à l'aide du même moteur. On adapte à cet effet, à l'extrémité du cordon souple, une fraise de 12 millimètres de diamètre, taillée d'après nos indications, de telle manière que la dure-mère ne puisse être blessée au moment de la perforation de la table interne (fig. 171).

De grosses mortaiseuses cylindro-coniques servent à l'évidement des os longs (fig. 166 et 167).

Nous avons également employé, dans certains cas, des mortaiseuses dentées, les unes acérés à leur extrémité, et destinées à la perforation de l'os (fig. 170), les autres garnies du bouton mousse (fig. 169). Ces mortaiseuses peuvent servir, entre des

1. Voir Thèse du Dr A. Marcotte. Paris, 1897, et *Arch. de neurologie*.

mains habiles, à dessiner dans les os des orifices des formes les plus variées.

Instrumentation à main pour la chirurgie du crâne.

Les difficultés relatives du maniement de cette instrumentation, qui est d'ailleurs d'un prix assez élevé, nous ont amené à déterminer un manuel opératoire plus simple et accessible à tous.

Nous avons fait exécuter à cet effet chez M. Collin, pour son

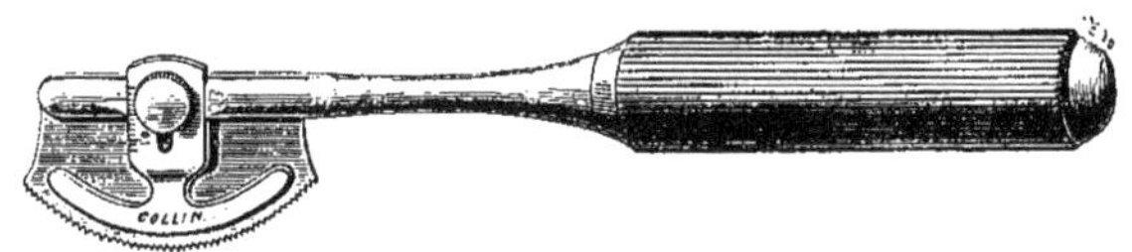

FIG. 178. — Scie curviligne à curseur, pour le rachis et les os longs.

ancien modèle de trépan à cliquet, des porte-outils du calibre de nos fraises sphériques, et, comme celles-ci n'entamaient pas assez vite la surface du tissu osseux compact, des mèches plates perforatrices ainsi que des fraises sphéro-coniques destinées à amorcer chaque orifice (fig. 174).

Cette instrumentation permet de remplacer avantageusement l'ancienne couronne de trépan (fig. 175), qui disparaîtra d'ici peu, comme l'écraseur de Chassaignac, de l'arsenal des chirurgiens.

L'os est entamé avec la fraise conique ou la mèche perforatrice, puis on leur substitue un second porte-outil muni d'une fraise sphérique de 12 millimètres. En quelques instants on arrive à la dure-mère, sans danger de la léser (fig. 176).

Plusieurs orifices sont ainsi pratiqués en des points déterminés, pour être réunis ensuite soit à la pince coupante, soit à la scie et au ciseau.

Cette instrumentation est également la meilleure pour l'évidement de l'apophyse mastoïde. Nous employons alors une fraise de 14 millimètres de diamètre. On atteint l'autre mastoïdien en quelques instants, sans danger de blesser le sinus latéral.

Nous employons également ces perforateurs pour la térébration des os longs dans le cas d'ostéomyélite.

Les deux orifices créés aux limites de la lésion sont réunis par deux traits de scie circulaire ou bien à l'aide d'une scie convexe à curseur (fig. 178).

Au crâne, nous employons, pour la table externe, une scie analogue, mais dont la partie moyenne est rectiligne, ce qui est préférable, le crâne se trouvant fortement convexe (fig. 177).

La section complète est achevée soit à l'aide de la pince à craniectomie (fig. 142), soit avec un de nos ciseaux à craniectomie, caractérisés par la forme mousse et arrondie de l'angle inférieur, qui ne doit pas pouvoir blesser la dure-mère, et muni à l'angle opposé d'un doigt protecteur, destiné à les empêcher de pénétrer trop avant (voir fig. 139).

Suture osseuse.

Perforateurs. — L'emploi des perforateurs est le plus souvent nécessaire lorsque l'on veut effectuer la suture osseuse.

Dans les cas de pseudarthrose, nous pratiquons dans les extrémités osseuses, en général dans la diaphyse des os longs, fémur, tibia, humérus, clavicule, de petits orifices pour les fils d'argent ou de soie.

Nous employons, quand l'os n'est pas trop résistant, un perforateur simple, à manche puissant, que nous faisons tourner dans la paume de la main. Sinon, une mèche de diamètre convenable que nous montons soit sur le perforateur mécanique de M. Collin (p. 180), soit sur notre cordon souple, et qui est alors mue par le moteur électrique. Le plus souvent nous perçons ces petits orifices avec le perforateur à main.

La suture osseuse donne d'excellents résultats. Un de nos opérés de pseudarthrose ancienne du tibia et du péroné, âgé de cinquante ans, s'est rapidement guéri après une double suture osseuse à la soie tressée.

La suture immédiate ou tardive des fractures de la clavicule

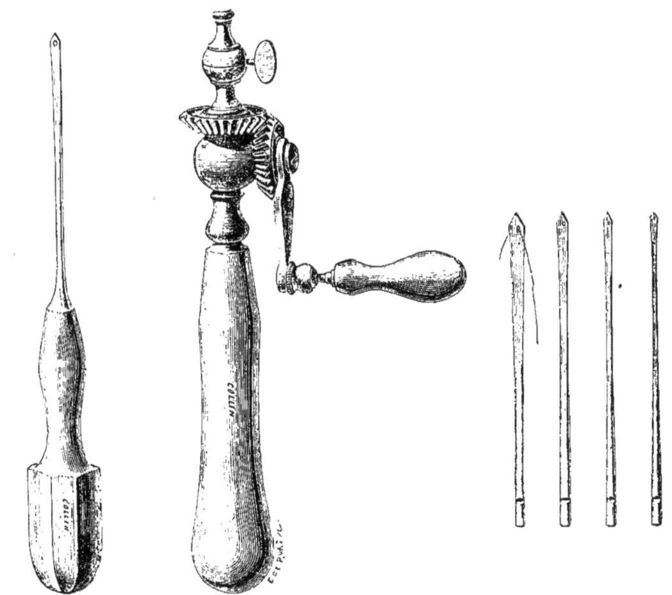

Fig. 179. Perforateur à main.

Fig. 180. — Perforateur mécanique de Collin.

Fig. 180 *bis*. — Forets de différents diamètres.

permet une coaptation parfaite et le retour rapide des fonctions du bras correspondant.

L'os est avivé, soit au ciseau, s'il n'est pas trop cassant, soit à la scie ou à la pince coupante, et les deux extrémités disposées de manière à venir exactement en contact; nous les perforons de part en part à 12 ou 15 millimètres de la section, en des points symétriques, et nous passons les fils d'argent.

Pour le fémur, le tibia et l'humérus, nous pratiquons dans chaque extrémité deux orifices, de manière à faire une double suture. Pour le péroné et la clavicule, 1 fil suffit, car 2 perforations voisines pourraient occasionner l'éclatement de l'os.

Les fils d'argent placés, nous tordons avec soin les deux chefs l'un avec l'autre, nous les coupons à 8 ou 10 millimètres au-dessus de leur entre-croisement et nous replions au contact des os, à l'aide d'une rugine, l'extrémité saillante.

Les épiphyses peuvent être également réunies à l'aide de clous d'acier, que l'on enfonce au maillet, ou bien de clous d'ivoire ou d'os frais. Ces derniers sont placés dans les orifices préparés à l'avance.

La réunion immédiate doit être tentée toutes les fois que la plaie est aseptique.

Existe-t-il la plus légère suppuration, la plaie sera traitée par le tamponnement et surveillée très attentivement.

DEUXIÈME PARTIE

TECHNIQUE CHIRURGICALE SPÉCIALE

GYNÉCOLOGIE

Nous décrivons dans ce volume les opérations gynécologiques. Un second volume comprendra toutes les autres opérations, classées par régions : tête, cou, thorax, membres inférieurs.

Exploration gynécologique.

L'exploration des organes génitaux internes, la seule qui mérite de nous arrêter, doit se faire sur un lit ordinaire ou sur une table de 80 centimètres de hauteur environ. Cette table sera garnie d'un coussin sur toute sa longueur et munie de deux ou trois traversins de crin, destinés à élever plus ou moins la tête ou le bassin. La malade, débarrassée de son corset, est étendue sur le dos, la tête basse; les jambes et les cuisses sont légèrement fléchies, les talons et les genoux écartés. Nous pratiquons successivement le palper abdominal, puis le toucher vaginal.

L'examen au spéculum est rarement indispensable pour compléter les données de l'exploration digitale. Nous employons, lorsque cet examen paraît utile, soit le spéculum pliant de Cusco, dont nous avons plusieurs modèles de largeur et de longueur différentes, soit le spéculum à une seule articulation de Collin, qui nous sert plus particulièrement lorsqu'il est nécessaire de manier au fond du vagin des pinces ou d'autres instruments, les valves se trouvant entièrement séparées sur le côté opposé à l'articulation.

Nous faisons l'examen au spéculum dans la même position que le palper ou le toucher, en prenant soin simplement de rapprocher les talons des ischions et de faire écarter les genoux. Le jour d'une fenêtre située dans l'axe du lit est suffisant.

Cette position est tout aussi commode pour le chirurgien et beaucoup moins désagréable pour les malades que le renversement sur un de ces meubles antiques et bizarres que l'on décorait autrefois du nom de « fauteuils à spéculum ».

L'examen est-il pratiqué le matin, chez la malade, nous la laissons sur son lit et nous ne la tournons en travers que si le jour vient exclusivement de ce côté; les talons sont alors placés tout au bord du lit et les genoux écartés.

L'emploi du spéculum et le maniement des pinces et des tiges de laminaire sont, lorsqu'ils se trouvent indiqués, aussi faciles dans cette situation que lorsque les jambes se trouvent placées hors du lit sur deux chaises.

Nous insistons sur ces détails parce que la simplicité de notre méthode d'examen est fort appréciée des malades.

Nous n'employons que très rarement l'hystéromètre.

De même le toucher rectal n'est pratiqué qu'exceptionnellement. Nous n'avons jamais constaté que ce dernier mode d'exploration nous soit très utile, à moins que nous ne soupçonnions l'existence d'un néoplasme rectal.

Le palper abdominal et le toucher vaginal combinés sont les deux manœuvres principales d'exploration et suffisent le plus habituellement à un chirurgien expérimenté pour déterminer en gynécologie le diagnostic et les indications opératoires.

L'examen des parties génitales externes est obligatoirement

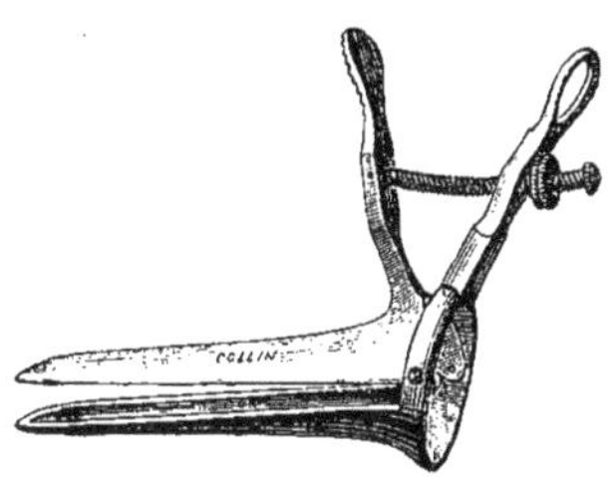

Fig. 181. — Spéculum de Cusco à branches fixes.

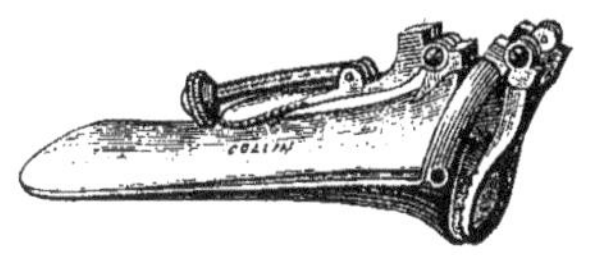

Fig. 182. — Spéculum de Cusco, modèle pliant.

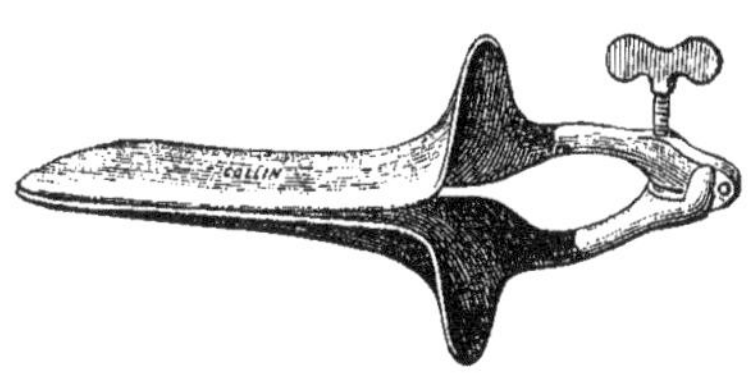

Fig. 183. — Spéculum à une seule articulation, de Collin.

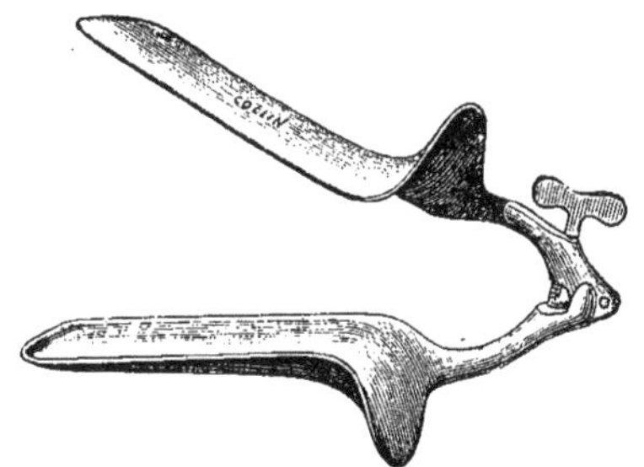

Fig. 184. — Spéculum de Collin, ouvert.

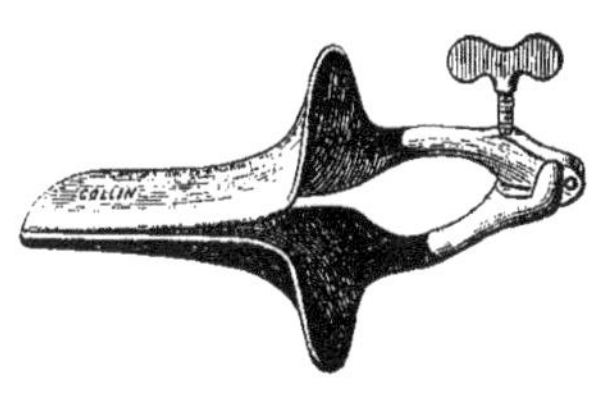

Fig. 185. — Spéculum de Collin à valves courtes.

pratiqué avant toute autre exploration. Le cathétérisme de la vessie est effectué sous le chloroforme, pendant la toilette de la vulve.

Toilette de la vulve et du vagin.

Les femmes doivent être baignées et savonnées avant toute intervention. Nous faisons pratiquer en outre de grands lavages vaginaux au sublimé tiède à 1/5000e.

La vulve est rasée sous le chloroforme. La vessie est évacuée avec une sonde aseptique, après lavage boriqué de l'orifice urétral. Les quelques poils qui peuvent encore adhérer à la peau soigneusement enlevés par une irrigation d'eau chaude, la vulve et le vagin sont énergiquement lavés à l'eau chaude et au savon, puis au sublimé tiède à 1 0/00 et enfin au phénol à 2,5 0/0.

CHAPITRE I

OPÉRATIONS SUR L'ORIFICE VULVAIRE.

1° *Cancroïde de la vulve.*

Le cancroïde de la vulve affecte tantôt la forme végétante, tantôt la forme ulcéreuse.

La forme végétante peut être confondue avec d'autres affections, notamment avec les condylomes ou papillomes en plaques qui atteignent chez certaines femmes des dimensions considérables.

Les végétations de la vulve, dans les cas où elles pourraient en imposer pour un épithélioma, s'accompagnent comme ce dernier d'un suintement sanieux et fétide. La surface en est lobulée, en choux-fleur, et présente des fissures profondes.

Le doute est d'autant mieux permis dans les cas invétérés que les papillomes simples sont susceptibles, à la vulve comme dans les autres régions, de dégénérer en cancroïdes.

Le diagnostic peut être fait, s'il paraît incertain, par l'examen histologique d'un fragment de la tumeur, prélevé en un point douteux, de préférence au niveau de la zone d'envahissement. Ce fragment doit comprendre une petite partie de peau saine et des tissus sous-cutanés, dont l'ablation se fait sans douleur à l'aide du chlorure d'éthyle et de la cocaïne.

L'examen histologique est particulièrement utile dans les cas où il existe des ganglions inguinaux indurés ou enflammés.

De simples végétations peuvent en effet s'accompagner d'adénopathies inflammatoires subaiguës peu douloureuses, de même que les cancroïdes ulcérés sont parfois le point de départ de phlegmons ganglionnaires à marche aiguë.

La forme ulcéreuse peut également être confondue, dans certains cas, avec des ulcérations tuberculeuses ou vénériennes.

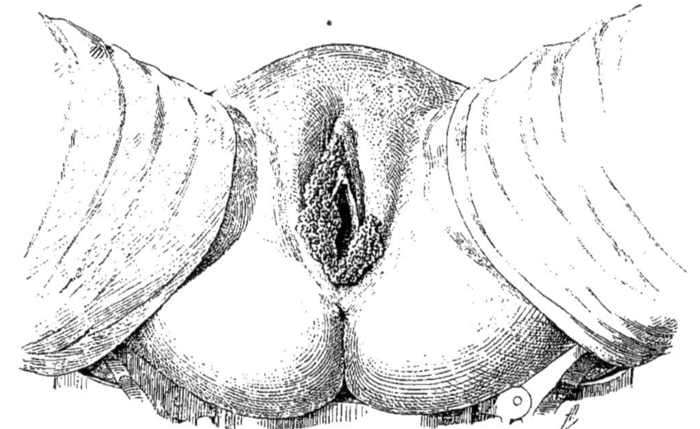

Fig. 186. — Cancroïde de la vulve.

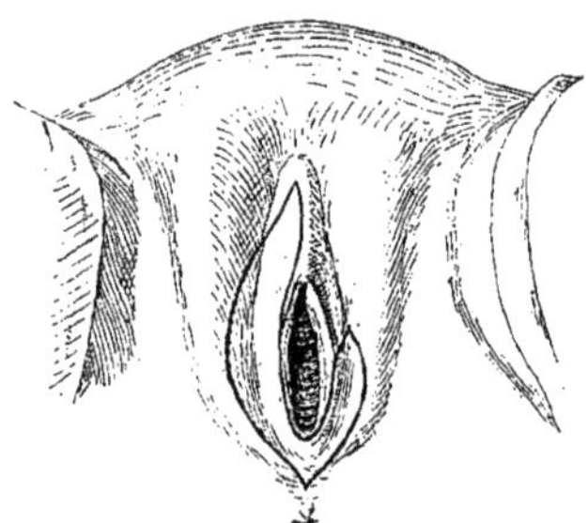

Fig. 187. — Tracé des incisions.

Le diagnostic n'offre d'ordinaire aucune difficulté pour un œil exercé.

Opération. — La région malade, lavée à plusieurs reprises à l'eau chaude et au savon, est désinfectée au sublimé, puis à l'eau phéniquée à 2,5 0/0.

Le néoplasme est examiné avec soin. Cet examen direct, sous le chloroforme, suffit à un chirurgien habitué à l'étude histologique des tumeurs et lui permet de confirmer le diagnostic.

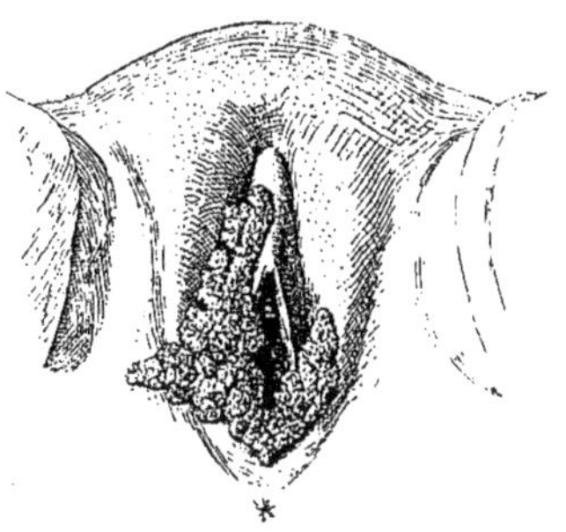

Fig. 188. — Cancroïde envahissant le pli inguino-crural.

L'extirpation doit être beaucoup plus profonde, s'il s'agit d'un cancroïde, que s'il s'agit de simples végétations.

La tumeur est circonscrite par plusieurs incisions curvilignes,

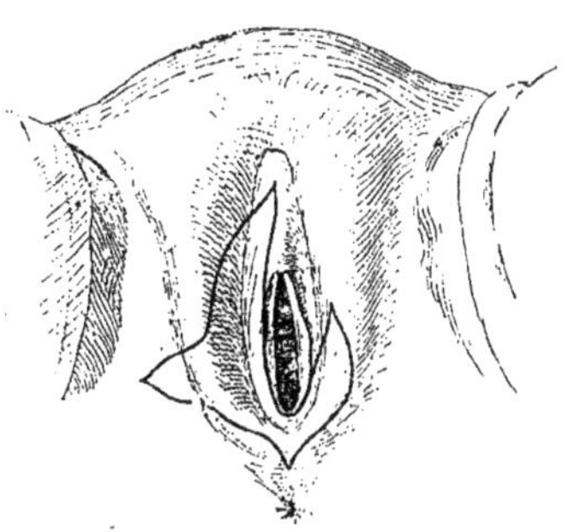

Fig. 189. — Tracé des incisions.

pratiquées à 12 ou 15 millimètres de distance de la zone d'envahissement, avec un bistouri bien tranchant et en plongeant jusque dans la couche sous-cutanée.

Si la périphérie du néoplasme est irrégulière, on annexe à l'incision ci-dessus décrite, et dont la direction générale est verticale, deux incisions latérales en V (fig. 189).

L'angle supérieur du fragment qui doit être détaché est saisi à l'aide d'une pince à griffes à pression continue ou d'une pince à anneaux, et détaché de la profondeur aussi loin qu'il peut sembler nécessaire, à l'aide du bistouri, en dédolant.

La masse morbide peut être, quand elle est volumineuse, saisie avec les doigts.

La section doit porter bien au delà de toute trace d'induration.

L'ablation du néoplasme, pour être satisfaisante, doit être faite d'une seule pièce, et en quelques instants.

Rarement une artère de quelque importance exige l'applica-

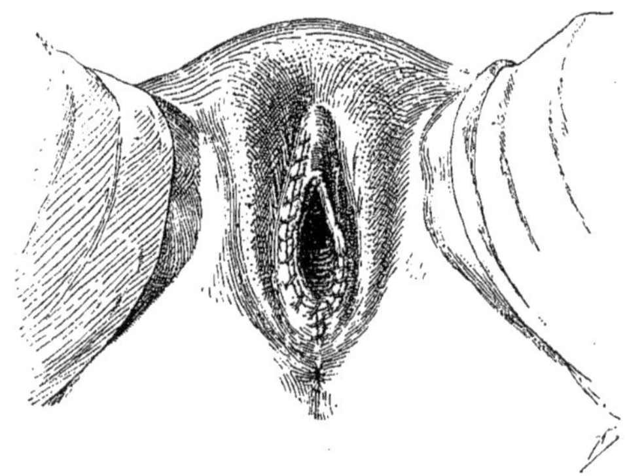

Fig. 190. — Suture dans le 1er cas (v. fig. 186 et 187).

tion d'une pince hémostatique au cours de l'extirpation de ces tumeurs.

La tumeur enlevée, on pratique un lavage immédiat de la plaie à l'eau phéniquée tiède à 2,5 0/0; on pratique, s'il y a lieu, la ligature des vaisseaux d'un certain calibre, rarement au nombre de plus de 2, 3 ou 4, et l'on suture la plaie.

La réunion doit être faite au crin de Florence.

La laxité et le glissement facile de la peau des grandes lèvres d'une part, de la muqueuse vaginale de l'autre, permettent toujours, si l'on a quelque expérience des lois générales de l'autoplastie, d'obtenir une réunion satisfaisante.

Les téguments et la muqueuse vaginale sont à cet effet décollés, s'il y a lieu, avec le doigt ou les ciseaux mousses, jusqu'à une certaine profondeur, et réunis, en reconstituant autant que possible l'aspect d'une vulve normale.

Les crins de Florence doivent être assez superficiels, et l'affrontement de la peau et de la muqueuse vaginale, parfait, sans recroquevillement. Les crins sont coupés très près du nœud.

Si le décollement est étendu, les tissus profonds peuvent être rapprochés par un ou deux points de suture sous-cutanée au

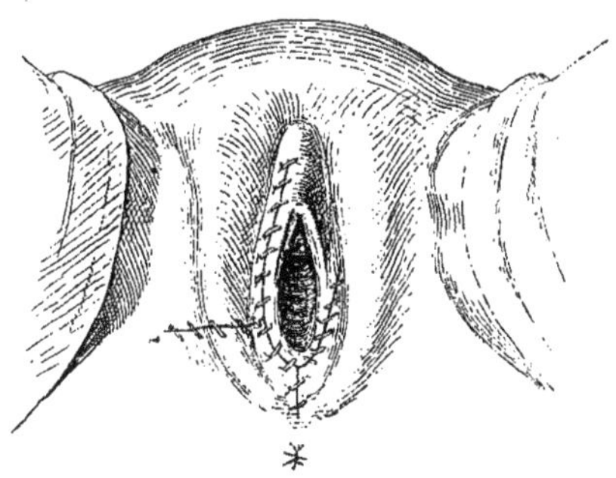

Fig. 191. — Suture dans le 2e cas (v. fig. 188 et 189).

catgut ou à la soie fine, et un drain de verre est placé en bas de l'incision.

Pansement. — Un pansement compressif est appliqué pendant les premières heures ; puis, on enduit de vaseline la ligne des sutures et on place entre les jambes un tampon de coton imbibé de solution de sublimé à 1 0/00 et exprimé. On fera 5 à 6 fois par 24 heures, et sans exception chaque fois que la malade vient d'uriner, une injection vaginale de sublimé à 1/5000e et un lavage vulvaire.

Plus les crins sont coupés près des nœuds et moins les malades éprouvent, au voisinage de la ligne des sutures, de ces picotements désagréables causés parfois par les extrémités assez dures des crins de Florence.

Ablation des sutures. — Les sutures sont enlevées entre le 4e et le 10e jour. Quelques points semblent-ils couper la peau, il faut les sectionner sans retard.

Les fils des commissures peuvent toujours être coupés avant les sutures de la partie moyenne, où un écartement des lèvres de la plaie serait désastreux. S'il n'y a aucune trace d'irritation, on les enlève tous en une séance, vers le 8e jour, à l'aide d'une pince à griffes et de petits ciseaux courbes.

La malade doit en général garder le lit jusqu'au 10e jour. Elle prend alors un grand bain et commence à marcher avec précaution, en tenant entre les cuisses une compresse antiseptique. Le 15e jour la guérison est complète.

Adénopathies.

Existe-t-il déjà, dans l'aine ou dans la région crurale, des ganglions engorgés, ces ganglions doivent être extirpés dans la même séance et avec le plus grand soin.

2° Végétations de la vulve.

Les végétations de petit volume, dites « crêtes de coqs », lorsqu'elles ont résisté au collodion salycilé (Créquy), sont avantageusement traitées par l'excision.

L'anesthésie locale est faite au chlorure d'éthyle.

Si le point d'implantation est assez étendu, il est bon de pratiquer en outre à la base de chacune d'elles, pour assurer l'anesthésie locale, une injection intra-dermique de 1/2 centimètre cube d'une solution de chlorhydrate de cocaïne à 1/50e ou bien à 1/30e.

Chaque végétation est attirée à l'aide d'une pince à griffes, et excisée d'un seul coup avec de forts ciseaux. On obtient de petites plaies cutanées ovalaires qui sont immédiatement fermées à l'aide d'un ou deux crins de Florence.

Quand les végétations sont très étendues et volumineuses, leur excision donne lieu à une plaie béante assez large. Cette plaie, plus superficielle que dans les cas d'épithélioma, doit être traitée par les mêmes procédés d'autoplastie, qui permettent de reconstituer la vulve avec son aspect presque normal.

L'opération doit être faite en pareil cas sous le chloroforme.

3° *Imperforation congénitale de la vulve.*

Dans le cas d'imperforation de la vulve coïncidant avec un développement normal du vagin et des organes génitaux internes, le sang des premières règles s'accumule peu à peu, en distendant l'utérus, dans la cavité de ce dernier et dans le vagin. On observe alors à la vulve une saillie molle, fluctuante et souvent violacée par transparence.

Au palper abdominal, on constate une tumeur assez volumineuse, dont la compression augmente la saillie de l'opercule vulvaire.

Nous avons, dans deux de ces cas, pratiqué l'excision de l'hymen sur un diamètre de 4 centimètres environ, en prenant soin de réunir par un fin surjet les muqueuses vulvaire et vaginale. Un grand lavage antiseptique intra-utérin fut immédiatement pratiqué; les malades furent tenues au lit pendant 10 jours et soumises à des injections antiseptiques, répétées 6 fois par 24 heures. L'administration d'ergot de seigle à l'intérieur ou en injections sous-cutanées (ergotine Yvon) est excellente pour hâter l'involution de l'utérus.

Si la partie inférieure du vagin manque, la dissection est plus délicate; elle se fait en se guidant sur l'index et le médius gauches introduits dans l'anus, comme nous le décrirons pour la dissection du lambeau vaginal postérieur dans la colpopérinéorraphie.

La laparotomie, suivie de l'ablation des annexes, et, s'il y a lieu, de l'utérus, est enfin indiquée dans les cas où toute intervention par le périnée paraît impraticable.

Nous pensons qu'il serait possible, dans un cas d'absence congénitale du vagin, mais de persistance de l'utérus et des annexes, avec hématométrie, de créer — soit en abaissant suffisamment l'utérus, soit plutôt en isolant, pour la création du nouveau vagin, un segment du rectum — un vagin de dimensions normales et qui pourrait permettre jusqu'à l'évolution d'une grossesse.

CHAPITRE II

OPÉRATIONS SUR L'URÈTRE

L'urètre de la femme, à la fois court et large, est fréquemment le siège, au voisinage du méat, d'excroissances vasculaires polypiformes susceptibles d'occasionner des hémorragies assez abondantes et de provoquer en ce point, en même temps qu'une certaine souffrance, une irritation persistante.

On observe parfois la dégénérescence épithéliomateuse de ces productions.

L'incontinence d'urine peut également nécessiter une opération plastique.

1° *Résection partielle du méat urinaire.*

L'ablation des polypes de l'urètre se fait soit au thermocautère, — et ce procédé ne peut avoir pour effet, si l'on prend soin de protéger le reste de la circonférence du conduit, que de rétrécir légèrement un urètre souvent trop large et qui expose à l'incontinence, — soit à l'aide de la pince à griffes et des ciseaux.

S'agit-il d'un épithélioma, le néoplasme doit être enlevé très largement à l'aide de l'instrument tranchant.

Le cancroïde est alors mis à découvert par une incision appropriée et extirpé bien au delà de ses limites à l'aide de la pince à griffes et des ciseaux.

On ferme la plaie par un surjet de soie ou de crin de Florence fin, disposé de manière à pouvoir être enlevé facilement ou à tomber de lui-même après la section d'un point quelconque de son trajet.

Le fil est passé de l'extérieur, où l'arrête un nœud volumineux (fig. 195) ou bien un bout de drain (fig. 193), au voisinage d'une des extrémités de l'incision; le surjet est effectué et l'autre extrémité du fil est arrêtée de nouveau, soit par un simple nœud, soit en la liant sur un second bout de drain de caoutchouc. Il suffit, vers le 8e ou le 10e jour, de couper, au milieu par exemple, une des anses du surjet, pour enlever le fil en tirant sur ses extré-

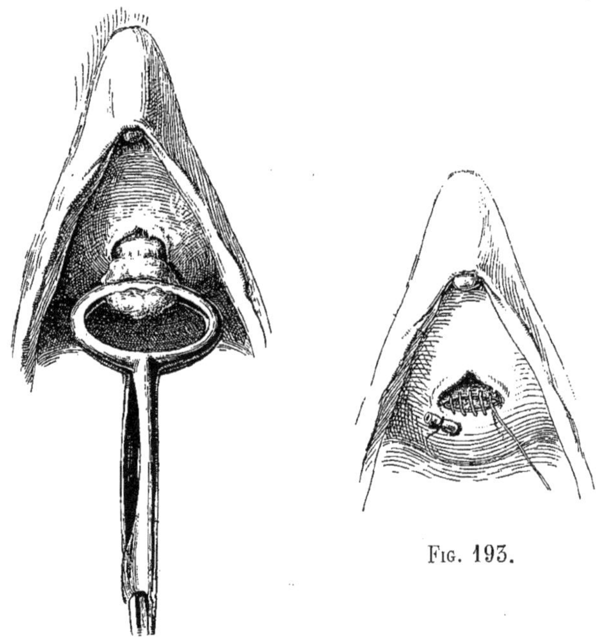

Fig. 192. — Polype de l'urètre.

Fig. 193. Incision et suture.

mités. Nous avons nommé ce surjet « surjet enchevillé », d'après l'expression consacrée par l'usage pour l'ancienne suture « enchevillée » dont les points séparés étaient arrêtés d'une manière analogue.

Si l'on craint quelque perte de sang, nous conseillons la **suture progressive**, que nous appliquons à diverses opérations dans le double but : 1° de supprimer toute perte de sang; 2° d'éviter, par le rapprochement immédiat des tissus qui viennent d'être divisés, l'infection de la plaie.

Cette méthode, nous le verrons, est particulièrement précieuse pour la bouche, le rectum et l'anus, où elle nous permet d'obtenir régulièrement des réunions immédiates totales (tumeurs de la cavité buccale; tumeurs de la langue; hémorroïdes; extirpation des fistules anales, des tumeurs du rectum, etc.).

Nous isolons, par une incision en V de quelques millimètres d'étendue, l'une des extrémités du néoplasme et nous appliquons

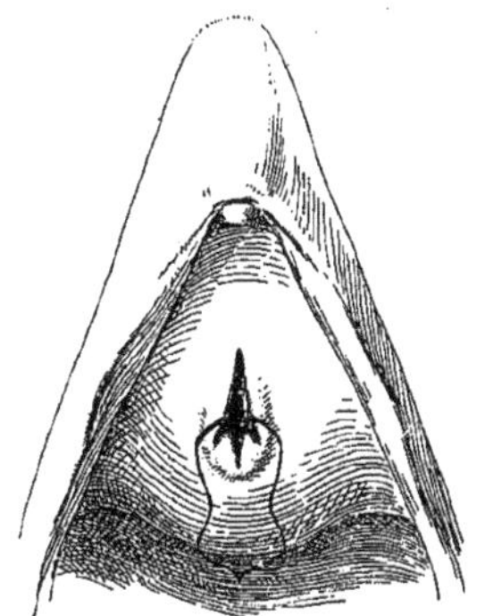

Fig. 194. — Résection du méat urinaire. Tracé des incisions.

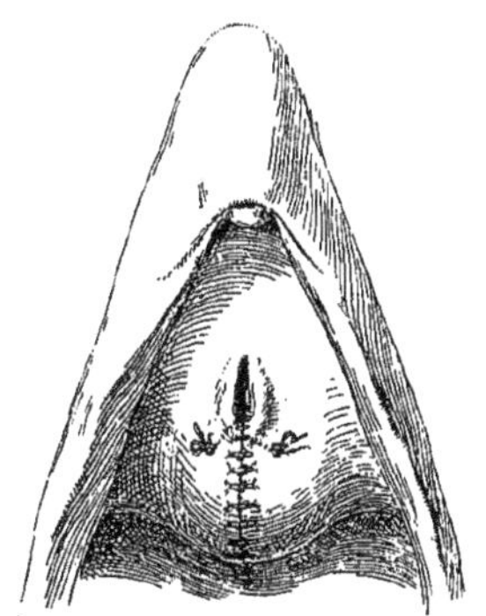

Fig. 195. — Suture profonde en surjet. Suture superficielle à points séparés.

de suite sur les lèvres de section, de haut en bas, un ou deux points séparés au crin de Florence. Nous poursuivons ainsi la dissection d'arrière en avant ou d'un côté à l'autre, en prenant soin, après chaque nouveau coup de ciseaux, de réunir la surface cruentée par un nouveau point de suture. On peut également employer le surjet.

La dissection se fait sans perte de sang et avec toute la perfection désirable.

La réunion est effectuée en même temps que l'ablation de la tumeur et sans que les surfaces cruentées aient pu s'infecter au cours des manœuvres de dissection et d'hémostase.

2° *Rétrécissement du méat urinaire.*

L'urètre de la femme est très dilatable et peut le plus souvent, sous le chloroforme, admettre l'index.

Cette particularité est précieuse pour l'examen direct, par exemple, de la vessie et de l'orifice des uretères.

Rarement cette dilatation forcée de l'urètre est suivie d'une incontinence d'urine de plus de quelques jours.

Cette infirmité se produit cependant dans certains cas et peut être très rebelle. Quand ni l'électricité, ni la cautérisation urétrale au thermo-cautère n'ont pu réussir, il est indiqué d'agir chirurgicalement.

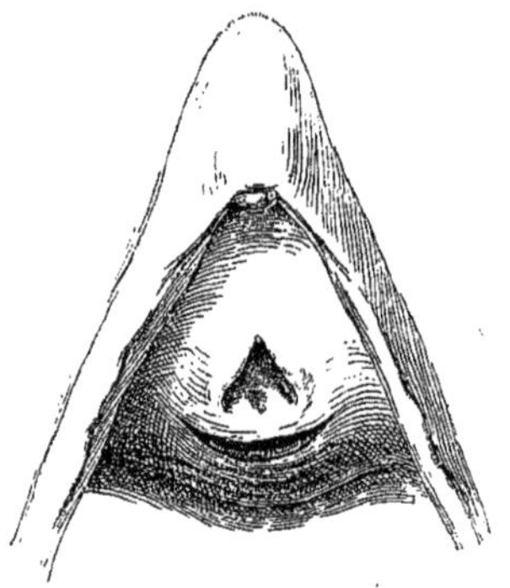

Fig. 196. — Rétrécissement du méat urinaire. Incision.

La résection large de la colonne antérieure du vagin et la réunion à lambeaux latéraux de la perte de substance ainsi obtenue et suivie ou non de la résection d'une partie de la circonférence du méat, sont en pareil cas les interventions indiquées. On peut pratiquer pour l'urètre soit des sutures au catgut, qui tombent d'elles-mêmes, soit, de préférence, si l'on craint que les fils de catgut ne gonflent et ne se ramollissent, le surjet enchevillé au crin de Florence, si facile à enlever, que nous avons décrit plus haut. La réunion de la colonne antérieure du vagin sera faite au crin de Florence et à points séparés.

Les fils seront, à l'orifice de l'urètre, noués à leur partie moyenne, laissés de toute leur longueur et réunis en faisceau, de manière que leurs extrémités ne viennent pas irriter la muqueuse vulvaire.

Leur ablation est aussi plus facile.

Dans les cas où le diamètre de l'urètre incontinent n'est pas

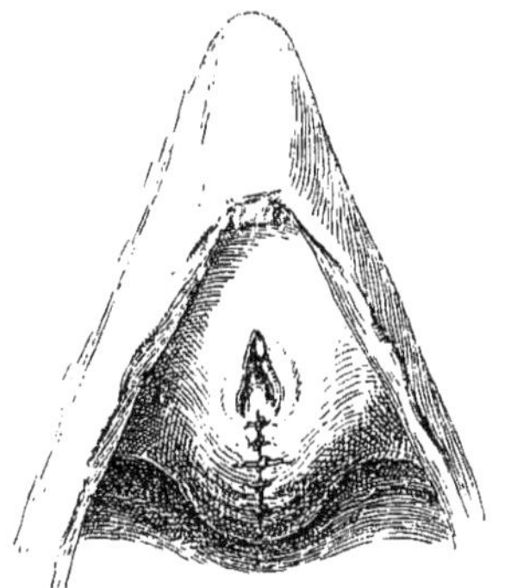

Fig. 197. — Suture.

très exagéré, nous conseillons de détacher simplement de ce conduit, par une incision transversale, sur une profondeur de 20 à 25 millimètres, la colonne antérieure du vagin, et de suturer la plaie de manière à obtenir une réunion longitudinale.

Si la colonne antérieure du vagin est trop saillante, elle sera réséquée et la réunion superficielle pratiquée au crin de Florence.

3° *Malformations congénitales de l'urètre.*

Nous n'aborderons pas les opérations nécessitées par les malformations congénitales de l'urètre, le manuel opératoire devant être subordonné à chaque cas particulier et ne pouvant être l'objet d'une description méthodique.

CHAPITRE II

OPÉRATIONS SUR LE PÉRINÉE.

Déchirure du périnée.

La déchirure du périnée est une des complications les plus fréquentes du travail de l'accouchement chez les primipares. La déchirure du périnée est tantôt incomplète, tantôt complète, suivant qu'elle atteint ou non l'orifice anal.

a. Périnéorraphie immédiate.

Nous avons toujours pratiqué, quand nous étions présent au travail, la suture immédiate des déchirures du périnée au crin de Florence.

Partisan convaincu de l'emploi du chloroforme en obstétrique et appelé presque exclusivement auprès des parturientes dans des cas de dystocie, nous avons observé des déchirures étendues du vagin et du périnée après certaines applications laborieuses du forceps. Plusieurs fois il nous est arrivé de constater, après la délivrance, une déchirure superficielle du périnée que nous n'avions pas vue se produire lors du passage de la tête.

Cette rupture secondaire de la fourchette se produit au moment de l'expulsion, souvent rapide si l'on n'y prend garde, de l'épaule postérieure.

Opération. — Le travail de l'accouchement terminé et le vagin lavé avec soin, nous examinons l'état de la fourchette et de la muqueuse vaginale. Nous pratiquons, s'il existe une déchirure, la suture immédiate au crin de Florence.

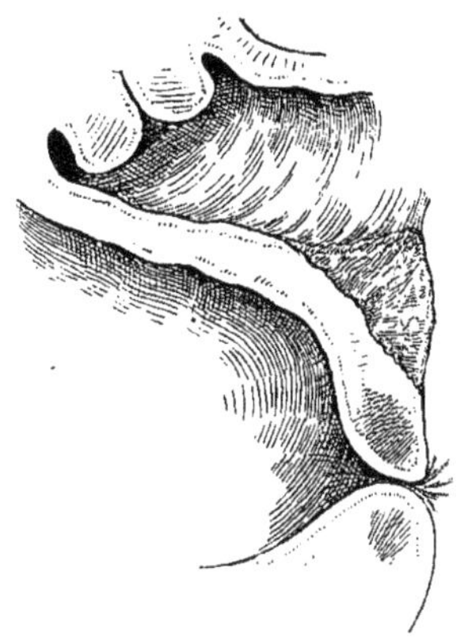

Fig. 198. — Déchirure du périnée. Coupe antéro-postérieure, montrant l'aspect de la moitié gauche de la surface saignante.

La plaie fraîche présente l'aspect d'une surface triangulaire si

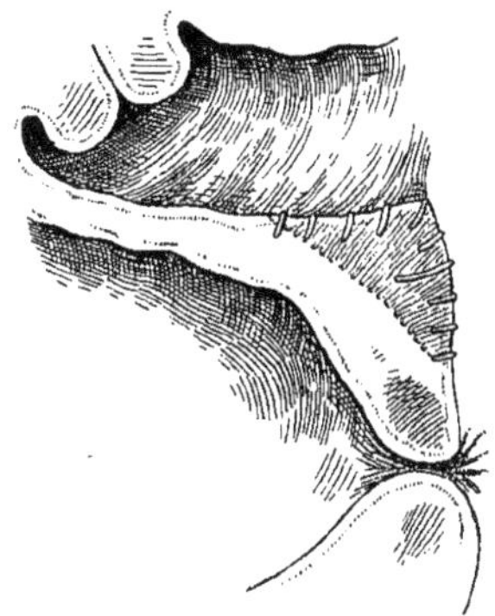

Fig. 199. — Déchirure du périnée. Suture. Coupe montrant l'étendue des surfaces rapprochées.

elle est superficielle, et quadrangulaire quand la déchirure s'étend assez loin sur la paroi postérieure du vagin.

Pour obtenir la réparation *ad integrum*, il suffit de rapprocher les parties antérieurement en contact, c'est-à-dire de pratiquer d'arrière en avant sur le vagin, puis de haut en bas sur le périnée, une suture au crin de Florence. Les crins sont laissés, pour la suture vaginale, lorsque nous employons les points séparés, de toute leur longueur et réunis en faisceau. Extérieurement, au périnée, nous les coupons tout près du nœud.

Cette suture est faite sans douleur, si l'on prend soin de continuer quelques minutes la narcose, qui, en général, est complète au moment où le fœtus franchit la vulve.

La réparation du périnée est ainsi terminée avant la délivrance. L'arrière-faix est évacué par l'expression utérine et nous faisons un grand lavage antiseptique.

Six injections par 24 heures, soit de sublimé à 1/10 000e, soit de liqueur de Labarraque à 1,5 0/0 (1 cuiller à soupe pour 1 litre d'eau chaude), sont pratiquées pendant les 8 ou 10 premiers jours.

La ligne des sutures, exclusivement longitudinale et partiellement intra-vaginale, partiellement extérieure, est enduite plusieurs fois par jour de vaseline épaisse et onctueuse[1]. Les fils sont enlevés vers le 10e jour.

b. Périnéorraphie tardive.

Lorsque la plaie périnéale a suppuré, toute tentative de suture directe serait illusoire.

Deux cas peuvent alors se présenter :

1° Le chirurgien est appelé au bout de 2 à 3 semaines, alors que la plaie est encore bourgeonnante;

2° le chirurgien est appelé après complète cicatrisation.

La conduite à tenir, dans les deux occurrences, est à peu près la même et nous avons à maintes reprises réparé, avec un succès

1. Vaseline de Cheseborough.

complet, entre la 2e et la 4e semaine, chez des femmes traitées antiseptiquement et qui n'avaient pas de fièvre, des déchirures étendues du périnée.

Nous procédons ainsi :

La malade endormie, placée dans la position de la taille périnéale, rasée et désinfectée, nous examinons l'étendue de la déchirure.

Ou bien la cicatrisation n'est pas complète et il existe une plaie bourgeonnante qui tend déjà à se rétrécir à sa périphérie, ou bien la surface mise à nu est entièrement recouverte d'épiderme.

Dans l'un et l'autre cas, l'étendue de la déchirure est très manifeste.

L'écartement des tissus a transformé en effet l'angle dièdre primitif de la déchirure en une surface plane, la colonne postérieure du vagin tend à faire hernie, et la diminution de hauteur du périnée est très exactement appréciable.

Il faut rétablir les tissus dans leurs rapports normaux.

A quel procédé d'avivement donnerons-nous la préférence?

Nous avons depuis longtemps rejeté toutes les méthodes qui exigent des incisions dites réglées, et par suite impossibles à approprier à toutes les variétés de déchirures périnéales, pour subordonner exclusivement l'avivement aux lésions apparentes.

La périnéorraphie immédiate, après l'accouchement, donnant de si beaux résultats, pourquoi ne pas la réaliser deux, trois, six ou vingt semaines plus tard en rétablissant, par l'excision superficielle de la surface suppurante ou déjà cicatrisée, la plaie dans son état primitif?

Nous nous sommes donc arrêté, quel que soit l'état de bourgeonnement ou de cicatrisation de déchirures périnéales, à ce procédé unique, de rétablir la plaie telle qu'elle se trouvait immédiatement après l'accouchement et de la réparer comme s'il s'agissait d'une périnéorraphie immédiate.

Ce plan est toujours facile à réaliser.

Opération. — Nous circonscrivons la surface bourgeonnante ou la cicatrice périnéale par quatre incisions curvilignes, dont le tracé se rapproche toujours de celui de la figure 200, et nous extirpons le tissu intermédiaire à une profondeur de 4 à 5 millimètres. Les lèvres latérales de la surface ainsi mise à nu correspondent exactement au raphé vagino-périnéal, où s'est produite antérieurement la déchirure.

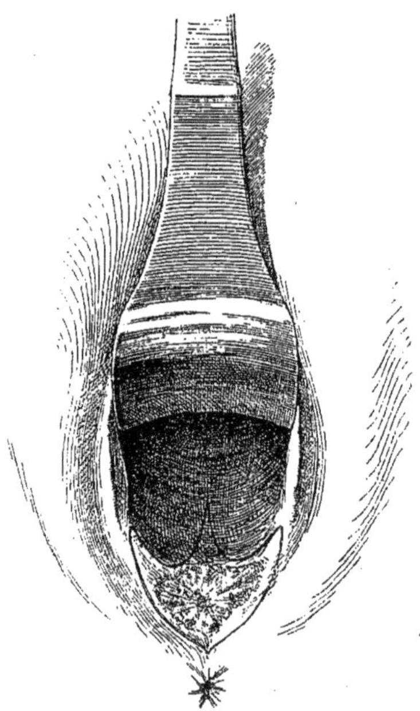

Fig. 200. — Déchirure ancienne du périnée. Tracé des incisions.

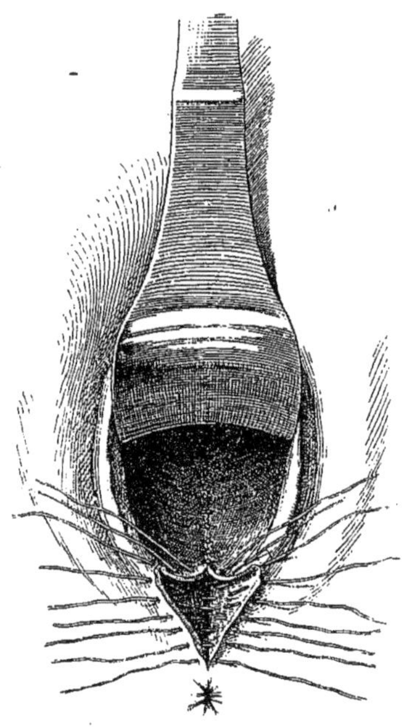

Fig. 201. — Réunion des lambeaux. La suture du vagin est presque terminée.

Nous suturons d'abord la muqueuse vaginale, d'arrière en avant, jusqu'au bord libre des grandes lèvres, comme s'il s'agissait d'une périnéorraphie immédiate post partum. Le dernier de ces points de suture marque, comme nous l'avons signalé plus haut, l'endroit qui sera le milieu de la fourchette. La suture de la peau est alors continuée, superficiellement, à points séparés, jusqu'à l'extrémité postérieure de la plaie périnéale.

Semble-t-il nécessaire de diminuer davantage la circonférence de la vulve et d'obtenir un plancher périnéal plus étendu, il suffit de prolonger un peu plus haut sur les grandes lèvres l'avivement latéral.

L'opération, ainsi réalisée, donne un résultat très satisfaisant.

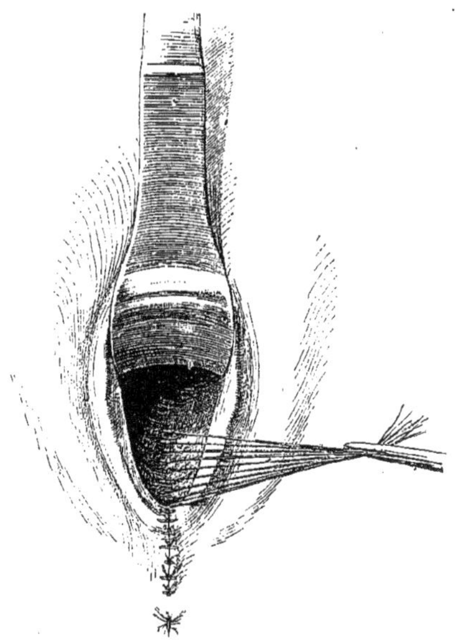

FIG. 202. — Aspect de la ligne de réunion.

La vulve est rétablie au diamètre désiré et le périnée se trouve reconstitué sans la formation de ces plis et de ces brides préanales que nous avons souvent constatés chez des femmes opérées suivant des procédés prétendus classiques, et dont le résultat définitif ne prouvait que trop l'insuffisance.

Comme il est indiqué plus haut, nous lions, lorsque nous faisons la suture vaginale en surjet, l'extrémité du crin sur un petit bout de tube de caoutchouc, qui vient s'arrêter à la première piqûre de l'aiguille, la plus éloignée de la vulve. Le surjet terminé, l'extrémité antérieure du fil est fixée de même, ou simplement nouée.

Lorsque au bout de 8 à 10 jours il s'agit d'enlever le fil, il suffit de couper une anse quelconque du surjet et de tirer alternativement sur le bout antérieur du fil, puis sur le bout postérieur, facile à saisir grâce au fragment de tube de caoutchouc sur lequel il est fixé.

Ce surjet enchevillé au crin de Florence s'enlève très facilement, s'il a été fait dans de bonnes conditions.

Le fil se trouve-il trop serré, ou bien existe-t-il sur son trajet un point d'arrêt fortuit, ce qui se produit lorsque l'aiguille est repassée, comme nous le pratiquons volontairement pour les sutures intestinales, dans le point précédent, on coupe le surjet non plus en 1 point, mais en 2 ou 3.

Si l'une des anses résiste à de légères tractions, laissez-la deux ou trois jours en place. Elle se desserrera d'elle-même et souvent tombera seule.

Ce procédé de suture en surjet, avec arrêt du fil en avant et en arrière, à la mode de l'ancienne suture enchevillée, est très précieux également pour les sutures sur le col utérin. Il est applicable toutes les fois que la ligne de réunion n'est pas tendue et que la coaptation peut se faire aisément.

Y a-t-il quelque doute sur le succès, nous préférons les points séparés.

Les points séparés vaginaux, même profonds, s'enlèvent assez facilement lorsqu'on a pris soin de laisser les crins de toute leur longueur et de les réunir en faisceau.

On les saisit l'un après l'autre pour en faire l'ablation avec une pince à forcipressure, et le plus souvent on arrive soit à apercevoir le nœud, soit à pouvoir couper immédiatement au-dessus, en se guidant sur l'extrémité de l'index, l'anse encore fixée dans la ligne de réunion. Si la malade est trop sensible, on donne quelques gouttes de chloroforme.

CHAPITRE IV

OPÉRATIONS SUR L'ORIFICE ET LES PAROIS DU VAGIN

1° *Vaginisme.*

Le vaginisme est une contracture douloureuse et involontaire du sphincter vulvaire. Ce symptôme est assez analogue aux accidents de la « fissure à l'anus ». Le vaginisme est une affection très pénible pour les jeunes femmes, et sa persistance donne lieu le plus souvent à des accidents d'hypocondrie. La contracture spasmodique de la vulve est souvent très rebelle et résiste particulièrement à la dilatation forcée, souveraine au contraire dans les cas de fissure anale.

Le nombre des traitements chirurgicaux proposés contre le vaginisme témoigne de leur inefficacité : excision de l'hymen et des caroncules myrtiformes, section du nerf honteux interne, section sous-cutanée du sphincter vaginal, débridement et éversion de la muqueuse vulvaire, etc.

Opération. — Aucun des procédés proposés ne permettant d'obtenir une guérison certaine avec un résultat plastique satisfaisant, nous avons imaginé l'opération suivante : la vulve rasée au voisinage de la fourchette, et désinfectée ainsi que le vagin, nous introduisons l'index et le médius gauches dans l'anus et nous incisons transversalement la fourchette sur une largeur de 30 à 40 millimètres. Cette incision est faite soit d'un trait, au bistouri, soit en plusieurs fois, avec des ciseaux droits. La lèvre antérieure de la plaie est alors saisie entre le mors d'une pince à anneaux, et nous la décollons des tissus sous-jacents sur une profondeur de 30 millimètres environ. Le sphincter est ainsi mis à nu. Nous incisons franchement du fond de cette plaie béante vers la peau le raphé périnéal et le muscle sous-jacent. L'index droit, introduit dans la plaie, s'assure que la section des fibres sphinctériennes est suffisante et complète, s'il y a lieu, leur déchirure par une pression énergique.

La réunion est faite transversalement, à points séparés : le

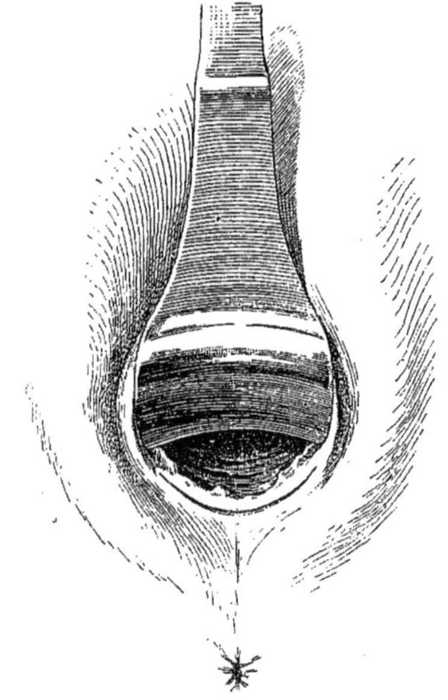

Fig. 203. — Opération contre le vaginisme. Incisions.

décollement de la colonne postérieure du vagin permet en effet d'en suturer la partie moyenne au point le plus déclive de l'incision verticale, dont les deux lèvres latérales, entr'ouvertes, viennent contribuer, chacune pour sa part, à l'agrandissement de la circonférence vulvaire. La cicatrisation est obtenue en 8 à 10 jours. Le résultat plastique est, comme le représente la figure 205, très satisfaisant, et l'on n'observe jamais d'ectropion de la muqueuse vaginale.

Cette opération, qui se fait en quelques minutes, amène en moins de huit jours la guérison des cas les plus invétérés de vaginisme et prépare en même temps la vulve au travail de l'accouchement, si souvent retardé, chez les primipares, par la résistance du périnée.

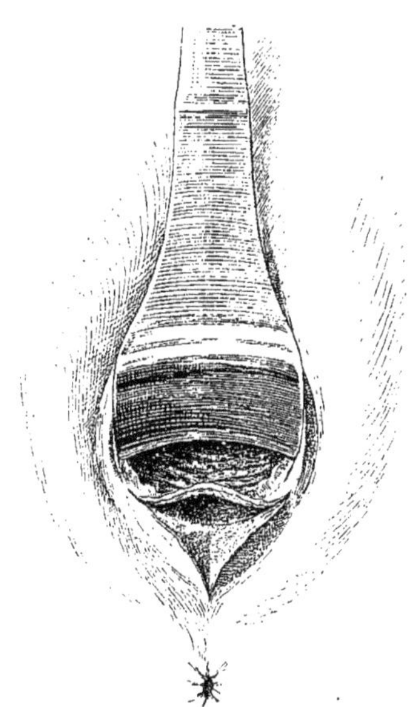

Fig. 204. — Isolement du lambeau vaginal et section du sphincter vulvaire.

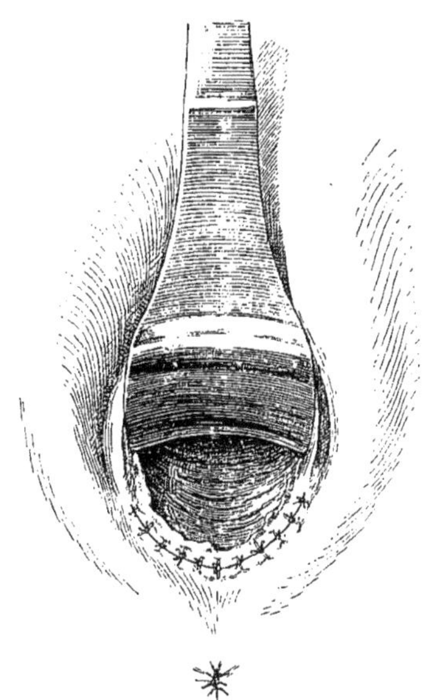

Fig. 205. — Ligne de réunion.

2° *Prolapsus du vagin. — Cystocèle. — Rectocèle. Relâchement de l'orifice vulvaire.*

La distension permanente et le relâchement de l'orifice vulvaire et de la muqueuse vaginale sont justiciables, au même titre que les déchirures périnéales, d'une opération plastique.

Cet état de relâchement de l'orifice vulvaire se traduit, tantôt par le prolapsus de la vessie, tantôt par une rectocèle, et se complique fréquemment d'un abaissement considérable du col. Nous envisagerons ici la réparation de la vulve dans les cas de relâchement considérable de l'orifice vaginal, avec cystocèle et rectocèle simples.

Les degrés plus marqués du prolapsus génital, **prolapsus utérin complet ou incomplet, avec ou sans hypertrophie du col,**

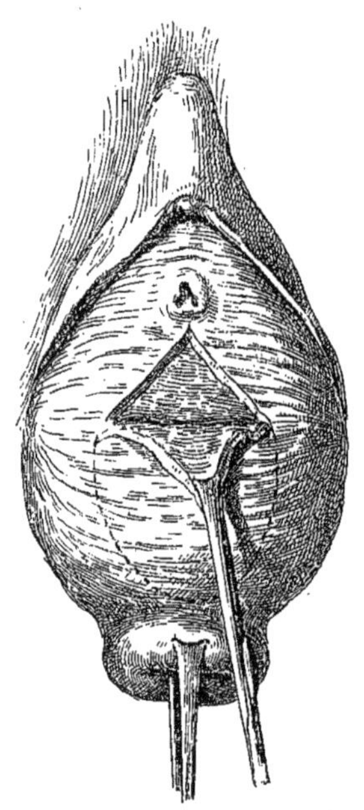

FIG. 206. — Colporraphie antérieure.
Tracé et dissection du lambeau.

seront en effet étudiés, au point de vue de leur cure opératoire, à propos des interventions sur l'utérus.

3° *Colporraphie antérieure.*

L'état de la muqueuse vaginale, dans les cas de cystocèle et de rectocèle, est tout particulier et comporte une augmentation notable de la surface du canal vaginal.

La muqueuse, en quelque sorte forcée au moment de l'accouchement, a perdu toute élasticité. Elle est épaissie, ferme, comme fibreuse et prend, lorsqu'elle fait depuis longtemps saillie à l'extérieur, un aspect cutané. Parfois même, à la longue, s'y produisent des ulcérations calleuses.

La réparation ne peut être faite en pareil cas qu'en supprimant définitivement ce que la muqueuse herniée présente de trop comme étendue.

Le tracé du lambeau qui doit être réséqué est tout indiqué par l'aspect de la hernie vésicale.

Tantôt la cystocèle porte particulièrement sur la portion la

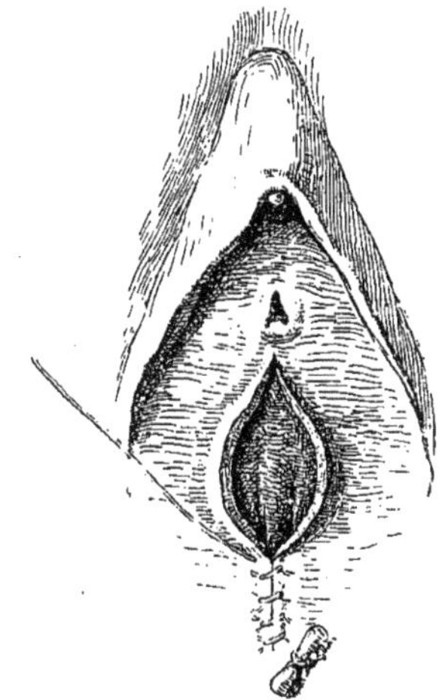

Fig. 207. — Confection du surjet.

plus inférieure de la colonne antérieure du vagin, qui est hypertrophiée et fait saillie hors de la vulve, tantôt c'est un prolapsus de la cloison vésico-vaginale proprement dite.

Opération. — L'avivement est pratiqué de la manière suivante :

Le col, le plus souvent facile à abaisser, puisqu'il existe un certain degré de prolapsus, est saisi par sa lèvre antérieure à l'aide d'une pince à griffes, et attiré à la vulve.

Une incision en V à pointe antérieure, atteignant en avant le voisinage du méat urinaire, et latéralement les limites extrêmes de la surface qui devra être réséquée, est tracée au bistouri.

L'angle médian, saisi à l'aide d'une pince à griffes, est détaché au bistouri des tissus péri-urétraux, auxquels il adhère assez intimement (cloison urétro-vaginale). Le décollement est prolongé à droite et à gauche, jusqu'à ce que l'on atteigne la cloison vésico-vaginale proprement dite. Ce lambeau flottant est alors saisi avec une pince à anneaux et l'on détache en quelques instants, à l'aide de l'index et du médius gauches, la paroi vaginale anté-

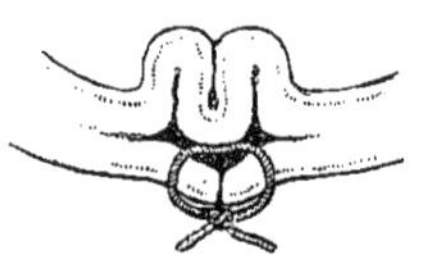

Fig. 208. — Plissement des parois vésicales au-dessus de la suture.

rieure de la vessie jusqu'au voisinage du col utérin. La muqueuse vaginale est isolée à droite et à gauche aussi loin que doit en être faite la résection, et les deux incisions latérales sont prolongées, d'avant en arrière, jusqu'au voisinage du col, de quelques coups de ciseaux, en prenant soin de ne couper qu'à 5 ou 6 millimètres de l'angle dièdre formé par le dédoublement de la cloison vésico-vaginale.

On obtient ainsi pour la réunion deux véritables lambeaux vaginaux, qui permettent l'application d'une suture solide et capable de maintenir le bas-fond de la vessie plissé et refoulé vers la cavité pelvienne.

La réunion est faite soit à points séparés, soit le plus souvent en surjet enchevillé, comme nous l'avons décrit plus haut.

Le fil est enlevé du 10e au 12e jour.

Nous verrons plus loin que nous pratiquons fréquemment dans la même séance, avant la colporraphie antérieure, d'autres opérations plastiques sur le col utérin ou sur l'utérus lui-même.

Comme traitement local post-opératoire, 5 à 6 lavages vaginaux par jour.

4° *Colpopérinéorraphie.*

Nous combinons toujours la colporraphie postérieure à la périnéorraphie, car dans les cas même où le périnée, se trouvant forcé et distendu d'une manière permanente, est simplement relâché et non pas déchiré, l'élargissement de la vulve comporte une notable diminution de la hauteur du plancher vagino-rectal, et la reconstitution de ce dernier est indispensable.

La vulve peut se trouver tellement relâchée qu'il soit possible d'y faire pénétrer, sans effort, sous le chloroforme, le poing fermé.

Cet état de l'orifice vulvaire s'accompagne habituellement d'un certain degré de prolapsus utérin, avec rectocèle et cystocèle.

La fourchette est alors située très en arrière et tout près de l'anus.

L'examen local permet de constater si, oui ou non, les téguments sont intacts en ce point, ou bien s'ils présentent les traces d'une cicatrice ancienne.

Il est presque toujours indiqué de pratiquer dans la même séance la colporraphie antérieure, qui est faite la première, par le procédé que nous venons de décrire.

La suture terminée en avant, nous passons à l'ablation, en arrière, de ce qui existe de trop de la muqueuse vaginale et à la réfection du plancher périnéal.

Opération. — L'index et le médius gauches introduits dans le rectum, après avoir été recouverts, par mesure d'antisepsie, d'une gaine de baudruche ou de caoutchouc très mince, nous faisons saillir la fourchette et nous tendons les téguments de manière à pouvoir les inciser avec plus de facilité. Nous pratiquons alors, à l'aide de forts ciseaux droits, à la limite inférieure de l'orifice vaginal, une incision curviligne à concavité supérieure, comprenant la totalité de la peau. Cette incision doit être prolongée en avant, de chaque côté de l'orifice vulvaire, en forme de fer à cheval, aussi haut qu'il est nécessaire pour obtenir le rétrécissement de la vulve à un diamètre normal.

Le résultat définitif est en effet immédiatement visible, la circonférence de la vulve devant être réduite, lorsque l'opération

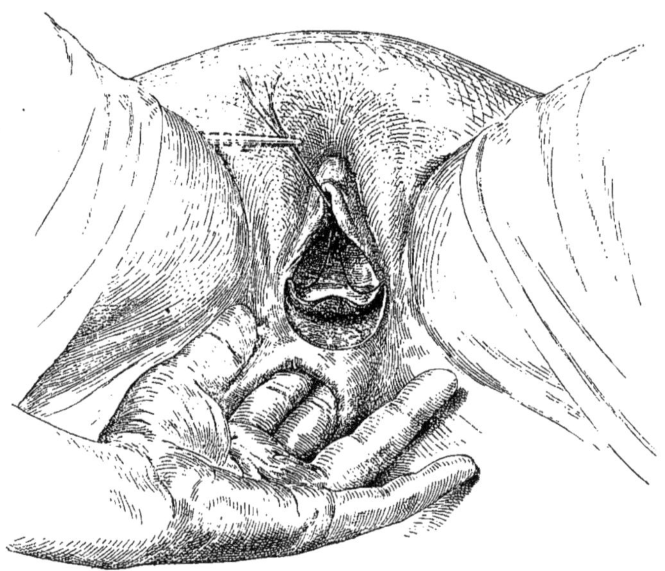

Fig. 209. — Colpopérinéorraphie. Dissection du lambeau vaginal. Le V profond indique la partie que sera réséquée.

sera terminée, à ce qui en est laissé au-dessus des deux commissures antérieures de l'incision curviligne que nous venons de décrire.

La partie moyenne de la muqueuse vaginale est alors saisie à l'aide d'une pince à anneaux et attirée en haut par un assistant, tandis que le chirurgien, toujours guidé par l'index et le médius gauches, introduits dans l'anus depuis le commencement de l'opération, libère de quelques coups de ciseaux le lambeau vaginal de ses connexions musculaires inférieures.

Dès que ce lambeau se trouve détaché sur une profondeur de

12 à 15 millimètres, il suffit, pour le décoller plus profondément, de refouler les tissus lâches de la cloison recto-vaginale avec l'index droit, en se guidant avec soin sur les doigts introduits dans le rectum. Ce décollement est très facile dès que l'on a atteint la couche celluleuse inter-vagino-rectale.

On doit le prolonger, sous la forme d'un angle à pointe postérieure, aussi loin vers le col de l'utérus qu'il paraît être utile

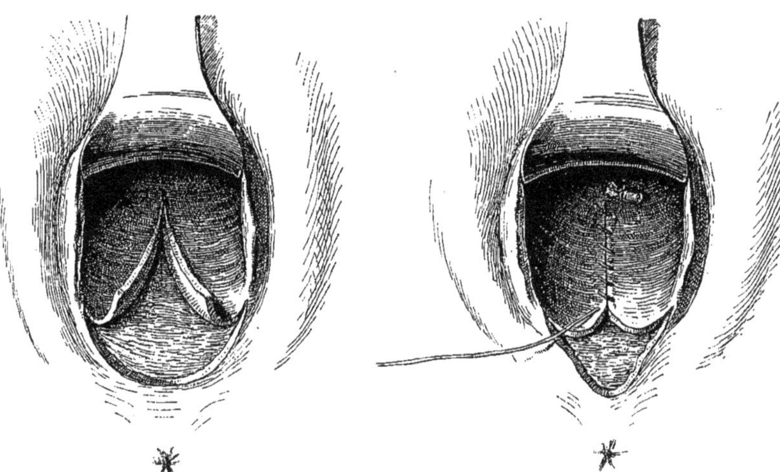

Fig. 210. — Avivement terminé. Aspect des lambeaux vaginaux.

Fig. 211. — Suture du vagin en surjet.

pour retrancher une étendue suffisante de la muqueuse vaginale.

Celle-ci soulevée à l'aide de la pince à anneaux, le triangle muqueux est réséqué de quelques coups de ciseaux, suivant deux incisions curvilignes à concavité externe partant de l'orifice vulvaire, où se trouvent les limites latérales de la première section, et se réunissant à l'extrémité postérieure du décollement.

Cette résection du lambeau vaginal postérieur n'est pratiquée qu'à 5 ou 6 millimètres de l'angle dièdre formé par le soulèvement du lambeau muqueux détaché du plancher périnéal et de la cloison recto-vaginale afin de permettre, par suite du renversement vers le vagin et de l'adossement de ces petits lambeaux muqueux, un affrontement parfait.

Suture. — La suture se fait, comme pour la périnéorraphie, en deux temps : suture à points séparés ou bien en surjet enchevillé pour le vagin; suture à points séparés pour la peau. Le

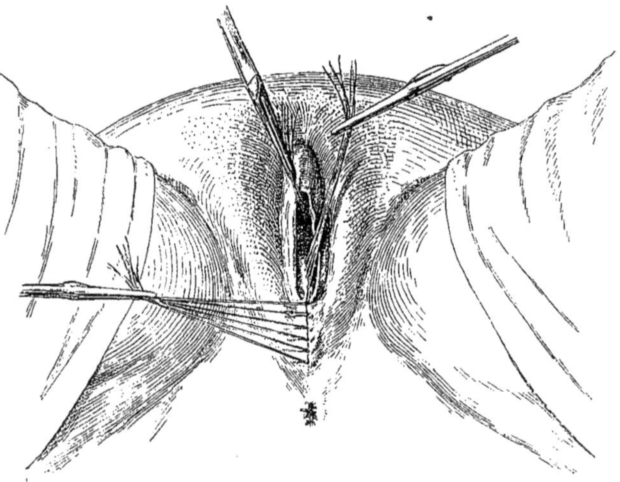

Fig. 212. — Aspect de la suture terminée.

fil du surjet vaginal est arrêté avec avantage à 10 ou 15 millimètres en arrière de la nouvelle commissure qui devient la fourchette, afin que la suture soit en ce point plus solidement assurée par deux ou trois crins séparés. La réunion terminée, toute la ligne des sutures se trouve, comme dans la périnéorraphie simple, antéro-postérieure (fig. 212).

Nous plaçons rarement des sutures profondes au catgut. Il suffit, pour l'affrontement des tissus profonds, de passer deux ou trois crins de Florence un peu plus loin dans l'épaisseur du périnée. Ces fils profonds doivent être médiocrement serrés. On les coupera le 2e ou le 3e jour.

Comme traitement consécutif, des injections vaginales, et un tampon antiseptique sur le périnée.

Les points séparés sont enlevés vers le 10e jour; le surjet un peu plus tard.

Les fils de l'angle saillant qui correspondent à la fourchette doivent être coupés les derniers.

5° *Ablation du vagin.*

L'ablation du vagin soit partielle, soit totale, est indiquée dans certains cas de dégénérescence épithéliomateuse superficielle de la muqueuse compliquant ou non le cancer du col.

L'ablation du segment supérieur du vagin est souvent, dans les cas de cancer du museau de tanche, un complément indispensable de l'hystérectomie vaginale et doit être pratiquée très largement. Cette précaution nous a permis d'éviter chez plusieurs femmes la récidive.

Opération. — Nous pratiquons cette opération délicate de la manière suivante : La muqueuse vaginale, fixée à l'aide de pinces à griffes et à crémaillère au-dessous du point dégénéré, est incisée au niveau des parois latérales du vagin, où la blessure du rectum ou de la vessie n'est pas à craindre. La lèvre supérieure de cette incision, saisie à l'aide d'une pince à griffes, est isolée des tissus sous-jacents. L'index gauche, puis le droit, introduits successivement dans la plaie, détachent alors sur tout son pourtour le segment vaginal supérieur, qui est sectionné en bas circulairement. La vessie est elle-même décollée de ses parties latérales vers la ligne médiane, et toute la surface cancéreuse est détachée en bloc avec l'utérus, sans être déchirée ni fragmentée par des tractions malencontreuses. L'opération est ainsi très complète et donne toutes les chances possibles d'une guérison durable.

L'ablation totale du vagin peut être faite à partir de la vulve, en isolant circulairement le canal muqueux comme on le pratique pour le rectum, dans les cas d'ablation par les voies naturelles de son segment inférieur.

Si l'ablation du vagin est limitée à son segment inférieur, il persistera presque fatalement un étroit canal pour l'écoulement du mucus cervical et du sang des règles. L'ablation de l'utérus et des annexes est le plus souvent indiquée et faite dans la même séance.

6° *Création d'un vagin.*

L'absence congénitale du vagin est généralement considérée comme au-dessus des ressources de l'art. Il est cependant possible de créer un vagin de dimensions normales; cette opération peut se faire non seulement dans les cas où il existe déjà un cul-de-sac périnéal de 3 à 4 centimètres de profondeur, mais même si, comme nous l'avons observé, il n'existe aucune trace de l'orifice vulvaire.

L'opération comprend les temps suivants :

1° Incision de Kraske, résection du coccyx et du sacrum et découverte des 12 derniers centimètres du rectum.

2° Section transversale du rectum au-dessus du sphincter.

3° Incision verticale du périnée, à partir du tubercule urétral jusqu'à 4 centimètres plus bas, et suture du bout supérieur du rectum, sur tout son pourtour, à la circonférence de la plaie périnéale, qui deviendra le nouvel orifice vaginal.

4° Section transversale du rectum 8 à 10 centimètres plus haut.

5° Fermeture du segment moyen, qui devient ainsi le nouveau vagin.

6° Suture du bout supérieur du rectum au tronçon anal.

Le segment moyen du rectum, fermé à sa partie supérieure et abouché au périnée, conserve ses connexions vasculaires complètes et peut, au cours de l'opération, être isolé du péritoine par quelques sutures séro-séreuses faites au-dessus de lui entre le rectum, la vessie et les replis séreux pelviens.

L'utilisation d'un segment de l'iléon pourrait être réalisée dans le même but, en combinant la laparotomie à l'incision du périnée jusqu'au cul-de-sac de Douglas.

CHAPITRE V

OPÉRATIONS SUR LA CLOISON RECTO-VAGINALE

Opérations par la voie vaginale.

Déchirure complète du périnée et de la cloison recto-vaginale.

La déchirure complète du périnée et de la cloison recto-vaginale est un accident qui s'observe de moins en moins à mesure que se perfectionne l'enseignement de l'obstétrique.

Cette infirmité, caractérisée par l'incontinence absolue des gaz et des matières fécales, par l'existence en un mot d'un cloaque vagino-rectal, est une des plus pénibles qui puisse affliger la femme.

Autrefois presque au-dessus des ressources de l'art, cette lésion est aujourd'hui facilement curable.

Nous décrirons l'opération dans le cas le plus compliqué, celui représenté figure 213, d'après nature. Chez cette personne, la déchirure se prolongeait jusqu'au voisinage du col utérin. On observe fréquemment en pareil cas des cicatrices irrégulières, et particulièrement une ou plusieurs brides transversales unissant, en forme de pont, les surfaces cicatricielles latérales; ces adhérences cicatricielles se produisent par suite du contact des surfaces bourgeonneuses, au moment de la cicatrisation en surface de la plaie primitive.

Opération. — Nous pratiquons l'opération, depuis 1886, par le procédé suivant :

Nous circonscrivons d'abord la cicatrice cutanée par deux incisions obliques, partant de ses parties latérales, au niveau de l'orifice vaginal, et aboutissant en pointe au voisinage de l'anus. Cette double incision doit être faite au point exact qui se trouvait être, au moment de la rupture, le raphé périnéal.

Les deux petits triangles correspondants, qui ne sont autres que

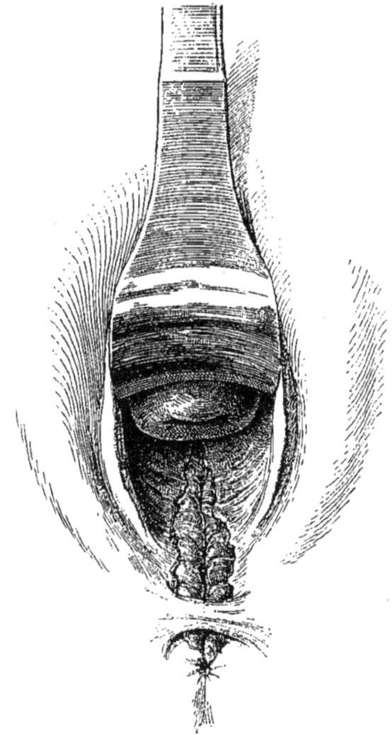

Fig. 215. — Déchirure complète de la cloison recto-vaginale avec bride périnéale cicatricielle.

des surfaces cicatricielles, sont extirpés à l'aide des ciseaux et des pinces à griffes, ainsi que les ponts fibreux qui parfois réunissent l'une à l'autre les deux lèvres de la déchirure.

La même opération est pratiquée sur la muqueuse vaginale, de l'orifice du vagin à l'extrémité profonde de la déchirure.

Il suffit alors de dédoubler, à l'aide des ciseaux mousses et des pinces à griffes, la cloison recto-vaginale, sur une profondeur latérale de 10 millimètres environ, tout le long de la perte de substance. On avive, s'il y a lieu, de deux coups de ciseaux, les bords irréguliers de la fissure rectale, et tout est prêt pour la confection des sutures.

Le rectum est refermé en premier lieu. Nous pratiquons de ce côté, d'arrière en avant, un surjet de soie. Cette soie doit être

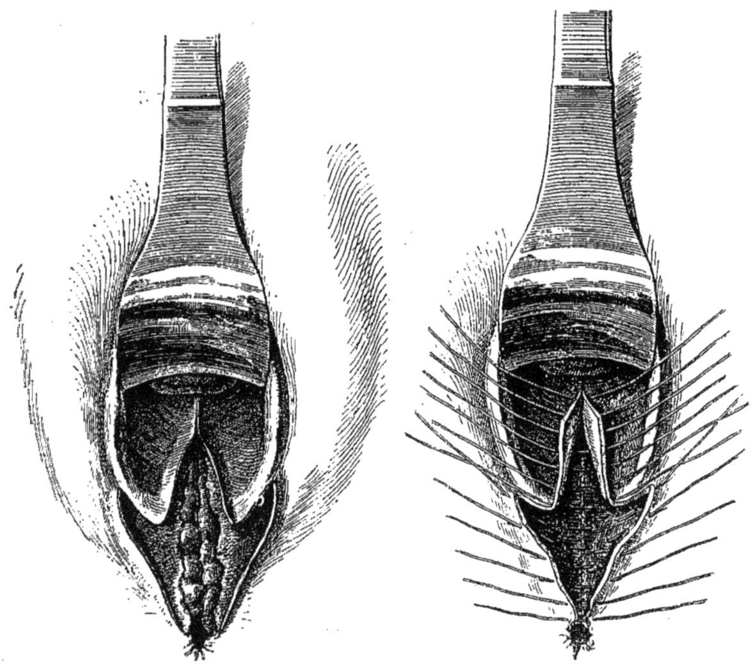

Fig. 214. — Avivement des lèvres de la déchirure et du périnée.

Fig. 215. — Le rectum est refermé. Disposition des sutures vaginales et périnéales.

moins fine que celle qui sert aux résections de l'intestin. Le surjet rectal sera suffisamment serré pour assurer un affrontement parfait de la muqueuse.

Nous faisons en bas, près de l'anus, pour plus de sécurité, deux ou trois points séparés au crin de Florence.

Le rectum étant ainsi refermé, la plaie est lavée avec soin du côté du vagin et celui-ci suturé au crin de Florence, en prenant soin d'adosser aussi largement que possible, particulièrement au voisinage du col, où le dédoublement de la cloison recto-vaginale doit être prolongé un peu au-dessus de la limite supérieure de la déchirure rectale, les deux lambeaux muqueux latéraux. La suture du vagin est faite de préférence à points séparés.

Le vagin reconstitué, y compris la fourchette, le raphé péri-

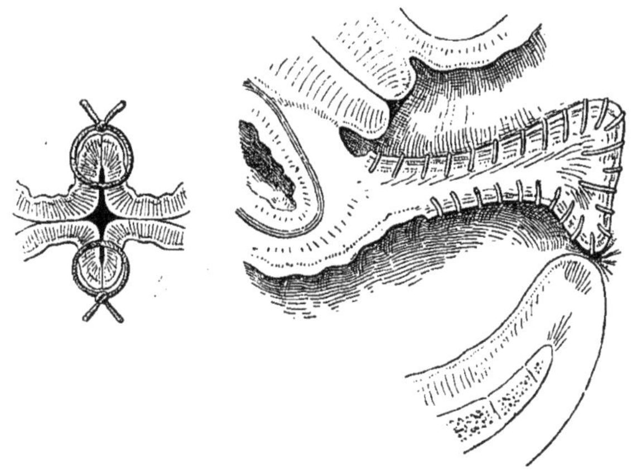

Fig. 216. — Ligne de réunion. Coupe transversale.

Fig. 217. Coupe antéro-postérieure.

néal est réparé à son tour par une série de points séparés au crin de Florence.

La suture du vagin à points séparés présente ici de grands avantages : elle est plus sûre que le surjet; d'autre part, comme la réfection totale du périnée et de la cloison recto-vaginale est pratiquée le plus souvent chez des femmes encore jeunes et qui peuvent avoir d'autres enfants, la vulve doit être laissée assez large. Il s'en suit que l'ablation des fils vaginaux peut se faire aisément, au bout de 12 à 14 jours, à l'aide du spéculum.

Nous employons le plus souvent, pour enlever les fils, le spéculum à articulation unique de Collin, qui permet l'introduction latérale des instruments, et dont nous avons fait construire un modèle à valves très courtes (fig. 185). Divers types d'écarteurs vaginaux, notamment les deux plus petits modèles qui nous servent dans l'hystérectomie vaginale, peuvent également se montrer utiles.

Le surjet rectal est laissé quand il est fait à la soie. Il tombe d'ordinaire à la longue.

Si l'on tient à enlever le fil rectal, il est préférable de prati-

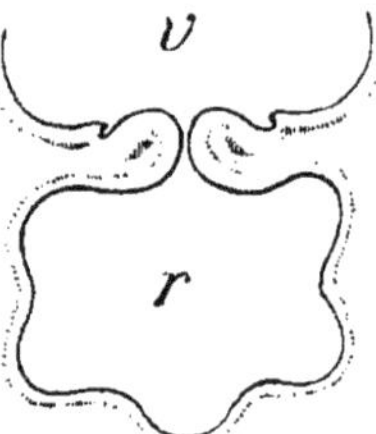

Fig. 218. — Hernie de la muqueuse rectale dans le vagin avant la suture.

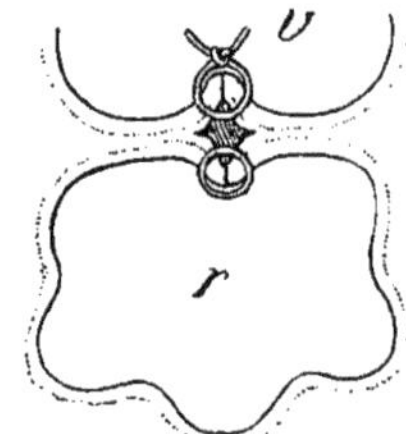

Fig. 219. — Résultat de l'opération.

quer de ce côté un surjet au crin de Florence et d'en arrêter les deux extrémités sur un bout de drain de caoutchouc rouge, comme nous l'avons indiqué à propos de la colporraphie.

Ce fil sera enlevé après le 15ᵉ jour. Mais il peut être nécessaire, si la déchirure rectale remontait très haut, de pratiquer cette ablation, souvent assez délicate et très pénible pour la malade, sous le chloroforme.

Une anesthésie de 5 à 6 minutes suffit en pareil cas et évite à l'opérée des souffrances inutiles. Il faut se garder, en enlevant le fil rectal, de provoquer une distension dangereuse de la ligne de réunion, que risqueraient de rompre des manœuvres intempestives.

Il est bon d'avoir purgé la malade quelques jours avant l'opération et de lui faire prendre la veille, pour la constiper pendant quelques jours, 8 à 10 pilules d'opium de 1 centigramme.

L'alimentation, pendant les 8 premiers jours qui suivent l'intervention, doit être aussi réduite que possible et se compose exclusivement de bouillon, d'œufs, de viandes légères et de très peu de pain, de substances très assimilables, en un mot, et ne laissant dans l'intestin que peu de résidus.

Une selle précoce a-t-elle lieu, l'extrémité inférieure du rectum est désinfectée autant qu'il sera possible de le faire, par une large irrigation d'eau tiède.

On doit donner 4 à 6 injections vaginales antiseptiques par jour. On appliquera sur le périnée, de la vaseline et un tampon de coton antiseptique humide.

Ce procédé nous a donné, dès nos premières opérations, des résultats parfaits.

Fistules recto-vaginales.

Les fistules recto-vaginales peuvent occuper des sièges variables. On les observe soit au voisinage de la fourchette, soit vers la partie moyenne du vagin, soit encore près du col de l'utérus.

Les fistules consécutives aux accouchements laborieux s'observent le plus souvent dans les deux tiers inférieurs du vagin.

L'aspect en est très variable.

Les fistules voisines du périnée sont habituellement assez étroites; leur trajet présente 6, 8, 10 et même 15 millimètres de longueur. Il est alors le plus souvent oblique et irrégulier.

Les fistules de la partie moyenne du vagin sont au contraire assez larges et taillées comme à l'emporte-pièce.

La cloison recto-vaginale est en effet tellement mince en ce point, que leur pourtour se réduit à l'état d'un étroit rebord tranchant, où la muqueuse vaginale vient se continuer directement avec la muqueuse rectale. Cette dernière, quand l'orifice est large et atteint 15 à 20 millimètres de diamètre, fait le plus souvent saillie dans le vagin, sous l'aspect de replis rosés à disposition rayonnée.

Les fistules juxta-utérines sont rarement des fistules directes et se montrent habituellement consécutives à l'ouverture simultanée, dans le rectum et dans le vagin, d'un abcès péri-utérin, avec persistance de la perméabilité de l'orifice intestinal et pénétration des matières fécales dans la poche.

Ces fistules sont plutôt des fistules stercorales indirectes que des fistules *recto-vaginales* vraies, telles qu'on les conçoit ordinairement, et cette distinction est d'autant plus exacte que la communication avec l'intestin, très haut située, est rarement justiciable du même procédé opératoire que la fistule recto-vaginale commune.

Il est presque inutile d'ajouter que le terme fistule recto-vaginale comporte l'existence d'une lésion établie et confirmée, sans tendance à la réparation ; cette définition exclut de ce chapitre le traitement des plaies récentes, non encore cicatrisées, de la cloison recto-vaginale, ou bien des fistules cancéreuses, qui sont d'ailleurs au-dessus des ressources de l'art.

La diversité de siège et de forme des fistules recto-vaginales comporte différents procédés opératoires.

1° *Fistules recto-vaginales juxta-périnéales.*

Le trajet, lorsqu'il siège au voisinage du périnée, est le plus souvent compliqué d'une déchirure plus ou moins étendue de la fourchette. Quelles que soient son étroitesse et son étendue, le meilleur procédé, pour en obtenir la guérison opératoire, est de le transformer, en donnant un coup de ciseaux sur ce qui persiste du périnée, en une rupture complète du périnée et de la cloison recto-vaginale. La plaie est traitée, après résection du trajet fistuleux, par la suture séparée du rectum, puis de deux lambeaux vaginaux antéro-postérieurs.

Opération. — L'avivement par dédoublement, la confection des lambeaux vaginaux, la suture en surjet du rectum, et la suture du vagin et du périnée se pratiquent comme il est indiqué dans le chapitre précédent (rupture complète du périnée et de la cloison recto-vaginale.)

Nous avons employé avec succès ce procédé radical dans plusieurs cas difficiles.

La guérison est d'autant plus rapide que la plus grande partie des sutures réunit des tissus sains et dont la section, toute fraîche, n'a eu pour but que l'ablation plus complète du trajet fistuleux.

2° *Fistules recto-vaginales de la partie moyenne du vagin.*

Lorsque la fistule siège aù niveau de la partie la plus mince de la cloison recto-vaginale, les bords en sont souvent très minces et la muqueuse rectale, si l'orifice est large, vient faire hernie dans le vagin.

Nous avons déterminé, pour remédier à cette infirmité, le manuel opératoire suivant :

Opération. — L'orifice vaginal est circonscrit par une incision circulaire, pratiquée à 1 ou 2 millimètres en dehors de ses lèvres, sur la muqueuse saine. Nous faisons alors, suivant la direction du grand axe de la fistule, ou, si elle est arrondie, dans le sens où le vagin semble devoir le mieux se plisser, deux incisions complémentaires, longitudinales ou transversales, de 6 à 8 millimètres de longueur. La muqueuse vaginale est détachée de la cloison recto-vaginale et le décollement est poursuivi, à l'aide d'une spatule tranchante ou des ciseaux courbes, sur tout le pourtour de l'orifice. Cette manœuvre a pour effet de constituer, si les incisions libératrices ont été pratiquées par exemple, comme le représente la figure 221, deux lambeaux vaginaux latéraux, de forme curviligne et d'une hauteur de 6 à 8 millimètres.

Nous circonscrivons l'orifice rectal d'un fil de soie disposé en bourse (fig. 222), nous serrons ce fil, et nous le nouons, fermant ainsi la communication du vagin avec l'intestin (fig. 223). Le fil de soie qui sert à cet usage doit être d'assez petit diamètre.

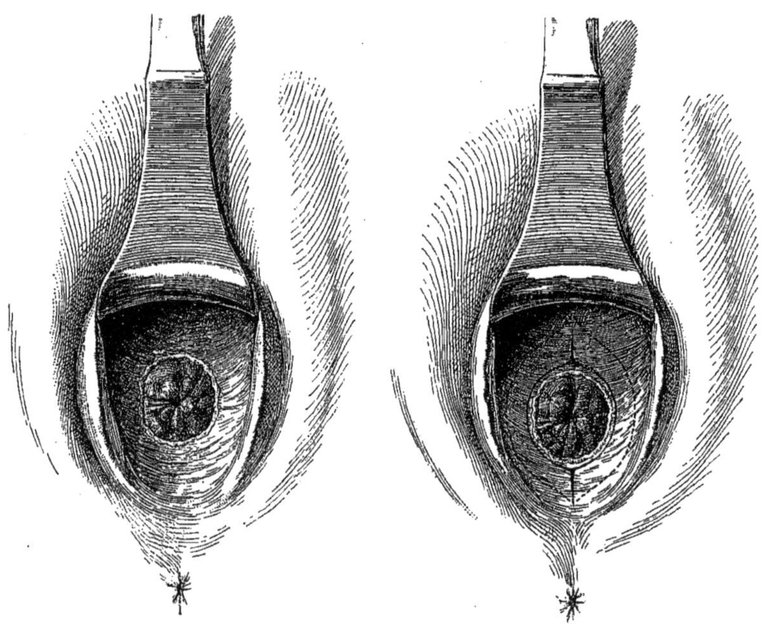

Fig. 220. — Fistule recto-vaginale.

Fig. 221. — Tracé des incisions pour l'avivement.

Aussi est-il nécessaire de ne le serrer que petit à petit et de réaliser complètement le froncement de la bourse avant de faire le nœud. On s'exposerait, si l'on voulait serrer et nouer d'un seul coup, soit à casser le fil, soit à n'obtenir qu'une fermeture incomplète du rectum.

L'orifice rectal se trouvant réduit à l'état d'un simple point, d'une sorte d'ombilic, oblitéré par une ligature circulaire, il suffit de laver à grande eau et de suturer à points séparés, au crin de Florence, les deux lambeaux vaginaux. On obtient ainsi une guérison rapide.

Le principe de cette opération est, comme le démontrent les figures 222 et 223 : 1° de réduire à un simple point, c'est-à-dire au minimum possible la communication avec le rectum,

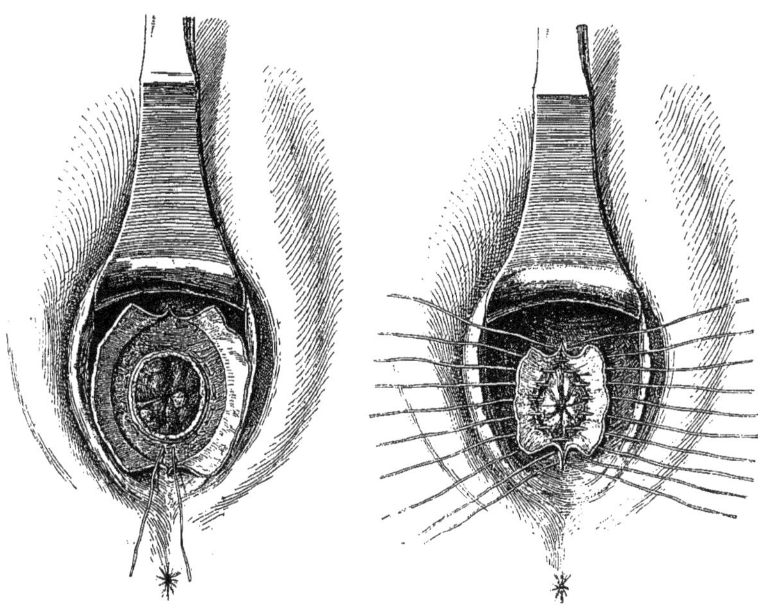

Fig. 222. — Les lambeaux latéraux sont décollés. — Passage du fil en cordon de bourse.

Fig. 223. — Le fil en bourse est lié. Disposition des sutures vaginales.

afin de diminuer les chances d'infection secondaire de la suture vaginale ; 2° d'obtenir au contraire du côté du vagin un affrontement large et vivace.

Nous verrons que ce procédé s'applique à toute une série de cas analogues : fistules vésico-vaginales, fistules urétéro-vaginales, perforations intestinales, petites hernies ombilicales, etc., etc.

Il nous est arrivé, si la première suture en bourse semble insuffisante, d'en pratiquer plus superficiellement une seconde.

Les crins de Florence vaginaux sont passés, quand la surface saignante est assez large, dans les couches superficielles des parois du rectum.

Comme traitement consécutif, des injections vaginales, et quelques pilules d'opium de 0,01 centigramme, afin de prolonger

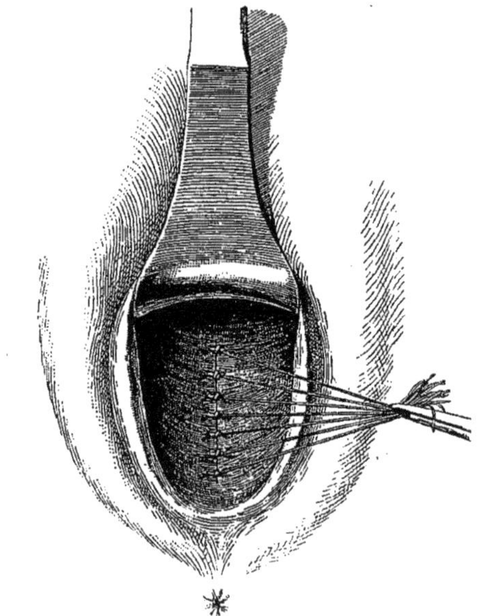

Fig. 224. — Aspect de la ligne de réunion.

pendant quelques jours la constipation, qui a dû être assurée la veille de l'intervention par la même médication.

Le fil de soie n'est généralement pas enlevé. Les sutures vaginales sont laissées 12 à 14 jours.

3° *Fistules recto-vaginales juxta-utérines.*

Les fistules stercorales dont l'orifice est situé au niveau du cul-de-sac vaginal postérieur sont rarement des fistules directes. Presque toujours elles présentent un trajet plus ou moins anfractueux, ou même communiquent avec le rectum par l'intermédiaire d'une poche adventice, formée aux dépens de la cavité d'un abcès péri-utérin ouvert dans l'intestin, puis dans le vagin.

La cause de la persistance des suppurations péri-utérines ouvertes dans le rectum est presque toujours soit la présence d'un corps étranger (kyste fœtal suppuré, kyste dermoïde fistuleux), soit la pénétration des matières fécales dans la poche.

La communication n'existe en effet bien souvent que dans un sens, et se produirait-il plusieurs poussées successives de suppuration, avec distension de la poche et évacuation dans le rectum, l'écoulement du pus dans l'intestin se fait par l'intermédiaire d'un trajet très oblique, terminé par une véritable valvule muqueuse. La guérison peut alors survenir spontanément.

Si au contraire la communication de la poche avec le rectum est directe, et que les matières stercorales y pénètrent, la fièvre augmente, et il est bien rare que le foyer, constamment infecté, ne vienne s'étendre à une grande partie de la cavité pelvienne pour s'ouvrir dans le vagin, dans la vessie, ou même à la peau, dans le voisinage de l'arcade crurale.

Les fistules recto-vaginales supérieures à trajet anfractueux ne donnent lieu qu'à un écoulement peu abondant, intermittent même de matières fécales et de pus. Les gaz sont aussi mieux retenus que dans les cas de fistule directe de la partie moyenne du vagin, où ils s'échappent en totalité par la vulve.

Lorsqu'il existe une fistule pyo-stercorale du cul-de-sac vaginal postérieur, il s'agit de déterminer :

1° Si la fistule est directe ou indirecte, et, dans ce dernier cas, s'il existe un trajet ou bien une poche intermédiaire d'une certaine importance;

2° Si l'orifice siège dans le rectum ou bien dans un point plus élevé de l'intestin : S iliaque, intestin grêle, cæcum ou appendice iléo-cæcal.

1° a) *Fistule directe.* — Si la fistule est directe, elle laisse échapper d'ordinaire des matières fécales et des gaz en quantité variable et peu ou point de pus.

b) *Fistule indirecte.* — Plus le trajet est indirect et plus la poche intermédiaire est vaste, plus aussi l'écoulement purulent est prépondérant. L'apparition des matières fécales peut, dans ces cas, n'être qu'intermittente.

Ces données sont vérifiées par le toucher vaginal et le palper abdominal combinés. Il est bien rare, s'il existe un trajet quelque peu étendu, qu'on ne perçoive pas, au niveau de la fistule, une masse indurée assez volumineuse.

Cette exploration, si elle est négative sans narcose, sera répétée sous le chloroforme, au moment de l'intervention, afin de permettre la détermination du manuel opératoire.

2° *Siège de la fistule sur l'intestin.* — La fréquence ou l'intermittence de l'émission des gaz par la fistule, l'aspect bilieux, fécaloïde, ou bien au contraire la consistance plus grande des matières expulsées font prévoir de prime abord le siège plus ou moins élevé de la fistule sur le trajet du tube intestinal.

Le seul moyen infaillible de démontrer si la fistule est bien une fistule rectale est de donner, après lavage du rectum, un lavement coloré (lait ou vin rouge) en prenant soin de comprimer en même temps l'S iliaque dans la fosse iliaque interne. On sera certain de la sorte, si le liquide apparaît dans le vagin, que l'orifice ne siège pas plus haut que la partie inférieure de l'S iliaque.

Les fistules stercorales du cul-de-sac postérieur du vagin s'ouvrent en effet presque toujours dans l'intestin beaucoup plus haut qu'on ne peut atteindre avec le doigt, et le toucher rectal ne peut en général apporter pour le diagnostic aucune donnée utile.

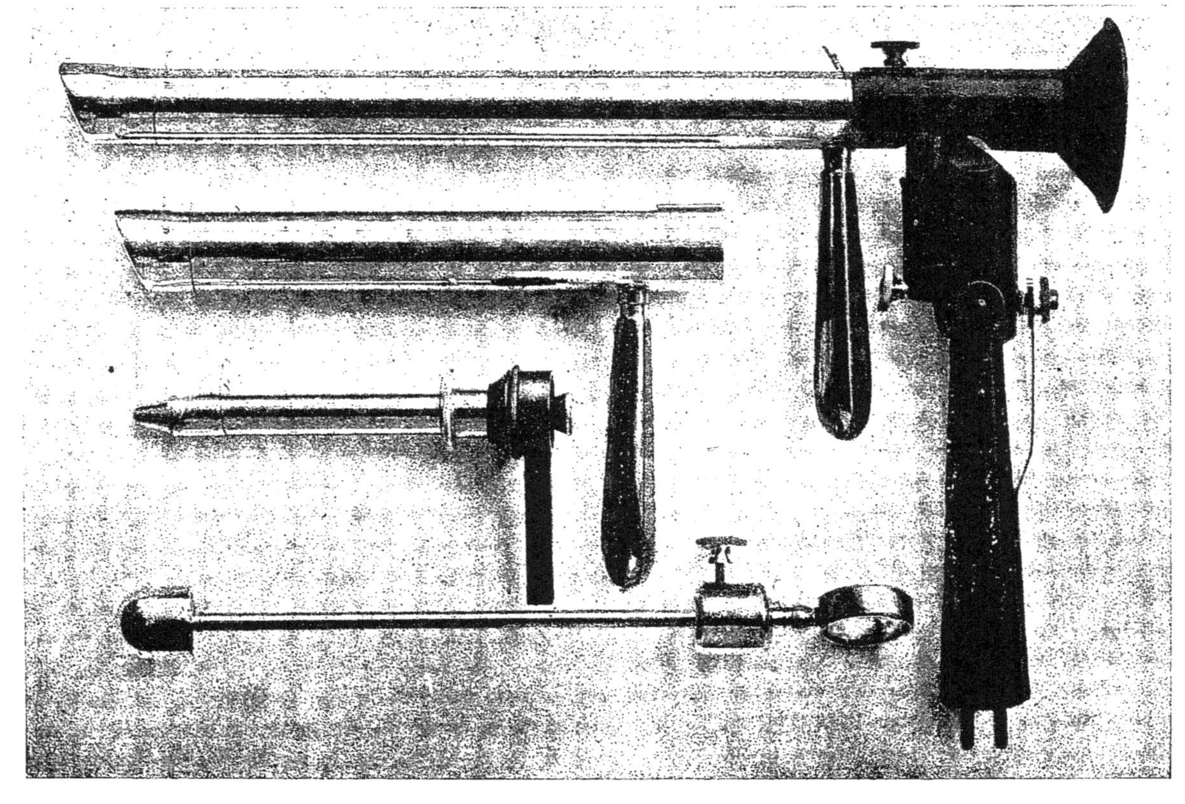

Pl. XXVIII. — Rectoscope du Dr Herzstein. — Tubes rectaux et tube de Kelly pour le cathétérisme des uretères.

Rectoscopie.

Un nouveau procédé d'exploration, la rectoscopie, peut permettre dans bien des cas d'examiner *de visu* l'orifice rectal ou sigmoïdal.

On pratique cet examen avec l'appareil du Dr Herzstein, de San Salvador (Californie). Cet instrument, qui est représenté pl. XXVIII, permet l'examen, par éclairage direct, non seulement du rectum, mais aussi de l'S iliaque. Il suffit, pour que cette exploration soit possible, que l'introduction de l'un des tubes rectaux (court, moyen ou long) ne soit pas empêchée par des adhérences ou des coudures s'opposant au déplissement des courbures intestinales.

Le *rectoscope* du Dr Herzstein, dont l'appareil d'éclairage convient également, en lui adaptant des embouts spéciaux, à la rhinoscopie, à l'otoscopie, à la laryngoscopie, à la cystoscopie et au cathétérisme de l'uretère chez les femmes dans la position génupectorale, par la méthode de Kelly, permet toujours d'atteindre, s'il existe plusieurs rétrécissements, le plus inférieur.

Herzstein a fréquemment enlevé avec cet appareil de petits polypes intestinaux de l'S iliaque qui déterminaient des selles sanglantes et pseudo-membraneuses, des douleurs iliaques et des hémorragies, et que la laparotomie même eût été incapable de déceler, la surface séreuse de l'intestin demeurant en pareil cas normale. Nous avons employé depuis quelque temps cet appareil avec une entière satisfaction.

Opération. — Nous envisagerons le cas d'une fistule de la partie élevée du rectum ou de la partie inférieure de l'S iliaque.

Le point capital est d'avoir déterminé s'il existe oui ou non un trajet ou une poche intermédiaire.

Si ce trajet existe, l'intervention ne peut consister dans la fermeture immédiate de l'orifice vaginal; car la cicatrisation, si elle était obtenue, ne pourrait s'opposer à la formation d'une fistule ultérieure, consécutive à l'ouverture d'un nouvel abcès.

La conduite du chirurgien doit ainsi varier suivant chaque cas particulier. Nous envisagerons deux cas : 1° celui où il existe un trajet intermédiaire ; 2° le cas d'une fistule directe.

1° *Il existe un trajet intermédiaire.* — Le col saisi avec deux pinces à griffes est abaissé, si les adhérences postérieures ne viennent pas s'y opposer. Le cul-de-sac postérieur du vagin est incisé, comme nous le verrons plus loin à propos de la colpotomie, et les tissus indurés sont énucléés aussi complètement que possible avec le doigt, aidé par des tractions exécutées à l'aide de pinces à anneaux.

L'ablation du trajet ou de la poche est faite, en général, sans ouvrir le péritoine, qui se trouve fermé au-dessus par de nombreuses adhérences.

Cette opération préliminaire terminée, la plaie est tamponnée. Le péritoine s'est-il trouvé ouvert, une compresse doit en obturer l'orifice. Des adhérences se forment aussitôt, et au bout de 4 jours on peut pratiquer de larges irrigations.

Nous avons vu cette extirpation du trajet suppuré ou de la poche péri-utérine, suivie du tamponnement, suffire pour assurer la fermeture de la plaie intestinale. Les matières continuent à passer pendant quelque temps, puis l'orifice se ferme par bourgeonnement.

La cavité purulente est, en effet, la raison d'être de la fistule et l'ablation des tissus indurés est la condition essentielle du succès.

On remarquera que nous ne conseillons pas, dans ces cas, l'hystérectomie vaginale.

C'est que, les désordres se trouvant en général localisés dans le cul-de-sac de Douglas, l'utérus limite en avant, du côté de la vessie, comme l'intestin et l'épiploon le font en haut, le foyer pyo-stercoral.

L'ablation de l'utérus aurait donc l'inconvénient grave d'exposer les malades, si la perforation de l'intestin est très étendue, à une péritonite aiguë, par suite de l'ouverture large de la séreuse au voisinage de la vessie.

L'objectif du chirurgien n'est-il pas de guérir la malade : le premier point est donc de ne rien risquer et de ne pas se laisser aller inconsidérément, sous le prétexte de suivre une pré-

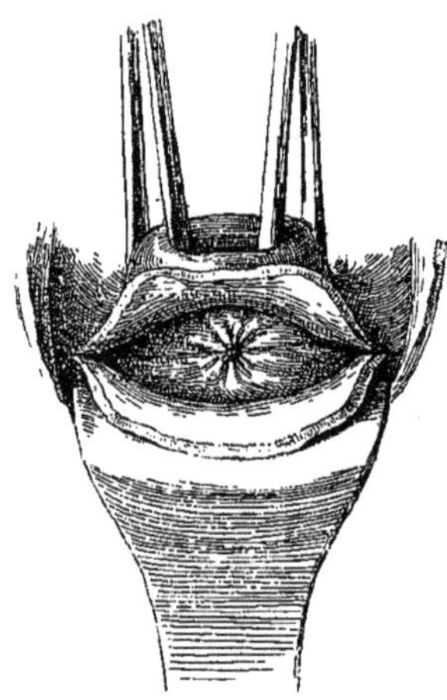

Fig. 225. — Fistule recto-vaginale juxta-cervicale. La fistule est fermée par la suture en bourse. Dissection d'un lambeau cervical.

tendue « méthode », à entreprendre des manœuvres inutiles et dangereuses.

Il faut savoir opérer en deux temps, quand l'opération en deux temps est plus sûre et supprime, ce qui est le cas ici, tout danger de mort.

S'il persiste un écoulement pyo-stercoral après la première intervention, la plaie vaginale est examinée avec soin au bout de quelques semaines, afin de juger si l'on doit procéder à la suture.

La persistance d'un court trajet supérieur est sans importance si ce trajet est direct et étroit; il se cicatrise le plus souvent dans la suite.

2° *La fistule est directe.* — Le manuel opératoire est le même quand la fistule est directe ou bien quand il s'agit d'une fistule persistant après une opération de colpotomie pour fistule indirecte. Cette opération sera pratiquée exactement par le procédé que nous avons décrit plus haut pour les fistules directes de la partie moyenne du vagin. Mais les incisions destinées au décollement des lambeaux vaginaux seront faites transversalement, à droite et à gauche de l'orifice. Il suffit à cet effet, si la colpotomie transversale a été pratiquée antérieurement, d'inciser, de chaque côté, la cicatrice sur une longueur de 10 à 12 millimètres.

L'orifice étant lui-même circonscrit par une incision circulaire ou ovalaire, on décollera, comme nous l'avons décrit plus haut dans le cas de deux lambeaux vaginaux antéro-postérieurs, un lambeau juxta-cervical ou même cervical (fig. 225), en avivant, si la fistule est très près du col, la totalité de sa lèvre postérieure. On prolonge alors de chaque côté le décollement de la muqueuse vers les culs-de-sacs latéraux et on isole le lambeau postérieur. La fistule est fermée par une ou deux ligatures en bourse, ou bien par une ligature en bourse et un fin surjet de soie superposés. On abaisse le col et on suture transversalement à points séparés les deux lambeaux vaginal et vagino-cervical.

Hystérectomie vaginale complémentaire.

Persiste-t-il ultérieurement des lésions utérines ou péri-utérines douloureuses : l'hystérectomie vaginale est pratiquée quelques mois plus tard.

On pourra vérifier auparavant, par la rectoscopie, s'il existe encore ou non un orifice rectal borgne interne.

Fistules stercorales du cul-de-sac vaginal supérieur après l'hystérectomie.

La présence au fond du vagin, après l'hystérectomie, d'une fistule stercorale peut avoir une double origine : 1° Persistance d'un orifice intestinal qui communiquait antérieurement avec

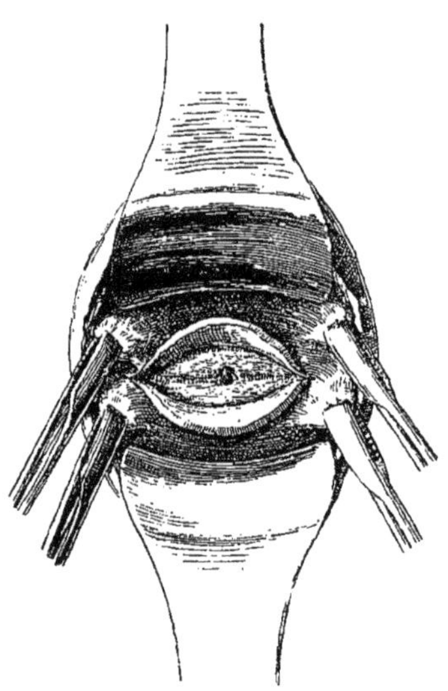

FIG. 226. — Fistule stercorale consécutive à l'hystérectomie. Dissection des lambeaux vaginaux.

un abcès péri-utérin enkysté ; 2° blessure ou déchirure de l'intestin au cours de l'opération.

1° Il est rare qu'à la suite d'une hystérectomie vaginale pour pyosalpinx ouvert dans le rectum ou l'S iliaque, il se produise, si l'opération a été habilement pratiquée, une fistule recto-vaginale secondaire.

Nous avons opéré beaucoup de ces cas ; d'après notre expérience, si la poche est détachée avec précaution, en prenant soin, plutôt que de déchirer l'intestin, d'y laisser adhérentes les couches superficielles du foyer, généralement indurées et épaissies, l'obliquité du trajet dans les tuniques de l'intestin et sa disposition valvulaire habituelle assurent une cicatrisation rapide, et l'hystérectomie guérit sans complications.

2° La fréquence relative des déchirures rectales ou sigmoïdales (courbure sigmoïde en S iliaque), doit être attribuée à l'abus qui a été fait inconsidérément par certains opérateurs de l'hystérectomie par morcellement. L'encombrement du vagin par des pinces inutiles, l'obscurité du champ opératoire au moment où l'on atteint le fond de l'utérus et les annexes, exposent en pareil cas le chirurgien le plus habile, soit à laisser dans le bassin tout ou partie des annexes et, par suite, à ne pas obtenir de résultat curatif, soit à compliquer l'intervention d'une déchirure intestinale causée par des manœuvres défectueuses, déchirure susceptible de déterminer la mort par péritonite suraiguë.

Ces déchirures de l'S iliaque au cours de l'ablation de salpingites purulentes adhérentes, même non fistuleuses, ont été fréquentes entre les mains des partisans de l'hystérectomie par morcellement.

Certains d'entre eux n'hésitent même pas, lorsque cet accident se produit, à compliquer l'opération d'une laparotomie immédiate, faite dans le but de pratiquer la suture directe de la plaie intestinale.

Il serait mieux d'éviter, par l'emploi d'un manuel opératoire moins défectueux, la déchirure de l'intestin.

Nous verrons en effet, à propos de la technique de l'hystérectomie vaginale, qu'on peut prévenir presque à coup sûr cette complication regrettable en pratiquant l'hystérectomie par le procédé de l'hémisection antérieure simple ou en V, procédé particulièrement avantageux dans les cas compliqués d'adhérences, où il permet le décollement facile des poches purulentes, sous les yeux mêmes de l'opérateur.

Opération. — La difficulté de la cure des fistules stercorales consécutives à l'hystérectomie totale par la voie vaginale réside dans ce fait que, le col n'existant plus, il est le plus souvent impossible d'abaisser le champ opératoire.

On est alors obligé de pratiquer le tracé et le décollement des lambeaux presque sans point d'appui, tout au fond du vagin, sur des tissus qui fuient devant les instruments.

Nous tendons aussi parfaitement que possible le fond du vagin

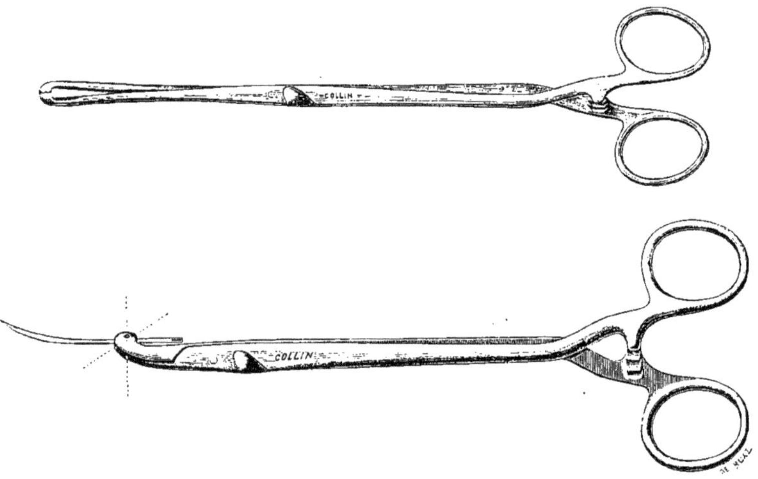

Fig. 227 et 228. — Longue pince à griffes dite « pince tire-balle » pour l'avivement au fond du vagin. — Pince porte-aiguille à plateau excentré.

à l'aide de deux écarteurs, et nous pratiquons de chaque côté de la fistule les deux incisions latérales obligatoires.

Les commissures de ces incisions sont alors saisies et abaissées à l'aide de deux longues pinces à griffes du modèle représenté fig. 227 ; quelques autres de ces pinces saisissent les plis muqueux ainsi obtenus, et l'incision circulaire autour de l'orifice, le décollement des lambeaux antérieur et postérieur, la fermeture en bourse de la fistule et la suture sont pratiqués comme dans les cas de fistules recto-vaginales voisines du périnée.

La pose des sutures est singulièrement facilitée dans ces cas par l'emploi de notre porte-aiguille à plateau excentré (fig. 228), qui permet de manier les aiguilles dans le sens longitudinal.

Ce procédé permet la cure par la voie vaginale non seulement des fistules recto-vaginales supérieures ou vagino-sigmoïdales, mais aussi des fistules entéro-vaginales, presque toujours étroites et directes.

Nous n'avons observé qu'une de ces fistules, survenue secondairement, il y a près de dix ans, 8 jours après une hystérectomie vaginale pour pyo-salpinx fistuleux dans la vessie et l'intestin, et qu'une laparotomie antérieure n'avait pas permis d'énucléer en raison de la solidité et de la vascularisation des adhérences. Cette fistule se cicatrisa définitivement après avoir été refermée par le procédé que nous venons de décrire.

Opérations par la voie sus-pubienne.

De la laparotomie dans les cas de fistules stercoro-vaginales incurables par les voies naturelles.

Fistules iléo-vaginales.

Si toute tentative de guérison par la voie vaginale d'une fistule vagino-stercorale venait à échouer, — cette éventualité ne nous semble devoir être envisagée que dans des cas exceptionnels, puisque le procédé que nous venons de décrire nous a réussi pour toutes les fistules vagino-intestinales accidentelles ou survenues à la suite d'hystérectomies pratiquées par d'autres chirurgiens, que nous avons opérées, — on devrait pratiquer la laparotomie et la suture de l'intestin.

Le ventre ouvert et l'anse fistuleuse reconnue, ce qui peut être difficile quand il existe de nombreuses adhérences pelviennes, il faut isoler entre deux de nos pinces courbes à pression élastique l'intestin en amont et en aval de la perforation, après en avoir refoulé le contenu en amont et en aval. On garnit le champ opératoire de compresses stérilisées, et l'on procède au décollement de l'anse adhérente et perforée.

Celle-ci détachée, la surface de l'intestin est épongée avec soin, et lavée, s'il y a lieu, à l'eau phéniquée faible. La perforation, lorsqu'elle est petite et inférieure au diamètre d'une pièce de 50 centimes, et s'il n'existe pas en aval un rétrécissement d'origine cicatricielle, est fermée par une suture en bourse (fig. 229).

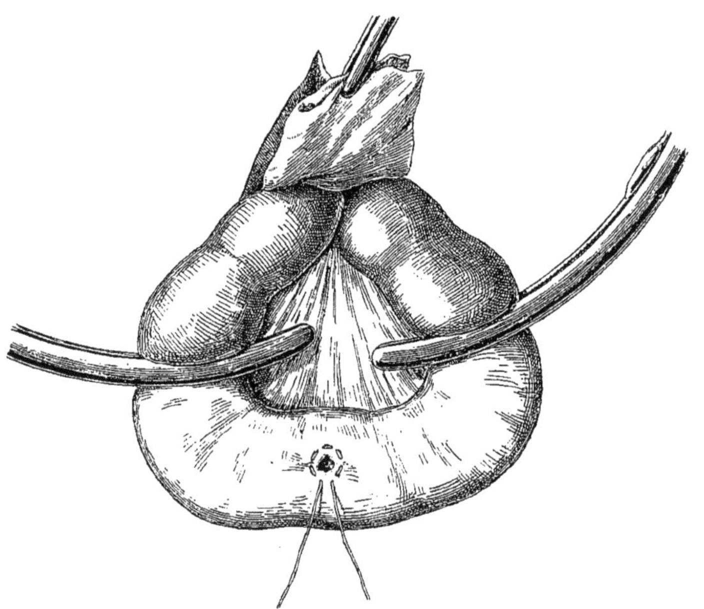

Fig. 229. — Fermeture en bourse d'une perforation intestinale.

On dispose, par-dessus, un surjet à direction transversale (fig. 230).

Existe-t-il des adhérences considérables et une sténose intestinale très marquée, il faut procéder à la résection de l'intestin.

Le segment qui doit être sacrifié est isolé en amont et en aval de la fistule entre deux pinces à pression élastique, et le mésentère est sectionné, en prenant soin de lier par petits groupes ou bien séparément les vaisseaux qui donnent du sang. On évite ainsi de faire des pédicules mésentériques volumineux.

L'anse qui doit être sacrifiée est alors détachée de ses adhérences. L'orifice pariéto-vaginal est désinfecté, curetté et fermé par une ligature en bourse ou un surjet, puis à l'aide de quelques points séparés à la soie.

Nous pratiquons alors l'entérorraphie circulaire à deux plans de suture.

Nous négligeons de faire le plan muco-muqueux que nous pratiquions autrefois.

Les deux plans de suture terminés dans la demi-circonférence

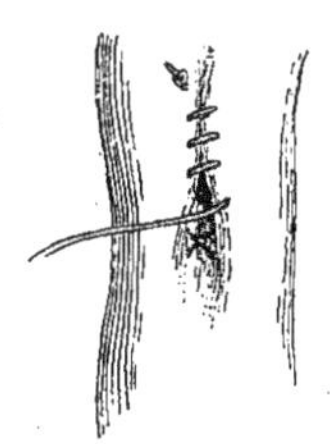

Fig. 230. — Suture superficielle en surjet.

postérieure, nous les faisons en avant, puis nous réunissons exactement les lèvres de la plaie mésentérique. Les ligatures des vaisseaux, faites à la soie fine, se trouvent ainsi extra-péritonéales, et s'enkystent dans l'épaisseur du mésentère.

Fistules vésico-intestinales d'origine péri-utérine.

Les fistules vésico-intestinales peuvent s'observer, quoique exceptionnellement, à la suite de l'ouverture spontanée dans l'intestin, puis dans la vessie, d'un foyer péri-utérin suppuré.

Leur guérison s'obtient par la laparotomie. La vessie et l'intestin sont refermés par le procédé que nous venons de décrire.

CHAPITRE VI

OPÉRATIONS SUR LA CLOISON VÉSICO-VAGINALE.

Les opérations sur la cloison vésico-vaginale comprennent : la taille vaginale, la taille urétérale, et la fermeture des fistules urinaires. Nous décrirons d'abord la taille vésicale et la taille de l'uretère.

Nous n'étudierons pas la taille urétrale, qui est défectueuse, en ce sens qu'elle sectionne le sphincter du col et expose beaucoup plus que l'incision du bas-fond vésical à une incontinence durable. La taille de l'uretère sera particulièrement envisagée au point de vue de l'ablation des calculs de l'extrémité inférieure de ce conduit chez la femme.

La cure des fistules urinaires vaginales comprend : 1° l'opération des fistules urétro-vaginales; 2° l'opération des fistules vésico-vaginales simples et juxta-cervicales ; 3° l'opération des fistules vésico-utérines; 4° et enfin l'opération des fistules vésicales et urétérales consécutives à l'hystérectomie vaginale.

Les opérations seront décrites telles que nous les pratiquons et la voie vaginale considérée comme le procédé de choix. La taille hypogastrique sera envisagée comme une méthode exceptionnelle, applicable aux seuls cas où l'opération est impraticable par le vagin.

Opérations par la voie vaginale.

Taille vaginale.

La taille de la vessie par la voie vaginale est très simple. Cette opération est particulièrement indiquée dans les cas de calculs vésicaux énormes et d'une dureté considérable, comme nous en avons observé à diverses reprises, et que les brise-pierre les plus puissants peuvent à peine entamer à leur surface (fig. 231 et 231 *bis*), ou bien dans les cas de cystite purulente douloureuse rebelle à tout autre traitement.

Opération. — Nous faisons cette opération de la manière suivante : La vessie préalablement lavée à grande eau (solution

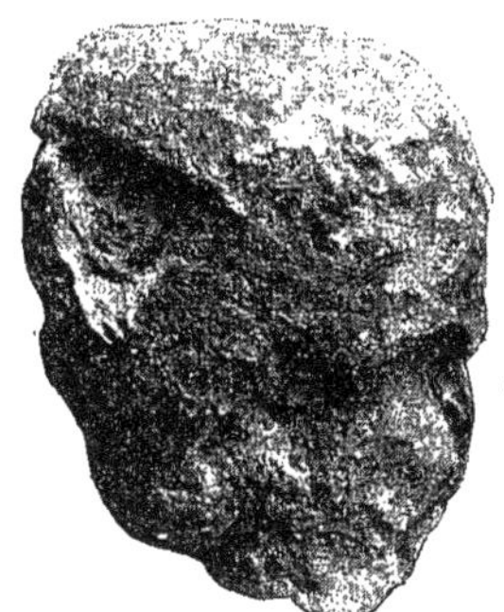

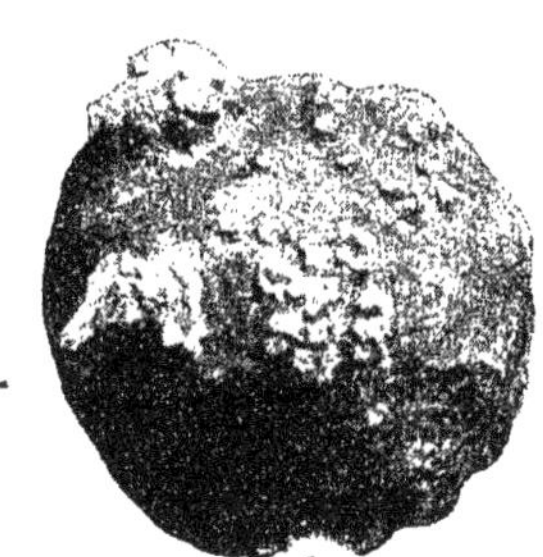

Fig. 231 et 231 *bis*. — Calculs vésicaux ayant résisté à la lithotritie (chez la femme).

boriquée chaude), nous introduisons dans l'urètre une pince à mors courbes sur le plat.

Le bec de l'instrument est alors dirigé en bas et en avant par un mouvement de bascule. Il est facile, grâce à cette manœuvre, de faire apparaître à la vulve la portion du vagin qui correspond au bas-fond vésical (fig. 233). Les branches de la pince sont alors écartées et la vessie est incisée à l'aide du bistouri ou des ciseaux.

Existe-t-il un ou plusieurs calculs, ils sont reconnus à l'aide de l'index droit et extraits avec les tenettes.

La taille vaginale nous a permis également d'extraire avec succès des polypes vésicaux.

L'opération terminée, il est facile d'obtenir la réunion immédiate en détachant de chaque côté de l'incision, qui est à cet effet légèrement prolongée en avant et en arrière aux dépens de la seule muqueuse vaginale, deux lambeaux muqueux antéro-postérieurs. On les suture l'un à l'autre après fermeture en bourse ou en surjet de la plaie vésicale. On suivra dans cette

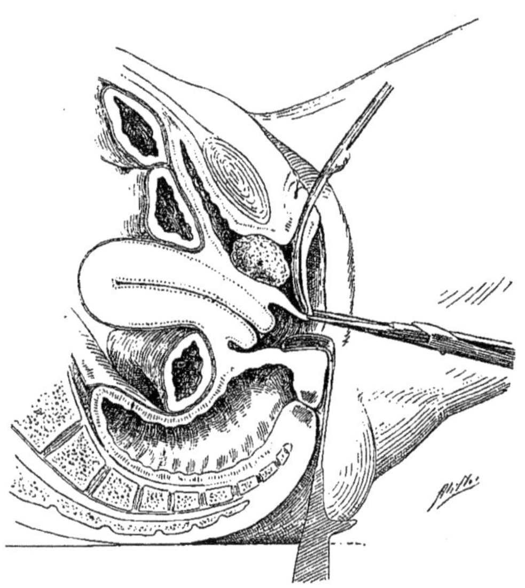

Fig. 233. — Incision vaginale de la vessie sur l'extrémité d'une longue pince courbe.

opération notre technique générale pour la fermeture des fistules muqueuses.

Si l'on pratique la taille vaginale pour remédier à un cas de cystite rebelle, il est le plus souvent inutile de faire une incision vésicale très étendue : une simple ponction vésicale, suivie de l'application d'un drain, suffit habituellement. Le but de l'opération est en effet d'assurer pendant quelque temps la libre évacuation de la vessie et de permettre aux tuniques musculaires, depuis longtemps contracturées et à l'état de tonicité permanente, de perdre par un repos prolongé leur susceptibilité exagérée.

L'application du drain à demeure se fait en faisant saillir par l'orifice vésical la pince qui a été introduite par l'urètre; nous

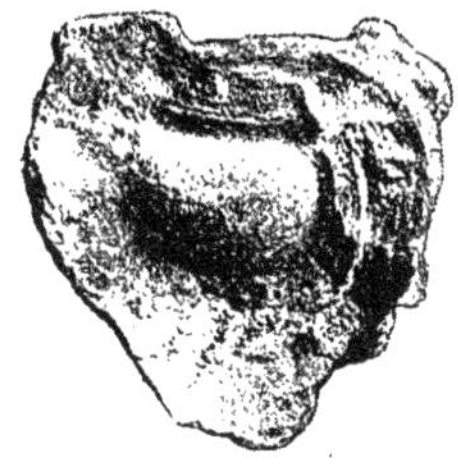
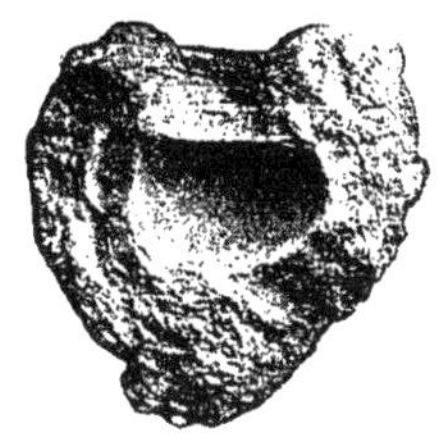

Fig. 234 et 234 *bis*. — Coupe du calcul reproduit fig. 233 (réduite).

attirons alors dans la vessie, à l'aide de cet instrument, un gros drain coupé en bec de flûte, muni d'un orifice latéral et main-

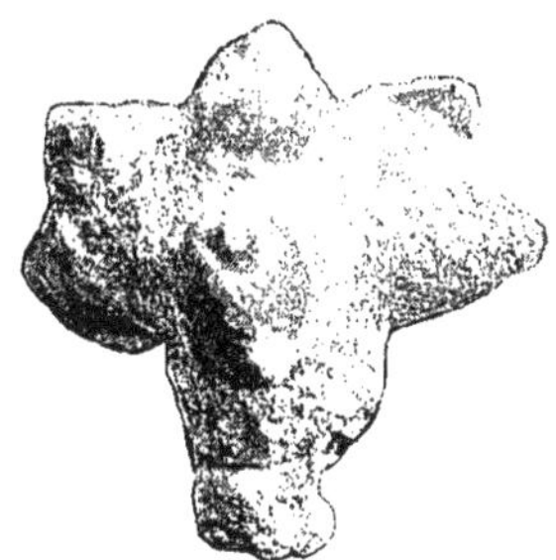
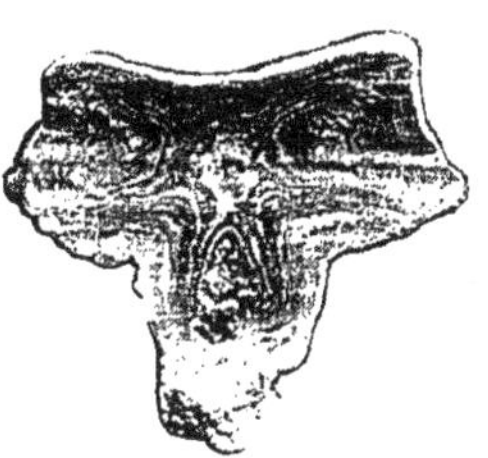

Fig. 235 et 235 *bis*.
Calcul en forme de bouquet de noisettes développé dans un cas de cystocèle.
Coupe du même calcul.

tenu à son autre extrémité entre les mors d'une petite pince hémostatique.

Ce drain pénètre dans la vessie en rebroussant vers l'intérieur la muqueuse vésicale. Nous le fixons au pourtour de l'orifice vaginal à l'aide d'un point de suture au crin de Florence. L'extrémité vaginale du drain est alors munie d'un ajutage de verre qui conduit l'urine dans un réservoir placé soit dans le lit, soit sur le sol à côté de la malade, et si elle se lève, dans un réservoir approprié.

La libre évacuation de l'urine fait disparaître immédiatement le ténesme vésical et les phénomènes douloureux. Au bout de 10 ou 15 jours, nous pratiquons l'ablation du tube. On la fait en coupant l'anse de crin, facile à attirer au dehors par une traction légère sur l'extrémité du drain.

La petite plaie, grâce au mode d'introduction du tube de caoutchouc qui a refoulé vers l'intérieur la muqueuse vésicale, se ferme d'elle-même en quelques jours, celle-ci venant faire bouchon au niveau de l'étroit orifice des tuniques musculeuses. Nous avons vu la guérison survenir, dans des cas de cystite rebelle et très ancienne, à la suite de cette opération simple et bénigne.

Dès que le ténesme vésical a disparu, il suffit, pour assurer une guérison durable, de continuer les lavages de la vessie. Ces lavages se font soit à l'aide d'une sonde, si la malade ou son entourage savent en faire usage, soit, sans la sonde, à l'aide d'une simple poire de caoutchouc munie d'une canule conique de gomme rouge. La canule introduite dans le méat, le malade remplit la vessie d'eau boriquée ou d'une solution faible de sublimé, puis évacue le liquide par la miction. Les lavages boriqués sont seuls tolérés quand la vessie est très irritable[1].

Taille urétérale.

Nous avons eu l'occasion d'observer chez la femme plusieurs cas de calculs de l'extrémité inférieure de l'uretère. Nous avons extirpé ces calculs par la voie vaginale. Nous décrirons donc la taille vaginale de l'uretère d'après nos observations personnelles. Deux surtout de ces observations sont remarquables.

1. Doyen. Traitement de la blennorragie par l'irrigation antiseptique discontinue. Application de la méthode au traitement des cystites et de l'ophtalmie purulente.

Chez une jeune femme, en effet, nous avons extirpé de l'uretère droit 25 calculs, de forme tétraédrique et ressemblant beaucoup à des calculs biliaires, et chez une autre malade nous avons fait dans la même séance la taille vaginale des deux uretères, le droit contenant 4 calculs, le gauche, une énorme pierre, du volume du pouce et de 83 millimètres de longueur, dont nous donnons la photographie (fig. 240).

Ces deux cas sont remarquables l'un par le nombre, l'autre par le volume des calculs extraits.

Ces observations méritent d'être rapportées avec quelques détails : la première malade, âgée de 21 ans, se plaignait de douleurs vives le long du trajet de l'uretère droit et au fond du vagin. Nous pratiquons le toucher vaginal et nous reconnaissons l'existence, sur le côté droit du col, d'un cordon dur de la grosseur du petit doigt. Dans ce conduit s'entrechoquaient des corps étrangers qui donnaient la sensation, bien connue d'un chirurgien habitué à la pratique de la lithotritie, de fragments calculeux d'un certain volume.

Le diagnostic nous parut évident d'emblée, car les calculs se trouvaient empilés dans un canal cylindrique qui gagnait directement le détroit supérieur du bassin et se dirigeait vers le hile du rein. Nous prenons un explorateur vésical : la vessie ne contenait aucun corps étranger. Le diagnostic étant ainsi déterminé, nous décidons d'extirper ces calculs par la voie vaginale.

Opération. — Le col de l'utérus saisi à l'aide de deux pinces à griffes et attiré en bas, nous traçons sur le cul-de-sac vaginal antérieur une incision curviligne et nous refoulons la vessie aussi haut que possible (fig. 289 et 326).

L'index, explorant la plaie dans la région où avaient été perçus les calculs, atteint aisément un cordon inégal, où la forme irrégulière des corps étrangers est évidente.

L'uretère, mis à nu, est incisé longitudinalement, au point le plus accessible de son coude prévésical, sur une longueur de 10 millimètres environ. Nous en extrayons sans peine, à l'aide

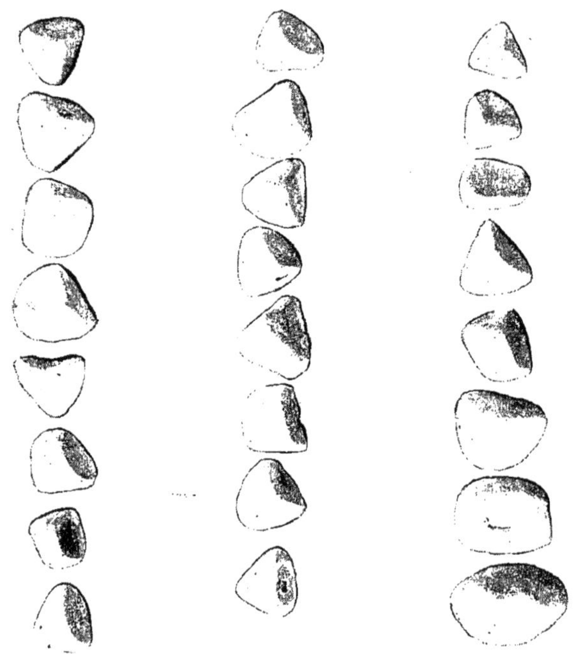

FIG. 236. — Calculs de l'urètre (calculs uriques).

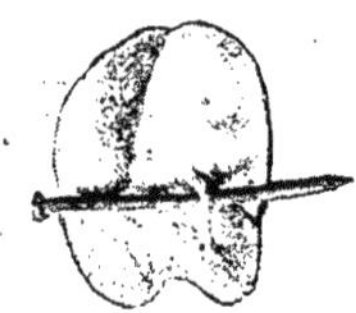

FIG. 237. — Calcul phosphatique développé autour d'une anse de fil.

d'une longue pince courbe, 24 calculs uriques, pour la plupart tétraédriques, comme des calculs biliaires (fig. 236). La pince dut pénétrer, pour saisir le plus élevé, jusqu'au niveau du bassinet.

L'uretère était simplement dilaté, et il n'y avait aucune trace d'infection microbienne. Il n'y avait eu d'ailleurs à aucun moment de signes de rétention d'urine, l'irrégularité des calculs inférieurs s'opposant à l'oblitération de l'orifice vésical de l'uretère. L'urine émise était claire et ne contenait ni pus ni mucus. La réunion immédiate se trouvait donc indiquée. Un explorateur, introduit par la plaie vaginale, est poussé jusque dans la vessie afin de dilater l'orifice inférieur de l'uretère. Nous introduisons alors dans le segment inférieur de l'uretère une grosse sonde de gomme rouge, qui est saisie à l'intérieur de la vessie à l'aide d'une longue pince, puis attirée hors de l'urètre et fixée en ce point. L'autre extrémité est engagée dans le bout supérieur de l'uretère; une seconde sonde est placée dans l'urètre et fixée parallèlement à la première, au niveau du méat, avec un crin de Florence.

L'uretère se trouvant ainsi tubé et son évacuation étant assurée librement au dehors du méat, la plaie urétérale est fermée par un point de suture. Les deux lèvres de la plaie vaginale, qu'on a pris soin de décoller sur une certaine étendue, afin d'obtenir un adossement satisfaisant, sont enfin réunies au crin de Florence.

Au bout de 10 jours, cette malade est sortie de notre clinique, complètement guérie. Un 25e calcul, qui était resté dans le bassinet, a été évacué spontanément quelques jours après. La dilatation de l'orifice vésical de l'urètre était donc demeurée suffisante.

Quelques mois plus tard, cette personne se présente de nouveau à la consultation, se plaignant de la vessie, et nous reconnaissons, à l'orifice de l'uretère opéré, un calcul qui est extrait par les voies naturelles avec l'anse de soie qui avait servi à suturer l'uretère et sur laquelle il s'était développé (fig. 237). Depuis ce temps, la guérison s'est maintenue.

Le second cas, particulièrement intéressant en raison du volume considérable du calcul extrait de l'uretère gauche, se rapporte à cette jeune femme auprès de laquelle nous avons dû user de toute notre autorité pour imposer une opération repoussée par de nombreux confrères (v. page 55).

Le diagnostic précis n'avait pu être fait que par les signes rationnels : un calcul du volume d'une noisette avait été évacué huit ans auparavant à la suite de coliques néphrétiques du côté gauche. Depuis cette époque, urine purulente et crises répétées de pyonéphrose intermittente, pendant lesquelles le rein et le bassinet formaient dans le flanc gauche une tumeur assez volumineuse. Ces crises se terminaient par une débâcle d'une grande quantité de pus, presque pur. Dans l'intervalle, douleurs persistantes au niveau du trajet pelvien de l'uretère gauche. A droite, le rein était assez volumineux et très sensible à la pression. La malade, amaigrie, pâle, très faible, sujette à des crises nerveuses intenses et pénibles, se prêtait difficilement au toucher vaginal et au cathétérisme. L'exploration fut de ce côté négative.

C'est donc d'après les signes rationnels seuls : expulsion antérieure d'un calcul, pyonéphrose intermittente gauche avec douleur locale continuelle au niveau du segment pelvien de l'uretère, augmentation de volume et état douloureux du rein droit, que nous avons porté le diagnostic probable de lithiase rénale droite et de calculs de l'uretère gauche, ces derniers arrêtés non loin de la vessie.

Comme la malade, très intelligente, analysait parfaitement ses sensations, elle finit par se convaincre de l'exactitude de notre diagnostic, vint à Paris avec son mari et accepta comme dernière tentative d'exploration le cathétérisme des uretères. La sonde ne put être introduite ni d'un côté ni de l'autre à plus de 10 ou 15 millimètres de profondeur et ne donna aucune sensation spéciale. Nous n'avons pu employer la sonde de métal de Pawlick, la malade étant très peu tolérante. La cystoscopie avait montré un état inflammatoire très accentué de tout le bas-fond vésical.

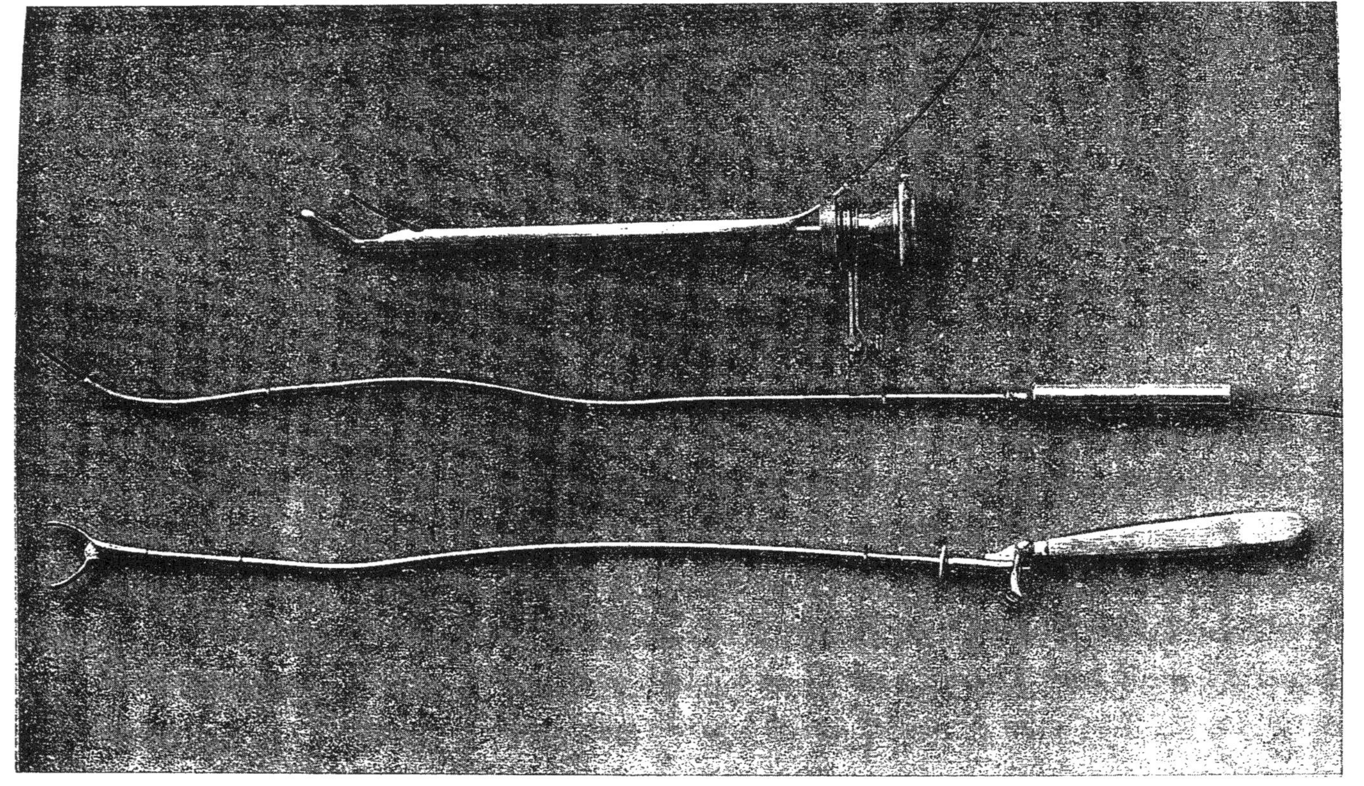

Fig. 258. — Nouveau cystoscope pour le cathétérisme de l'uretère. Conducteur métallique tubulaire malléable et pince à tige malléable pour le cathétérisme de l'uretère de haut en bas et l'extraction des calculs.

Nouveau cystoscope pour le cathétérisme de l'uretère.

Ce cystoscope, destiné soit à l'examen simple de la muqueuse vésicale, soit au cathétérisme des uretères, présente cette particularité qu'un dispositif spécial dirige le bec de la sonde exacte-

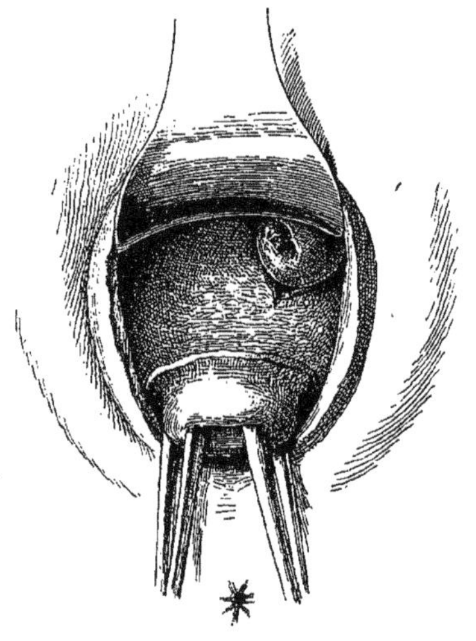

Fig. 239. — Taille vaginale de l'uretère gauche. Extraction d'un énorme calcul.

ment à l'endroit où l'on aperçoit l'orifice urétéral. Cette amélioration des modèles antérieurs facilite beaucoup l'exploration (fig. 238, 1).

a.) *Néphrotomie* — L'opération décidée, nous donnons le chloroforme : nous pratiquons d'abord, par la voie lombaire, la luxation et l'exploration du rein droit : le bassinet contient un calcul gros comme une amande (fig. 240 *bis*). Incision du rein sur sa convexité et extraction de ce calcul. Le rein est remis en place. Cathétérisme direct de l'uretère. La sonde rencontre en bas plusieurs pierres, qui sont alors perçues par le toucher vaginal.

Le palper pelvien, combiné avec le toucher vaginal et intra-vésical, permet en outre de reconnaître à gauche une pierre

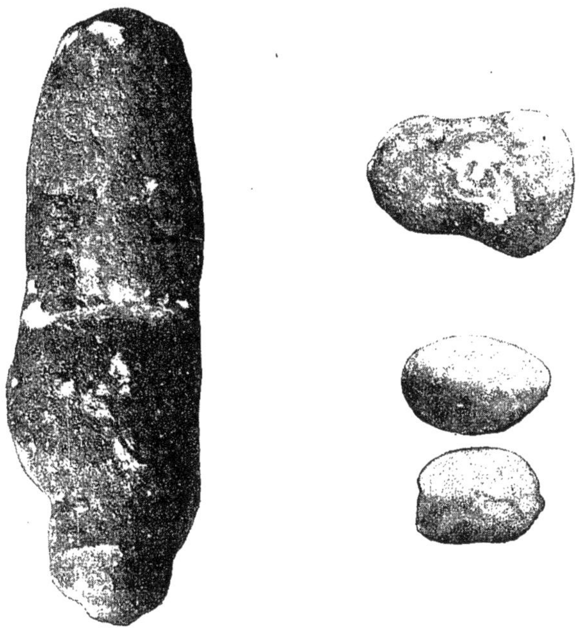

Fig. 240 à 240 *quater*.
Fig. 240 : Calcul de l'uretère gauche ; Fig. 240 *bis* : Calcul du bassinet droit ; Fig. 240 *ter* et *quater* : Calculs de l'uretère droit.

énorme, située assez haut au-dessus du cul-de-sac vaginal latéral et siégeant manifestement dans l'uretère.

b.) *Taille vaginale.* — L'utérus décollé de la vessie, l'index dissocie le ligament large, et finit par atteindre très haut l'extrémité inférieure de ce calcul. L'uretère, mis à nu, est incisé longitudinalement et, après en avoir brisé l'extrémité inférieure dans une première tentative, nous extrayons entière l'énorme pierre représentée figure 240, grandeur naturelle.

Nous nous rendons compte alors que la moitié inférieure de ce calcul, enchatonné dans un diverticule urétéral, avait déterminé une véritable coudure de ce conduit, et que de ce fait la petite sonde de gomme annexée au cystoscope n'avait pu pénétrer très avant.

Aucun autre calcul n'étant perçu plus haut de ce côté, l'uretère droit est à son tour incisé sur le calcul le plus inférieur, gros comme une petite noisette, qui est extrait à l'aide d'une pince. Plusieurs autres fuient dans la profondeur. La malade se trouvant assez faible, la plaie rénale et le vagin sont simplement tamponnés. Un calcul un peu plus petit fut expulsé au bout de quelques jours, et deux autres, extraits, au bout de 4 semaines, de l'uretère droit, dans une opération complémentaire, destinée à vérifier la perméabilité des uretères et à suturer la plaie lombaire droite (fig. 240, 2 et 3). La fistule rénale et la double fistule urétéro-vaginale se fermèrent d'elles-mêmes.

Cette observation est intéressante à divers points de vue et démontre que :

1° L'uretère se coude d'une manière très manifeste dans son segment juxta-utérin, quand il renferme des corps étrangers, particularité qui enlève au cathétérisme de l'uretère de bas en haut, dans bien des cas, toute valeur au point de vue du diagnostic;

2° Le cours de l'urine peut persister presque libre malgré l'existence dans l'uretère dilaté de calculs énormes;

3° Si l'uretère et son orifice vésical demeurent perméables, les incisions longitudinales soit du bord convexe du rein, soit du coude juxta-utérin de l'uretère tendent à se fermer d'elles-mêmes en peu de temps et n'exigent ni l'application dans l'uretère d'une sonde à demeure, ni la suture de ce conduit.

Le manuel opératoire de la taille urétérale pour calculs est donc le suivant :

1° Incision du cul-de-sac antérieur du vagin comme dans l'hystérectomie vaginale, et décollement de la vessie;

2° Exploration de la plaie, reconnaissance du coude juxta-utérin de l'uretère, coude d'autant plus marqué que la présence des calculs est de date plus ancienne;

3° Incision longitudinale de l'uretère, sur le calcul le plus accessible, et extraction des calculs.

Il est bon de vérifier ensuite s'il existe d'autres calculs plus haut situés. Nous avons fait construire à cet effet un instrument de préhension avec tige malléable (fig. 238) qui permet soit d'atteindre aisément le bassinet, soit, si l'on a incisé le rein, de cueillir les calculs jusqu'au voisinage de la vessie. Un conducteur souple, que nous incurvons suivant le besoin, nous permet alors de conduire jusque dans la vessie une longue bougie qui est saisie dans l'intérieur de la vessie et sert de conducteur pour dilater l'orifice vésical de l'uretère (fig. 238).

La perméabilité de l'orifice vésical de l'uretère vérifiée et suivie, s'il y a lieu, de dilatation, on peut, quand le fond du vagin et la plaie urétérale sont très accessibles, introduire dans le segment inférieur de l'uretère jusque dans la vessie et attirer au dehors par l'urètre, une sonde de gomme rouge, dont l'autre extrémité est introduite dans le bout supérieur. La plaie urétérale est fermée soit, si elle est petite, en bourse, soit par un fin surjet longitudinal. Le fil ne doit pas pénétrer dans le calibre de l'uretère. Les parois de ce conduit sont d'ailleurs généralement épaissies en pareil cas et cette suture est aussi facile à pratiquer qu'une suture intestinale.

La réunion de la plaie vaginale se fait au crin de Florence.

Si l'opération a été difficile et laborieuse et que la plaie urétérale soit difficilement accessible, on se contente de tamponner le vagin.

Nous avons vu qu'on pouvait sans danger pratiquer dans la même séance la taille vaginale des deux uretères et la néphrotomie d'un côté.

L'incision même des deux reins et des deux uretères en une seule séance peut être supportée par une malade encore résistante, le libre écoulement de l'urine étant, dans toutes les opérations sur l'appareil urinaire, la première condition du succès.

A ce titre, la néphrotomie, suivie du tamponnement de la plaie rénale, est beaucoup préférable, pour le lavage du bassinet, au cathétérisme répété des uretères par la vessie.

Fistules urinaires vaginales.

Les fistules urinaires vaginales justiciables d'un traitement opératoire sont :

1° Les fistules consécutives à l'accouchement;

2° Les fistules traumatiques et accidentelles, par corps étranger, par exemple;

3° Les fistules post-opératoires.

Les fistules cancéreuses par propagation néoplasique sont en effet, de même que les ulcérations tuberculeuses étendues du bas-fond de la vessie, au-dessus des ressources actuelles de la chirurgie.

L'importance du traitement opératoire des fistules vésico-vaginales est peut-être aujourd'hui moins évidente qu'autrefois, les progrès accomplis dans la pratique de l'obstétrique ayant diminué considérablement le nombre des fistules urinaires d'origine puerpérale, qui ne s'observent plus guère que dans les campagnes.

Par contre, l'abus de la chirurgie gynécologique et particulièrement de certaines méthodes opératoires défectueuses, telles que l'hystérectomie par morcellement, a créé une catégorie nouvelle, autrefois inconnue, de fistules urinaires, fistules d'autant plus difficiles à fermer par une opération plastique que l'ablation du col prive dans ces cas le chirurgien de son meilleur auxiliaire.

Nous décrirons dans un paragraphe spécial la technique opératoire particulièrement délicate qui permet d'obtenir l'occlusion de ces orifices.

Le traitement des fistules vaginales urinaires varie suivant que l'orifice fait communiquer le vagin soit avec l'urètre, soit avec la vessie, soit avec l'uretère, et suivant que l'utérus a été ou n'est pas extirpé.

1° Fistules urétro-vaginales.

Le siège de l'orifice interne de ces fistules en avant du col de la vessie est caractérisé par ce fait, que l'écoulement de l'urine n'a lieu que pendant la miction.

Opération. — L'opération est pratiquée dans la position de la taille périnéale.

L'orifice est circonscrit par une incision circulaire, suivant le procédé décrit plus haut et qui convient à la fermeture presque sans exception de toutes les variétés de fistules muqueuses, et les deux lambeaux sont disséqués soit transversalement, soit d'avant en arrière, suivant le sens dans lequel leur coaptation paraît devoir se faire le mieux.

Ces fistules étant très superficielles, le trajet, assez étroit, peut être complètement extirpé avant la pose des sutures : fermeture en bourse de l'orifice vaginal, suture à points séparés des lambeaux muqueux. La guérison s'obtient d'autant plus aisément que le passage de l'urine est, au niveau de l'urètre, intermittent.

La sonde à demeure n'est pas indispensable si l'on peut sonder la malade toutes les 3 ou 4 heures. Chaque cathétérisme est suivi avantageusement d'un lavage boriqué de l'urètre et de la vessie, suivi de l'évacuation complète du liquide à l'aide de la sonde.

2° Fistules vésico-vaginales accidentelles avec conservation de l'utérus.

On observe deux variétés de ces fistules vésico-vaginales, suivant que l'orifice est plus ou moins distant du col utérin.

La distinction des fistules vésico-vaginales en fistules vésico-vaginales proprement dites et en fistules juxta-cervicales est très importante au point de vue du traitement opératoire, l'avivement et la réunion se trouvant notablement modifiés dans le second cas.

a.) Fistules vésico-vaginales distantes du col.

Que ces fistules soient consécutives à l'accouchement ou à la

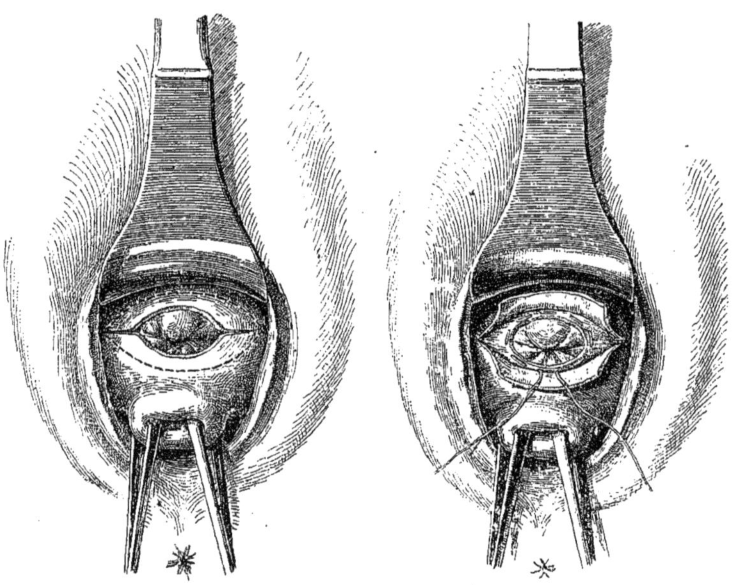

Fig. 241. Fistule vésico-vaginale. Avivement.

Fig. 242. — Isolement des lambeaux vaginaux. Disposition de la suture en bourse.

taille vaginale de la vessie, leur traitement est identique, et, du moment que le col est sain et séparé de la fistule par un espace de muqueuse normale d'au moins 8 à 10 millimètres de largeur, l'opération est très facile :

Opération. — La malade est placée dans la position de la taille périnéale, que nous employons toujours en pareil cas de préférence à la position latérale ou génupectorale. Nous trouvons en effet cette position tout aussi commode pour l'opération, et beaucoup plus avantageuse pour l'emploi du chloroforme.

Avivement. — Nous saisissons le col avec deux pinces à griffes et nous l'abaissons, en l'attirant en arrière. L'orifice de la fistule ainsi mis en évidence, nous le circonscrivons, à l'aide du bistouri et de pinces à griffes, par une incision circulaire ou ovalaire, faite

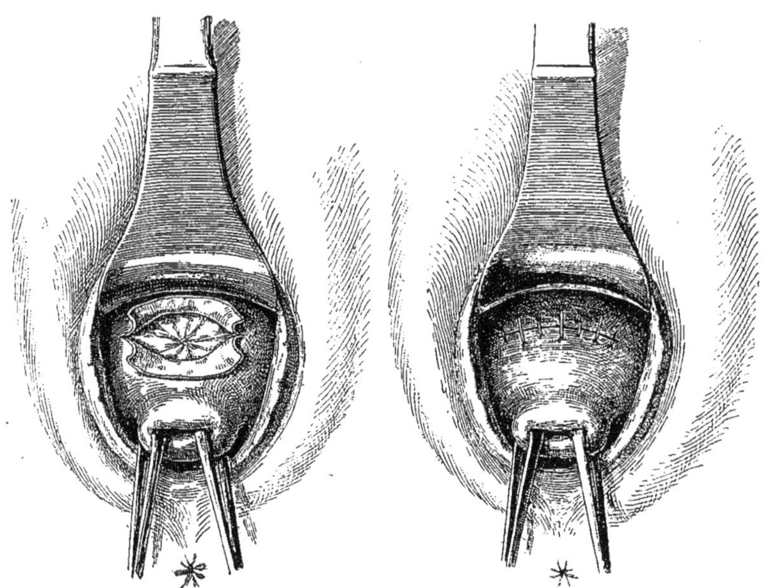

Fig. 243. — Fermeture de la fistule   Fig. 244. — Suture du vagin.

à 1 ou 2 millimètres des lèvres de jonction des deux muqueuses, et nous libérons les deux commissures de cette première incision, en prenant soin de n'intéresser que la muqueuse vaginale, sur une étendue de 8 à 10 millimètres de chaque côté (fig. 241). Les deux lambeaux vaginaux antérieur et postérieur sont alors décollés, soit avec la pince à griffes et de petits ciseaux courbes, soit à l'aide du bistouri ou d'une petite spatule tranchante, et relevés l'un en avant, l'autre en arrière de l'orifice vésical.

Fermeture en bourse de l'orifice vésico-vaginal. — La confection de ces lambeaux terminée, nous passons tout autour de l'orifice fistuleux, et sans intéresser la muqueuse vésicale, de manière à éviter la formation ultérieure d'un calcul, un fil de soie disposé comme le cordon d'une bourse.

Le pourtour de l'orifice est froncé par des tractions progressives et le fil est noué. Si ce premier fil paraît n'assurer qu'insuffisamment la fermeture punctiforme de la fistule, nous faisons

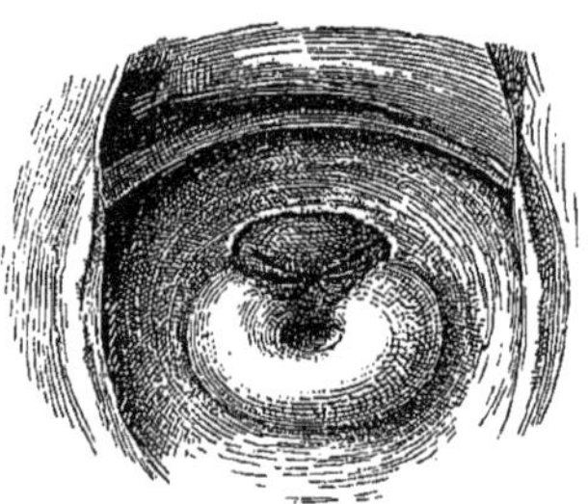

Fig. 245. — Fistule juxta-cervicale. Coupe antéro-postérieure.

une seconde suture, également en bourse, et plus superficielle, ou bien nous disposons un fin surjet de soie, qui sera laissé à demeure.

L'opération est terminée par la suture à points séparés, au crin de Florence, des deux lambeaux vaginaux.

L'étendue de leur coaptation assure d'autant mieux la réunion que le mode de fermeture de la vessie est plus parfait.

Il nous est arrivé, l'utérus se trouvant facilement abaissable, de réparer en un quart d'heure des fistules vésico-vaginales de 15 à 20 millimètres de diamètre.

Nous plaçons pendant 6 à 8 jours une sonde à demeure, fixée au voisinage du méat par un point de crin de Florence.

Les crins vaginaux sont enlevés du 12ᵉ au 14ᵉ jour.

b) *Fistules juxta-cervicales.*

Les fistules vésico-vaginales juxta-cervicales coïncident presque toujours avec une déchirure du col. Toute fistule mérite cependant cette dénomination dès qu'elle est assez voisine de l'insertion vaginale du col pour exiger l'avivement de ce dernier.

Ce sont ces fistules que Jobert de Lamballe eut l'ingénieuse

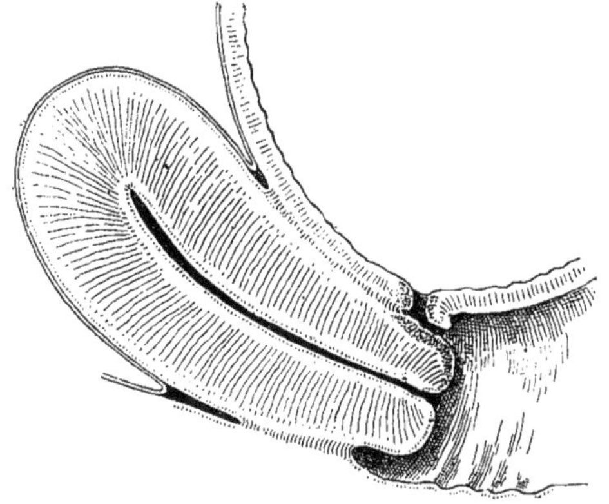

Fig. 246. — Fistule juxta-cervicale. Coupe antéro-postérieure.

idée de traiter par le procédé du glissement en avant du col utérin, détaché de ses connexions vésicales.

Les désordres locaux étendus qui ont été l'occasion de la production de ces fistules ont souvent déterminé la production contemporaine d'un rétrécissement cicatriciel du vagin, susceptible de rendre difficile l'abord de l'orifice anormal.

Aussi est-il le plus souvent utile de préparer l'opération par la dilatation progressive du vagin, pendant 24 à 48 heures, à l'aide d'un ballon élastique, gonflé d'air autant que la malade peut le supporter sans trop de souffrance.

Opération. — L'opération, qui sera faite suivant la méthode déjà décrite, devra être modifiée d'après la disposition particulière de la fistule et ses rapports avec le col utérin.

Supposons une fistule juxta-cervicale médiane (fig. 245), compliquée de déchirure du col.

La demi-circonférence supérieure de la fistule circonscrite par

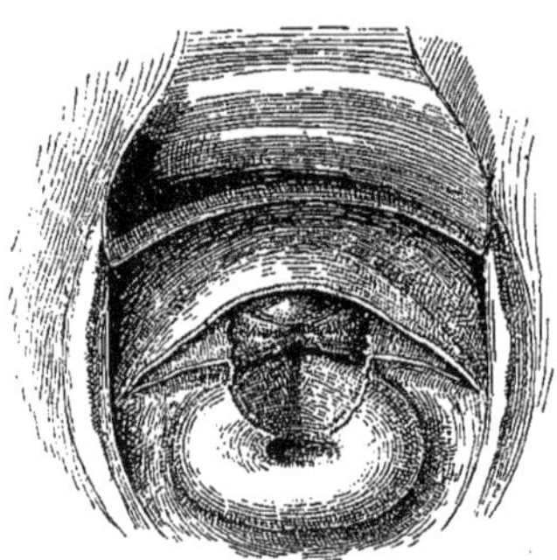

Fig. 247. — Avivement du col et dissection des lambeaux vaginaux.

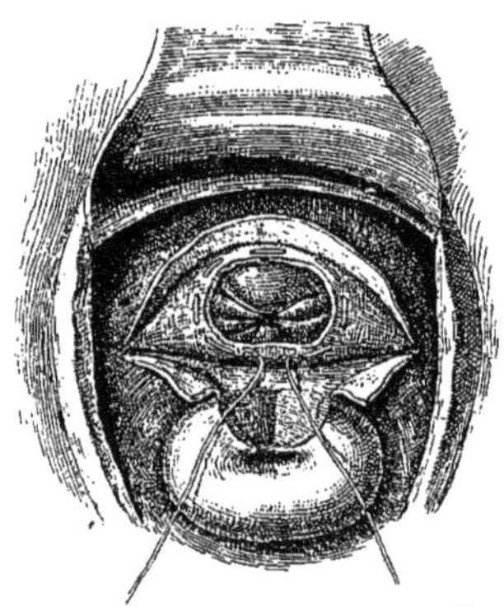

Fig. 248. — Fermeture de l'orifice vaginal.

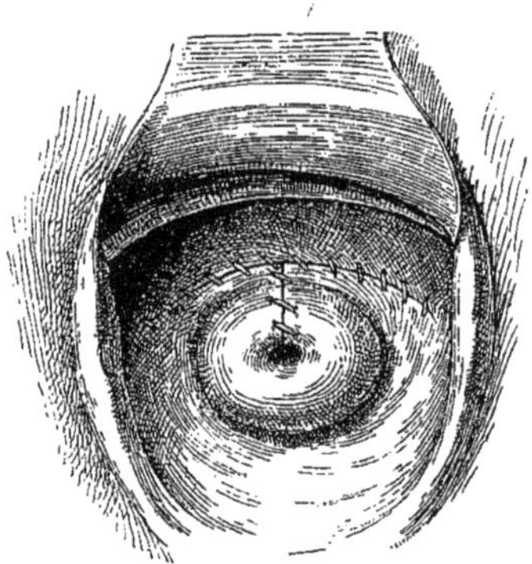

Fig. 249. — Suture du vagin et du museau de tanche.

une incision comprenant toute l'épaisseur de la muqueuse vaginale, nous prolongeons cette première section à droite et à gauche, transversalement, de 8 à 10 millimètres. Nous décollons alors le lambeau vaginal antérieur.

Nous circonscrivons ensuite au bistouri la surface cervicale granuleuse par deux incisions franches, se réunissant à angle dièdre dans la profondeur, et nous extirpons les tissus pathologiques qui formaient la paroi postérieure de la fistule.

Il suffit alors de pratiquer, comme s'il s'agissait d'une hystérectomie vaginale, à l'aide du doigt, sur les côtés d'abord, puis sur la ligne médiane, d'arrière en avant, le décollement de la vessie, et d'abaisser le museau de tanche.

L'orifice vésical est fermé par une suture en bourse, qui est renforcée, s'il paraît nécessaire, par un second fil, et le col est

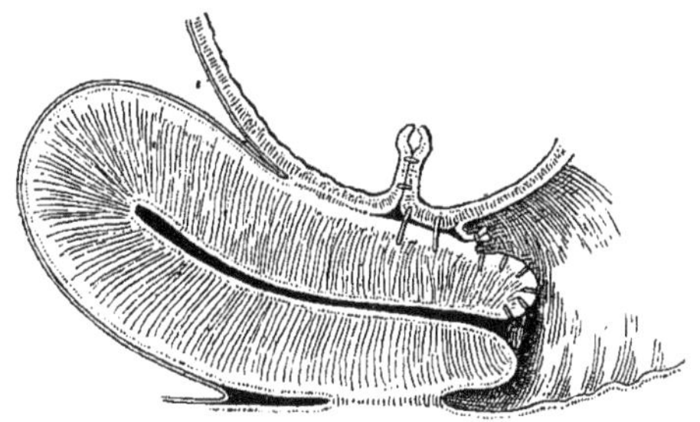

Fig. 250. — Résultat de l'opération. Coupe antéro-postérieure.

attiré en bas et en avant; la vessie est enfin fixée à l'utérus par un ou deux points séparés (fig. 250) ou par un fin surjet de soie, en avant de l'ombilic formé par la suture en bourse. Le vagin est réuni transversalement, et le col dans le sens longitudinal. Sonde à demeure. Même traitement consécutif que dans le cas précédent.

3° *Fistules vésico-utérines.*

Lorsque la fistule est située plus haut encore et communique directement avec le canal cervical, l'opération est très analogue.

Le col est détaché de la vessie, jusqu'au delà de la fistule, après incision transversale du cul-de-sac vaginal antérieur.

La fistule atteinte et dépassée, et le cul-de-sac péritonéal refoulé aussi haut que possible, le pourtour de l'orifice vésical est circonscrit par la suture habituelle en bourse et refermé. Par-dessus, un fin surjet de soie transversal réunissant les couches musculaires superficielles de la vessie.

Le péritoine, s'il a été ouvert, est fermé à son tour par un ou plusieurs points de suture ou bien en surjet.

Le plus souvent on a pu le refouler bien au delà du champ opératoire.

Le trajet intra-utérin de la fistule est alors extirpé, l'orifice

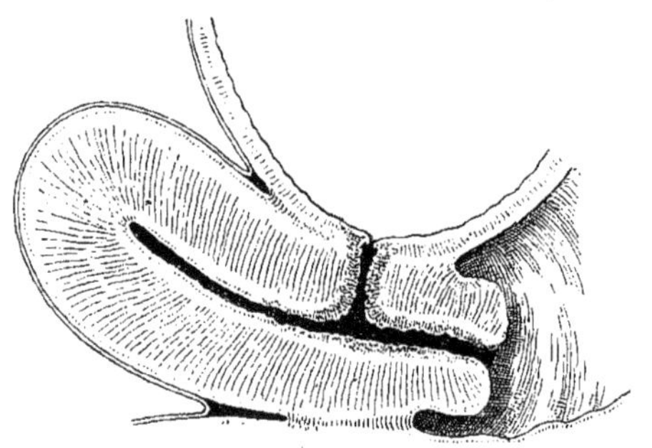

Fig. 251. — Fistule vésico-utérine.

fermé par un point de suture ou par un nouveau fil en bourse; la vessie est réunie à l'utérus, et la plaie vaginale refermée par une suture transversale.

Si la fistule est située tout près du museau de tanche, il n'y a aucun inconvénient, pour y avoir plus librement accès, à sectionner longitudinalement jusqu'à elle, d'un coup de ciseaux, après l'avoir décollé de la vessie, le museau de tanche. On ferme la vessie, on résèque le trajet fistuleux et l'on termine l'opération comme dans l'opération de la fistule vésico-vaginale juxta-cervicale.

4° *Fistules vésico-vaginales post-opératoires.*

Les fistules vésico-vaginales post-opératoires sont consécutives, comme nous l'avons signalé, soit à la taille vaginale, soit à l'hystérectomie.

Fistules consécutives à la taille vaginale.

Les fistules consécutives à la taille vaginale sont peu durables et se ferment souvent d'elles-mêmes.

Leur disposition est habituellement celle d'une fente longitudinale.

S'il persiste, au bout de 3 ou 4 semaines, un pertuis ou un orifice d'une certaine dimension, on en pratique l'oblitération comme il a été indiqué plus haut à propos de la cure des fistules vésico-vaginales simples consécutives à l'accouchement.

Fistules consécutives à l'hystérectomie.

Il n'en est pas de même quand ces fistules sont consécutives à l'hystérectomie.

Nous avons signalé plus haut, et ce détail est tout à l'avantage de notre procédé d'hystérectomie vaginale, que jamais, sur plusieurs centaines de cas, il ne nous était arrivé de blesser la vessie ni l'urètre au cours de nos hystérectomies, si difficiles qu'elles soient, pour fibrome et pour salpingite.

Cet accident nous est survenu, au contraire, dans plusieurs cas d'hystérectomie pour cancer. Il n'est pas rare en effet que la lésion soit localisée en apparence au museau de tanche et n'atteigne extérieurement en aucune manière le cul-de-sac vaginal antérieur, de telle sorte que le décollement de la vessie puisse être commencé dans des conditions normales. Le col saisi de plus en plus haut, et l'isolement de la vessie poursuivi vers le cul-de-sac péritonéal antérieur, il peut arriver que l'index pénètre tout à coup, sans grand effort, dans cette dernière.

Nous nous sommes rendu compte qu'en pareil cas, la dégénérescence cancéreuse, d'abord limitée au canal cervical, avait envahi profondément les parois de ce canal pour atteindre la vessie elle-même, qui, dégénérée et ramollie, se trouvait prête à céder sous l'influence d'une légère pression.

Nous avons tenté en pareille occurrence la suture immédiate de la plaie vésicale au crin de Florence ou à la soie. Les fils peuvent être laissés à demeure sans inconvénient. Nous avons généralement obtenu la réunion immédiate. Cette réunion de tissus pathologiques à des tissus sains ne peut être effectuée que si les fils sont placés sur des points vivaces et résistants. Elle se fait alors en quelques jours. Il n'y faut pas moins voir là un fait curieux, et bien différent de ce qui se produirait dans les cas de tuberculose, par exemple, où toute tentative de suture échouerait sans exception.

Nous rapprocherons de cette réunion de tissus sains à des tissus en dégénérescence épithéliomateuse, mais doués d'une activité nutritive souvent exagérée, la consolidation parfois très rapide des fractures des diaphyses des os longs en voie de dégénérescence maligne (ostéosarcome).

L'opération des fistules vésico-vaginales consécutives à l'hystérectomie pour fibrome ou salpingite présente des difficultés analogues à celles que nous avons signalées à propos des fistules recto-vaginales survenues dans les mêmes conditions.

Le col n'existant plus, l'orifice fistuleux est difficile à abaisser, et cette complication est d'autant plus grave que bien souvent la cicatrice, adhérente aux organes pelviens, est irrégulière, et formée par des tissus dont le chirurgien appelé à fermer l'orifice pathologique ne peut connaître la nature exacte.

Nous avons observé de ces fistules, survenues dans des cas de salpingite, entre les mains de plusieurs de nos collègues, à la suite de l'hystérectomie par morcellement. L'opérateur, victime de la technique déplorable de cette opération, avait commencé par réséquer le col. Bientôt, de fragment en fragment, il avait atteint le corps de l'utérus et perforé presque sans s'en apercevoir la vessie, qui s'était trouvée en outre saisie entre les mors de plusieurs pinces à demeure. L'opération avait dû demeurer inachevée.

Ces malades peuvent guérir malgré de tels délabrements. Dans un de ces cas, l'examen, pratiqué au bout de 4 semaines, montra une perforation vésicale énorme, du diamètre d'une pièce de 5 francs, et divisée en deux moitiés à peu près égales par une bride transversale. En avant de cette bride apparaissait la muqueuse vésicale herniée. En arrière, une masse dure, granuleuse, représentait probablement ce qui avait été laissé des annexes et du fond de l'utérus au cours de cette tentative opératoire malencontreuse.

L'opération, réclamée par la malade, fut tentée 5 semaines après l'hystérectomie. Le vagin incisé transversalement de chaque côté de la fistule, comme nous l'avons signalé à propos des fistules stercorales consécutives à l'hystérectomie vaginale, nous avons saisi les lèvres de ces deux sections à l'aide de longues pinces à griffes et à crémaillère, puis circonscrit le pourtour de la fistule par notre section circulaire habituelle. Le décollement des lambeaux vaginaux antérieur et postérieur fut très délicat. Nous craignions de blesser soit l'intestin, soit les uretères, qui devaient faire corps avec les tissus cicatriciels. Ce vaste orifice fut refermé avec une double suture en bourse, et les lambeaux vaginaux antérieur et postérieur réunis par une dizaine de points séparés de crin de Florence.

La suture présentait près de 6 centimètres d'étendue. Malgré le mauvais état des tissus réunis, qui suppuraient encore lors de cette opération, aucun écoulement d'urine ne se produisit pendant 10 jours. Un pansement malencontreux fait par une infirmière — l'opération ayant dû être pratiquée dans la maison de santé où la malade avait déjà subi l'hystérectomie, — détermina de nouveau un écoulement d'urine par le vagin. La sonde fut replacée à demeure et les crins enlevés le 15e jour.

Le nouveau pertuis, causé vraisemblablement par le tiraillement des fils ou par l'évolution d'un petit abcès interstitiel, était très étroit. Au bout de 15 jours il ne présentait plus qu'un trajet oblique du diamètre d'une épingle. Cet orifice fut traité par notre méthode habituelle et fermé définitivement par la dissection de deux lambeaux vaginaux antérieur et postérieur, la suture en bourse de l'orifice et la réunion du vagin au crin de Florence.

La guérison fut cette fois définitive.

5° *Fistules urétéro-vaginales.*

Les difficultés de la cure des fistules urétéro-vaginales, qui, elles aussi, ne s'observent guère que comme accident de l'hystérectomie vaginale, varient suivant qu'il existe soit une simple plaie de l'uretère avec perméabilité du bout vésical, soit une section complète de ce conduit, ce dernier venant alors s'aboucher directement dans le vagin et n'offrant plus avec la vessie aucun rapport.

1° *Fistule latérale de l'uretère.* — Dans le premier cas, après avoir fait le cathétérisme du bout périphérique, puis du bout central de l'uretère par la voie vaginale, et dilaté suffisamment l'orifice vésical de l'uretère, on introduit dans la vessie, comme nous l'avons fait dans notre première opération de taille vaginale (voir plus haut), une sonde en gomme rouge, qui est attirée par l'urètre jusqu'à la vulve, et fixée à l'aide d'un crin de Florence au voisinage du méat. L'autre extrémité de la sonde, coupée de la longueur voulue, est introduite à une profondeur de 6 à 7 centimètres dans le bout central de l'uretère.

Le champ opératoire tendu, soit à l'aide de 3 ou 4 pinces à griffes, soit, si le col existe, à l'aide de tractions sur ce dernier, nous isolons, dans le sens où la coaptation semble devoir se faire le mieux et par le procédé déjà décrit, deux lambeaux muqueux de dimensions appropriées. Les autres temps nous sont déjà connus : suture profonde en bourse ou en surjet, suture de renfort s'il y a lieu, enfin, adossement des lambeaux vaginaux par une suture à points séparés au crin de Florence.

2° *Fistule urétérale complète.* — Nous avons observé, après une opération laborieuse d'hystérectomie vaginale pour cancer du corps, rendue plus difficile encore par la présence de brides vaginales cicatricielles post-puerpérales, une fistule complète de l'uretère droit.

L'écoulement vaginal de l'urine s'était manifesté à la fin de la 1re semaine, au moment de l'élimination des escarres et se produisait d'une manière intermittente. Aucune trace des injections vésicales colorées ne passait dans le vagin.

La cicatrice vaginale post-opératoire était tellement profonde et si peu accessible que le manuel opératoire ne put être déterminé à l'avance.

L'introduction d'une sonde d'un certain calibre dans l'orifice urétéral se montra impossible sous le chloroforme même, à moins d'en pratiquer le débridement. Ne voyant aucune nécessité réelle d'agrandir ce pertuis, nous nous sommes arrêté au manuel opératoire suivant.

Opération. — La malade endormie et placée dans la position de la taille, la muqueuse vaginale, après avoir été tendue partiellement à l'aide de longs écarteurs, partiellement avec les pinces à griffes qui nous servent en pareil cas, fut incisée latéralement sur une longueur de 15 à 20 millimètres de chaque côté de l'orifice urétéral. Les lambeaux détachés sur une certaine étendue, une pince courbe fut introduite par l'urètre et dirigée vers le bas-fond vésical. Nous fîmes alors saillir la paroi extérieure de la vessie en face de l'orifice urétéral et nous y pratiquâmes une large perforation.

Une suture en bourse, disposée autour de ces deux orifices, assura leur juxtaposition parfaite. Un second fil plus superficiel fut ajouté par mesure de sécurité, et les lambeaux vaginaux réunis comme à l'ordinaire.

Cette intervention fut suivie de succès.

Les difficultés extrêmes de ce cas nous semblent démontrer que la cure des fistules urétéro-vaginales peut presque sans exception être obtenue par la voie vaginale.

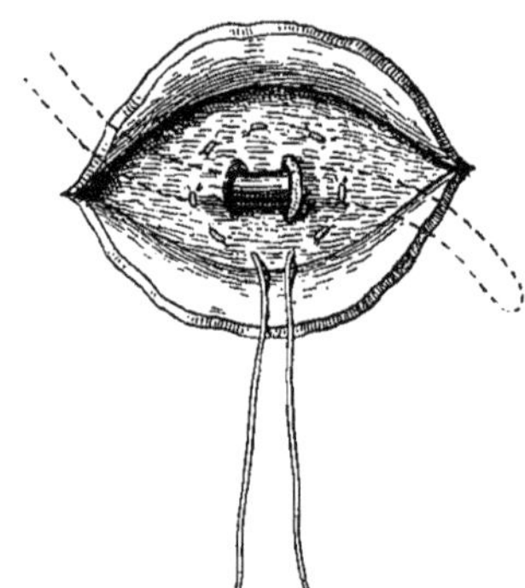

Fig. 252. — Abouchement vésical d'une fistule urétérale. Suture en bourse.

On ne peut en effet rencontrer que rarement un ensemble de conditions plus défavorables.

Nous avons obtenu dans ce cas un abouchement parfait de l'uretère par simple juxtaposition de l'orifice vaginal fistuleux avec un orifice vésical artificiel, et sans y avoir placé une sonde à demeure.

A plus forte raison le succès est-il certain quand il est possible d'isoler quelque peu le bout central de l'uretère et de le lier, à l'aide d'un fil passé profondément à l'aide d'une aiguille courbe, sur une sonde, que l'on introduit alors dans la vessie par un orifice artificiel.

La confection des lambeaux vaginaux et des sutures est pratiquée comme il est indiqué plus haut.

La sonde urétérale, qui fait saillie hors du méat urinaire, assure la libre évacuation du bassinet au dehors.

On l'enlève au bout de 8 à 10 jours, par une traction brusque, après avoir coupé le crin qui la fixait à l'orifice vulvaire.

La malade dont nous venons de parler ne présente aucun signe de calcul vésical ni urétéral. Les fils en bourse sont donc bien demeurés extra-muqueux.

Il n'y a, en outre, aucune récidive du cancer, qui était cependant assez étendu lors de l'hystérectomie pour que nous ayons momentanément hésité à tenter dans un vagin rétréci pareille opération.

6° *Fermeture de la vulve dans les cas de fistules vaginales urinaires incurables.*

La fermeture de la vulve a été tentée par certains chirurgiens pour remédier à l'incontinence d'urine, dans des cas de fistules urétéro ou vésico-vaginales ayant résisté à d'autres interventions.

La fermeture de la vulve ne doit être tentée que comme suprême ressource.

Il est utile, avant de faire cette opération, de pratiquer, si l'orifice vésico-vaginal est étroit ou bien s'il n'en existe pas (fistule urétéro-vaginale), l'ablation de toute la cloison vésico-vaginale, et d'obtenir ainsi une communication aussi large que possible entre le vagin et la vessie.

Lorsque la cicatrisation est satisfaisante, l'oblitération de la vulve est pratiquée très aisément, en disséquant circulairement, à partir de l'orifice vaginal, sur une profondeur de 4 à 5 centimètres, la muqueuse de ce conduit. Un fil de soie est passé en bourse, autour de l'orifice inférieur, sur la face cruentée du cylindre vaginal flottant, et serré en prenant soin d'invaginer vers la profondeur le canal muqueux. Un fin surjet de soie antéro-postérieur réunit en avant les surfaces saignantes. La vulve est suturée au crin de Florence.

7° *Néphrectomie.*

La néphrectomie a été préférée par certaines femmes, dans ces cas désespérés, à la fermeture du vagin. Elle ne doit être tentée que si l'autre rein est sain. L'incision est faite dans la région lombaire, entre la 12e côte et la crête iliaque, sur le bord externe de la masse sacro-lombaire. L'extirpation du rein sain et de volume normal est très facile.

8° *Opérations par la voie sus-pubienne.*

Cure des fistules vésico-vaginales et vésico-utérines par la taille hypogastrique.

La taille hypogastrique a été jusqu'ici pratiquée assez fréquemment pour fermer des fistules vésico-vaginales, dans des cas où cette complication opératoire aurait pu être évitée.

La nécessité de la taille hypogastrique pour la cure des fistules vésico-vaginales deviendra d'autant plus exceptionnelle que les chirurgiens se seront mieux familiarisés avec les règles que nous avons déterminées pour la fermeture de ces orifices anormaux par les voies naturelles : tracé et décollement de deux lambeaux vaginaux étoffés et étendus, fermeture de la vessie en ombilic par une suture extra-vésicale en cordon de bourse, adossement à points séparés des lambeaux vaginaux.

La taille hypogastrique sera donc réservée aux cas où la fistule ne pourrait pas être atteinte en raison de l'étroitesse du vagin, sténosé et oblitéré par des brides cicatricielles.

Si cette opération semble nécessaire, la vessie lavée et désinfectée sera ouverte, — suivant la méthode que nous employons chez la femme comme chez l'homme, — à l'état de vacuité et en se guidant sur l'extrémité d'un cathéter à grande courbure, qu'un aide fait saillir au-dessus du pubis.

La vessie, mise à nu par une incision sus-pubienne longitudinale et poussée dans la plaie par l'extrémité mousse du cathéter, nous la saisissons, avant de l'ouvrir, à l'aide d'une pince à griffes à crémaillère, et nous passons dans ses tuniques, pour l'empêcher de fuir ultérieurement vers la profondeur, au-dessus et au-dessous de l'extrémité de la pince vésicale, deux crins de Florence dont les extrémités sont saisies entre les mors de deux pinces hémostatiques. L'orifice vésical agrandi et la fistule mise en évidence à l'aide de deux écarteurs, celle-ci est traitée par notre procédé habituel : incision circulaire autour de l'orifice, incisions libératrices latérales, ne comprenant que la muqueuse vésicale, décollement de deux lambeaux muqueux. La suture profonde de l'orifice vésico-vaginal se fait en bourse, et la réunion des lambeaux vésicaux soit à points séparés, soit mieux en surjet, avec de la soie à suture intestinale.

Cette méthode de fermeture des fistules vésico-vaginales présente l'inconvénient regrettable d'exposer les malades à la production ultérieure de calculs vésicaux autour des fils laissés à demeure dans la vessie. Aussi conseillons-nous de faire la suture intra-vésicale à l'aide de fils de soie très fins, et en surjet.

Le fil sera ainsi plus aisément arraché, par l'urètre, avec le calcul, s'il s'en produit un.

Nous avons signalé un cas de formation de calcul phosphatique à la suite de la suture par la voie vaginale de l'uretère, un des fils s'étant trouvé saillant dans le calibre de ce canal.

La malade se plaignant quelque temps après de douleurs localisées en ce point, le calcul, encore de petite dimension, fut reconnu par le toucher intra-vésical, saisi à l'aide d'une pince, et arraché avec l'anse de fil sur laquelle il s'était formé (fig. 259).

La guérison fut définitive.

9° *Abouchement urétéro-vésical par la voie sus-pubienne.*

Si toute tentative de fermeture d'une fistule urétéro-vaginale par les voies naturelles avait échoué, on peut tenter l'abouchement vésical de l'uretère par la voie sus-pubienne.

La malade placée dans la position de Trendelenbourg, la ligne blanche est incisée sur une longueur de 12 à 15 centimètres à partir du pubis et le péritoine refoulé à l'aide de grandes compresses stérilisées. Une sonde, introduite par le vagin dans l'uretère, permet de reconnaître le trajet de ce conduit.

Le péritoine pelvien est décollé de la paroi latérale de la vessie jusqu'au niveau de l'uretère ; celui-ci, sectionné en travers, est isolé sur une longueur de 10 à 12 millimètres et lié sur une sonde qui est attirée hors du méat urinaire au travers de la vessie, par un orifice créé, au point le plus favorable du bas-fond, sur la saillie de l'extrémité d'une longue pince. Le pourtour de l'uretère est suturé à la paroi externe de la vessie, à l'intérieur duquel a été attirée la ligature. Le péritoine pelvien est renforcé s'il y a lieu, au voisinage de cette suture, par un surjet de soie. Le champ opératoire, ainsi isolé de la séreuse, est tamponné par prudence, à l'aide d'une mèche de gaze stérilisée, qu'on enlèvera, s'il n'y a aucun suintement d'urine dans l'angle de la plaie, au bout de 48 heures.

10° *Extirpation du réservoir urinaire et création d'une vessie vaginale.*

L'extirpation totale de la vessie, suivie de la création aux dépens du vagin d'un nouveau réservoir urinaire, a été réalisée par Pawlik, de Prague.

Cette intervention nécessite toujours un certain nombre d'opérations successives, et espacées de plusieurs semaines. Ses indications sont exceptionnelles.

Nous la décrirons cependant comme une des tentatives chirurgicales les plus curieuses.

Les temps principaux de l'opération sont les suivants :

1° *Abouchement des uretères et de l'urètre dans le vagin.* — Les uretères, cathétérisés à l'aide de la sonde d'argent de Pawlik, sont reconnus au niveau de la paroi vaginale antérieure, mis à découvert, sectionnés tout près de la vessie et suturés aux lèvres des incisions vaginales correspondantes.

L'urètre est à son tour sectionné transversalement au niveau du col vésical. La vessie est désinfectée, refermée en surjet, et le pourtour supérieur du col vésical est réuni à la paroi antérieure du vagin.

2° *L'extirpation de la vessie* est pratiquée quelques semaines plus tard, par la voie hypogastrique.

3° La vulve est ultérieurement fermée par le procédé que nous avons décrit plus haut. Une sonde est momentanément laissée à demeure dans l'urètre.

CHAPITRE VII

DE LA COLPOTOMIE OU LAPAROTOMIE VAGINALE

Les premières ablations de castration ovarienne ont été pratiquées par le vagin. Battey (1872) incisait le cul-de-sac postérieur, au voisinage du col.

La méthode de Battey eut peu de faveur et la plupart des chirurgiens préférèrent, à l'exemple d'Hégar et de Lawson Tait, la laparotomie. Le mérite de la réhabilitation de la voie vaginale pour l'ablation des « petites tumeurs des ovaires et de l'utérus » appartient à Péan[1].

La faveur croissante de l'hystérectomie vaginale et de la laparotomie firent tomber momentanément dans un profond oubli la méthode de Battey, et Péan lui-même paraît avoir complètement abandonné, dès le 30 novembre 1889, l'ablation par la colpotomie postérieure des annexes enflammées, pour lui substituer méthodiquement la **castration utérine**.

Quelques chirurgiens ont commis, dans ces derniers temps, l'exagération contraire, et vanté la colpotomie au point de la proposer comme un procédé régulier pour l'ablation des kystes de l'ovaire : nous ne pouvons que protester contre des tendances aussi regrettables. Il est évident qu'un kyste ovarique de 15 ou de 20 litres pourrait, si l'on était sûr qu'il ne présente aucune adhérence et qu'il soit uniloculaire, être abordé, évacué et extirpé sans difficulté par le vagin.

Le diagnostic du nombre des loges et des adhérences ne pou-

1. Commun. de l'Acad. de Méd., 3 juillet 1883, *Clin.*, t. IV, 1886, p. 35.

vant en aucun cas être déterminé à l'avance, il faut qu'un chirurgien soit incroyablement dépourvu de tout sens pratique pour proposer comme méthode de choix l'ablation vaginale des kystes ovariques d'un certain volume.

Préconiser pour cette opération le cul-de-sac antérieur est pis encore.

Les indications de la colpotomie dans les cas de lésions intra-péritonéales sont au contraire très précises; nous les avons déterminées à diverses reprises, notamment en 1894, au Congrès allemand de chirurgie, en ces termes : **Toute lésion pelvienne utérine ou péri-utérine doit être abordée de préférence par la voie vaginale, si le volume excessif des tumeurs ou l'étendue de leurs adhérences ne semblent pas une contre-indication formelle. Dans les cas limite, le chirurgien doit se laisser guider uniquement par son expérience et choisir soit la voie vaginale, soit la laparotomie, suivant que l'une ou l'autre lui semblera la plus sûre.**

Les jeunes chirurgiens doivent donc, dans leurs débuts, n'aborder par la voie vaginale que des tumeurs utérines ou des lésions annexielles de volume médiocre, pour s'attaquer ultérieurement à des cas plus difficiles.

Quel que soit l'objectif de l'incision vaginale : exploration du petit bassin, ablation unilatérale des annexes, nous préconisons sans exception l'**incision du cul-de-sac postérieur**, qui assure mieux le drainage que la colpotomie antérieure. La prédominance habituelle des adhérences et des lésions péri-utérines inflammatoires dans le cul-de-sac de Douglas serait seule d'ailleurs une raison suffisante pour inciser en ce point, où leur accès est plus direct.

La **colpotomie postérieure est donc l'opération exploratrice par excellence de la cavité pelvienne.** Elle permet de reconnaître en quelques minutes, à l'aide de l'index et du médius, l'état de la face postérieure de l'utérus et des annexes, qui sont abaissées, s'il y a lieu, par le palper abdominal, pratiqué de l'autre main. Cette combinaison du palper abdominal avec le toucher direct et intra-péritonéal est une méthode précieuse toutes les fois que les lésions sont limitées à la cavité pelvienne.

L'abandon de l'opération de Battey (ablation des annexes seules par la voie vaginale avec conservation de l'utérus) a été subordonné à deux motifs principaux : 1° la profondeur et l'étroitesse du champ opératoire, auxquelles on opposa la facilité et la bénignité de la laparotomie; 2° les avantages, dans les cas de lésions bilatérales inflammatoires, de la castration totale sur la castration tubo-ovarienne simple.

L'expérience que nous avons acquise de l'hystérectomie vaginale nous a démontré que, loin de donner un champ opératoire étroit et aveugle, l'incision simple du cul-de-sac postérieur permettait d'atteindre avec l'index seul, ou bien l'index et le médius réunis, jusqu'au voisinage du détroit supérieur et de la région ombilicale.

Les poches annexielles enflammées, presque toujours saillantes dans le cul-de-sac de Douglas, sont même beaucoup plus directement atteintes par cette voie, notamment dans les cas où le vagin est suffisamment large, que par la laparotomie. La voie vaginale est particulièrement avantageuse chez les femmes d'un certain embonpoint.

Nous sommes arrivé ainsi à pratiquer comme méthode de choix non plus la laparotomie, mais la **colpotomie postérieure**, dans les cas même où nous cherchons à ménager à la fois l'utérus et les annexes du côté sain.

L'opération est simple, rapide et présente sur la laparotomie l'avantage très appréciable de pouvoir, en moins de temps et avec la même bénignité, pratiquer soit l'ouverture simple des poches péri-utérines, soit l'ablation unilatérale des annexes, soit, si l'on reconnaît la bilatéralité des lésions, la **castration totale**.

Prenons comme exemple une observation déjà ancienne : une jeune femme souffre depuis 5 ans de douleurs péri-utérines; il existe une petite tumeur annexielle gauche très douloureuse; toute fatigue est impossible.

L'opération est faite par la voie vaginale : l'utérus abaissé, nous incisons le cul-de-sac de Douglas; un hémosalpinx gauche du volume d'une mandarine est détaché de ses adhérences pelviennes, évacué et extirpé avec l'ovaire correspondant; les annexes de l'autre côté, attirées dans la plaie, sont saines; nous les laissons en place.

Deux petites pinces à demeure suffisent pour l'hémostase définitive. La malade se lève le 10e jour et retourne chez elle vers la fin de la 3e semaine. Guérison complète depuis l'opération.

Chez une autre malade, on percevait à droite une salpingite volumineuse; le cul-de-sac de Douglas incisé, l'index reconnaît l'existence, à gauche, d'une poche tubaire beaucoup plus étendue; cette poche kystique n'avait pas été perçue, même sous le chloroforme, par le palper et le toucher combinés, parce qu'elle était incomplètement remplie et fuyait sous le doigt, sans donner la sensation d'un corps résistant. Les lésions étant bilatérales, la castration totale est pratiquée.

La **colpotomie postérieure** permet donc aussi bien, sinon mieux que la **laparotomie**, l'exploration du cul-de-sac de Douglas. Nous ajouterons même : elle est bien supérieure à cette dernière pour la recherche rapide des lésions pelviennes.

Le diagnostic déterminé, l'ablation unilatérale des annexes, quand elles ne sont pas très volumineuses, est aussi facile par la boutonnière du cul-de-sac de Douglas que par la voie sus-pubienne.

Les lésions sont-elles bilatérales, la voie vaginale permet alors de pratiquer sur-le-champ, non pas, comme la laparotomie, la castration tubo-ovarienne simple, mais la **castration totale**, beaucoup plus efficace.

L'avantage reste donc, dans tous les cas où elle est praticable, à la colpotomie postérieure.

Accès du ligament large par la voie vaginale. — L'incision du cul-de-sac postérieur et des culs-de-sac latéraux du vagin permet également d'atteindre l'épaisseur même des ligaments larges et d'y faire, soit l'ouverture de foyers purulents, soit l'ablation de tumeurs kystiques ou solides pouvant atteindre ou même dépasser le volume d'une tête de fœtus.

Nous avons pratiqué en 1895[1] l'ablation vaginale par la colpotomie postérieure d'un kyste dermoïde enflammé du velum d'une tête de fœtus, inclus dans le ligament large gauche. Le diagnostic de kyste dermoïde avait été fait par le toucher seul, en raison de la consistance spéciale de la tumeur, où le doigt s'imprimait comme dans un bloc de beurre compact.

Cette masse, du volume d'une tête de fœtus, avait rejeté l'utérus à droite et en avant. Le cul-de-sac vaginal incisé, le doigt atteignit la surface de la tumeur, sans pénétrer dans le péritoine. La tumeur était donc sous-péritonéale. Elle apparut, entre les écarteurs, blanchâtre et pâteuse : un coup de ciseaux, le contenu pilo-sébacé s'échappe et la poche est extraite; toute l'opération avait duré 3 *minutes* et le péritoine n'était pas ouvert. Les annexes sont alors explorées. Les lésions étant bilatérales, nous avons fait la castration totale.

Dans d'autres cas, nous avons enlevé, par la même voie, de volumineux fibromes inclus dans le ligament large, et adhérents latéralement à l'utérus, qui fut extrait à leur suite ainsi que les annexes.

Nous conclurons donc que la **colpotomie postérieure** est, quand elle est indiquée, une excellente opération, et qu'on doit la pratiquer dans bien des cas comme méthode de choix.

1. Deux procédés inédits d'Hyst. abd. et vag., 2e édit. *Arch. prov. de Chir.*, 1895, p. 122.

La laparotomie sera réservée aux tumeurs à évolution nettement abdominale.

La **colpotomie postérieure**, ainsi envisagée, doit prendre le pas sur la laparotomie pour l'exploration des lésions annexielles de petit volume localisées au cul-de-sac de Douglas et pour leur ablation unilatérale.

Nous verrons plus loin qu'elle est en outre le premier temps obligatoire de toute hystérectomie vaginale par notre procédé d'hémisection médiane antérieure, de telle sorte que l'ablation de l'utérus n'est pratiquée qu'après la détermination directe du diagnostic, et non plus à l'aveugle, comme il arrive le plus souvent par la méthode, aujourd'hui presque généralement abandonnée, de l'hémostase préventive et du morcellement combinés.

Opération. — L'incision exploratrice du cul-de-sac postérieur du vagin se pratique dans la position de « l'hystérectomie vaginale ». Nous avons déjà signalé pourquoi nous avons l'habitude de placer les jambes étendues sur les cuisses, et les cuisses dans l'abduction et à demi fléchies sur le bassin, au lieu d'adopter la position de la taille périnéale : l'axe du vagin se trouve, en effet, dans la première position, non pas ascendant, mais horizontal et de ce fait plus accessible à la manœuvre des instruments (fig. 321).

La vulve rasée et savonnée, de même que le vagin, puis désinfectée au sublimé à 1 0/00 et au phénol à 2,5 0/0, le col est saisi par sa lèvre postérieure à l'aide de deux pinces à griffes, et attiré en haut de la main gauche. La fourchette abaissée par un court écarteur, nous incisons, à l'aide de forts ciseaux droits, la muqueuse vaginale, à 8 ou 10 millimètres en arrière de son insertion sur le col, depuis le cul-de-sac latéral droit jusqu'au cul-de-sac latéral gauche. Cette incision curviligne, à concavité antérieure, mesure, suivant les cas, 5 à 6 centimètres, et s'étend de chaque côté vers les parties latérales du vagin.

Le col attiré en haut et en avant, tandis que l'écarteur abaisse la lèvre postérieure de la plaie, nous donnons transversalement quelques coups de ciseaux mousses en arrière de lui. Si le cul-de-sac péritonéal est normal, il se trouve immédiatement incisé. Nous y introduisons les ciseaux fermés et nous les sor-

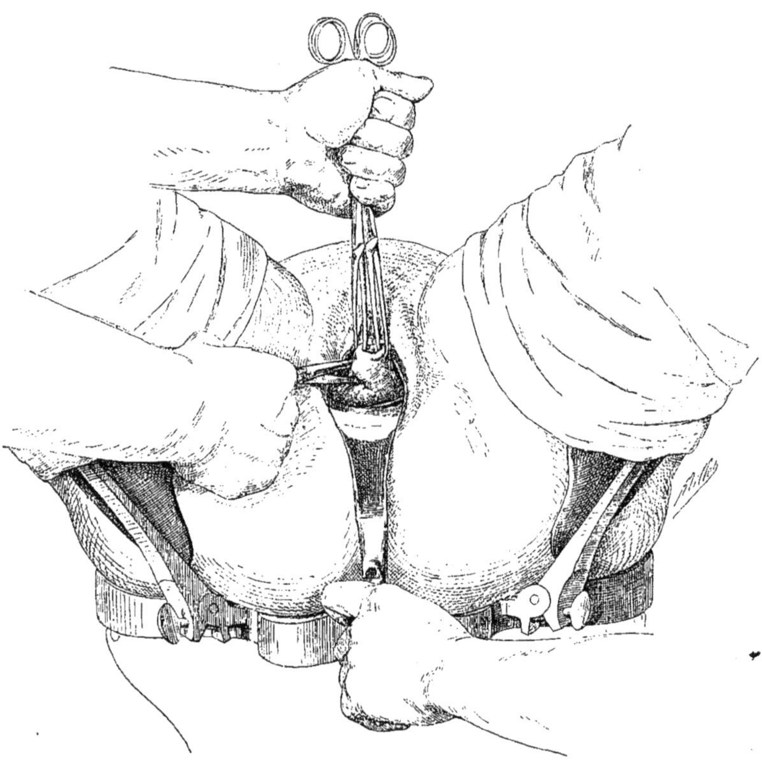

FIG. 253. — Colpotomie postérieure. Incision de la muqueuse vaginale.

tons ouverts : 15 à 30 grammes de sérosité citrine s'écoulent aussitôt.

L'incision du vagin et l'ouverture du cul-de-sac de Douglas sont le plus souvent effectuées en 15 à 20 secondes. L'index droit est aussitôt introduit dans la plaie, et dirigé d'abord vers la face postérieure et vers le fond de l'utérus, puis vers les annexes droites et gauches, dont il reconnaît le volume, la mobilité et la consistance.

Cette exploration est terminée en quelques instants. Les annexes des deux côtés sont, s'il y a lieu, successivement attirées au dehors. Si la lésion est unilatérale, et s'il existe peu d'adhérences, les annexes malades peuvent le plus souvent être saisies

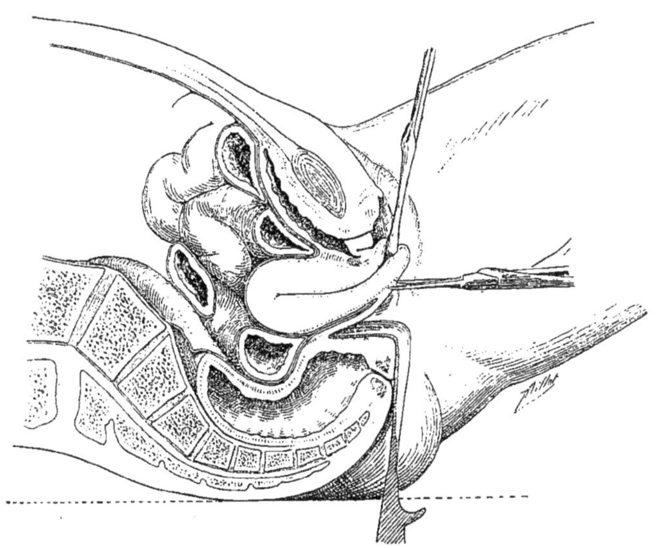

Fig. 254. — Coupe antéro-postérieure.

et amenées à l'orifice vaginal entre l'index et le médius, puis attirées avec une pince à anneaux. La pince tenue de la main droite, s'il s'agit des annexes gauches, l'index et le médius gauches pénètrent dans le bassin pour détacher petit à petit les adhérences profondes, et le tout apparaît à l'extérieur. Le pédicule, s'il est suffisamment long, est lié en masse, puis par transfixion, et fixé par un troisième nœud à la commissure correspondante de l'orifice vaginal; se trouve-t-il d'une brièveté exagérée, il vaut mieux appliquer 2 pinces à demeure et le couper au-dessous. Nous appliquons toujours en pareil cas deux pinces superposées, une assez forte, et en aval une autre plus grêle, ou pince de renfort.

Que le pédicule doive être lié ou pincé, nous conseillons de l'écraser auparavant à l'endroit convenable entre les mors de notre **pince à pression progressive.** Le point serré, réduit par

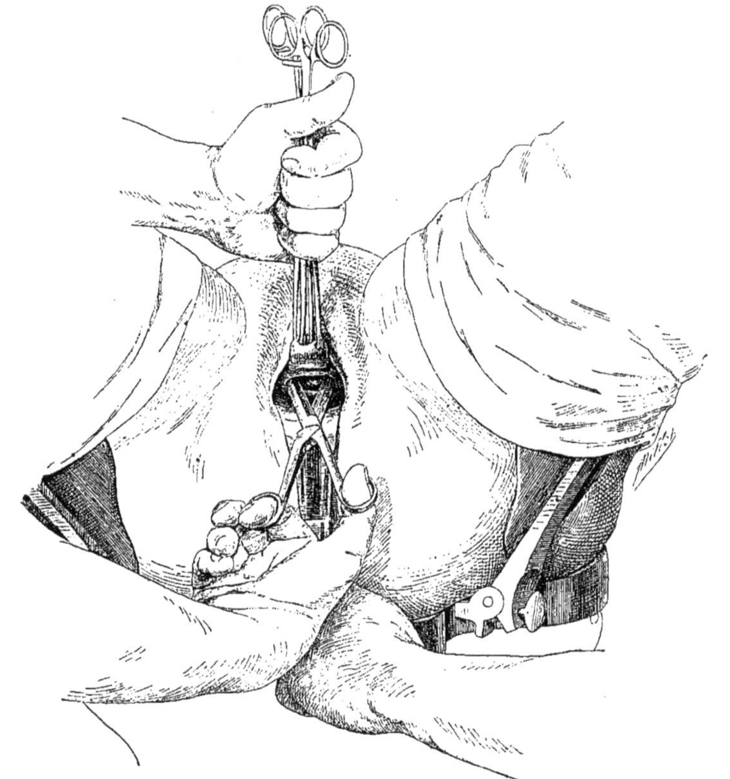

Fig. 255. — Élargissement de la boutonnière péritonéale.

cette manœuvre à ses deux lames péritonéales, n'exigera plus qu'une fine ligature de soie, placée d'abord circonférentiellement, puis passée au travers du pédicule, qui est devenu presque exclusivement séreux et celluleux, les tissus élastiques et graisseux qui le composaient ayant été refoulés au-dessus et au-dessous des mors de l'instrument.

Si l'on applique des pinces à demeure, l'emploi de cet instrument présente l'avantage, comme pour la ligature, de ne plus exiger que le pincement de tissus amincis et réduits à une bandelette de quelques dixièmes de millimètres d'épaisseur, de telle sorte que l'hémorragie secondaire n'est plus à craindre et que l'élimination, autrefois si lente, des parties mortifiées, devient très rapide.

L'avantage de la forcipressure définitive est d'assurer, dans les cas où les ligaments larges sont courts et se trouvent tiraillés, la fixation à la partie supérieure du vagin du pédicule ligamentaire. Un pédicule infecté peut en effet, après une ligature perdue, remonter très haut dans le péritoine et déterminer des accidents infectieux mortels.

L'application des pinces à demeure n'est donc, dans l'ablation unilatérale des annexes par la colpotomie, qu'un procédé de nécessité, et ne doit être pratiquée que si l'application des ligatures est difficile et présente peu de sécurité. Mais **une forcipressure satisfaisante** est préférable **à une mauvaise ligature**.

A ce titre, nous avons rendu aux partisans de la forcipressure vaginale des ligaments larges un service signalé, en substituant aux anciennes pinces à mors rigides, qui lâchaient ce qu'elles tenaient à leur extrémité, quand elles serraient une certaine épaisseur de tissus, nos **pinces à mors élastiques**, aujourd'hui presque généralement adoptées.

Complications pouvant se présenter au cours de l'opération. Oblitération du cul-de-sac de Douglas.

L'opération n'est pas toujours aussi simple et il arrive fréquemment que le cul-de-sac de Douglas soit oblitéré par des adhérences anciennes. L'utérus, immobilisé, est haut situé et les pinces appliquées sur le col ne peuvent réussir à l'abaisser.

Le manuel opératoire ne subit de ce fait que des modifications de détail.

Le cul-de-sac vaginal postérieur mis en évidence par l'action combinée de l'écarteur postérieur et des tractions sur le col, la muqueuse est sectionnée jusqu'au tissu utérin, et les ciseaux mousses sont introduits fermés dans la plaie béante, puis ouverts,

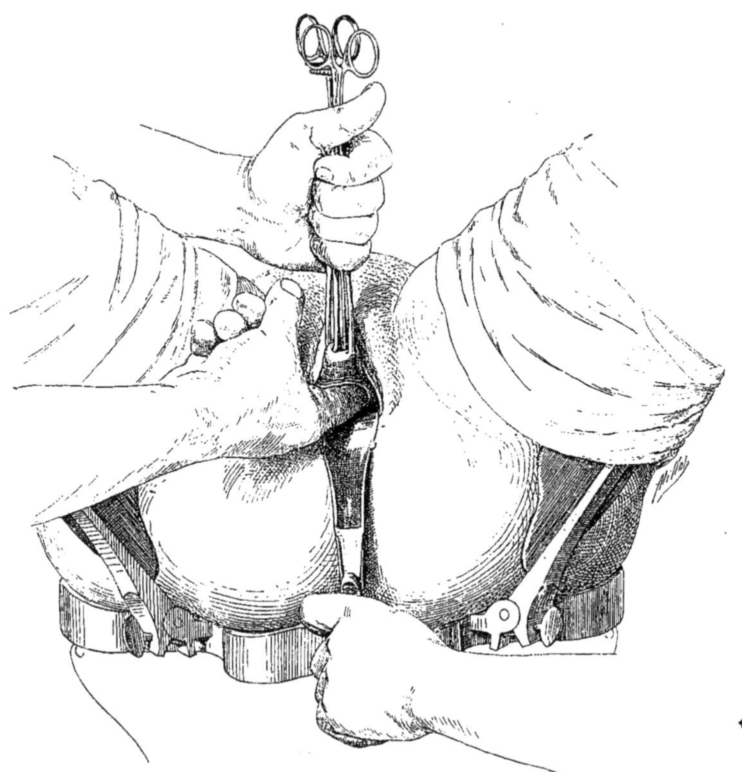

FIG. 256. — Exploration du cul-de-sac de Douglas.

et attirés ainsi au dehors. L'index droit, introduit dans la boutonnière vaginale, reconnaît immédiatement que la paroi postérieure de l'utérus n'est pas libre. Les adhérences sont détruites avec le doigt, au contact de l'utérus, qui est un guide certain.

Des kystes séreux ou purulents peuvent se trouver évacués au cours de cette manœuvre. Existe-t-il des désordres péri-utérins étendus, l'hystérectomie vaginale est pratiquée sur-le-champ.

L'exploration du cul-de-sac de Douglas prépare en pareil cas, en libérant la face postérieure de l'utérus, l'extirpation de cet organe.

La **colpotomie postérieure** est encore un excellent mode d'ex-

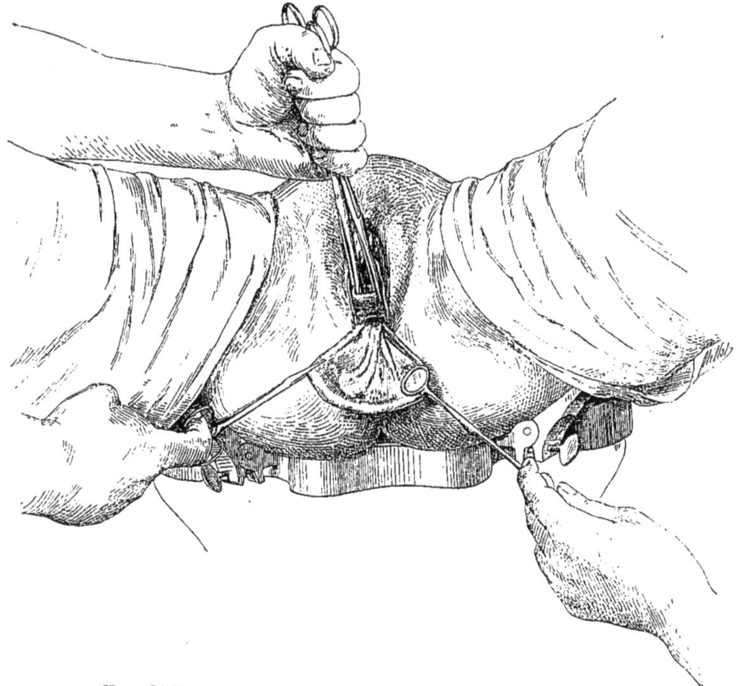

Fig. 257. — Extraction d'un volumineux hydrosalpinx.

ploration dans les cas de vastes suppurations pelviennes enkystées, dépassant le détroit supérieur et atteignant même l'ombilic, chez les malades affaiblies et cachectiques.

Si l'on perçoit nettement par le toucher vaginal la partie inférieure des tumeurs, il est presque toujours facile de les aborder et de les évacuer par la colpotomie rétro-cervicale.

Cette **incision simple des poches purulentes péri-utérines** par le vagin est beaucoup moins grave que l'**hystérectomie d'emblée**, l'ablation de l'utérus exposant à la création d'une large communication entre les foyers purulents et la cavité péritonéale. Cet accident, qui se produit forcément au cours de l'hystérectomie totale, lorsque les adhérences sont limitées au cul-de-sac de Douglas et n'atteignent pas le repli péritonéal vésico-utérin, est toujours, dans les cas de suppuration étendue, une grave complication et doit être évité autant que possible.

L'ablation totale de l'utérus est donc, dans ces cas, une faute opératoire grave.

L'incision large du cul-de-sac postérieur ne permet-elle pas l'évacuation extra-péritonéale, absolument inoffensive, des foyers purulents? Pourquoi vouloir compliquer cette intervention si simple d'une extraction de l'utérus, souvent incomplète, et qui ne sera pour la malade d'aucun bénéfice?

Nous préférons donc à l'hystérectomie, dans les cas très graves, l'**évacuation simple des foyers purulents** par la colpotomie postérieure; nous tamponnons les poches, et nous pratiquons à partir du 4e jour de grands lavages. La guérison est souvent définitive.

N'était-elle pas observée jadis dans certains cas d'ouverture spontanée du foyer purulent dans l'intestin? A plus forte raison la cicatrisation peut-elle se produire à la suite d'une large incision vaginale, suivie d'un tamponnement méthodique et d'irrigations antiseptiques.

Si l'orifice vaginal demeure fistuleux et si la malade éprouve de nouvelles douleurs, l'hystérectomie vaginale est pratiquée secondairement, plusieurs semaines après. Les poches purulentes antérieurement évacuées se trouvent alors réduites à des dimensions restreintes, et l'ablation totale de l'utérus et des annexes se pratique dans de meilleures conditions.

Nous avons ainsi guéri de nombreux cas de suppurations pelviennes graves et très étendues, chez des malades qui auraient probablement succombé à la suite d'une hystérectomie immédiate.

Cette pratique n'est-elle pas la meilleure également dans la pyo-néphrose? Pratiquez la néphrectomie d'emblée, un tiers au moins des malades succombera. Contentez-vous dans une première opération d'inciser le rein, d'évacuer les foyers purulents, de cathétériser l'uretère jusque dans la vessie, et dilatez, s'il y a lieu, son orifice inférieur. Vous pourrez ainsi soit, ce qui sera le mieux, conserver cet organe, soit, si la néphrectomie devient indispensable, la pratiquer sans danger au bout de quelques semaines, le rein se trouvant, d'une tumeur énorme, réduit à une coque du volume du poing et souvent plus petite encore.

La colpotomie doit donc être réservée à des cas bien déterminés et choisie comme méthode opératoire quand l'incision du cul-de-sac de Douglas doit donner un accès direct vers les tumeurs péri-utérines.

S'agit-il de lésions à évolution nettement abdominale et atteignant les fosses iliaques ou la région ombilicale, la **colpotomie ne saurait plus être qu'une opération exploratrice**, avec ouverture et évacuation éventuelle des foyers purulents pelviens.

Nous repoussons absolument toute tentative d'extraction, par la colpotomie, des kystes ovariques de plusieurs litres de contenance, le succès de l'opération étant en pareil cas subordonné, comme nous l'avons signalé plus haut, à l'absence complète d'adhérences supérieures, particularité qui échappe à tout signe d'exploration.

CHAPITRE VIII

OPÉRATIONS SUR L'UTÉRUS.

1° *Incision du col.*

Le rétrécissement du canal cervical de l'utérus peut porter soit sur l'orifice du museau de tanche, soit, ce qui est assez fréquent, sur l'orifice supérieur du canal cervical. La sténose de l'orifice interne peut être suffisante pour empêcher l'introduction d'un hystéromètre.

Le débridement du col de l'utérus est une opération sans gravité et peut se faire, soit avec un lithotome à lame cachée, soit, plus simplement, avec le bistouri.

Le plus souvent on pratique préalablement la dilatation lente avec des tiges de laminaire ou bien la dilatation extemporanée à l'aide de bougies utérines graduées ou d'un dilatateur à vis de rappel comme les dilatateurs de Sims ou de Pichevin; parfois, plus simplement, par l'introduction d'une longue pince ou de ciseaux courbes.

L'**hystérométrie** est une pratique tombée en désuétude entre les mains des gynécologistes exercés, le toucher vaginal et le palper combinés donnant sur la situation et le volume de l'utérus des renseignements beaucoup plus précis que la mensuration, souvent inexacte, de sa cavité.

L'hystérométrie et l'introduction des tiges de laminaire sont loin d'ailleurs d'être inoffensives, et l'abus de ces méthodes d'exploration a été fréquemment suivi d'accidents graves de pelvipéritonite, et même de cas de mort, à la suite d'une perforation de l'utérus.

Cette perforation de l'utérus est particulièrement à craindre dans les cas de rétroflexion ou d'antéversion très accentuées, compliquées de congestion chronique et de ramollissement du parenchyme utérin, qui se laisse traverser sans grand effort.

Cet accident réclame une intervention immédiate : nous avons été appelé dans un de ces cas, alors que la malade présentait déjà des signes de péritonite. Il s'agissait d'un utérus en antéversion; la tige avait traversé la paroi postérieure du col, était restée quelque temps fichée dans cet orifice, puis, sous l'influence de manœuvres destinées à en saisir la partie encore accessible, avait pénétré dans le péritoine. L'intervention eut lieu 24 heures après la chute de la tige de laminaire dans le péritoine.

Le col était presque complètement refermé.

La colpotomie postérieure était tout indiquée : l'incision du cul-de-sac de Douglas, pratiquée par le Dr Roussel, donna issue à environ 200 grammes de sérosité rougeâtre et sans odeur.

La tige de laminaire, située assez haut au milieu des anses intestinales, fut saisie sans grande difficulté à l'aide d'une pince courbe et attirée au dehors.

La toilette du péritoine fut pratiquée très soigneusement à l'aide de compresses stérilisées. La malade guérit sans accidents, grâce à la précocité de l'intervention.

2° *Opérations plastiques sur le col.*

Le col de l'utérus est fréquemment le siège de lésions propres et qui réclament un traitement spécial.

Les **déchirures de l'orifice cervical de l'utérus** pendant le travail de l'accouchement; l'**hypertrophie d'une seule ou des deux lèvres du col**, qui se compliquent le plus souvent d'ectropion et d'inflammation chronique de la muqueuse et des surfaces cicatricielles; la **turgescence habituelle du museau de tanche**, qui, chez certaines femmes, demeure, malgré un traitement local par des topiques appropriés, volumineux et douloureux, sont justiciables d'un traitement chirurgical.

La déchirure unilatérale étendue d'une des commissures du col est en outre une des causes de l'avortement à répétition, et les phénomènes inflammatoires, d'abord limités, dans la plupart des cas, au museau de tanche et à la cavité cervicale, ne tardent pas, si l'on n'y porte remède, à s'étendre à la cavité de l'utérus et aux tissus péri-utérins.

Les cautérisations longtemps répétées et l'abus du spéculum aggravent ces cas, et, loin d'amener la sédation de accidents, déterminent l'évolution de lymphangites péri-utérines, d'ovarites et de salpingites souvent suppurées.

La chirurgie du col utérin n'est entrée dans une voie réellement profitable pour les malades que depuis la connaissance plus exacte des lésions péri-utérines intra-péritonéales, lésions presque méconnues des anciens gynécologistes, et qu'aggravaient alors des interventions malencontreuses sur le col et la cavité utérine.

Amputer le col était, dans la première moitié du siècle, une pratique dont on abusait, et les résultats de ces amputations du col utérin étaient d'autant plus défectueux, qu'on les pratiquait à l'écraseur ou bien à l'anse galvanique, comme nous l'avons encore vu faire au cours de nos études médicales (1877-1885).

On déterminait ainsi au fond du vagin l'existence d'une plaie assez large, qui suppurait pendant plusieurs mois, et ne se recouvrait qu'à la longue d'une cicatrice fragile et défectueuse, souvent suivie de sténose de l'orifice cervical.

Les opérations plastiques sur le col utérin ne sont devenues recommandables que depuis qu'on les pratique à l'instrument tranchant, et que l'on sait ménager, aux dépens des parties saines, des lambeaux susceptibles de permettre une réparation autoplastique immédiate.

Cette chirurgie conservatrice de l'utérus est une ressource

précieuse chez les jeunes femmes atteintes de déchirures et de métrite cervicales, véritables infirmes condamnées à un repos forcé, et que le moindre exercice expose à des douleurs pelviennes.

Si le col est bien l'origine des accidents, une intervention appropriée rend aux femmes la vigueur et la santé, en faisant à la fois disparaître tout écoulement muco-purulent et en amenant une diminution considérable du volume du corps utérin, jusqu'alors congestionné et tuméfié par contiguïté.

Ces opérations sur le col peuvent être pratiquées avec avantage chez les femmes même qui ont présenté antérieurement des phénomènes inflammatoires péri-utérins, s'ils ont été suivis de résolution.

Elles sont absolument contre-indiquées dans les cas de lésions bilatérales graves des annexes, qui se montrent exclusivement justiciables d'une intervention radicale.

Les opérations plastiques que l'on pratique sur le col sont au nombre de trois :

1° L'opération d'Emmet, dans les cas de déchirure unilatérale;

2° L'opération de Simon, ou amputation de la portion vaginale du col à deux lambeaux, avec conservation de la muqueuse saine;

3° L'opération de Schrœder, ou amputation de la portion vaginale du col à un seul lambeau, avec résection de la muqueuse jusque dans la cavité cervicale.

a) Opération d'Emmet.

Dans le cas de déchirure unilatérale du col, l'avivement doit consister, selon le principe que nous avons émis à propos de la périnéorraphie, principe applicable sans exception aux opérations d'autoplastie à la suite des déchirures commissurales, dans la reproduction aussi exacte que possible de la plaie primitive.

Cette dernière s'étant, après écartement et suppuration des

lèvres de section, cicatrisée en surface, les limites de la déchirure primitive sont indiquées par celles de la surface déjà cicatrisée ou encore bourgeonnante qui existe au niveau de la commissure cervicale.

Opération. — Nous faisons l'avivement, soit au bistouri, soit

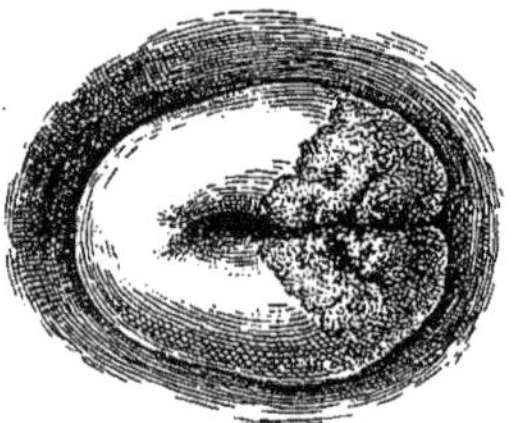

Fig. 258. — Déchirure et métrite de la commissure gauche du col et du canal cervical.

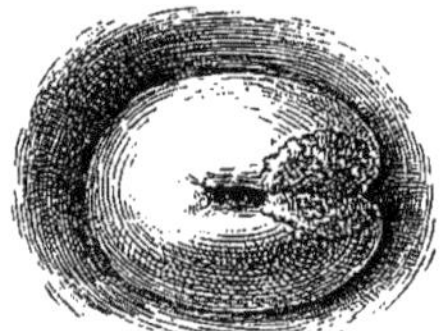

Fig. 259.
Déchirure unilatérale superficielle.

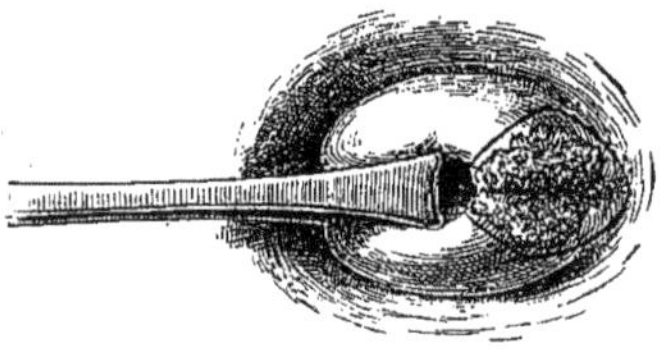

Fig. 260.
Tracé des incisions pour l'avivement.

avec de forts ciseaux droits, et nous réséquons la totalité de la surface suppurante ou cicatricielle.

Existe-t-il un certain degré d'ectropion du col, la résection de la muqueuse altérée est poursuivie jusque dans la cavité cervicale, en prenant soin de ménager, le long de la commissure opposée, un demi-canal en forme de gouttière et d'une étendue suffisante pour assurer, après la confection des sutures, la perméabilité du col.

L'avivement terminé, la perte de substance présente un aspect cunéiforme et les deux valves cervicales antérieure et postérieure sont prêtes à reconstituer exactement, par leur coaptation, le col tel qu'il existait avant la déchirure.

La suture est faite au crin de Florence, soit à points séparés, soit en surjet. Ce surjet est effectué du cul-de-sac latéral du vagin vers l'orifice cervical, c'est-à-dire de la profondeur vers la superficie. L'angle commissural de l'avivement doit être soigneusement affronté, en prenant soin d'éviter tout recroquevillement de la muqueuse vaginale, à l'endroit où elle vient s'insérer sur

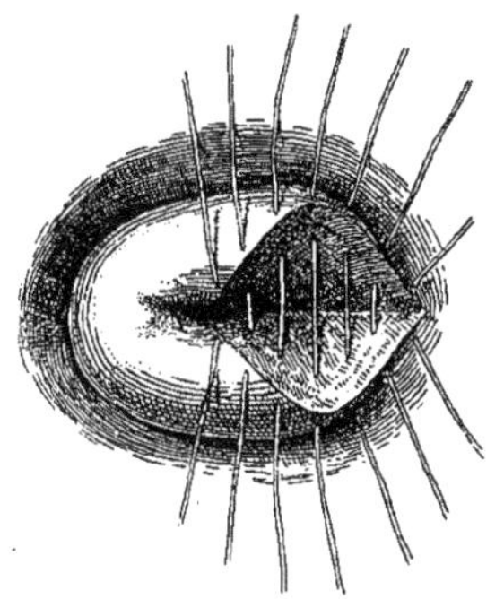

Fig. 261. — Avivement et application des sutures.

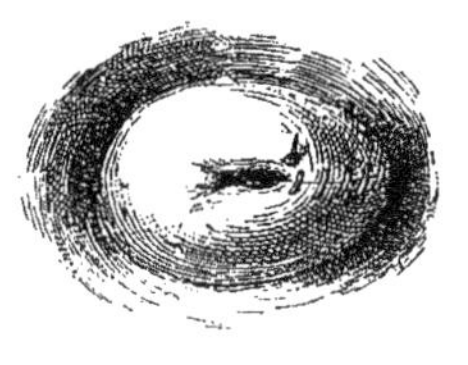

Fig. 262. Ligne de réunion.

le col. Au niveau du museau de tanche, les surfaces en contact sont fermes, résistantes et s'accolent admirablement. La coaptation de la commissure externe du canal cervical du col exige, si la muqueuse a été réséquée assez profondément, un ou deux points plus profonds, à l'intérieur de l'orifice utérin.

Le fil est arrêté à ses deux extrémités, comme nous l'avons décrit, sur un bout de drain de caoutchouc.

On peut l'enlever vers le 12e jour.

b) Amputation du col à deux lambeaux.

L'amputation du col à deux lambeaux convient aux cas d'allongement hypertrophique du col, compliqués ou non de déchirure bilatérale, quand la muqueuse cervicale interne n'est pas sensiblement altérée.

L'hypertrophie de la portion vaginale du col peut atteindre 6 à 8 centimètres de longueur et proéminer à la vulve, sans qu'il existe de prolapsus utérin proprement dit.

Le col est susceptible de revêtir, dans ces cas, divers aspects; il affecte particulièrement, si ses commissures sont intactes, la forme conoïde.

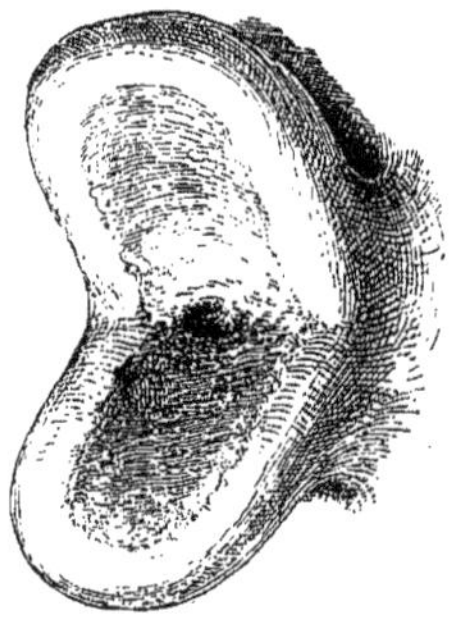

Fig. 263. — Déchirure bilatérale du col. (la muqueuse peut être conservée).

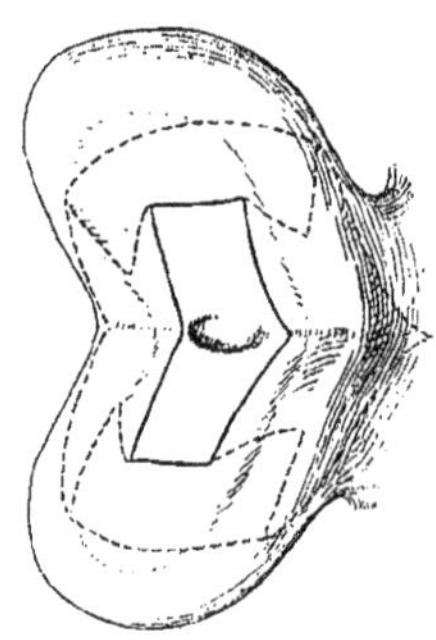

Fig. 264. — Tracé des incisions pour l'avivement.

Existe-t-il une déchirure bilatérale, l'hypertrophie porte tantôt sur une seule lèvre, soit sur les deux.

L'aspect de la déformation est alors celui représenté, d'après nature, (fig. 265).

L'allongement hypertrophique régulier ou irrégulier de la portion vaginale du col, compliqué ou non de déchirure bilatérale ou unilatérale, est traité par l'amputation à deux lambeaux de l'une ou des deux lèvres exubérantes.

L'avivement doit être fait de manière à permettre la reconstitution du col dans sa forme normale.

Nous prendrons comme type un cas de déchirure bilatérale, le premier temps de l'opération, dans le cas d'hypertrophie conoïde simple, devant être l'incision bilatérale des commissures du col jusqu'à l'insertion du vagin.

Opération. — L'avivement, lorsque le col est déchiré, comprend l'amputation à deux lambeaux de chacune des lèvres, et la résection cunéiforme des commissures.

Le tracé de ces sections est représenté en pointillé (fig. 264); la double surface quadrangulaire, limitée en avant et en arrière de l'orifice utérin par un trait plein, représente la surface

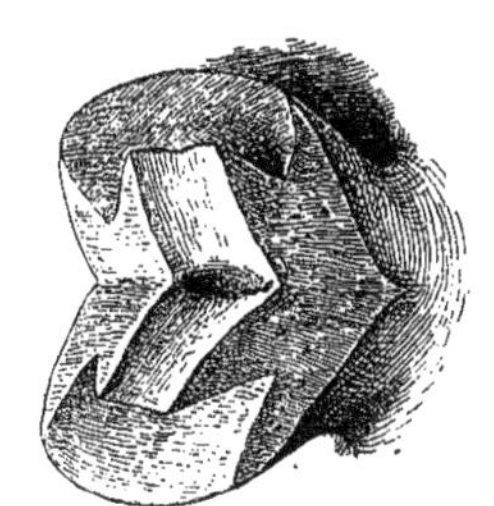

Fig. 265. — Aspect du moignon cervical avivé.

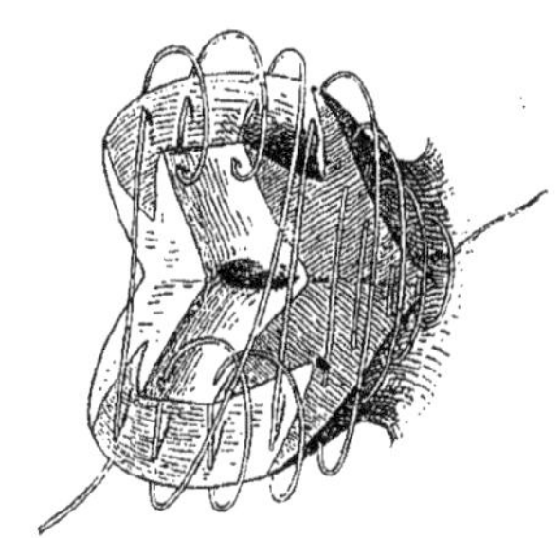

Fig. 266. — Application d'un surjet continu à l'aide d'un seul fil.

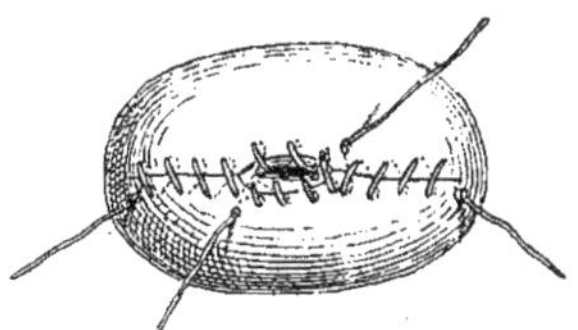

Fig. 267.
Suture en deux temps.

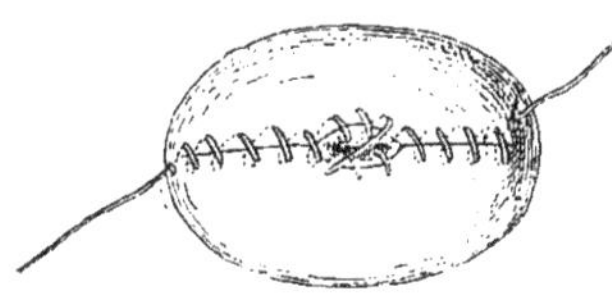

Fig. 268.
Suture avec un seul fil.

muqueuse qui doit être ménagée pour la reconstitution du segment inférieur du canal cervical.

L'avivement se fait en quatre temps : 1° excision cunéiforme des deux commissures; 2° amputation à deux lambeaux des lèvres antérieure, puis postérieure. La forme des lambeaux doit être, s'il y a lieu, modifiée avant la confection des sutures, de manière que la coaptation soit parfaite sur toute la ligne de réunion.

Le résultat plastique, lorsque les lambeaux ont été adroitement ménagés, est celui représenté sur la figure 267.

Suture. — La suture est pratiquée soit en deux temps, soit en un seul.

Suture en deux temps. — Le fil, noué à son extrémité sur un bout de drain, est passé et arrêté au niveau du cul-de-sac vaginal gauche, puis on affronte en surjet le bord

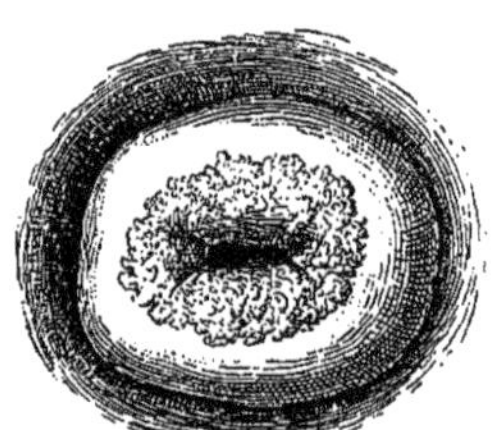

Fig. 269. — Métrite profonde de l'orifice cervical.

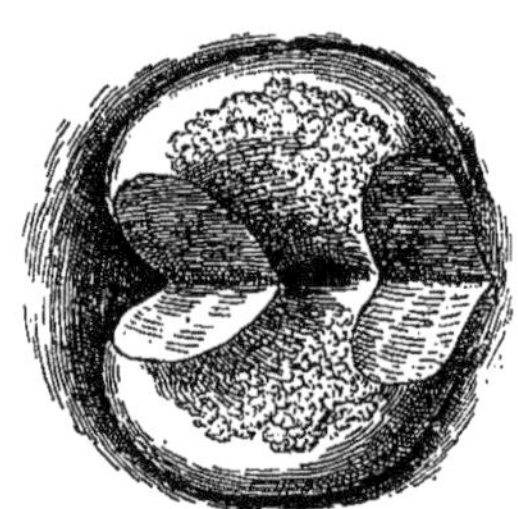

Fig. 270. Débridement bilatéral du col.

externe, la commissure gauche et la partie antérieure du col.

Lorsqu'on atteint l'orifice utérin, le fil doit abandonner la lèvre antérieure du col pour suturer à la partie médiane de la lèvre postérieure le petit lambeau muqueux conservé. L'extrémité du crin est arrêtée en ce point. Un autre fil est alors disposé de la même manière de la commissure droite de l'incision à l'orifice cervical, pour aboutir à la suture du lambeau muqueux correspondant à la lèvre antérieure du col.

Suture en un seul temps. — Si l'on préfère réaliser toute la suture à l'aide d'un seul crin de Florence, ce fil est passé comme l'indiquent les figures 266 et 268. Le crin, lié sur un bout de drain, est passé et arrêté au niveau de la commissure gauche; on réunit alors en surjet les deux lèvres du col d'arrière en avant et de dehors en dedans jusqu'à l'orifice cervical, puis le lambeau muqueux inférieur à la lèvre correspondante; le fil est alors dirigé obliquement, au-devant de l'orifice cervical, de sa commissure droite vers sa commissure gauche, pénètre dans la lèvre antérieure, y fixe le petit lambeau muqueux correspondant, atteint de nouveau la commissure droite, et vient terminer l'affrontement des deux valves utérines jusqu'au niveau du cul-de-sac latéral droit du vagin.

Cet artifice permet d'exécuter la suture d'une manière fort

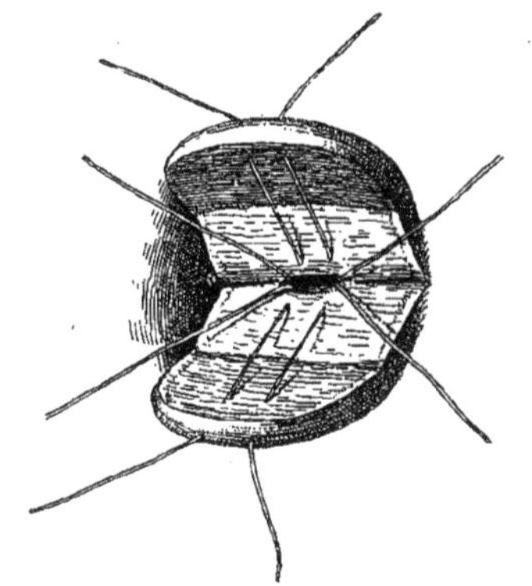

Fig. 271. — Application des sutures destinées à reconstituer la muqueuse du canal cervical.

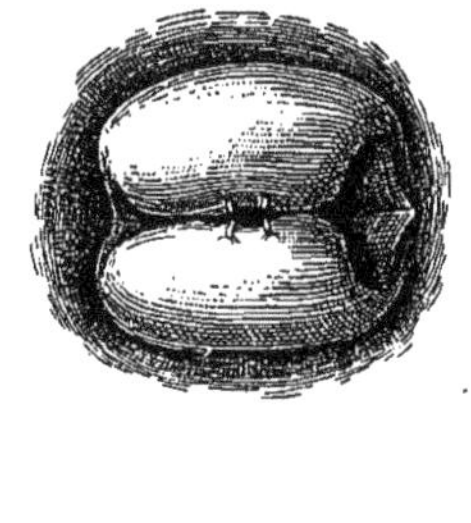

Fig. 272. — Disposition des lambeaux cervicaux suturés.

élégante, et en ménageant avec certitude la perméabilité de la cavité utérine.

c) Amputation du col à un seul lambeau.

L'amputation de la partie vaginale du col à un seul lambeau, dite opération de Schrœder, est destinée à amener la guérison d'une des formes les plus rebelles de la métrite du col, la métrite catarrhale ulcéreuse et folliculaire de la cavité cervicale, avec intégrité du revêtement muqueux externe.

L'aspect du col varie suivant la présence d'une déchirure uni ou bilatérale et d'après le degré d'ectropion de la muqueuse enflammée et suppurante.

Opération. — Le premier temps de l'opération comprend, comme on le pratique pour l'amputation à deux lambeaux lorsque le col n'est pas déchiré, l'incision bilatérale des commissures jusqu'à l'insertion de la muqueuse vaginale.

La surface altérée mise en évidence, on pratique par transfixion son isolement dans toute l'épaisseur voulue, et le lambeau muqueux, encore adhérent par son bord supérieur, est réséqué

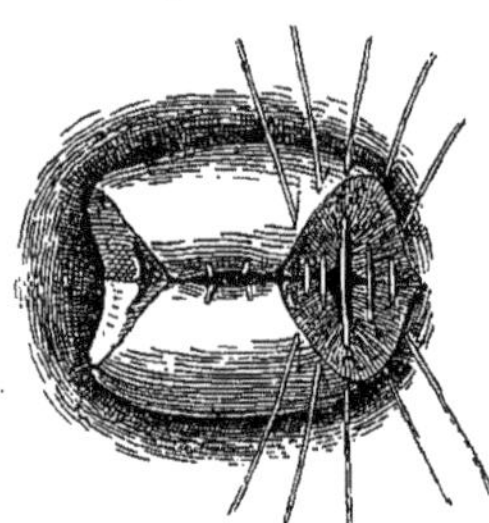

Fig. 273. — Avivement bilatéral et reconstitution des commissures.

le plus haut possible par une section transversale et perpendiculaire à l'axe du canal cervical.

La réparation se fait en rabattant vers l'orifice cervical les deux lambeaux extérieurs, dont la muqueuse saine vient constituer la partie correspondante du canal cervical.

Ces deux lambeaux sont suturés au niveau de l'angle dièdre qui sépare les deux valves cervicales antérieure et postérieure. On avive alors, puis on suture les deux commissures.

3° *Amputation sus-vaginale du col.*

L'amputation sus-vaginale du col, qui était autrefois une opération presque héroïque dans les cas d'épithélioma cervical, est aujourd'hui délaissée pour l'hystérectomie totale. Nous la décrirons toutefois comme pouvant être indiquée, à titre d'opération palliative, chez des femmes âgées, quand l'hystérectomie totale semble trop aléatoire.

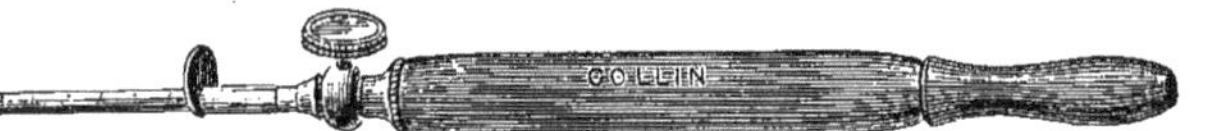

Fig. 274. — Hystéromètre malléable de Collin.

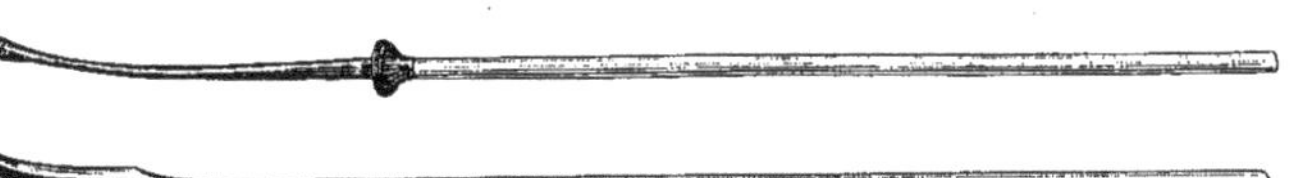

Fig. 275. — Cathéter utérin et curette exploratrice annexés à cet instrument.

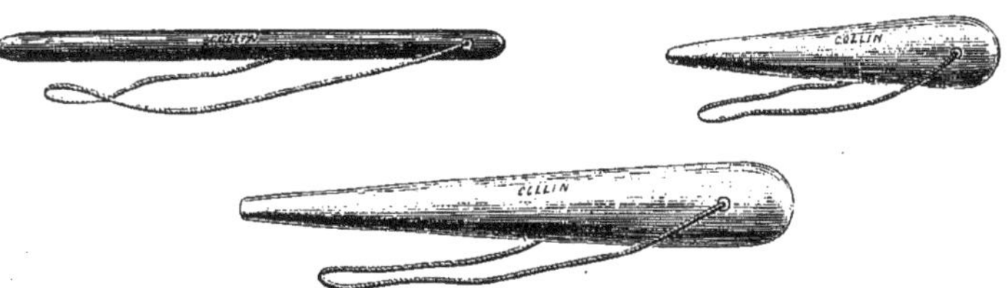

Fig. 276. — Tiges de laminaire et éponges préparées aseptiques.

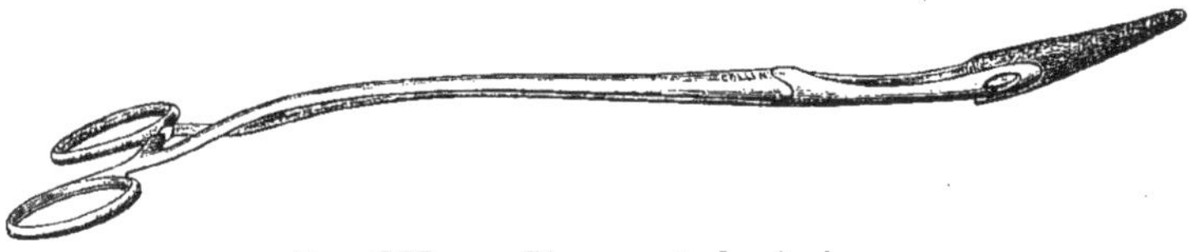

Fig. 277. — Pince porte-laminaire.

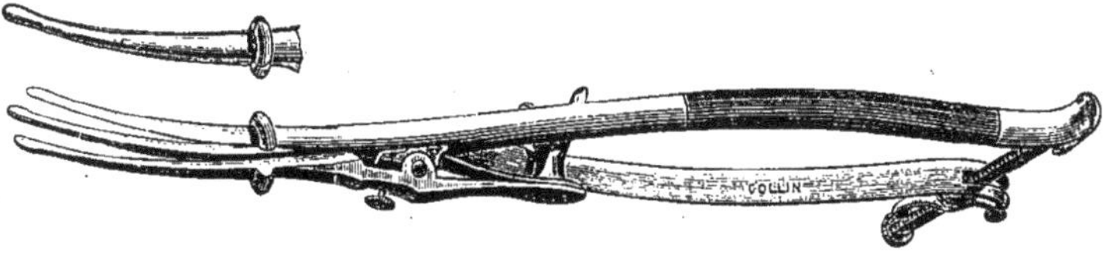

Fig. 278. — Dilatateur utérin de Sims.

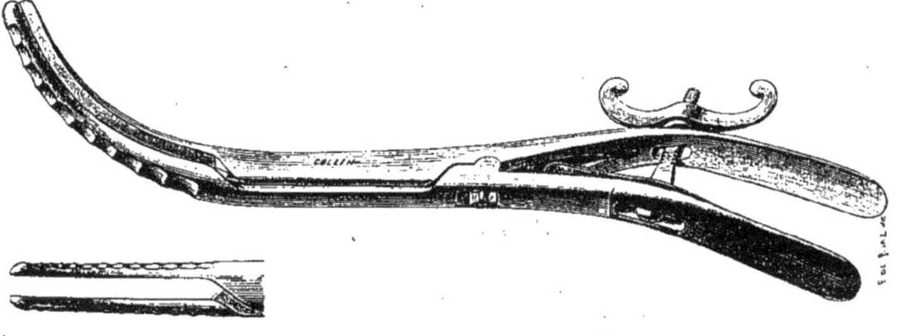

Fig. 279. — Dilatateur utérin de Pichevin.

L'ablation large du col à l'instrument tranchant, si le cancer n'a encore envahi ni la vessie, ni le rectum, est en pareil cas très supérieure au curettage, qui ne donne même pas aux malades l'illusion de la guérison.

Opération. — La malade anesthésiée et placée dans la position de l'hystérectomie vaginale, on pratique d'abord le curettage des bourgeons ramollis et l'on examine si l'envahissement néoplasique n'est pas assez accentué pour contre-indiquer toute tentative opératoire. Le vagin est alors saisi au-dessous du néoplasme et l'on procède à l'opération.

La muqueuse vaginale doit être réséquée aussi largement que possible si l'ulcération néoplasique atteint les culs-de-sac vaginaux; elle est saisie à l'aide de plusieurs longues pinces à griffes, plissée et sectionnée au niveau de ses parties latérales, puis décollée sur tout son pourtour, comme nous l'avons décrit plus haut à propos de la résection du vagin.

Le col, saisi et attiré à sa suite, est isolé de la vessie et réséqué par évidement conoïde. Il est absolument inutile de lier ou de pincer préventivement l'artère utérine ou ses branches.

On place, au cours de l'opération, des pinces sur ce qui vient à saigner.

La surface cruentée qui résulte de l'opération est le plus souvent tamponnée, sans qu'il soit nécessaire de laisser une seule pince en demeure.

La suture de la muqueuse vaginale au pourtour du moignon cervical n'est possible que dans les cas où, les culs-de-sac vaginaux étant sains, on a pu en ménager l'étendue nécessaire.

4° *Curettage.*

Nous ne signalerons le curettage que pour protester contre l'abus qui en a été fait et contre la facilité avec laquelle trop de gynécologistes le présentent aux femmes trop crédules comme une « grande opération ».

Le curettage, en effet, n'est pas toujours une opération inoffensive et peut souvent être accusé, au même titre que l'hystérométrie, inconsidérément pratiquée par certains gynécologistes sur toutes les femmes qui se présentent à leur examen, de bien des cas d'avortement et de métro-salpingites infectieuses.

Le curettage doit être réservé presque exclusivement aux cas de métrite interne typique survenus, chez des jeunes femmes, à la

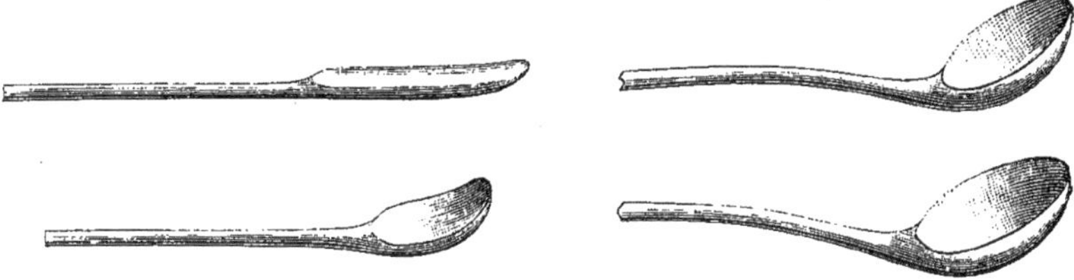

Fig. 280. — Curettes utérines.

suite d'une fausse couche ou d'une infection blennorragique atténuée. Le curettage, pratiqué avec soin, est en pareil cas souverain, et se montre fréquemment suivi, comme nous l'avons observé à diverses reprises, d'une grossesse.

Existe-t-il déjà quelques douleurs pelviennes, le tamponnement vaginal avec une mèche de tarlatane glycérinée et le repos au lit sont d'excellents adjuvants du curettage et amènent, s'il est encore temps, la décongestion de l'utérus et des annexes.

Le curettage doit être fait sous le chloroforme.

Nous avons assez souvent évité de pratiquer le curettage en tentant préalablement une légère cautérisation au chlorure de zinc; l'application du chlorure de zinc, qui s'étend par diffusion à la totalité de la cavité utérine, est, dans les cas de métrorragies, plus efficace que le curettage, ce dernier, comme nous l'avons démontré à maintes reprises, n'atteignant qu'exceptionnellement l'extrémité des cornes de la cavité utérine.

L'usage de la pâte de Canquoin doit être très discret. On ne doit pas employer, pour un crayon de 6 à 7 centimètres de longueur, plus de 20 ou 30 centigrammes de chlorure de zinc; il faut, en effet, détruire uniquement les fongosités de la muqueuse, en ménageant les cellules épithéliales profondes et les culs-de-

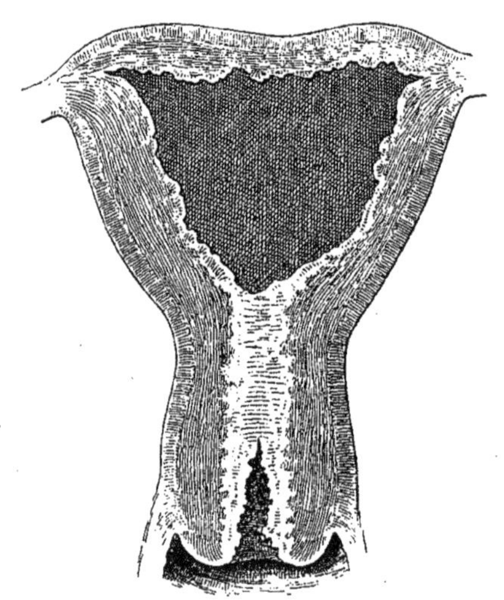

Fig. 281. — Sténose utérine totale, consécutive à une cautérisation profonde au chlorure de zinc.

sac glandulaires, sans l'intégrité desquels la réparation ne peut se faire.

Mais, autant les cautérisations légères à la pâte de Canquoin sont efficaces, autant une application intempestive de ce caustique énergique peut occasionner de graves désordres, et jusqu'à la mort qui survient au bout de 3 ou 4 jours par perforation de l'utérus et péritonite suraiguë.

Nous donnons figure 281 le dessin d'un utérus cautérisé trop profondément et dont le canal cervical se trouve complètement oblitéré par une cicatrice, tandis que la cavité du corps, irrégulière, anfractueuse et dépourvue de revêtement muqueux, est remplie de pus fétide. Nous avons enlevé cet utérus, entouré de poches purulentes péritonéales et annexielles, par l'hystérectomie vaginale.

La malade éprouvait, depuis l'application du chlorure de zinc, des douleurs continuelles, et se trouvait, au moindre exercice,

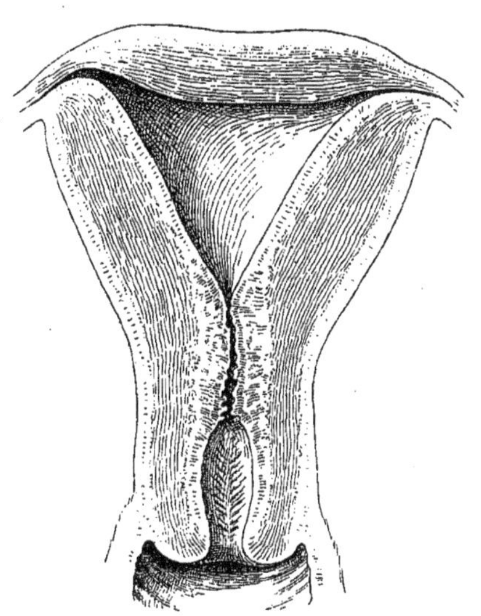

Fig. 282. — Sténose du canal cervical, consécutive à trois curettages successifs.

atteinte d'une poussée de péritonite pelvienne. L'hystérectomie avec ablation complète des annexes a été suivie d'une guérison rapide.

Nous figurons en regard, afin d'appuyer par un fait précis les critiques que nous avons formulées contre l'abus du curettage, un utérus atteint de rétrécissement de l'isthme cervical, où n'existait plus aucune trace de la muqueuse, détruite par trois curettages successifs.

Cette triple intervention n'avait eu pour résultat que d'aggraver les souffrances de la malade et d'occasionner plusieurs poussées de pelvi-péritonite. L'hystérectomie eut lieu devant le professeur Simpson, d'Edimbourg.

L'utérus, que nous voulions examiner, fut enlevé presque intact. Nous avons constaté, après l'avoir incisé, que la curette avait particulièrement détruit la muqueuse de la cavité cervicale et déterminé en ce point un rétrécissement cicatriciel très étroit de 20 millimètres de longueur; les cornes utérines n'avaient été atteintes ni l'une ni l'autre.

Dans les cas même d'hémorragie à répétition, le curettage est souvent inefficace, car les métrorragies sont fréquemment sous la dépendance directe de lésions annexielles.

Il y a quelques jours encore nous venons d'observer cette particularité chez une malade atteinte d'hémorragies presque continuelles et à laquelle on avait proposé le curettage. Cette malade était atteinte de salpingite bilatérale ancienne avec oblitération complète du cul-de-sac de Douglas; l'utérus était de volume normal, sa muqueuse saine. Les lésions péri-utérines bilatérales reconnues par la colpotomie postérieure, nous avons pratiqué l'hystérectomie vaginale.

Nous insistons sur ces cas de **métrorragies réflexes des lésions annexielles**, parce que leur origine réelle est très souvent méconnue.

Existe-t-il un début de dégénérescence maligne de la muqueuse du corps de l'utérus, le curettage est plus déplorable encore : la curette, par son travail aveugle, crée dans la cavité utérine de véritables plaies, qui deviennent peu de temps après de nouveaux foyers néoplasiques.

Une cautérisation au chlorure de zinc est, en pareil cas, sinon inefficace, au moins inoffensive.

Nous avons constaté également un insuccès absolu du curettage dans un cas de papillome vasculaire du fond de la cavité utérine, chez une jeune fille atteinte de métrorragie grave. Nous avons cru d'abord à une fausse couche de 5 à 6 semaines. Les hémorragies se reproduisirent avec une telle abondance que la vie se trouva en danger.

Nous pratiquâmes un premier curettage. Cette opération, bien que la curette ait ramené de volumineux débris, ne fut suivie que d'une accalmie transitoire; une deuxième, puis une troisième tentative furent aussi inefficaces, malgré une cautérisation complémentaire de la cavité utérine.

Les hémorragies se reproduisirent. La malade, très faible, demeura plusieurs mois dans sa famille. Peu à peu elle ressentit des douleurs pelviennes et présenta tous les signes d'une double

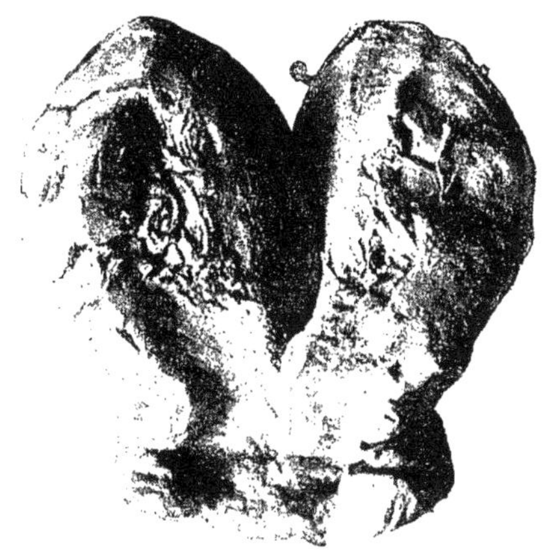

Fig. 283. — Néoformations vasculaires pédiculées de la cavité utérine.

salpingite purulente. Une nouvelle hémorragie survint, plus rebelle encore que les précédentes.

La malade, presque mourante, fut conduite de nouveau à notre clinique et opérée, le jour même, d'hystérectomie vaginale avec ablation des annexes. Les trompes étaient énormes et remplies de pus. La guérison fut rapide.

L'utérus, que nous représentons fig. 283, contenait au fond de sa cavité une véritable grappe d'anses vasculaires de 3 à 4 centimètres de longueur et qui, momentanément détruites par le curettage et les cautérisations légères que nous avions pratiquées, se reproduisaient au bout de quelques semaines.

Ce cas exceptionnel correspond à ce qu'on appelait autrefois « polypes vasculaires de l'utérus ». Peut-être eût-il cédé, avant l'évolution des lésions annexielles, à une cautérisation plus profonde au chlorure de zinc.

Nous mentionnerons enfin, pour flétrir plus encore, s'il est possible, l'abus du curettage à la curette tranchante, les résultats déplorables que nous en avons vu obtenir par les accoucheurs dans plusieurs cas d'infection puerpérale. Certains d'entre eux pratiquent le curettage, qu'il existe ou non des débris du délivre. L'emploi de la curette est également défectueux dans l'un et l'autre cas, car les fragments placentaires sont le plus souvent très adhérents et la curette lèse plus ou moins profondément dans leur voisinage la surface interne de l'utérus.

La pratique inconsidérée du curettage aggrave immédiatement le pronostic et hâte l'évolution des accidents mortels, que les grands lavages peuvent à eux seuls si souvent prévenir. Nous proscrivons donc, pour l'extraction des débris du délivre, l'emploi de la curette. Cette opération doit se faire exclusivement avec les pinces-gouge, qui nous servent dans l'hystérectomie vaginale pour fibromes.

L'emploi de ces pinces permet souvent l'extraction du délivre d'une seule pièce. L'opération est ainsi remarquablement abrégée et devient à peu près inoffensive, car il est impossible de léser avec l'instrument la surface interne de l'utérus qui ne laisse saisir que les débris saillants du placenta.

Manuel opératoire du curettage. — Le curettage ne nécessite comme instruments spéciaux que deux ou trois curettes à longue tige, l'une étroite, les autres de forme ovalaire, analogues aux curettes tranchantes qui nous servent en chirurgie générale et dont elles ne diffèrent que par leur longueur.

Le col dilaté soit préalablement à l'aide de tiges de laminaire ou d'éponges préparées, soit extemporanément à l'aide du dilatateur de Pichevin, est saisi par ses lèvres antérieure et postérieure entre les mors de deux pinces à griffes; la curette est introduite dans la cavité du corps, et l'on procède au raclage méthodique de la paroi postérieure, de la paroi antérieure, du fond de la cavité utérine, puis de ses parois latérales et autant que possible de ses cornes.

Nous avons vu combien il était difficile de racler la totalité de la cavité utérine. C'est donc par erreur que certains gynécologistes ont prétendu déboucher par le curettage l'orifice des trompes remplies de pus. Une telle tentative exposerait à la perforation de l'utérus, souvent très friable dans les cas de métrite infectieuse ancienne.

La cavité utérine, après l'action de la curette, est écouvillonnée avec une bandelette de gaze stérilisée sèche, puis cautérisée avec une autre bandelette, imprégnée de solution de chlorure de zinc au 1/10ᵉ. Une seconde bandelette également imbibée de chlorure de zinc, mais exprimée, est introduite dans l'utérus et laissée à demeure pendant 24 heures. Comme traitement consécutif, nous conseillons le repos au lit pendant 6 à 8 jours et des injections chaudes de sublimé au 1/10 000ᵉ.

Lorsque les malades commencent à se lever, nous les tamponnons avec une compresse de gaze stérilisée, la distension des ligaments utérins survenue au cours de l'opération par suite des tractions sur le col pouvant devenir le point de départ de névralgies pelviennes ou d'un abaissement permanent.

Le tamponnement est continué pendant quelque temps par les malades elles-mêmes, à l'aide d'une mèche de gaze stérilisée et glycérinée, qu'elles introduisent dans le vagin le matin, après avoir pris une injection, et avant de descendre du lit.

C'est grâce à ces précautions que nous avons vu devenir enceintes, quelques semaines après le curettage, de jeunes femmes qui, atteintes de pertes blanches depuis le début de leur mariage (avortement, blennorragie), demeuraient pâles et affaiblies depuis plusieurs années et se croyaient stériles.

Curettage dans le cas de cancer utérin. — Nous n'insisterons pas sur le manuel opératoire du curettage dans les cas de cancer. Ou bien l'hystérectomie est possible, et le curettage, soit du col et du fond du vagin, soit de la cavité utérine, n'est qu'un temps préliminaire de l'opération, destiné à la purification du champ opératoire, ou bien le cancer est inopérable et le bénéfice de cette opération est illusoire.

Le curettage des cancers utérins inopérables n'est guère indiqué que dans les formes bourgeonnantes compliquées d'hémorragies graves, si les femmes ne souffrent pas trop et paraissent devoir en tirer quelque soulagement.

Il faut, si l'on opère en pareil cas, prendre garde d'aller trop loin et de perforer, sous prétexte de faire mieux, la vessie ou le rectum déjà envahis, aggravant ainsi par une nouvelle infirmité l'état de la malade.

Le bénéfice que l'on peut obtenir du curettage dans les cas de cancer utérin inopérable est bien précaire et le plus souvent on n'observe à la suite de cette opération aucun arrêt dans la marche de l'affection.

De la forcipressure du col utérin dans les cas de métrorragies rebelles.

Nous avons employé à diverses reprises et toujours avec succès, dans des cas de métrorragies graves survenant en dehors de l'accouchement, l'artifice suivant :

Le vagin dilaté avec l'aide d'un spéculum à articulation unilatérale de Collin, nous plaçons sur le museau de tanche 2 ou 3 pinces de Museux à crémaillère, suffisamment serrées pour oblitérer le canal cervical.

Ces pinces sont laissées en place 48 heures.

On combat l'anémie par les moyens habituels : injection de sérum artificiel, application de bandes élastiques sur les jambes, etc., etc. Ce procédé est précieux quand les moyens habituels ont échoué.

Le curettage ou la cautérisation au chlorure de zinc de la cavité utérine sont pratiqués ultérieurement, si l'hémorragie tend à se reproduire.

5° *Opérations destinées à remédier aux déplacements et aux déviations de l'utérus.*

Les déplacements et les déviations de l'utérus sont fréquents, et se produisent notamment à la suite de grossesses répétées.

Les déplacements en avant paraissent toutefois assez souvent en relation avec les phénomènes de métrite précoce qui surviennent, soit spontanément, soit sous l'influence de fatigues ou d'excitations locales, chez les jeunes filles.

La cure opératoire des déplacements et des déviations de l'utérus peut être tentée soit par la laparotomie, soit par la voie vaginale.

L'antéversion et l'antéflexion nécessitent plus rarement un traitement opératoire que la rétroversion et le prolapsus.

La rétroversion et la rétroflexion elles-mêmes sont assez fréquemment indolentes. Bien des femmes ont, sans s'en douter, l'utérus incurvé en avant et renversé vers la symphyse; de même nous connaissons des personnes d'un certain âge qui n'ont jamais souffert et dont l'utérus est rétroversé dans le cul-de-sac de Douglas au point de faire saillie dans le vagin, tandis que le col, absolument caché par un repli du cul-de-sac antérieur, n'est accessible, dans le décubitus dorsal, que par sa lèvre postérieure.

Ces femmes peuvent n'avoir jamais éprouvé d'autre inconvénient de cette situation vicieuse de l'utérus que la stérilité, habituelle en pareil cas.

Pourquoi la rétroversion est-elle chez certaines femmes si bien tolérée tandis que d'autres en éprouvent, en dehors de toute lésion péritonéale ou annexielle, des souffrances presque intolérables?

Cette particularité échappe aux investigations les plus minutieuses.

Les phénomènes pénibles dont se plaignent les femmes atteintes de rétroversion utérine sont toutefois presque toujours liés à des troubles vasculaires, et ces désordres dépendent évidemment d'un obstacle à la circulation en retour. Les utérus rétroversés et douloureux sont énormes, violacés: leur parenchyme est ramolli et se déchire, au cours de l'hystérectomie, sous l'action des pinces à griffes.

La rétroversion de l'utérus est le plus souvent acquise et se produit à la suite de l'avortement ou de l'accouchement, chez les femmes qui ne sont pas surveillées, ces femmes quittant le lit avant le retour de l'utérus et des ligaments larges à leur situation normale.

La rétroversion *post partum* peut être le plus souvent réduite, si l'on s'y prend à temps, par la dilatation méthodique du col et la fixation momentanée de l'organe à l'aide d'une tige mousse. Survient-il une nouvelle grossesse, on devra surveiller les suites de l'accouchement, et instituer jusqu'à complète involution de l'organe un traitement approprié.

Nous ferons les mêmes remarques à propos du prolapsus léger.

Le prolapsus grave, avec relâchement ou déchirure du plancher périnéal, cystocèle ou rectocèle, et le prolapsus total sont, au contraire, au-dessus des ressources de la gynécologie palliative et exigent l'intervention sanglante.

La rétroversion et le prolapsus s'accompagnent le plus souvent de lésions diverses : métrite cervicale, déchirure ou allongement hypertrophique du col, cystocèle, rectocèle, et même de fistules vésicales ou rectales. Nous avons observé chez une vieille femme, dans un cas de prolapsus total invétéré, un calcul de forme bizarre, ressemblant à un bouquet de noisettes, et qui a été extirpé par la taille vaginale par notre maître J. Championnière, en 1883, à l'hôpital Tenon (fig. 235).

Les lésions concomitantes du prolapsus utérin et de la rétroversion nécessitent des interventions appropriées dont la plupart, la colpopérinéorraphie, les opérations plastiques sur le col, la réparation des fistules rectales ou vésicales, etc., etc., sont déjà décrites.

Nous envisagerons spécialement, dans ce chapitre, les opérations conservatrices faites sur l'utérus lui-même, dans le but de remédier à ses déplacements. Nous ne citerons que pour mention l'hystérectomie vaginale, qui sera décrite plus loin, cette opération ne devant figurer ici qu'au point de vue des indications opératoires, comme le seul et véritable remède dans les cas graves de déviation et de déplacements utérins rebelles à tout traitement conservateur.

Les opérations qui peuvent remédier aux déplacements et aux déviations de l'utérus sont :

1° **L'hystéropexie abdominale**;

2° **Le redressement vaginal de l'utérus**;

3° **L'opération d'Alexander.**

La première de ces interventions peut convenir à la fois à l'antéversion, au prolapsus simple et à la rétroversion.

Le **redressement vaginal** de l'utérus peut être pratiqué à son tour soit contre la **rétroflexion**, soit contre l'**antéflexion**.

L'opération d'Alexander convient, si on la combine au redressement vaginal de l'utérus, à la rétroversion et à la rétroflexion, de même qu'aux cas légers de prolapsus.

1° *Hystéropexie abdominale.*

L'hystéropexie abdominale consiste à fixer aussi haut que possible l'utérus à la paroi abdominale antérieure. Une incision sus-pubienne de 5 à 6 centimètres suffit à cet effet : le fond de l'organe attiré puis soulevé à l'aide d'une pince à anneaux ou d'une anse de soie, trois fils sont passés à quelques millimètres de profondeur dans sa paroi antérieure.

L'extrémité inférieure de l'incision abdominale fermée par deux ou trois points séparés à la soie, comprenant le péritoine et l'aponévrose, les fils utérins sont passés à leur tour, à l'aide d'une aiguille, de manière à bien suspendre l'organe, dans le péritoine pariétal et dans la ligne blanche, puis noués comme les premiers.

La suture profonde terminée, nous fermons la peau au crin de Florence. Les fils de soie s'enkystent.

Nous avons constaté l'efficacité absolue de ce procédé chez des femmes actuellement opérées depuis plus de 10 ans. Nous ne saurions cependant recommander l'hystéropexie abdominale comme opération de choix contre la rétroversion ni le prolapsus, car nous avons constaté, dans des cas même où la suture avait été faite au voisinage de l'ombilic, qu'elle tenait la vessie à l'étroit et n'élevait que très peu le col utérin. Ce dernier, attiré derrière le pubis, se rencontrait au toucher à très peu de distance de la commissure antérieure du vagin. Nous avons signalé ces particularités au 1er Congrès international de Gynécologie, à Bruxelles, en 1892.

Le résultat définitif est donc loin d'être aussi satisfaisant qu'on le pensait autrefois.

Ces particularités nous ont porté à rejeter absolument l'hystéropexie abdominale comme intervention réglée dans les cas de prolapsus et de rétroflexion, et à ne l'employer que par occasion, et comme temps accessoire d'intervention, à la suite d'une ovariotomie, par exemple, chez les femmes atteintes de prolapsus simple. Le résultat est alors satisfaisant, eu égard à la simplicité de cette méthode.

L'hystéropexie abdominale, après la castration tubo-ovarienne uni ou bilatérale, est au contraire, chez les femmes encore

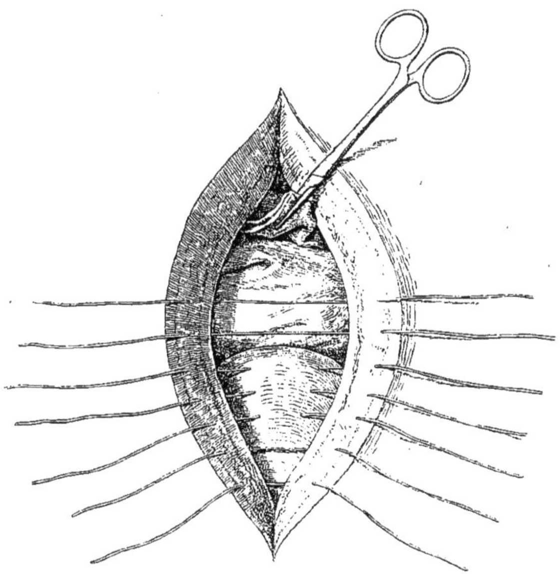

Fig. 284. — Hystéropexie. Application abdominale des sutures.

jeunes, une déplorable intervention, et les expose presque sans exception au retour d'accidents locaux douloureux, et à des troubles nerveux réflexes assez accentués pour exiger ultérieurement l'ablation de l'utérus par le vagin.

Nous avons dû pratiquer 3 fois, chez de telles malades, opérées antérieurement d'ablation bilatérale des annexes par la laparotomie avec hystéropexie au niveau de la ligne blanche, l'hystérectomie vaginale secondaire.

Nous avons constaté, au cours de cette intervention, combien était résistante la triple suture perdue à la soie que nous avions faite au niveau de la paroi abdominale antérieure, entre cette cette dernière et la face antérieure de l'utérus, qu'il nous a fallu libérer par la section directe des ligatures, après les avoir attirées au fond du vagin par des tractions énergiques.

2° Redressement vaginal de l'utérus.

Nous avons l'habitude, dans les cas de **rétroflexion utérine** douloureuse simple ou compliquée de **rétroversion et de prolapsus léger**, de pratiquer le **redressement de l'utérus par la voie vaginale**, en agissant sur cet organe lui-même et sur le bord des ligaments larges sans prendre le moindre point d'attache sur la muqueuse vaginale.

Nous nommons cette opération « **redressement vaginal de l'utérus** » et non pas **hystéropexie vaginale**, ni **vagino-fixation**, ces deux dernières expressions comportant non seulement l'usage, pour l'opération, de la voie vaginale, mais la participation des parois du vagin à la fixation de l'utérus.

Nous verrons que notre procédé de redressement vaginal de l'utérus s'applique indifféremment aux déplacements et aux déviations en arrière et en avant, suivant que l'on agit sur la paroi antérieure ou sur la paroi postérieure de l'utérus.

Cette opération est basée sur ce principe, que, dans la flexion permanente de l'utérus, la paroi convexe de l'organe se distend, dans le sens de sa longueur, d'une quantité assez considérable (fig. 285).

Supposons une nouvelle grossesse, suivie d'une involution normale de l'utérus. Si ce dernier se rétablit dans sa situation normale, en antéversion légère, il prendra l'aspect, non plus de la fig. 285, mais de la fig. 286.

Mesurons sur ces deux figures la longueur de la paroi utérine antérieure, représentée, du col au fond de l'organe, par une ligne noire, et nous constatons que, sur l'utérus infléchi, cette ligne est trop longue d'une quantité A B.

Il suffira donc de rapprocher, par une suture appropriée, le

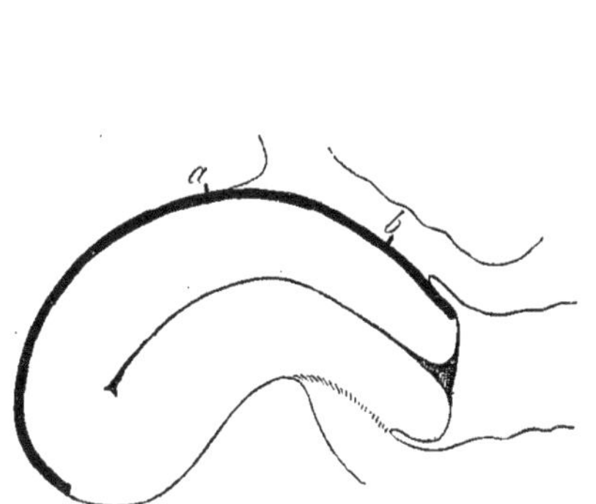

Fig. 285. — Utérus en rétroflexion. Allongement de la paroi antérieure (de la longueur *a b*).

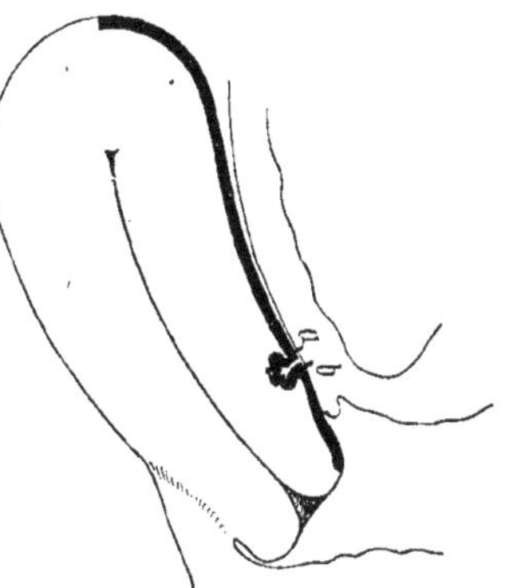

Fig. 286. — Utérus redressé par le rapprochement des points *a* et *b*.

point A du point B, en agissant exclusivement sur les couches superficielles de l'utérus, pour obtenir le redressement immédiat de l'organe. Cette méthode ne détermine pas le moindre coude du canal cervical, accident assez régulièrement observé par les chirurgiens qui incisent ou résèquent profondément la paroi utérine antérieure.

Le même procédé, légèrement modifié, convient également à l'antéversion et à la rétroversion. C'est dans ce dernier cas que nous l'avons particulièrement appliqué.

a) Redressement vaginal de l'utérus rétrofléchi.

Deux pinces à griffes sont fixées sur les commissures du col ou, si celles-ci sont détruites par des déchirures anciennes, sur les lèvres antérieure et postérieure, et le col est attiré aussi bas que possible à la vulve.

Le résultat immédiat de cette manœuvre est le redressement de

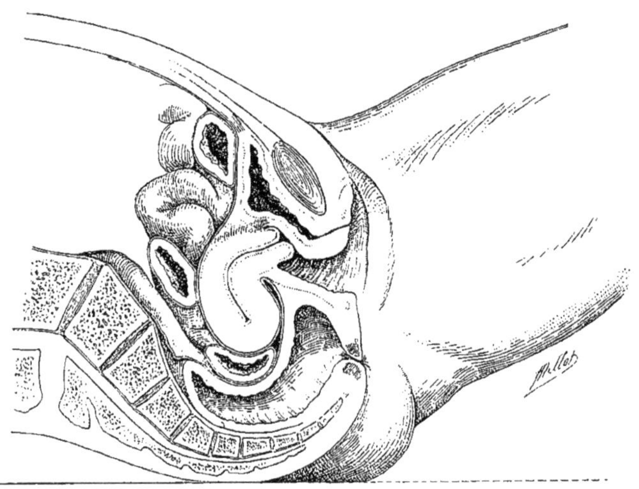

FIG. 287. — Rétroflexion et rétroversion de l'utérus.

l'utérus, qui, retenu par ses attaches supérieures, vient se placer tout entier dans l'axe des tractions, par un mécanisme identique à celui qui préside à la réduction spontanée de toute fracture oblique d'un os long sous l'influence de l'extension et de la contre-extension effectuées dans l'axe du membre.

L'utérus se trouvant ainsi redressé sans le secours d'aucune manœuvre accessoire et sans l'emploi d'aucun instrument spécial, nous passons à l'opération proprement dite.

Nous la diviserons en 3 temps :

Opération. — 1er temps. Ouverture du cul-de-sac péritonéal antérieur. — Le col attiré en arrière et l'écarteur placé sous le pubis, nous incisons le cul-de-sac antérieur du vagin comme dans le premier temps de l'opération des fistules vésico-utérines. Nous décollons alors la vessie avec l'index et, chargeant sur l'écarteur la lèvre antérieure de la boutonnière vaginale, nous augmentons les tractions en bas et en avant sur

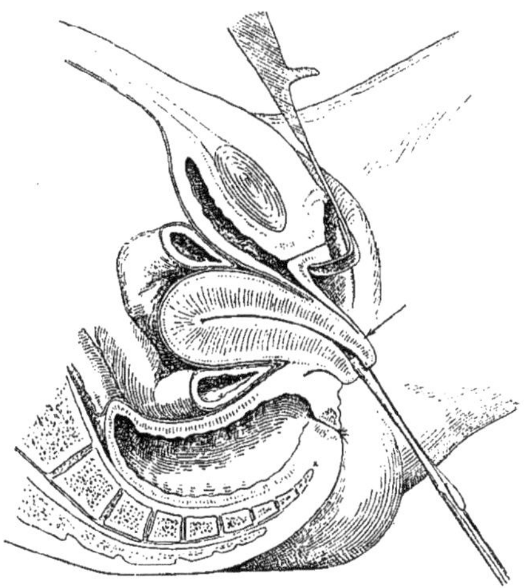

Fig. 288. — Redressement de l'organe par les tractions sur le col. La flèche indique le point où le cul-de-sac vaginal antérieur sera incisé.

le col, de manière à rendre accessible le cul-de-sac péritonéal antérieur. Le péritoine apparaît bientôt sous l'aspect d'un mince repli curviligne blanchâtre et transparent, très analogue au rebord d'un sac herniaire vide.

Nous l'incisons d'un coup de ciseaux.

2e temps. Redressement de l'utérus. — Nous traversons en ce point, soit avec une aiguille à manche, soit, s'il est plus aisé, à l'aide d'une aiguille ordinaire à chas fendu, tenue entre les mors de notre porte-aiguilles habituel, à 3 millimètres de profondeur environ et sur un trajet transversal de 15 millimètres, le tissu utérin, et nous passons en ce point une anse de fil.

L'autre chef du fil (une forte soie) est implanté parallèlement, à une distance variable selon l'étendue du redressement à ob-

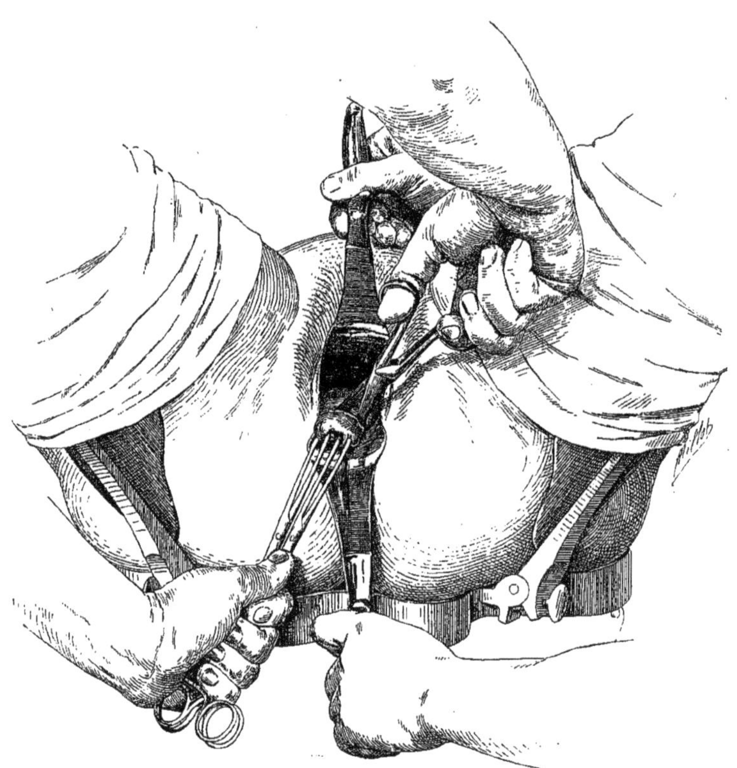

Fig. 289. — Section du cul-de-sac vaginal antérieur.

tenir, dans les couches superficielles de la portion sus-vaginale du col (fig. 291). Les deux extrémités du fil sont nouées. La paroi utérine antérieure, qui se trouvait allongée par l'effet de la rétroflexion, est ainsi raccourcie de la distance verticale qui séparait, au moment où le fil a été placé, les deux trajets intra-utérins de l'anse de soie (fig. 292 et 293).

Un fil de renfort, placé au-dessus du premier, assure le résultat de l'opération (fig. 294).

Le second fil est passé latéralement, si on le juge convenable, dans le bord interne des ligaments larges.

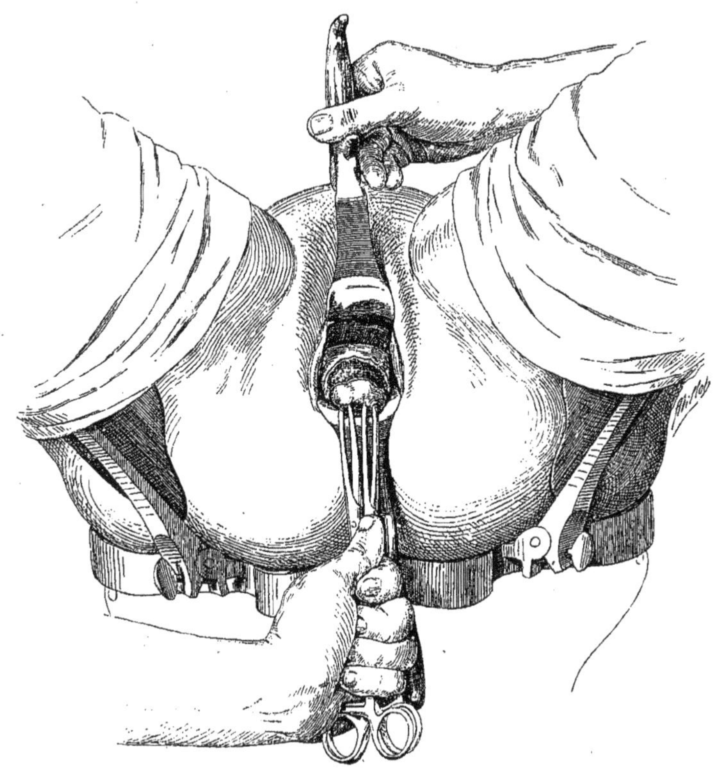

Fig. 290. — Écartement des lèvres de la plaie vaginale.

3e temps. Suture du cul-de-sac vaginal antérieur. — Nous fermons alors par un surjet transversal au crin de Florence, arrêté à ses deux extrémités sur de petits tubes en caoutchouc, la plaie vaginale.

L'intervention, qui est d'une simplicité extraordinaire, ne dure le plus souvent que 5 à 6 minutes.

Cette opération présente sur toutes les autres les avantages

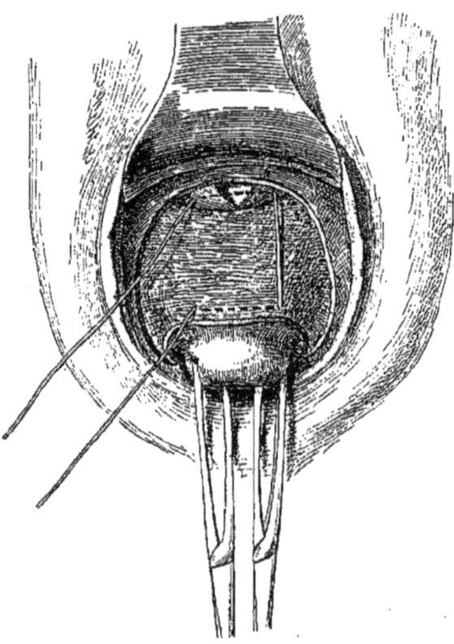

Fig. 291. — Le cul-de-sac péritonéal antérieur est ouvert. Application du premier fil.

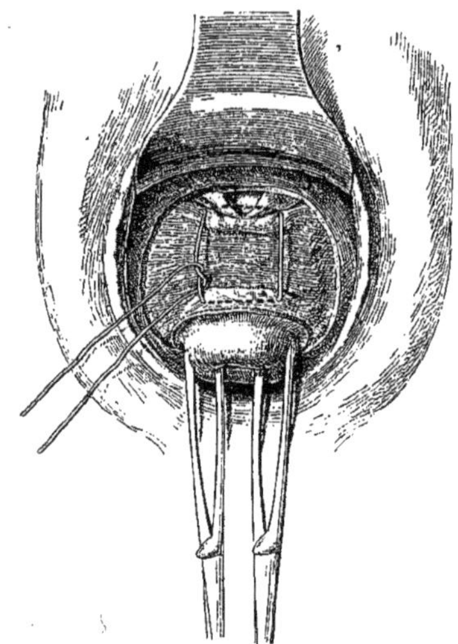

Fig. 292. — Le premier fil est noué. Rapprochement des points *a* et *b* de la figure 285.

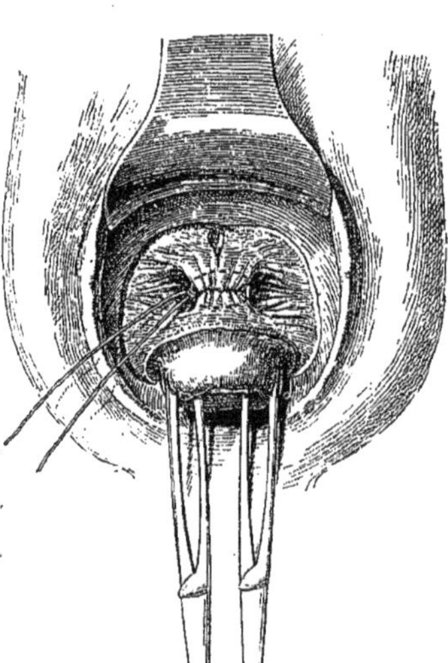

Fig. 293.
Le premier fil est serré et noué.

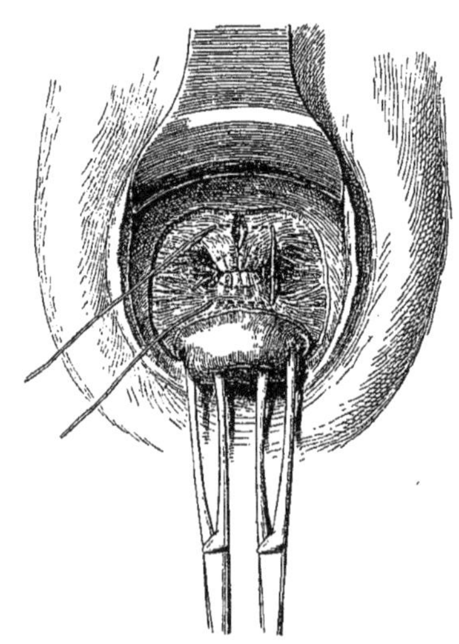

Fig. 294.
Application du second fil.

suivants : 1° elle redresse l'utérus sans en couder la cavité, ainsi qu'il est facile de s'en assurer par l'introduction soit immédiate, soit ultérieure, d'un hystéromètre ou d'une longue pince courbe; 2° elle rétablit dans ses rapports normaux la face antérieure de l'utérus, qui s'était, par suite de la rétroversion, courbé, pour employer une expression usitée à propos des fractures chez les enfants, *en bois vert*; 3° le manuel opératoire ne comporte aucune perte de substance de l'organe et n'exige pas la fixation

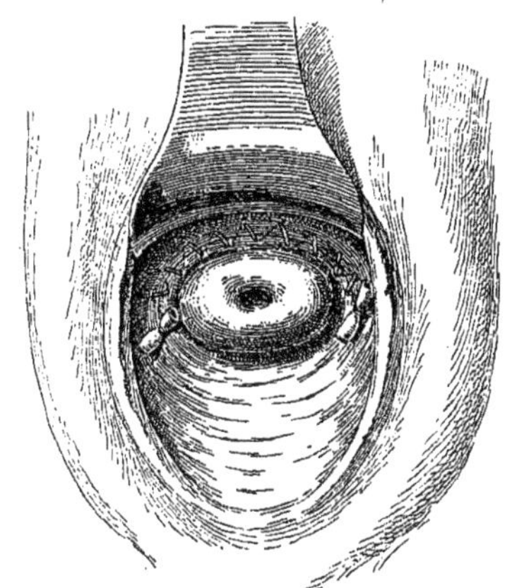

FIG. 295.
Aspect de la suture vaginale.

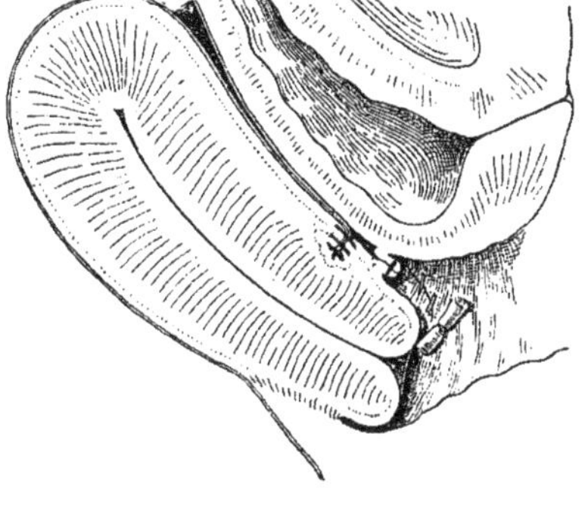

FIG. 296. — Résultat de l'opération.
Coupe antéro-postérieure.

vaginale, manœuvres susceptibles de déterminer lors d'une grossesse ultérieure des accidents graves, assez fréquemment observés à la suite des autres procédés dits **hystéropexie vaginale** ou de **vagino-fixation.**

Nous avons l'habitude, lorsque nous pratiquons le redressement de l'utérus rétroversé, de faire constater auparavant à plusieurs confrères la situation de l'organe, et de la démontrer par l'introduction, dans le canal cervical, d'une tige fortement incurvée. Le redressement de l'utérus est réalisé dès que les fils sont placés et noués. L'introduction d'une pince droite démontre sur-le-champ la perfection du résultat immédiat.

Les ligaments antérieurs de l'utérus se trouvant relâchés par le fait même du redressement de l'organe, nous pratiquons habituellement dans la même séance, comme opération complémentaire, le raccourcissement extra-péritonéal des ligaments ronds par la méthode d'Alexander.

Nous décrirons cette opération après avoir étudié le procédé de redressement vaginal applicable aux cas d'antéflexion pathologique.

b) *Redressement vaginal de l'antéflexion utérine.*

L'antéflexion pathologique peut être guérie radicalement par une intervention analogue.

Opération. — 1er temps. Ouverture du cul-de-sac de Douglas. — Le col, saisi avec des pinces à griffes, est attiré en haut et en avant, puis le cul-de-sac vaginal postérieur est ouvert.

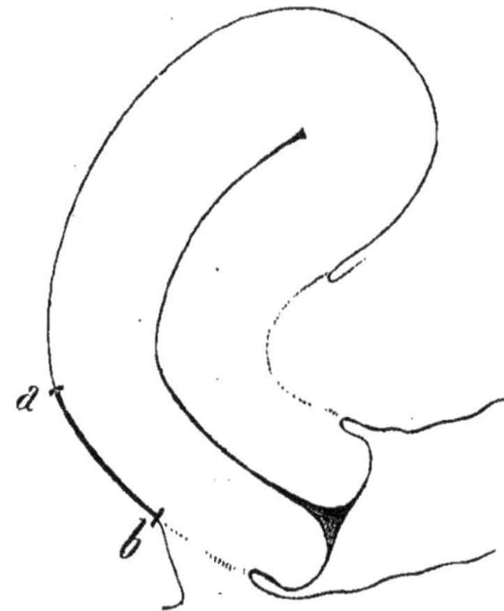

Fig. 297. — Raccourcissement de la paroi postérieure de l'utérus dans le cas d'antéflexion.

Le fond de l'utérus, mis en évidence à l'aide d'un écarteur, long et étroit, est abaissé au besoin par une forte pression exercée par la main gauche en arrière du pubis, et la paroi postérieure de l'organe est traversée à quelques millimètres de profondeur à l'aide d'un double fil de soie, qui servira à le tenir abaissé pendant le 2e temps de l'opération.

2e temps. Redressement de l'utérus. — Le coude de la paroi utérine postérieure devenu ainsi accessible, une anse de fil est passée transversalement le plus haut possible, puis, plus près du col, à 15 ou 20 millimètres plus bas, et les chefs sont noués.

Dans les cas d'antéversion très accentuée, un second fil est passé latéralement dans le bord interne des ligaments larges et vient renforcer le premier.

3e temps. Tamponnement de la plaie. — La plaie est simplement tamponnée avec une compresse stérilisée.

Opération d'Alexander.

Le raccourcissement des ligaments ronds, proposé par Alquié, de Montpellier, en 1840, fut exécuté pour la première fois par Alexander le 14 décembre 1881.

Le raccourcissement des ligaments ronds rapproche les cornes utérines de l'orifice interne du canal inguinal. Cette opération peut donc combattre à la fois la rétroversion et la rétroflexion de l'utérus. Elle est en outre excellente, dans les cas de prolapsus, comme adjuvant des opérations plastiques pratiquées par la voie vaginale sur le périnée et sur l'utérus.

C'est à ce titre que nous la décrivons ici, car nous ne l'avons jamais exécutée que comme complément de ces dernières.

L'opération du raccourcissement des ligaments ronds est d'une extrême simplicité et ne demande que 4 à 5 minutes pour chaque côté.

Nous la pratiquons de la manière suivante :

Opération. — 1er temps. Découverte de l'orifice inguinal externe et section de la paroi antérieure du canal inguinal. — L'orifice externe du canal inguinal reconnu avec l'index, qui perçoit toujours aisément au travers de la peau et de la couche sous-cutanée la dépression correspondante, nous faisons parallèlement à l'arcade crurale, et à 15 à 20 milli-

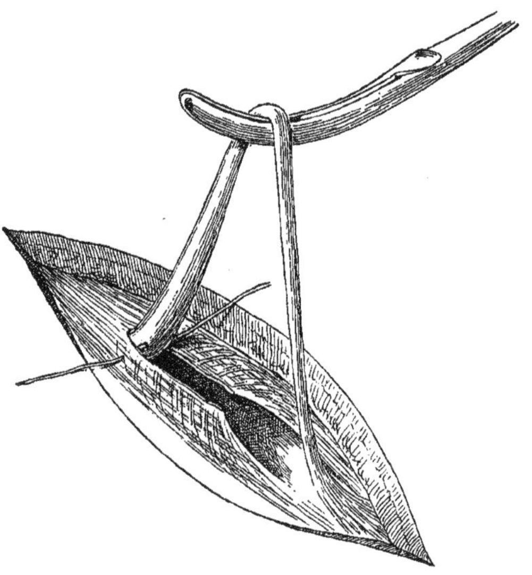

Fig. 298. — Opération d'Alexander. Suture du ligament rond.

mètres au-dessus d'elle, une incision de 6 centimètres environ, se dirigeant en bas vers l'épine du pubis.

La graisse sous-cutanée sectionnée, nous dénudons l'aponévrose avec les doigts, de manière à mettre en évidence l'orifice externe du canal inguinal.

Nous introduisons dans cet orifice l'une des branches d'une paire de ciseaux mousses et nous incisons sa paroi antérieure sur une longueur de 20 à 25 millimètres.

2e temps. Extraction et fixation du ligament rond. — Tout

ce qui sort de la profondeur, le ligament rond et les tissus qui l'entourent, est chargé immédiatement, en masse, sur l'index gauche et attiré au dehors.

Le ligament rond, toujours suffisamment volumineux au voisinage de l'anneau inguinal supérieur, apparaît sous l'aspect d'un cordon rosé de 2 ou 3 millimètres de diamètre, qui devient de plus en plus volumineux, pour atteindre une épaisseur de 4 ou 5 millimètres dès qu'il a été attiré au dehors dans toute l'étendue possible, soit de 10 ou 12 centimètres. Nous le fixons à l'aponévrose du grand oblique par deux fils de soie qui servent en même temps à refermer la paroi antérieure du trajet inguinal, nous résèquons son extrémité exubérante, et nous suturons la peau.

La ligne de réunion est séchée à l'aide d'une compresse stérilisée et recouverte, selon la méthode de Kocher, d'une simple couche de collodion élastique.

Les crins de Florence cutanés sont enlevés vers le 8e jour.

Combinaison dans la même séance de plusieurs opérations plastiques.

Nous avons l'habitude, comme nous l'avons déjà signalé, de combiner, pour la cure des déplacements et des déviations de l'utérus, suivant les particularités inhérentes à chaque cas, plusieurs des interventions ci-dessus décrites : **opérations plastiques sur le col, redressement vaginal de l'utérus, colpo-périnéorraphie, opération d'Alexander.** Souvent même il nous est arrivé de réparer en outre une **fistule vésico ou recto-vaginale.**

Nous pratiquons ces interventions dans l'ordre suivant :

Redressement vaginal de l'utérus, amputation ou **autoplastie du col, fistule vésico ou recto-vaginale, colpo-périnéorraphie, opération d'Alexander.**

Il nous est ainsi arrivé à maintes reprises de réparer complètement en une seule séance opératoire des femmes atteintes à la fois de déchirure et de métrite du col, de rétroversion compliquée de prolapsus, de fistule recto-vaginale et de déchirure du périnée. Nous terminons cette quintuple intervention en 40 à 50 minutes. Nous avons obtenu sans exception des résultats complets et nos sutures ont toujours intégralement réussi.

6° *Ablation des polypes utérins. — Hystérotomie.*

L'ablation des polypes utérins pédiculés à évolution vaginale était autrefois une opération redoutable, et, vers la fin de mes études médicales (1885), on voyait encore succomber à des accidents septicémiques de jeunes femmes, opérées en pleine santé de l'ablation d'un simple polype saillant dans le vagin. Aussi l'écraseur linéaire de Chassaignac, le serre-nœud de Maisonneuve, et l'anse galvanique, instruments tombés en désuétude quelques années plus tard, avaient-ils encore de nombreux partisans.

Cette triple instrumentation, autrefois très remarquable et à laquelle tant de chirurgiens durent des succès qu'il était presque impossible d'obtenir avec l'instrument tranchant, avait été conçue dans le double but d'éviter la *perte de sang* et de prévenir la *septicémie.*

Découverte de l'hystérotomie par Amussat.

Nous avons vu que l'emploi de ces méthodes lentes n'était cependant pas exclusif et que des opérateurs habiles avaient su obtenir, dans la première moitié du siècle, de remarquables succès par l'ablation sanglante des gros fibromes interstitiels (Amussat, 1840).

La découverte par Amussat de l'énucléation, par l'incision sanglante du col utérin et par le morcellement, des gros fibromes utérins interstitiels, et les règles qu'il a déterminées, pour le traitement antiseptique post-opératoire, en ces termes : « **La guérison s'obtient en pratiquant après l'opération des injections vaginales bien faites** », devaient tomber bientôt en désuétude. Les chirurgiens de cette époque, qui n'observaient même pas pour leur propre personne les soins de propreté indispensables, transportaient, en effet, de l'hôpital dans les habitations privées, par leurs mains, leurs vêtements et leurs instruments, les germes infectieux les plus redoutables.

Abandon de la méthode d'Amussat pour l'emploi du serre-nœud, de l'écraseur et de l'anse galvanique.

La vulgarisation du serre-nœud, de l'écraseur et de l'anse galvanique, fut donc à la fois un bienfait momentané pour les malades, qui leur durent des guérisons alors presque exceptionnelles et **un recul pour la chirurgie**, qui ne demandait pour prendre son essor que la découverte des lois de l'asepsie.

Supériorité de la méthode d'Amussat sur celle de Péan.

Les opérations d'Amussat sont ainsi doublement remarquables par l'audace de cet opérateur étonnant, qui conçut du premier coup le morcellement des fibromes vaginaux tel qu'il doit être compris, **et par ses succès.**

La découverte de l'antisepsie nous a donné la clef des désastres opératoires qui épouvantaient jadis les chirurgiens, et l'instrument tranchant a conquis à tout jamais sur les méthodes anciennes la prépondérance qui lui était due.

L'ablation des polypes utérins ne pouvait échapper à cette règle générale.

Il est incroyable toutefois de voir combien d'années ont pu durer des erreurs d'origine très ancienne, parce que personne n'osait s'en affranchir, et contradictoirement avec quelle rapidité sont tombées en désuétude des opérations admirables, telles que celles d'Amussat, parce que les chirurgiens d'alors étaient incapables de l'imiter.

L'ablation à l'instrument tranchant des gros fibromes utérins interstitiels, des fibromes pédiculés mêmes, ne fut remis en honneur par Péan qu'en 1884.

Mais quelle différence entre les opérations de Péan, qui, préoccupé par la crainte du sang, n'ose rien couper sans encombrer préalablement la plaie de pinces à demeure, et l'audace d'Amussat, lorsqu'il énucléa, sans la moindre tentative d'hémostase au cours de l'opération, des fibromes du volume « d'un œuf d'autruche ».

Quelle supériorité de conception de la part de ce dernier, qui, d'emblée, rejeta comme défectueux l'évidement central de la tumeur « **comme on le pratiquait pour les calculs dans le principe de la lithotripsie!** » Amussat réalisa en effet dès ses premières opérations l'énucléation de la tumeur, soit en masse, soit, si elle ne pouvait être extraite d'un bloc par des tractions tangentielles qui la faisaient basculer en avant, par incision et dévidement. Quelle infériorité de la méthode du chirurgien de Saint-Louis, qui, préoccupé avant tout du sang, dont Amussat avait su ne faire aucun cas, tomba directement dans l'écueil que ce dernier avait si judicieusement évité, faisant ainsi reculer de plus de 40 ans la chirurgie des fibromes utérins énucléables.

Le **morcellement central et l'evidement** conoïde avaient donc été reconnus dès 1840 par Amussat comme irrationnels et défectueux.

Péan, qui était incapable de porter un tel jugement, n'eut jamais d'autre méthode, et erra dans ce cercle vicieux, sans en pouvoir sortir.

Nous avons vu qu'il est tombé dans la même erreur en proposant le morcellement, appliqué seulement par Amussat à des cas exceptionnels, comme une méthode générale en chirurgie.

C'est ainsi que Péan compliqua comme à plaisir les opérations gynécologiques les plus simples :

Le moindre polype pédiculé du col ne devait être coupé qu'au-dessous d'une pince puissante, placée à demeure sur le pédicule. Or cette idée, d'appliquer la forcipressure préventive à la chirurgie des polypes utérins, n'est même pas de lui, et il existait, bien antérieurement aux opérations de Péan, des clamps spéciaux pour le pédicule de ces tumeurs.

Telle la pince de Thierry, figurée dans le catalogue de Charrière de 1862 et qui était destinée à la forcipressure préventive du pédicule des polypes utérins (fig. 98)[1].

Manuel opératoire de l'hystérotomie.

Nous avons commencé nos opérations de gros fibromes utérins interstitiels en 1887, sans avoir jamais vu opérer un seul cas analogue par un autre chirurgien.

Nous avons donc déterminé seul et sans influence étrangère, pour l'ablation des fibromes interstitiels énucléables comme pour l'hystérectomie totale, les procédés qui nous ont paru les meilleurs et les plus simples.

Nous décrirons en détail tous les temps de notre manuel opératoire dans ses applications aux cas les plus divers.

On remarquera quelle analogie présente l'ensemble de notre méthode avec le procédé primitif d'Amussat : tractions tangentielles sur la tumeur, énucléation par bascule et rotation, morcellement par sections de la surface de la tumeur et par dévi-

1. La pince de Thierry est, en somme, l'un des premiers « clamps » qui ait été construit. Il existait toutefois des instruments analogues, munis d'une vis de rappel, dès le XVIIIe siècle (v. pl. XXII).

dement de la masse principale, dans les cas où l'extraction en bloc se montre impossible.

Notre méthode, qui est exactement l'opposé de celle de Péan, est régie tout entière par les principes qui guidaient Amussat : **sûreté et simplicité.**

Nous étudierons successivement :

1° l'ablation des polypes pédiculés insérés sur le col ou bien dans la cavité de l'utérus, et ayant franchi l'orifice cervical;

2° l'énucléation des polypes sous-muqueux encore complètement inclus dans la cavité utérine;

3° l'énucléation des fibromes interstitiels;

1° Ablation des polypes utérins pédiculés insérés sur le col ou bien dans la cavité de l'utérus, et ayant franchi l'orifice cervical.

a) Polypes de moyen volume. — Si le polype est peu volumineux (polypes glandulaires du col, polypes fibreux pédiculés du corps utérin), il suffit, après l'avoir saisi, suivant sa consistance, entre les mors d'une pince à griffes, d'une pince à anneaux ou d'une de nos pinces gouge à fibromes utérins, de l'attirer en bas, d'en vérifier le pédicule, et de le sectionner d'un seul coup de ciseaux, le plus haut possible.

La section du pédicule avec de longs ciseaux courbes assure beaucoup mieux que l'arrachement par la torsion son ablation complète.

La perforation de l'utérus n'est jamais à craindre lorsque le polype est nettement pédiculé.

Si le pédicule est large, il faut envisager l'éventualité d'une inversion du fond de l'utérus.

Il faut alors inciser la muqueuse à la surface même du polype et, celui-ci mis à nu, l'extraire en l'énucléant soit par de simples tractions, soit en poursuivant le décollement de la muqueuse à l'aide des doigts.

La consistance spéciale, l'aspect blanchâtre, et la forme généralement sphéroïde de la tumeur se prêtent d'autant mieux à cette manœuvre, que le néoplasme est généralement entouré d'une loge celluleuse très lâche et ne reçoit de l'utérus aucun vaisseau important.

L'énucléation terminée, les lambeaux muqueux déchirés sont réséqués, lorsqu'ils sont exubérants, et l'inversion réduite s'il y a lieu. Persiste-t-il un léger écoulement sanguin, la cavité utérine est irriguée à l'eau chaude, puis tamponnée. Comme traitement, 4 à 6 injections antiseptiques par 24 heures.

Cette opération, lorsqu'elle est faite selon toutes les règles de l'antisepsie, nécessite à peine un repos de 5 à 6 jours.

b) Polype géant enclavé dans le vagin. — Il existe des cas où le polype, tout en ayant franchi le col, est tellement volumineux qu'il remplit le vagin comme une tête de fœtus pendant le travail.

Ces polypes énormes peuvent, dans certains cas, être si étroitement enclavés dans la cavité pelvienne, que le doigt n'en peut franchir l'équateur et, à plus forte raison, atteindre leur pédicule.

Les difficultés de l'extraction tiennent dans ces cas, non pas à l'étendue de l'insertion de la tumeur, le pédicule se trouvant généralement très petit par rapport au volume du fibrome, mais aux dimensions du néoplasme, qu'un forceps denté très puissant est incapable d'extraire hors de la vulve. Nous avons observé de ces cas où, après que nous avions rompu le pédicule en faisant tourner le fibrome 10 ou 20 fois sur lui-même, la tumeur, énorme, semblait devoir exiger, pour être extraite d'une seule pièce, un large débridement périnéal.

L'obstacle principal à l'extraction est, en pareil cas, la difficulté que l'on éprouve à saisir, même avec d'excellentes pinces à griffes, la surface lisse et ferme du fibrome, qui n'est accessible que sur une petite étendue.

Nous avons imaginé, pour triompher de cette difficulté, l'artifice suivant :

Nous appliquons au pôle inférieur du fibrome, que nous

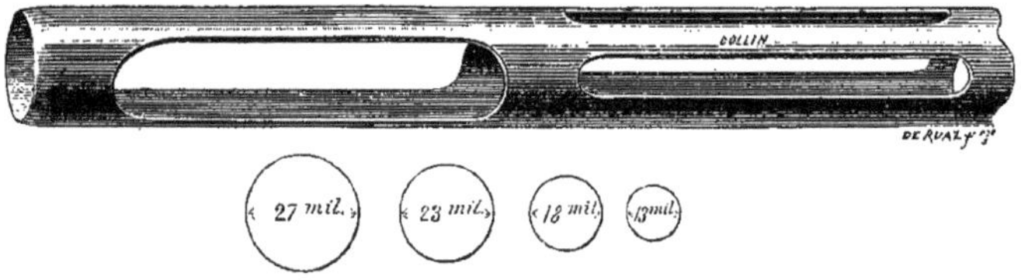

Fig. 299. — Tubes tranchants pour l'évidement des tumeurs.

abaissons par la main gauche, enfoncée au-dessus du pubis, un tube cylindrique à extrémité tranchante; et nous perforons la tumeur comme on perfore dans les laboratoires de chimie les

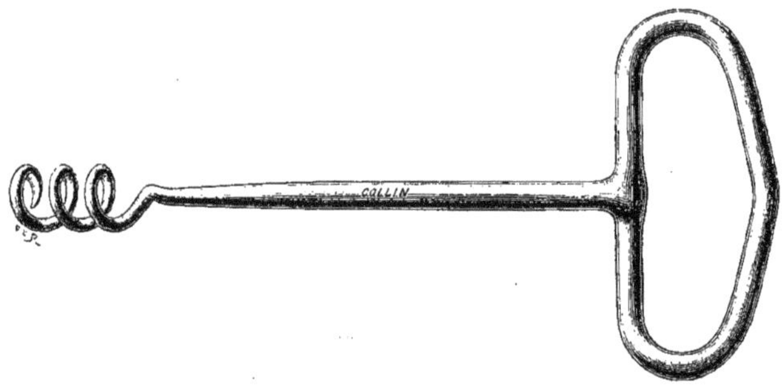

Fig. 300. — Érigne hélicoïde pour les opérations par la voie vaginale.

bouchons de caoutchouc. Notre assistant la maintient, si elle roule trop facilement sur elle-même, à l'aide d'une pince à griffes.

Nous creusons ainsi au niveau du pôle accessible du fibrome un canal de 15 à 20 millimètres de diamètre et d'une profondeur de 6 à 10 centimètres, où est introduite l'une des branches d'une forte pince à griffes. Le fibrome est alors incisé, sur sa face antérieure, en V. Le premier fragment est réséqué; d'autres V sont taillés à droite, puis à gauche et extirpés à leur tour. Dès que le volume du néoplame est suffisamment réduit, un dernier V, le plus accessible, est saisi avec une forte pince-gouge et le reste du fibrome se trouve extrait par bascule, entr'ouvert et comme en se dévidant.

Il ne se produit aucun écoulement de sang, le pédicule ayant été rompu par torsion dès le début de l'opération, et l'extraction de la masse enclavée se fait par ces manœuvres en quelques minutes.

2° *Énucléation des polypes sous-muqueux sessiles et retenus dans la cavité utérine.*

Les gros polypes utérins solitaires sous-muqueux ne sont justiciables de l'énucléation simple, avec conservation de l'organe, que si la coque utérine périphérique est d'une épaisseur suffisante pour ne pas être exposée soit à la perforation, au cours des manœuvres opératoires, soit ultérieurement au sphacèle.

L'utérus simplement distendu par un gros fibrome sous-muqueux demeure en effet très contractile et se rétracte dès l'ablation de la tumeur.

Il n'en est pas de même lorsque la tumeur est interstitielle et ne se trouve séparée du péritoine que par une mince épaisseur du tissu cellulo-fibreux dépourvu de fibres musculaires saines. Dans ces cas, il reste après l'opération une poche utérine flasque qui suppure et ne se rétrécit que très lentement.

L'hystérotomie doit être réservée, presque exclusivement pour cette raison, aux fibromes solitaires sous-muqueux. Cette opération est surtout indiquée chez les femmes cachectiques et très affaiblies, et particulièrement quand la tumeur est en voie de mortification.

L'énucléation simple suivie de grands lavages antiseptiques est en effet moins grave en pareil cas, même chez des femmes encore jeunes, que l'hystérectomie totale, qui sera pratiquée ultérieurement, si d'autres tumeurs interstitielles ménagées lors de la première opération viennent à l'exiger.

L'énucléation simple des fibromes intra-utérins a perdu beau-

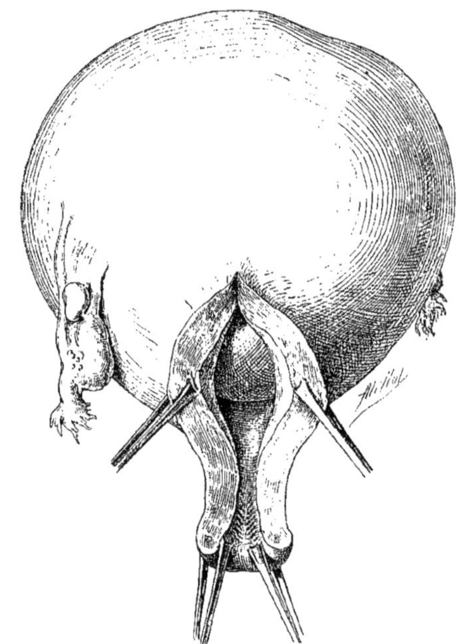

Fig. 501. — Polype sous-muqueux sessile. Incision longitudinale du col de l'utérus.

coup de son importance première depuis les progrès de l'hystérectomie vaginale.

Avant 1887, c'est à peine si l'hystérectomie, encore grave et laborieuse, avait été pratiquée par quelques rares chirurgiens pour des fibromes utérins. Péan lui-même lui préférait le morcellement et l'énucléation simple de la tumeur avec conservation de l'utérus. L'hystérométrie présentait alors, dans les cas de fibromes, une importance diagnostique réelle.

Cette époque est bien loin déjà. Que faire aujourd'hui d'un hystéromètre? Une longue pince courbe en tient lieu, si la cavité utérine doit être explorée au cours de l'opération. Peu nous importe d'ailleurs que la cavité de l'utérus s'étende plus ou moins loin sur l'une des faces du fibrome, et que ce dernier s'implante

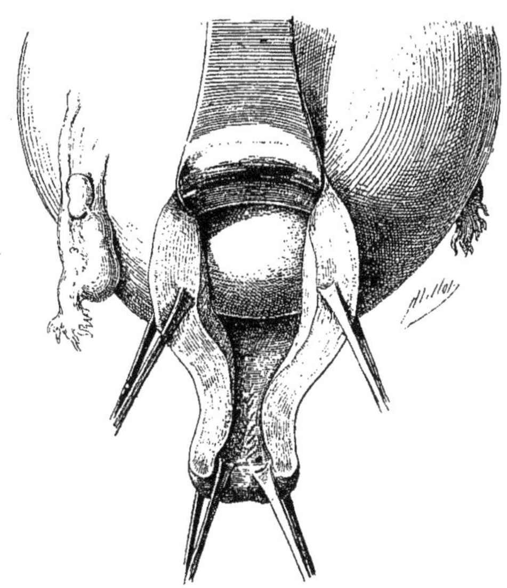

Fig. 502. — Application d'un écarteur.

sur le fond ou sur l'une des parois de l'utérus : les manœuvres de l'énucléation ne sont-elles pas identiques dans l'un et l'autre cas?

Opération. — Voici le manuel opératoire que nous avons déterminé au commencement de l'année 1887 pour l'énucléation des gros fibromes utérins interstitiels :

Un écarteur est introduit soit en avant, soit en arrière, dans le vagin, et le col est saisi à l'aide de deux pinces à griffes, appliquées sur ses commissures. Nous l'abaissons autant que possible.

L'état du col est très variable : tantôt en effet le museau de tanche est demeuré presque normal, et son orifice admet à peine l'extrémité du doigt, ou bien une simple pince courbe, tantôt l'effacement et la dilatation prémonitoires de l'expulsion spontanée de la tumeur sont déjà très accentués.

On insistait beaucoup autrefois sur les alternatives de dilatation et de resserrement du col, le polype venant apparaître pendant quelques jours, au moment des règles, à l'orifice externe

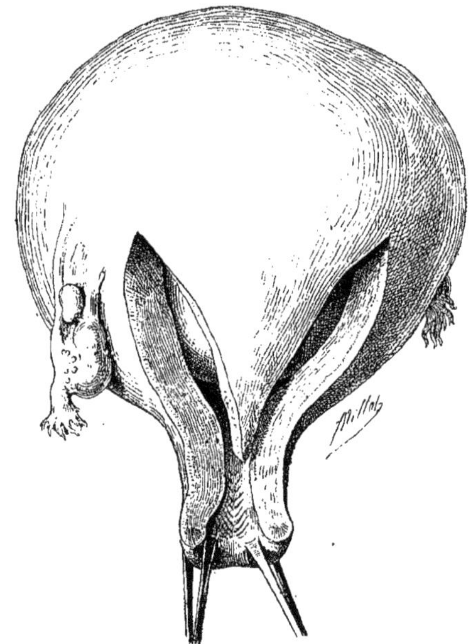

FIG. 303. — Incision en V.

du museau de tanche dilaté, pour remonter ensuite dans la cavité du corps, jusqu'à ce qu'une crise plus efficace de contractions utérines vienne l'expulser jusque dans le vagin.

Aujourd'hui, il est indifférent que le col soit plus ou moins béant au moment de l'opération.

Dans certains cas, le col est à ce point entr'ouvert qu'on peut glisser entre la paroi utérine antérieure et le fibrome un de nos larges écarteurs de 6 centimètres sur 9. Si le pôle inférieur de la tumeur n'est pas largement accessible, nous incisons le cul-de-sac vaginal antérieur et nous décollons la vessie. Un écarteur est alors introduit dans la plaie vaginale, et nous sectionnons sur la ligne médiane la lèvre antérieure du col.

Cette section médiane de la paroi antérieure du col, qui est

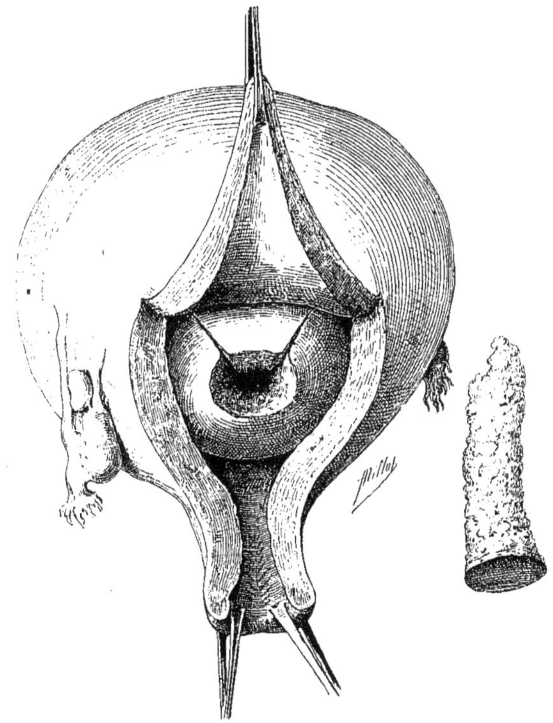

FIG. 504. — Le lambeau en V est relevé. Perforation du fibrome et extraction du cylindre taillé avec le tube tranchant.

destinée à donner accès à la tumeur, était déjà pratiquée, nous l'avons vu, en 1840, par Amussat, qui combinait même des débridements multiples de l'orifice cervical, en prenant soin « de ne blesser ni le péritoine ni la vessie ».

Bien que la blessure du cul-de-sac péritonéal antérieur n'ait plus aujourd'hui de gravité réelle, cette complication, si l'on tient à pratiquer l'énucléation simple du fibrome sans la faire suivre de l'hystérectomie, doit être évitée. L'ouverture du péritoine ne serait d'un pronostic grave que dans le cas où la tumeur est sphacélée et infiltrée de bactéries septiques.

Incision du col en Y ou en V.

La lèvre antérieure du col est incisée quelque peu différemment, suivant que ce dernier est ou non effacé. Si le col est intact et étroit, nous faisons une première section longitudinale, à l'aide

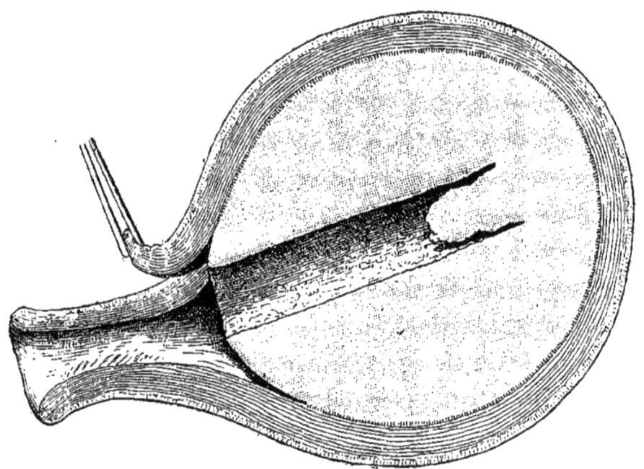

FIG. 505. — Coupe antéro-postérieure de la figure 504.

de ciseaux droits; puis, pour arriver sur le fibrome nous prolongeons cette première incision par 2 sections divergentes en V; on obtient ainsi une incision en Y (fig. 506).

Si le col est au contraire dilaté, nous pratiquons soit sa simple section longitudinale, soit d'emblée une section en V (fig. 507).

Il est très facile de ne jamais blesser le cul-de-sac péritonéal antérieur, si l'on a pris soin de bien refouler la vessie et si, dans le cas où l'incision simple ou en V du col doit être prolongée vers le corps utérin, on prend soin de la compléter en haut par déchirure, en refoulant avec un instrument mousse la coque utérine.

Mais il est rare que l'on soit obligé de remonter aussi haut.

Dès que le pôle inférieur de la tumeur est mis en évidence, nous y appliquons l'extrémité d'un de nos tubes tranchants, le plus large qui puisse y avoir accès et, le néoplasme maintenu

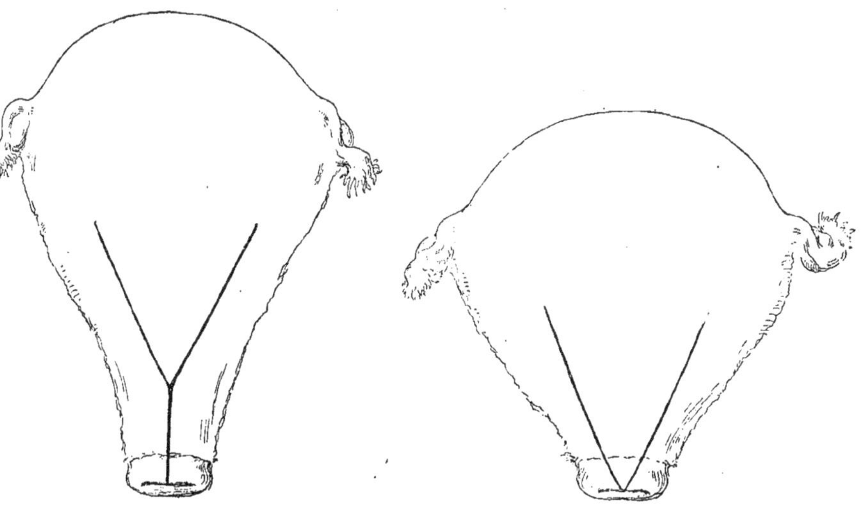

Fig. 306. — Section du col et du corps de l'utérus en Y.

Fig. 307. — Section du col et du corps de l'utérus en V.

de la main gauche appliquée sur le bas-ventre, nous le perforons soit directement vers l'ombilic, soit dans 3 ou 4 directions divergentes. Il est très facile de pratiquer cette manœuvre sans danger de traverser l'utérus de part en part, car on se rend très bien compte de la profondeur où pénètre l'instrument; on reste en général plutôt bien en deçà de la coque utérine.

Les cylindres ainsi taillés sont arrachés avec une pince-gouge et la tumeur, creusée désormais d'une cavité qui, tout en facilitant sa fragmentation, en assure la préhension facile, est saisie en avant à l'aide d'une pince à griffes.

Elle est alors incisée en V, et morcelée par l'ablation aux ciseaux de volumineux losanges sur sa surface antérieure.

D'autres V sont taillés à droite, puis à gauche, à partir du pôle inférieur primitivement perforé par le tube tranchant, et de nouveaux losanges réséqués à leur tour.

Lorsque le fibrome se trouve suffisamment diminué de volume,

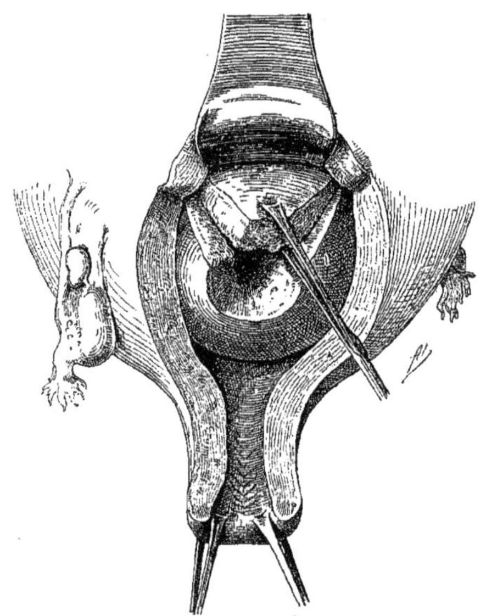

FIG. 308. — Application de l'écarteur dans la cavité utérine, taille d'un V et la surface antérieure du fibrome.

et à mesure que les tractions exercées à la pointe des lambeaux en V deviennent de plus en plus tangentielles, la tumeur subit dans sa coque divers mouvements de rotation et de bascule qui rendent accessibles ses parties latérales, puis sa calotte supérieure.

Dès que la portion qui reste encore au fond de l'utérus semble assez réduite de volume pour franchir la vulve, le V le plus accessible est saisi à l'aide d'une puissante pince-gouge et attiré au dehors. La masse fibromateuse, taillée d'incisions multiples qui toutes partent de sa périphérie et atteignent le canal central créé par le tube tranchant, apparaît alors à la vulve en se développant et en se dévidant sous les yeux de l'opérateur.

A mesure que l'angle inférieur de ce V franchit la coque

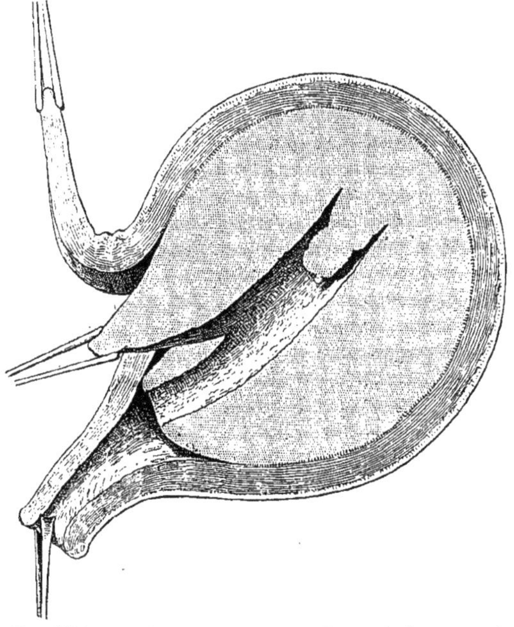

Fig. 509. — Coupe antéro-postérieure de la fig. 508. Bascule de l'utérus en avant.

utérine, l'index gauche, introduit dans la plaie, détache de ses adhérences celluleuses le pôle supérieur du fibrome, l'abaisse, et en active l'extraction.

Si l'extraction est laborieuse, la partie déjà extraite et qui pend à la vulve est réséquée, afin de permettre en haut de nouvelles prises tangentielles et plus efficaces.

Deux ou trois coups de ciseaux prolongent les incisures de la tumeur vers la profondeur, et la masse supérieure vient enfin se dérouler à la vulve, suivie parfois du fond de l'utérus en inversion.

Il faut avoir assisté à ces opérations de morcellement pour savoir combien elles sont à la fois sûres et rapides.

La tumeur, attaquée par ce procédé, bascule alternativement tantôt en avant, tantôt à droite, tantôt à gauche ou en arrière.

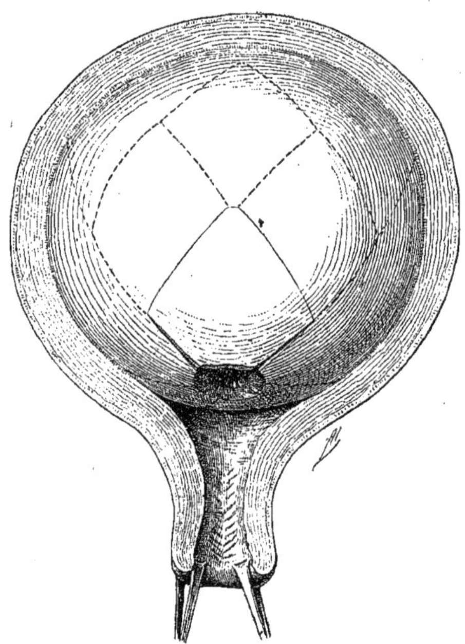

FIG. 310. — Morcellement losangique d'un fibrome intra-utérin.

Les parties antérieure et latérale gauches, par exemple, sont d'abord réséquées par plusieurs résections en V; nous les abandonnons entièrement; le V supérieur est saisi avec des pinces à griffes, et nous allons reconnaître du doigt, dans la cavité utérine, une autre tranche de section, qui est saisie à son tour, taillée en V, morcelée, basculée vers l'orifice du col et extraite par dévidement.

La dernière masse fibromateuse qui sort d'un seul bloc pèse le plus souvent à elle seule 600 à 800 grammes.

La technique de l'opération doit être modifiée suivant le volume du fibrome, suivant sa consistance, suivant la largeur ou l'étroitesse du champ opératoire.

Mais les règles générales invariables qui en régissent les différents temps s'appliquent à chaque cas particulier : perforation

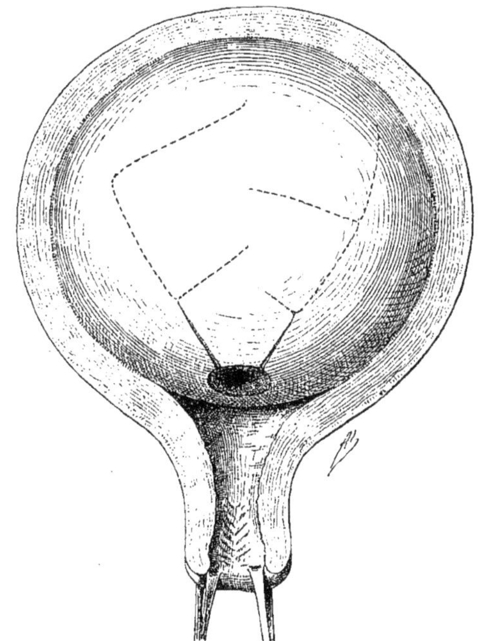

FIG. 311. — Morcellement en échelle d'un fibrome intra-utérin.

centrale de la tumeur au tube tranchant et morcellement en V de sa paroi antérieure d'abord, puis de ses parties latérales ; et extraction du pôle supérieur par bascule et dévidement, comme l'avait primitivement conçu Lisfranc.

Le morcellement losangique n'est utile que dans les cas de fibromes énormes ; il ne doit être pratiqué qu'autant qu'il est indispensable. Lorsque la tumeur est suffisamment réduite, ce qui reste est extirpé d'une seule pièce par bascule et dévidement.

La manœuvre du dévidement des fibromes utérins doit être étudiée sur des tumeurs encore peu volumineuses, sur de petits fibromes interstitiels, par exemple, au cours de l'hystérectomie vaginale.

Si la tumeur est petite, on l'incise en deux, et l'une des moitiés

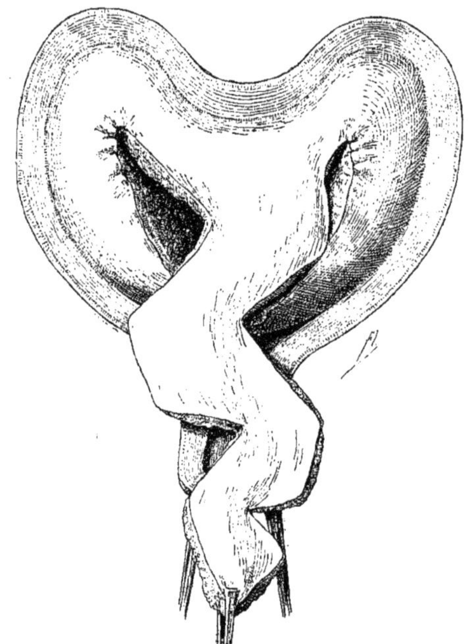

Fig. 312. — Résultat du morcellement en échelle.

est attirée en dehors; elle s'entr'ouvre comme un livre, puis quitte sa loge en basculant et sans difficulté (Lisfranc).

S'agit-il d'un fibrome plus volumineux, on évide de deux ou trois coups de tube tranchant sa partie centrale, à partir du pôle inférieur, et on taille un premier V. Ce V abaissé et attiré au dehors, il est facile, si la dureté du fibrome n'est pas exagérée, de continuer l'extraction en prolongeant successivement vers la profondeur, à mesure que de nouvelles parties de sa surface deviennent accessibles, la section en V, en la complétant alternativement à droite et à gauche par des incisures profondes, mais incompletes, et pratiquées comme pour l'extirper par losanges successifs.

Le V médian antérieur, au lieu d'être réséqué par morcellement losangique (fig. 310), se dévide alors progressivement comme le représente la figure 311. Et cette manœuvre, continuée sur celle des parties latérales de la tumeur qui bascule le plus aisément, aboutit à l'extraction totale.

Ce mode de morcellement, que nous nommons **morcellement en échelle**, est extraordinairement rapide. La tumeur se développe au dehors et est extraite dévidée, mais d'une seule pièce, et peut être reconstituée ensuite dans sa forme primitive en prenant soin de replacer dans leurs rapports respectifs les lambeaux qui ont été taillés à ses dépens.

L'hystérotomie pour gros fibromes sous-muqueux comprend donc les manœuvres suivantes :

1° Extraction en bloc, si elle est possible.

2° Morcellement par simple section médiane de Lisfranc, et par développement de la tumeur si le fibrome est petit.

3° Morcellement et dévidement en échelle d'emblée ou, si la tumeur est d'un volume excessif, après résection préalable d'un certain nombre de fragments losangiques autour de son pôle inférieur.

Fibromes myxomateux et aréolaires. — Fibromes sphacélés.

Les manœuvres que nous venons de décrire conviennent particulièrement aux fibromes de consistance normale, c'est-à-dire fermes et ligneux.

Certaines de ces tumeurs sont beaucoup plus friables, particulièrement les fibromes myxomateux et aréolaires, qui sont en outre généralement criblés de kystes séreux.

Nous avons rencontré de ces tumeurs utérines myxoïdes si peu consistantes que toute traction avec la pince à griffes était impossible, l'instrument dérapant.

L'emploi de nos tubes tranchants est ici encore un artifice précieux.

La tumeur, mise en évidence, si le col n'est pas suffisamment entr'ouvert, par la section longitudinale ou en V de la paroi utérine antérieure, nous appliquons à son pôle inférieur le plus volumineux de nos tubes tranchants qui puisse y avoir accès et, le fond de l'utérus maintenu par la main gauche appuyée sur le bas-ventre, nous la perforons dans 5 ou 6 directions différentes.

Nous introduisons alors dans la cavité utérine soit une de nos fortes pinces-gouge, soit, si le fibrome est plus friable encore, une pince à anneaux, et nous extrayons la tumeur fragments par fragments. Chaque prise en ramène un segment plus ou moins volumineux. Lorsque le volume en est suffisamment réduit, la partie supérieure est extraite par dévidement.

Le morcellement en échelle et le dévidement conviennent également très bien aux cas où un fibrome primitivement dur se trouve sphacélé, la consistance de la tumeur, qui devient noirâtre et mollasse tout en conservant une résistance suffisante pour les tractions, se prêtant particulièrement à ce mode de morcellement.

La tumeur extirpée, l'inversion utérine, si on n'a pu l'éviter, est réduite. Il est même préférable, lorsque la coque utérine du fibrome est assez mince, de provoquer cette inversion du fond de l'utérus lorsque l'on extrait à la vulve le pôle supérieur de la tumeur, afin de constater si cette coque péritonéale n'est pas perforée ou tellement amincie en certains points que son sphacèle ultérieur soit à craindre.

Les vastes coques fibromateuses amincies qui flottent dans le péritoine après l'ablation des gros fibromes interstitiels sont en effet peu contractiles, et, malgré l'administration d'ergot de seigle et la pratique de grandes irrigations antiseptiques chaudes, on ne les voit guère se rétracter qu'au bout de plusieurs semaines, après une suppuration abondante. La malade présente durant tout ce temps une température parfois inquiétante. Ces accidents de septicémie cavitaire sont d'autant moins graves, comme nous l'avons signalé plus haut, que la coque est plus musculeuse.

Si donc on observait, après l'énucléation du fibrome, un amincissement excessif de la paroi utérine, il serait nécessaire de pratiquer immédiatement l'hystérectomie, déjà préparée par le décollement de la vessie et la section en V de la paroi antérieure du col et du corps. (Cette opération est décrite dans le chapitre suivant.)

Si l'utérus est laissé en place, l'incision de sa paroi antérieure est suturée en surjet au catgut, de manière à n'avoir pas à enlever le fil plus tard, et sa cavité tamponnée provisoirement, s'il s'en écoule du sang, avec de la gaze stérilisée imbibée d'eau phéniquée et exprimée.

Le tampon est enlevé le 2e jour et les lavages vaginaux et intra-utérins sont pratiqués à partir de ce moment.

La meilleure sonde intra-utérine est en pareil cas un simple cathéter d'étain, dont la courbure sera appropriée à la direction du trajet intra-utérin.

La loge du fibrome, qui communique par l'intermédiaire du vagin avec l'air extérieur, suppure habituellement. Les lavages sont faits jusqu'à 8 fois par 24 heures, et, si la température s'élève aux environs de 39°, on applique sur le ventre plusieurs vessies de glace.

On emploiera comme liquide antiseptique le phénol à 1/60e, le sublimé à 1/5000[e] ou la liqueur de Labarraque à 1/100e, la surface d'absorption étant très étendue. Il faut surveiller particulièrement les symptômes possibles d'intoxication phéniquée ou mercurielle.

Indications de l'hystérotomie.

Nous avons signalé combien l'**énucléation des fibromes utérins cavitaires et interstitiels** avait perdu de son importance à mesure que s'était vulgarisée l'hystérectomie totale.

Cette opération doit être réservée pour l'extirpation des fibromes solitaires de moyen volume (200 à 400 gr.). Elle convient encore, dans les cas de fibromes multiples, quand l'état général est grave (diabète, albuminurie, etc.) et que l'ablation d'une tumeur unique faisant saillie dans la cavité utérine semble pouvoir prévenir les hémorragies.

En effet, dans ces cas, l'énucléation du fibrome sous-muqueux principal fait souvent cesser les métrorragies, et l'hystérectomie totale est pratiquée plus tard, s'il y a lieu, quand l'état général est amélioré.

Cette ligne de conduite, d'opérer en deux temps, espacés de plusieurs semaines ou de plusieurs mois, est celle que nous avons prescrite dans les cas de suppurations pelviennes graves, chez les femmes très affaiblies.

Poids des fibromes utérins d'après leur diamètre.

Il ne sera pas inutile de donner, comme complément de cette technique de l'énucléation des gros fibromes utérins interstitiels, un aperçu des rapports qui existent entre le diamètre et le poids des tumeurs abdominales sphériques ou presque sphériques.

Ce tableau permettra de réduire à leur juste valeur certaines observations où le poids de la tumeur est manifestement erroné, et parfois agrémenté, par exemple, d'un zéro, se trouvant ainsi porté de 400 à 4000 grammes, c'est-à-dire au double ou au triple du volume d'un cerveau ou d'un foie d'adulte de moyenne grosseur.

Un fibrome ou un kyste du diamètre de

6	centimètres	pèse approximativement	110	grammes
8	—	—	270	—
10	—	—	520	—
12	—	—	900	—
15	—	—	1 770	—
16	—	—	2 150	—
18	—	—	3 000	—
20	—	—	4 200	—
25	—	—	8 200	—
30	—	—	14	kilogrammes
40	—	—	34	—
46	—	—	50	—

Ce dernier poids peut être atteint par des kystes ovariens multiloculaires.

La densité des diverses tumeurs abdominales variant peu, à part les cas de calcification, ces chiffres permettront au lecteur d'apprécier avec une exactitude suffisante, d'après leur diamètre, leur poids réel.

7° *Traitement de l'inversion utérine « post partum ».*

L'inversion utérine « post partum » est peu différente de celle qui s'observe à la suite de l'expulsion spontanée ou de l'énucléation opératoire des fibromes utérins.

L'inversion de l'utérus survenant au moment de la délivrance doit être immédiatement réduite. Si cette manœuvre est négligée, l'orifice cervical se resserre à mesure que se produit l'involution de l'organe.

L'utérus, retourné en doigt de gant, demeure procident dans le vagin ou même vient se montrer hors de la vulve, et présente l'aspect d'une tumeur piriforme, rouge, mollasse, tomenteuse, aux parties latérales de laquelle on peut découvrir, si l'on y prête attention, deux petits infundibula qui aboutissent aux orifices tubaires.

Si l'inversion est très ancienne, la muqueuse utérine, en contact depuis longtemps avec la muqueuse vaginale, présente un aspect différent; elle est devenue plus lisse, ses glandes sont atrophiées.

Quand l'inversion se complique de prolapsus, il se produit souvent à la surface de l'utérus des ulcérations d'étendue et de profondeur variables.

L'anneau cervical étrangle plus ou moins le corps de l'organe et s'en trouve séparé par un sillon plus ou moins profond, suivant que la portion supérieure du col participe plus ou moins à l'inversion. Rarement le bourrelet cervical vient à disparaître entièrement.

Les annexes, attirées au niveau de l'orifice infundibuliforme qui existe du côté du péritoine, et auquel aboutissent les ligaments ronds, sont plus ou moins tiraillées suivant le degré de l'inversion et la brièveté des pédicules tubo-ovariens.

Le canal séreux qui plonge jusqu'à la partie inférieure de la tumeur vaginale est susceptible de se rétrécir et de s'indurer à la longue.

L'inversion utérine « post partum » est, pour cette raison, d'autant mieux réductible que l'opération est tentée d'une manière précoce.

Nous avons eu l'occasion de pratiquer cette opération devant le professeur Pawlick et un certain nombre d'autres collègues. L'inversion datait de plusieurs mois.

L'anneau cervical était ferme et étroit, et la plupart des assistants pensaient que l'amputation de la partie saillante ou bien l'hystérectomie vaginale seraient seules possibles.

Notre plan était arrêté : pourquoi ne pas appliquer à ce cas notre procédé de section longitudinale de la paroi antérieure du col et du corps utérin, et réduire l'utérus par une manœuvre inverse de celle qui préside à son extraction par l'hystérectomie.

Cette tentative se trouvait d'autant mieux justifiée, que le premier temps de l'opération que nous voulons tenter n'était autre, si la réduction ne pouvait se faire, qu'une préparation à l'hystérectomie, pour laquelle il suffirait alors d'inciser hémi-circulai-

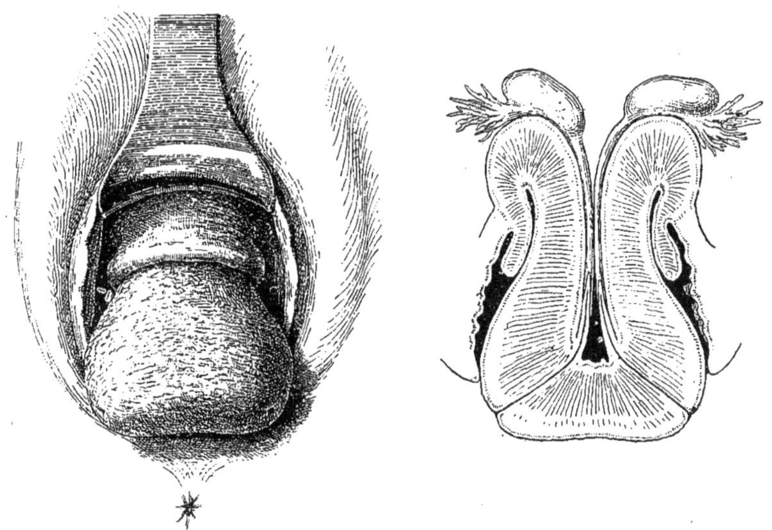

Fig. 313. — Inversion utérine.

Fig. 314. — Coupe de la figure 313.

rement le cul-de-sac vaginal postérieur, d'ouvrir le Douglas, et de compléter l'hémi-section du corps et du col jusqu'à ouverture du repli péritonéal vésico-utérin.

Opération. — Le col saisi de chaque côté par deux pinces à griffes et l'hémi-section de la muqueuse vaginale du cul-de-sac antérieur pratiquée, nous décollons la vessie le plus haut possible et, l'écarteur introduit dans la plaie, nous sectionnons jusqu'au niveau du point de réfléchissement de la muqueuse utérine le bourrelet cervical.

Les lèvres de la section cervicale entr'ouvertes, nous saisissons dans les quatre derniers doigts de chaque main les pinces à griffes fixées sur les parties latérales du col et nous réduisons avec les pouces le fond de l'organe.

Cette manœuvre se fit sans grand effort, grâce à la libération

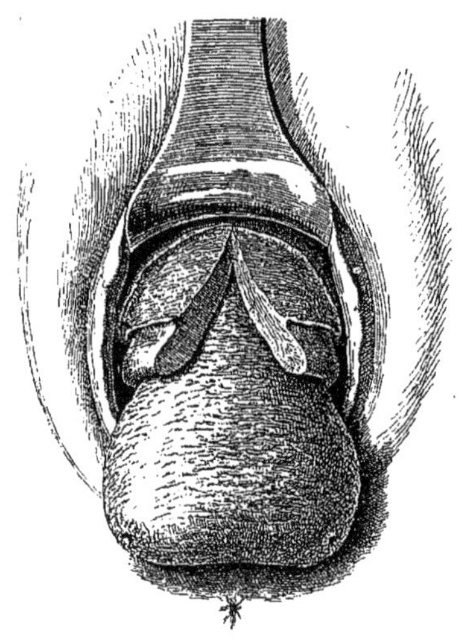

Fig. 315. — Incision transversale du cul-de-sac vaginal et section longitudinale du col de l'utérus.

de l'anneau cervical qui, lors de la réduction, se déchira autant qu'il le fallut pour que la tumeur le franchît aisément.

La réduction constatée, nous nous assurons que le péritoine n'était pas ouvert, et nous suturons avec un surjet de catgut la plaie cervicale jusqu'au niveau de l'insertion du vagin, puis la plaie vaginale tout entière, y compris la section longitudinale de la partie saillante du col au crin de Florence.

Les crins furent enlevés le 10e jour. La guérison était complète.

Ce procédé de réduction opératoire de l'inversion utérine est

d'autant plus intéressant qu'il démontre la valeur, comme méthode générale, de notre hémi-section utérine antérieure. Il est remarquable de constater que la même manœuvre puisse permettre, en l'appliquant à des cas si différents, soit de réaliser l'ablation de l'organe normal en l'inversant en dehors, soit de le

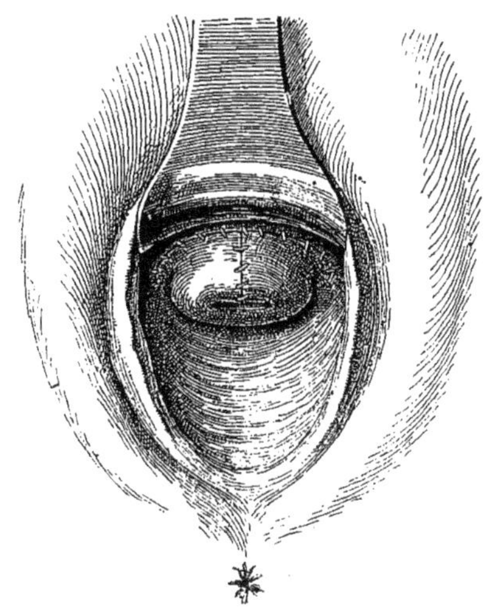

Fig. 516. — Aspect de la ligne de réunion.

remettre en place par une manœuvre absolument opposée, lorsqu'il s'est accidentellement inversé dans le vagin.

8° *Hystérectomie vaginale.*

Les indications de l'hystérectomie vaginale se sont étendues, depuis 10 ans, aux cas les plus variés.

Autrefois réservée à la cure du cancer, l'ablation totale de l'utérus par le vagin a été successivement préconisée dans les cas de fibromes, de névralgies utérines graves, de prolapsus, et enfin de lésions bilatérales des annexes et de suppuration pelvienne.

Nous n'avons pas à discuter ici les indications de cette opération et nous n'aborderons quelques considérations cliniques, qu'autant que l'exigera l'étude du manuel opératoire.

Historique. — La première hystérectomie vaginale totale pour cancer est attribuée à Andreas a Cruce (1560). Marchall (1783) et Langenbeck (1813) paraissent avoir pratiqué des hystérectomies incomplètes, dans des cas de prolapsus. Nous citerons ensuite les opérations de Sauter (1822), de Blundell (1828), de Récamier (1829), de Kieter (1848) et de Hennig (1876), qui enleva, outre l'utérus, dans un cas de métrorragies graves l'ovaire et la trompe gauches.

L'hystérectomie vaginale fut alors presque complètement abandonnée et ne devint une opération véritablement réglée qu'après les recherches de Czerny. Czerny le premier fit, en 1879, cette opération en série et adopta comme méthode, à l'exemple de Récamier, la ligature préventive des ligaments larges.

Billroth, Schrœder, Martin, Wœlfler (1880), Mickulicz, Teuffel, Kocher, Muller (1881) suivirent la méthode de Czerny.

En 1881, Hailden réunit une statistique de 52 hystérectomies vaginales totales, avec une mortalité de 32 0/0.

En 1884, la proportion des insuccès demeurait analogue. Martin eut l'idée, en 1886, de réunir les opérations de six des opérateurs les plus habiles. Il obtint 311 cas, avec une mortalité de 15 0/0. Aujourd'hui, la mortalité est bien plus faible encore, entre les mains au moins des chirurgiens expérimentés. Car il ne faut ajouter qu'une créance très relative à certaines statistiques, et quelques gynécologistes ont montré une tendance un peu exagérée à retrancher de leurs chiffres de mortalité, sous prétexte de pneumonie et d'étranglement interne, des insuccès d'origine opératoire évidente. Nous nous bornerons donc à signaler nos résultats personnels, ne voulant aucunement les mettre en parallèle avec des statistiques dont nous connaissons l'inexactitude.

Notre première statistique intégrale, publiée au Congrès de Gynécologie de 1892, comportait 112 cas, dont 23 hystérectomies pour cancer, avec 2 morts, 28 hystérectomies pour fibromes, avec 1 mort, et 61 hystérectomies pour lésions inflammatoires, avec 3 morts, soit en tout 6 insuccès, ou 5,3 0/0.

Sur les 18 premiers cas nous avons perdu 3 malades dont une, la première, à cause de l'emploi de pinces défectueuses, qui avaient lâché les artères utéro-ovariennes (soit 16,6 0/0), pour n'avoir que 2 insuccès sur les 41 cas suivants (4,8 0/0), et un seul sur les 53 derniers (1,88 0/0).

La proportion des insuccès de l'hystérectomie vaginale varie suivant la gravité des cas et particulièrement, si l'on consulte plusieurs centaines d'opérations, suivant qu'elle est faite dans le cas de cancer, de fibromes ou de lésions inflammatoires.

La mortalité de l'hystérectomie pour cancer oscille entre 6 ou 10 0/0. Celle de l'hystérectomie pour fibromes entre 4 ou 6 0/0, celle de l'hystérectomie pour lésions inflammatoires, entre 2 ou 5 0/0.

Ces chiffres concordent admirablement avec les prévisions qui peuvent être faites : les opérations pour cancer sont souvent incomplètes; le péritoine peut être infecté au cours de l'opération; les malades sont fréquemment cachectiques et ne présentent qu'une résistance vitale très amoindrie. Les opérées de fibromes sont habituellement plus résistantes, mais l'opération peut présenter de grandes difficultés et la brèche péritonéale est généralement très étendue. Enfin dans les cas de lésions inflammatoires, si l'on emploie une bonne technique, l'utérus est presque toujours rapidement extrait ainsi que les annexes, et la présence d'adhérences anciennes facilite singulièrement la fermeture rapide du péritoine pelvien.

La part que nous avons prise dès 1887 à la détermination des meilleurs procédés d'extirpation vaginale de l'utérus de volume normal ou fibromenteux, l'expérience que nous avons acquise par dix ans de pratique de cette opération, donnent à ce chapitre de notre technique chirurgicale un intérêt tout particulier.

L'historique du manuel opératoire de l'hystérectomie vaginale est très succincte.

Czerny et l'école Allemande pratiquèrent, comme Récamier, la ligature préventive en étage des ligaments larges.

Péan substitua, suivant sa méthode générale, l'emploi des pinces aux ligatures, et coupa les ligaments larges en dedans de ses pinces, appliquées en étage. Il fit ultérieurement le morcellement par section bilatérale des lèvres du col, résection des lambeaux antérieur et postérieur, et ainsi de suite, jusque sur le corps, qui était renversé à la vulve. Péan, jusqu'au 21 juillet 1896, liait à la fin de l'opération les ligaments larges et suturait le vagin à l'aide d'une aiguille chasse-fil et de fils métalliques.

Deux fois seulement avant cette date, le 19 juin et le 5 août 1885, il a combiné la ligature et la forcipressure définitive et laissé des pinces à demeure sur un seul ligament large.

Le 21 août 1885, des pinces furent, par nécessité, placées à demeure des deux côtés. La malade mourut le 3e jour. Cette opération avait duré 2 heures. Celle du 5 août 1885 s'était prolongée durant 4 heures.

Spencer Wells, en 1882, eut le premier le mérite de laisser des pinces à demeure sur le ligament large.

Richelot proposa, en novembre 1885, à la Société de chirurgie, cette méthode comme une méthode de choix et la mit à exécution de propos délibéré. Il communiqua ses résultats à l'Académie de médecine le 13 juillet 1896.

Le 19 juillet suivant, Péan, ce qui prouve bien l'antériorité de Richelot pour la forcipressure méthodique des ligaments larges, pratiqua encore l'hystérectomie vaginale avec ligature des ligaments larges et fermeture du vagin. Ce n'est qu'à partir du 21 juillet qu'il laissa méthodiquement, suivant le conseil de Richelot, les pinces à demeure, et son opérée succomba.

Les pinces étaient placées primitivement par Richelot de bas en haut sur les ligaments larges.

C'est ainsi que nous avons opéré dans notre premier cas. Ces pinces, mal construites, lâchaient les tissus à leur extrémité à mesure qu'on les serrait (v. pl. XXV). Les deux artères utérines saignèrent dans le péritoine et la malade (c'était un cas de cancer du corps de l'utérus) succomba.

C'est alors que, remarquant cet écart des extrémités des pinces de Richelot et de tous les instruments analogues à mors longs, qui s'éloignaient l'une de l'autre à mesure qu'on les serrait davantage à ce point qu'un mouchoir plié en seize doubles se trouvait de moins en moins maintenu entre les extrémités des mors à mesure que la pression augmentait, nous fîmes construire par M. Collin notre modèle de **pinces à mors élastiques** (janvier 1887).

Ces pinces, établies d'après un principe absolument nouveau, possèdent des mors cannelés et légèrement concaves sur le plat, de sorte qu'ils se touchent par leurs extrémités lorsque leur partie moyenne est encore écartée de 8 à 10 millimètres (fig. 99). Si l'on engrène la crémaillère par une forte pression exercée sur les anneaux de l'instrument, les extrémités se serrent l'une contre l'autre, puis la partie moyenne des mors, qui se rapproche petit à petit jusqu'à les mettre en contact.

Vient-on à faire l'expérience du mouchoir, on constate que ce dernier est de plus en plus fixé au niveau des extrémités des mors à mesure que l'on serre la pince, et qu'une pression énergique sur les anneaux de l'instrument assure un écrasement très suffisant des tissus au niveau de la partie moyenne. Avec notre nouvelle pince pour les ligaments larges, il n'y a aucun danger, lorsqu'elle est convenablement placée, de lâcher au moment de leur section une partie quelconque des ligaments larges.

Cet instrument fut présenté à la Société de chirurgie de Paris le 6 mars 1887 et devint le point de départ d'une révolution dans la construction des autres types de pinces à mors longs.

Les anciennes pinces furent dès lors presque toutes construites d'après le principe que nous venions d'établir, de telle manière que leurs mors, autrefois rigides et qui venaient en contact sur toute leur longueur à la fois, se trouvèrent, conformément à notre modèle, légèrement courbes sur le plat et élastiques.

Nous avons vu à propos de la forcipressure en général quelles autres applications avaient reçues depuis cette époque d'autres modèles de pinces à mors élastiques, parmi lesquels nous citerons particulièrement nos pinces courbes à entérorraphie, destinées à fermer, dans les opérations sur l'estomac et l'intestin, avant de les inciser, le calibre de ces viscères.

Mode d'application des pinces sur les ligaments larges.

Dans notre première opération d'hystérectomie vaginale, faite avec les pinces de Richelot, nous avons entièrement détaché l'utérus de la vessie et du rectum avant de pincer les ligaments larges, qui furent saisis de bas en haut. Nous n'avons donc jamais pratiqué la forcipressure préventive à la mode de Péan.

Dans notre 2e opération nous avons appliqué de même nos pinces à mors élastiques, qui venaient d'être construites, de bas en haut : la malade guérit.

Dès notre 3e cas, nous avons pratiqué, pour une ablation d'utérus fibromateux enclavé dans le bassin, l'hémisection antéro-postérieure totale du col, étroit et allongé, et l'hémisection de la paroi antérieure seule de l'utérus, avec morcellement en V, de la surface au centre. Les pinces ne furent appliquées qu'après l'extraction totale de l'utérus hors de la vulve.

Nous verrons enfin que nous venons de simplifier encore la forcipressure et la ligature définitive des ligaments larges, en imaginant de les écraser, à l'aide de notre nouvelle pince à pression progressive, au point de les réduire à l'épaisseur de leur gaine séreuse.

Ce broiement des pédicules ligamentaires permet à la fois de ne pincer ou lier qu'une épaisseur beaucoup moindre de tissus, et d'éviter autant que possible, par suite de l'attrition des vaisseaux, tout danger d'hémorragie secondaire. La cicatrisation est en outre beaucoup plus rapide, l'élimination des parties liées ou saisies entre les pinces se réduisant après cet écrasement,

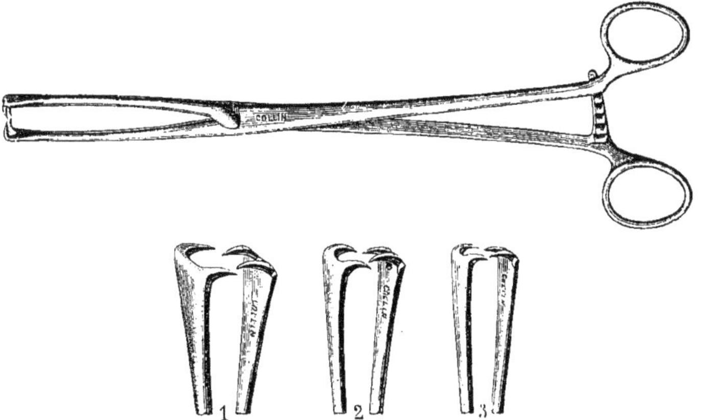

Fig. 517. — Pince à griffes de Museux (modèle de Collin).

qu'il faut même limiter pour ne pas s'exposer à une section complète, à celle des deux feuillets péritonéaux.

Notre manuel opératoire de l'hystérectomie vaginale par hémisection médiane antérieure a subi, depuis 1887, certaines modifications de détail.

Notre double principe : l'hémisection médiane antérieure simple ou en V et le rejet de toute hémostase préventive est demeuré intact.

Nous allons décrire l'opération avec tout le soin qu'elle comporte, en envisageant successivement les cas différents qui peuvent se présenter.

Hystérectomie dans les cas de métro-salpingite sans adhérences et sans augmentation de volume très sensible de l'utérus ni des annexes.

Précautions préliminaires. — La malade est purgée avant

l'opération. Un pessaire à air est appliqué, si le vagin est très étroit, la veille de l'hystérectomie.

La malade est endormie. La vulve est rasée sous le chloroforme,

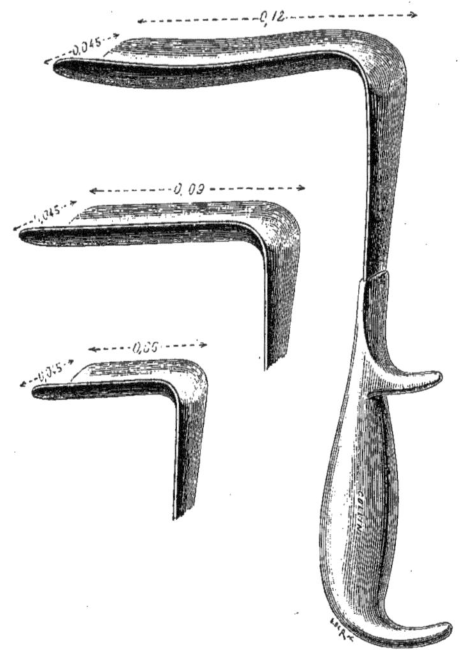

Fig. 318. Écarteurs de $0^m,045$ de largeur : nos 1 ($0^m,06$), 2 ($0^m,09$) et 3 ($0^m,12$).

le vagin lavé à l'eau chaude et au savon à plusieurs reprises, puis au sublimé à 1 0/00 et au phénol à 2,5 0/0. La vessie est vidée à l'aide d'une sonde stérilisée, la vulve lavée de nouveau au sublimé et au phénol, les jambes et les cuisses sont enveloppées de serviettes stérilisées et l'opération proprement dite commence.

Position de la malade. — Nous avons insisté plus haut sur la position que nous avons, *le premier*, employée pour l'hystérectomie vaginale.

En septembre 1892 nous n'avions encore assisté à aucune hystérectomie vaginale d'un autre chirurgien. Quel ne fut pas notre étonnement de voir, à Bruxelles, un de nos collègues opérer, pour démontrer cette opération, une malade dans la position de la taille périnéale, les cuisses fléchies sur le ventre et les

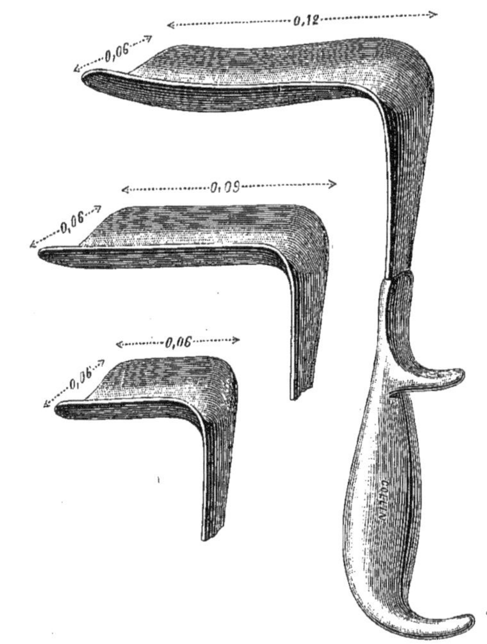

Fig. 319. Écarteurs de 0m,060 de largeur : nos 4 (0m,06), 5 (0m,09) et 6 (0m,12).

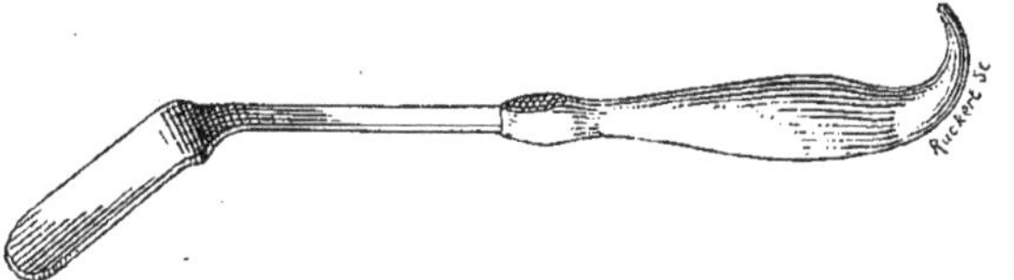

Fig. 320. — Petit écarteur oblique pour la vulve.

jambes sur les cuisses, la vulve dirigée vers le plafond, et l'axe du vagin absolument ascendant. Nous nous sommes demandé comment un chirurgien d'une valeur incontestée pouvait ainsi compliquer par une situation défectueuse de la malade les manœuvres d'une opération dont il se prétendait le vulgarisateur.

Nous connaissions d'autant mieux les inconvénients de cette position de flexion forcée des cuisses et des jambes, que nous-même nous avions opéré ainsi dans certains cas, au domicile des malades, nous trouvant obligé, faute d'aides, de maintenir les jambes à l'aide d'un simple manche à balai passé sous les jarrets

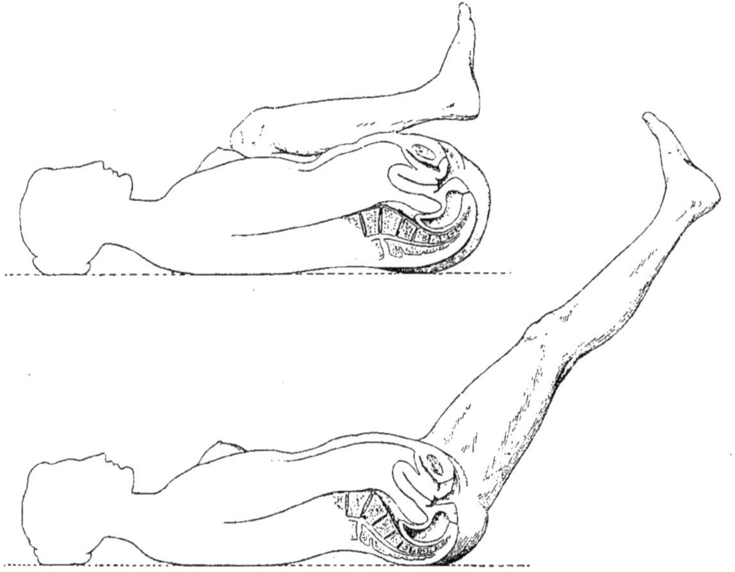

Fig. 321 et 321 *bis*.

et attaché par une corde solide, en arrière des épaules, à la table sur laquelle reposait la patiente (fig. 57 et 58).

Nous disposons habituellement la malade sur notre lit d'opérations les jambes étendues sur les cuisses et celles-ci en demi-flexion et en abduction, de manière à ce que l'axe du vagin soit non plus ascendant, mais au contraire horizontal et presque descendant (fig. 321 et 321 *bis*). Les manœuvres de traction et de renversement en avant de l'utérus deviennent ainsi aussi simples que possible. Nous avions remarqué en effet depuis longtemps toutes les difficultés opératoires que provoquait l'obliquité en haut de l'axe vaginal. Il nous a paru étrange que cette particularité soit demeurée méconnue d'autres chirurgiens.

Lorsque nous avons fait construire par Mathieu notre nouveau

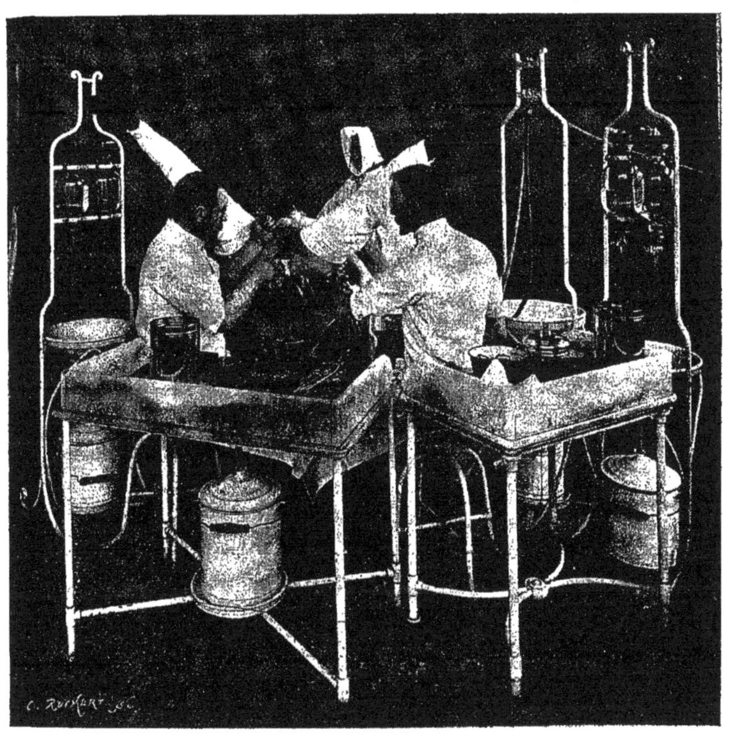

FIG. 322. — Position de la malade pour l'hystérectomie vaginale.

lit d'opérations, nous avons encore amélioré la position de la malade pour l'hystérectomie vaginale en disposant la partie antérieure du lit, qui reçoit les ischions, de telle sorte que le pelvis soit légèrement luxé en bas et en avant.

Cette excavation du bassin métallique destiné à supporter les ischions des opérées est excellente pour l'hystérectomie vaginale aussi bien que pour l'hystérectomie abdominale. En effet lorsqu'on emploie, pour cette dernière, la position de Trendelenbourg, le rebord postérieur de cette excavation fixe les os iliaques et le sacrum et empêche le reste du corps de glisser.

La position que nous employons pour l'hystérectomie vaginale est démontrée par la photographie ci-contre. Cette position est indispensable pour la bonne et rapide exécution de l'opération.

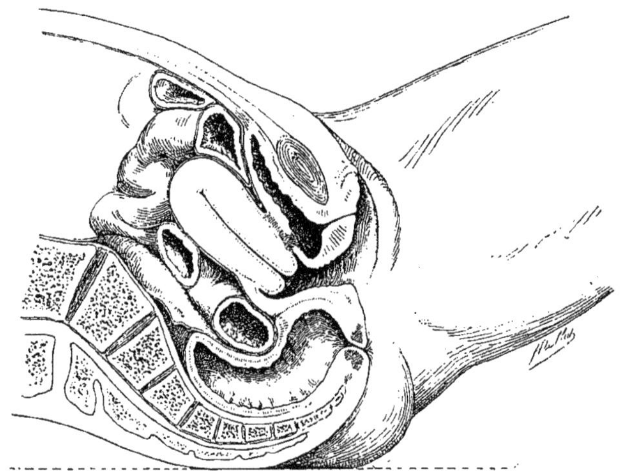

FIG. 525. — Rapports de l'utérus à l'état normal. Situation de la bride musculeuse qui se porte de la vessie sur le col.

Opération. — Temps préliminaire. Préhension du col. — Le col est saisi par ses commissures latérales avec deux pinces à griffes et abaissé autant que possible.

Une dernière exploration par le toucher et le palper combinés est pratiquée s'il y a lieu.

1er *temps de l'opération. — Ouverture du cul-de-sac de Douglas et exploration de la cavité pelvienne.* — Un écarteur de 4 cent. 5 de largeur et de 6 centimètres de longueur (écarteur n° 1) est placé à la fourchette, et le col attiré en haut de la main gauche, comme pour la colpotomie postérieure. Le cul-de-sac vaginal postérieur est immédiatement incisé de droite à gauche, par rapport à la malade, c'est-à-dire de gauche à droite par rapport au chirurgien (fig. 253).

La plaie s'entr'ouvre; l'écarteur déprimant la paroi vaginale postérieure, quelques coups de ciseaux sont donnés plus profondément, vers la paroi postérieure du col, et le cul-de-sac

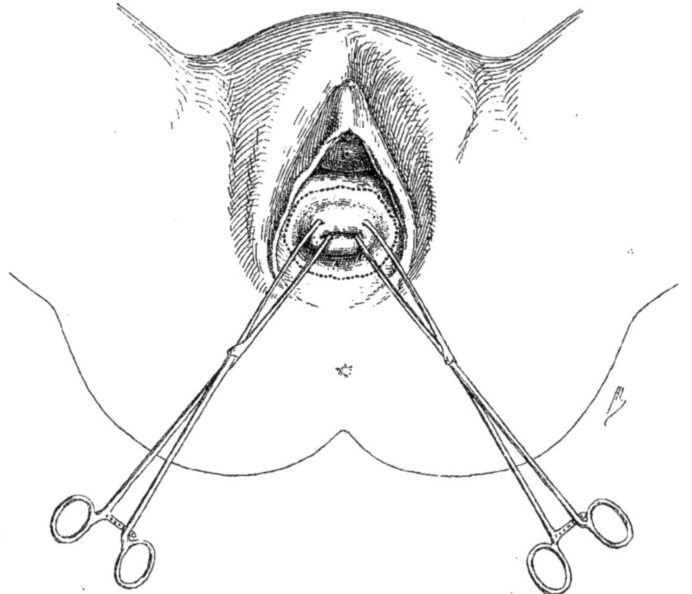

Fig. 324. — Préhension du col. Tracé de l'incision des culs-de-sac vaginaux.

de Douglas est perforé; aussitôt s'écoule une petite quantité de sérosité citrine.

Les ciseaux sont alors introduits fermés dans la boutonnière péritonéale, pour en sortir ouverts, de manière à agrandir cet orifice sans risque d'hémorragie.

L'écarteur est enlevé, et l'index droit, pénétrant dans la boutonnière séreuse, explore la face postérieure de l'utérus, les annexes et la cavité pelvienne. Cette exploration, dans les cas simples, est presque instantanée (fig. 256), et permet de compléter le diagnostic dans les cas où l'hystérectomie ne doit être faite que si les annexes des deux côtés sont malades et si la patiente, jeune encore, est de ce fait condamnée à la stérilité.

Nous avons signalé l'importance de cet examen à propos de la colpotomie postérieure, qui est ainsi le premier temps obligatoire de notre procédé d'hystérectomie vaginale.

Rien n'est laissé au hasard, et le diagnostic précis est fait avant que l'on ait sacrifié la moindre parcelle de tissu utérin. L'opération peut donc, si le chirurgien le juge convenable, soit en rester là et se réduire à une simple exploration de la cavité pelvienne, soit, s'il y a lieu, consister, après vérification « de visu » de l'intégrité des annexes d'un côté, dans l'ablation d'un hémo- ou d'un hydrosalpinx unilatéral et de l'ovaire correspondant.

Le sacrifice de l'utérus décidé, nous passons à l'isolement de la vessie.

2e *temps.* — *Incision du cul-de-sac vaginal antérieur et décollement de la vessie.* — L'écarteur placé en avant, au-dessous du pubis, et le col attiré en bas par les deux pinces commissurales, nous incisons de notre droite à notre gauche le cul-de-sac vaginal antérieur, complétant ainsi l'incision circulaire (fig. 289) des attaches vaginales du col.

Cette section est faite la pointe des ciseaux dirigée vers le col, et tout près du museau de tanche, sous peine de risquer de blesser la vessie (fig. 325). L'exploration de cette dernière n'est utile pour un opérateur exercé que s'il existe un épithélioma cervical. Nous reviendrons plus loin sur le manuel opératoire approprié à ces cas.

La traction des pinces en bas, combinée à l'action de l'écarteur, entr'ouvre la plaie vaginale anté-cervicale. La vessie est souvent étroitement fixée en ce point, par suite de la double insertion vagino-vésicale d'un véritable faisceau musculeux représenté sur nos coupes (fig. 325 et 387) et dont la section au contact de l'utérus donne accès dans l'espace celluleux lâche, bien connu de Jobert de Lamballe, qui sépare de la vessie la partie sus-vaginale du col.

L'écarteur est enlevé.

Le doigt, introduit dans la plaie, la pulpe tournée vers l'utérus, est guidé par sa face antérieure, plonge dans la profondeur, décolle aussi haut que possible le bas-fond vésical et les uretères, et prolonge ce décollement à droite et à gauche vers les liga-

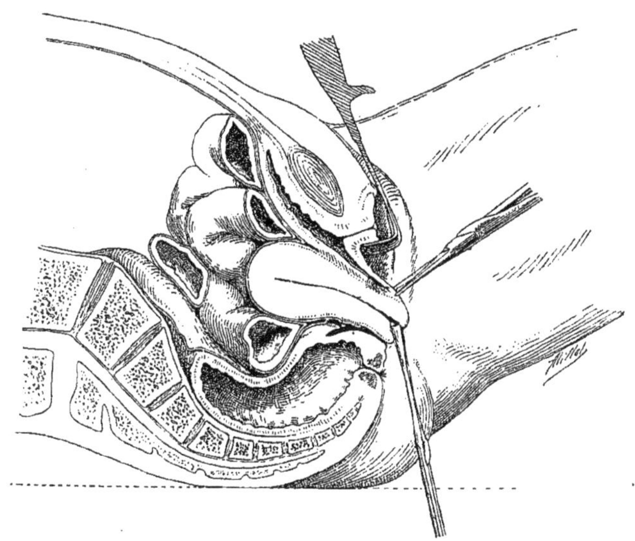

Fig. 325. — Incision du cul-de-sac vaginal antérieur.

ments larges. Le bord inférieur de ces derniers doit être refoulé aussi haut que possible, afin de mieux libérer le col.

3e *temps. — Hémisection médiane antérieure du col. Ouverture du cul-de-sac péritonéal antérieur. Hémisection du corps et extraction de l'utérus.* — L'écarteur charge alors la vessie. Les pinces à griffes sont, s'il y a lieu, placées plus solidement sur les parties latérales du col, entièrement libéré, et nous incisons d'un coup de ciseaux sa lèvre antérieure.

Le cul-de-sac séreux vésico-utérin, qui est resté d'habitude, pendant le décollement de la vessie, appliqué à la face antérieure de l'utérus (fig. 326), est ouvert, lorsque l'utérus s'abaisse bien, du 2e ou du 3e coup de ciseaux. S'il n'est pas apparent, une pince à griffes P[1] (fig. 330) est appliquée sur la lèvre gauche de la section cervicale, aussi haut que possible, et une seconde pince en face, sur la lèvre droite; ces pinces sont attirées en

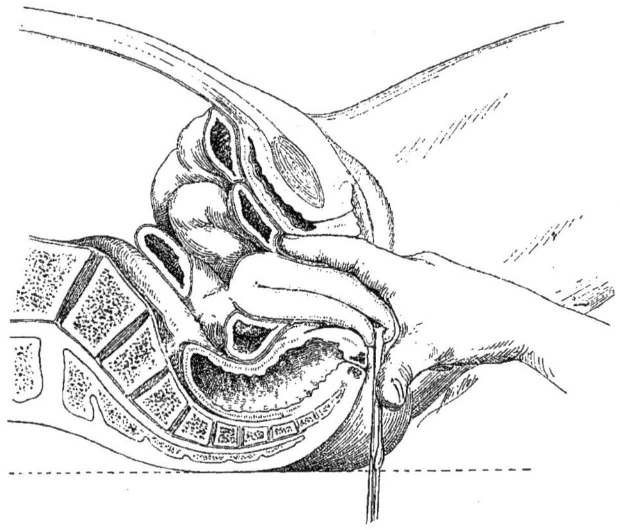

FIG. 326. — Décollement de la vessie.

bas de la main gauche et, l'écarteur enlevé, l'index droit complète le décollement, encore insuffisant, de la vessie.

L'écarteur est de nouveau mis en place, et la section médiane, prolongée, ouvre enfin le cul-de-sac péritonéal, dont l'orifice est élargi par la manœuvre décrite et figurée plus haut pour le cul-de-sac de Douglas (fig. 255). Une 3e pince est appliquée sur la lèvre droite de la section utérine, mais cette fois au niveau du corps de l'organe, visible par la boutonnière séreuse entr'ouverte, et la pince sous-jacente est reportée symétriquement en P[2].

Après un nouveau coup de ciseaux, on applique plus haut, en P^3, celle des trois pinces qui est encore fixée sur la portion sus-vaginale, le col, en P^1, et le fond de l'utérus est extrait entr'ouvert à la vulve (fig. 329 et 332).

Si ce temps de l'opération est rendu difficile par l'étroitesse de

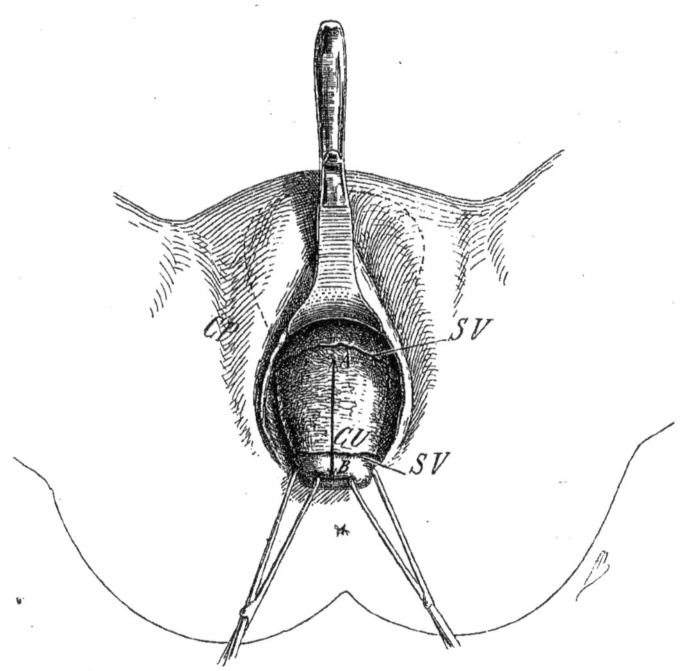

Fig. 327. — Hémisection médiane antérieure du col. Figure schématique.

la boutonnière vagino-péritonéale, qui, chez des femmes vierges ou n'ayant jamais eu d'enfant, peut présenter une rigidité spéciale, l'index est introduit au-dessous de l'écarteur jusque dans le péritoine.

La valve est immédiatement enlevée et la pulpe du doigt, franchissant le fond de l'utérus, le déprime et l'attire en avant pendant que l'autre main exerce, pour faciliter cette manœuvre, à l'aide des deux pinces fixées en haut des lèvres de l'hémisection médiane antérieure du corps de l'organe, des tractions en bas et en avant.

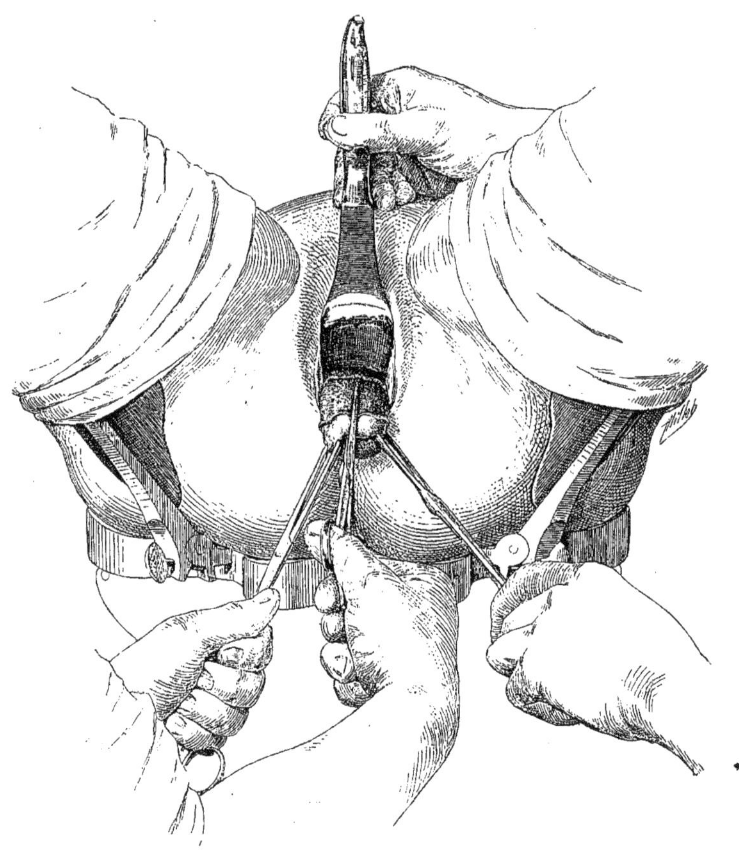

Fig. 328. — Section de la lèvre antérieure du col (d'après une photographie).

4e *temps. — Extraction des annexes et hémostase des ligaments larges.*

a) Extraction des annexes. — Quand l'utérus et les annexes sont peu volumineux et libres d'adhérences, ces dernières apparaissent, à la suite du fond de l'organe, dans le cul-de-sac vaginal antérieur.

Le fond de l'utérus est tiré plus bas, en prenant soin, s'il y a lieu, d'y fixer une nouvelle pince à griffes; un écarteur est introduit en avant, au-dessous de la vessie, et les annexes gauches sont

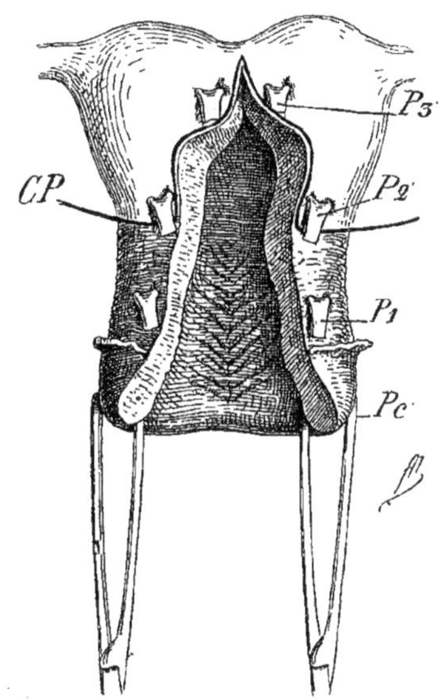

Fig. 329. — Positions successives P_1 P_2 P_3 des pinces destinées à l'extraction de l'utérus sur les lèvres de l'hémisection antérieure.

reconnues à l'aide de l'index gauche, saisies entre les mors d'une pince à anneaux et à crémaillère (fig. 106) et attirées au dehors. Leur pédicule s'allonge quelque peu, s'il y a lieu, et il ne reste plus qu'à pratiquer l'hémostase, puis à détacher l'utérus et les annexes de ce premier côté pour répéter à droite la même manœuvre.

b) Hémostase. — L'hémostase n'est faite qu'à la fin de l'opération, après l'extraction de l'utérus et des annexes à la vulve. Les pinces sont appliquées de haut en bas, sur les ligaments larges, une grande pince cannelée d'abord, puis au-dessous une pince de renfort. On pince d'habitude et on coupe le ligament large du côté gauche, puis le droit.

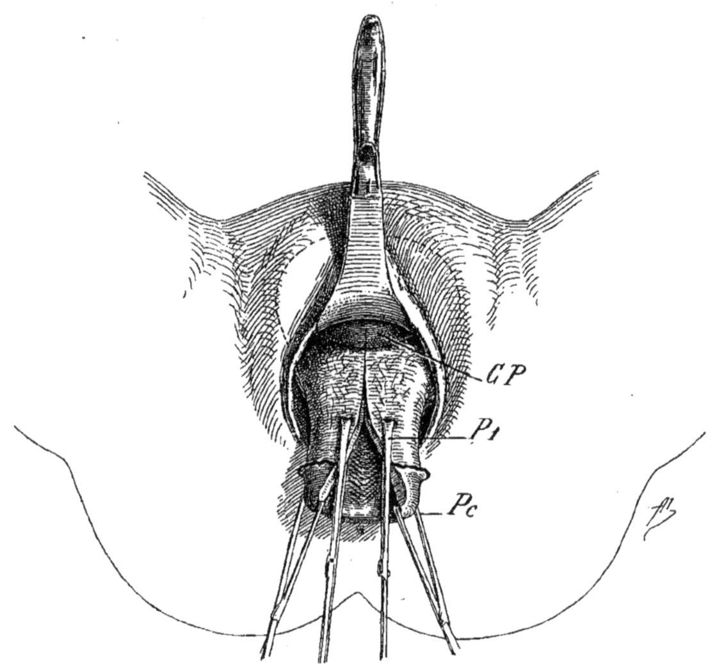

Fig. 350. — Apparition du cul-de-sac péritonéal antérieur CP. Position des premières pinces P_1 sur les lèvres de l'hémisection antérieure du col. (Figure schématique.)

Avantages de ce procédé d'hystérectomie.

Peut-être les débutants croiront-ils devoir hésiter à suivre d'emblée ce procédé, que certains collègues ont cherché à leur présenter comme dangereux. Qu'ils se pénètrent bien de notre description et ils réussiront dès leur première opération, s'ils choisissent un cas simple et favorable. Le sang n'est pas à craindre.

Les artères vaginales, même si elles donnent quelque peu de sang, sont négligeables.

Un coup de ciseaux mal dirigé viendrait-il à blesser une artère du bord inférieur du ligament large, aussitôt apparaît un jet de sang rutilant du diamètre d'une épingle et qui vient fouetter

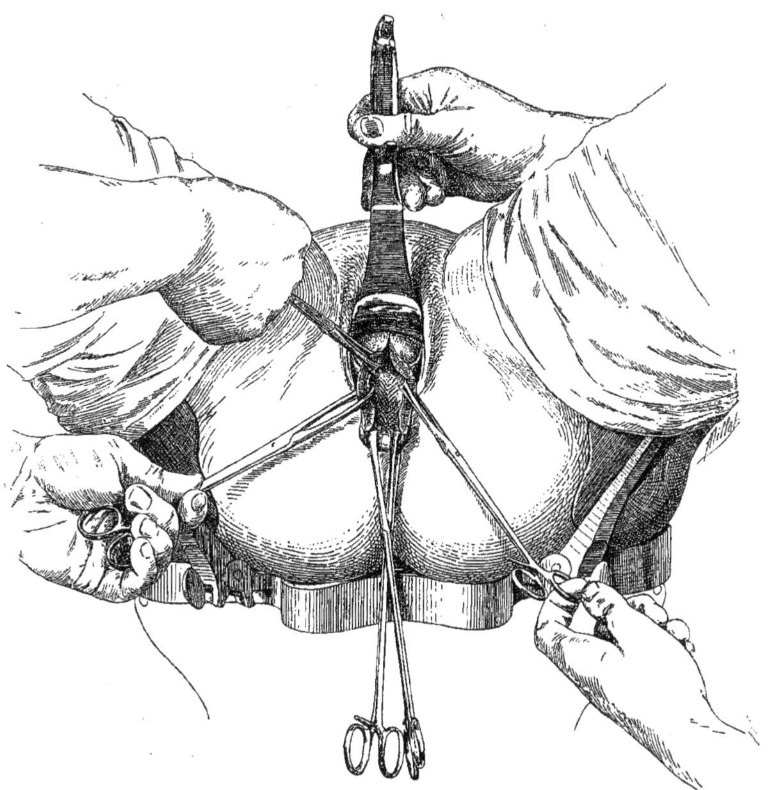

Fig. 331. — Le cul-de-sac péritonéal antérieur est ouvert. Application de la 3e pince en P_2 sur les lèvres de l'hémisection utérine.

avec énergie l'écarteur postérieur. On saisit le vaisseau et l'on continue l'opération.

Cet accident pouvant arriver une fois peut-être sur 100 ou sur 200 hystérectomies, nous ne voyons pas pourquoi on s'encombrerait méthodiquement dans chaque cas de deux fortes pinces, placées préventivement sur l'étage inférieur des ligaments larges.

Nous pinçons ce qui vient à saigner, rien de plus. Si les tranches de la section médiane de l'utérus donnent du sang d'une manière appréciable, il suffit d'appliquer aux points qui saignent une ou plusieurs des pinces à griffes destinées aux tractions.

L'utérus et les annexes extraits à la vulve, il arrive le plus souvent, si l'on a placé, au début de l'opération, une pince

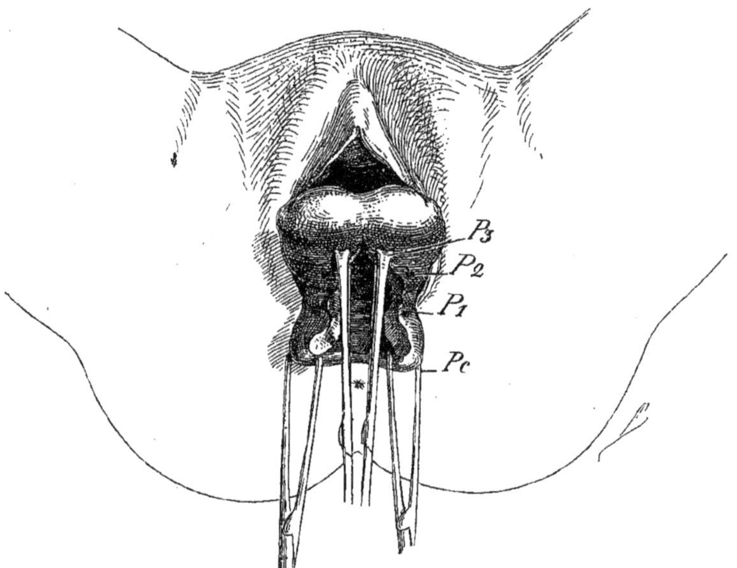

FIG. 332. — Application des mêmes pinces en P_3 et extraction du fond de l'utérus.

sur l'utérine blessée, que cette pince soit tombée d'elle-même, sans que le sang apparaisse de nouveau.

Traitement des pédicules ligamentaires.

Indications de la ligature et de la forcipressure définitive.

Doit-on lier les ligaments larges ou bien est-il préférable d'y appliquer des pinces à demeure ?

Il faut, et personne ne nous contredira sur ce point, employer le procédé le plus sûr et le plus favorable à la guérison.

Inconvénients des ligatures. — L'inconvénient capital des ligatures, même disposées en étages, telles que les pratiquent encore certains chirurgiens, est de laisser les pédicules tubo-ovariens libres de remonter dans la cavité péritonéale.

Ces pédicules, seraient-ils coupés, comme nous le faisons sans exception dans la laparotomie, au thermo-cautère, peuvent avoir été infectés dans le vagin et déterminer, quelques jours après l'opération, des accidents septiques intra-pelviens.

D'autre part, si la ligature est médiocrement serrée, une hémorragie secondaire peut se produire, hémorragie d'autant plus grave qu'elle demeure intra-péritonéale et ne se manifeste au dehors par aucun signe local.

Or les pédicules tubo-ovariens sont souvent difficiles à lier solidement à l'orifice vulvaire, le tiraillement des ligaments larges s'opposant à ce que le fil soit aussi bien placé qu'on le fait habituellement dans la laparotomie.

Forcipressure. — Nous n'envisagerons même plus cet abus de la forcipressure dont nous avons fait justice, et où le nombre de pinces a été, entre les mains du promoteur[1] même de la méthode, de 1771 pinces pour 87 opérations, soit une moyenne de 20 par malade, atteignant 13 fois les chiffres de 25 pinces, 14 fois de 30 à 40 pinces, et enfin 2 fois de 50 et même davantage. Les chirurgiens amis du progrès ont depuis longtemps abandonné cette pratique barbare.

Les pinces à demeure ne doivent être appliquées sur les ligaments larges, dans les cas normaux, qu'au nombre de 2 de chaque côté, soit 4 en tout, y compris les 2 pinces de sûreté, dites de renfort, qui ne sont placées que par excès de prudence.

1. *Deux procédés inédits d'hyst. abd. et vag.* Doyen, 2e édit., 1893, p. 120.

Nous préférons en général, pour l'ablation vaginale de l'utérus, la forcipressure des ligaments larges à la ligature. Cette préférence est-elle justifiée? Assurément, toutes les fois que la ligature ne saurait être faite avec sécurité.

On a accusé les pinces à demeure, surtout quand on les place, comme nous le conseillons, de haut en bas, sur la totalité des ligaments larges, d'exposer à la fois aux hémorragies secondaires, et à l'infection péritonéale. Cette dernière complication serait due à l'ascension dans la cavité abdominale, après l'ablation des pinces, des pédicules ligamentaires sphacélés, ces pédicules, momentanément abaissés au moment de l'extraction de l'utérus, venant d'eux-mêmes reprendre leur situation normale dans la cavité pelvienne. De tels accidents sont dus à un emploi défectueux de nos pinces à ligaments larges : pincer un ligament large est une chose assez facile, mais on peut le pincer **bien** ou **mal** et beaucoup de chirurgiens n'abandonnent les pinces que faute de savoir s'en servir.

Une expérience de dix ans nous permet, en effet, d'affirmer que dans l'hystérectomie vaginale, la forcipressure est, pour la grande majorité des cas, préférable à la ligature.

Or, on ne peut pas nous accuser d'un parti pris en faveur de la forcipressure des ligaments larges, puisque depuis longtemps nous faisons de préférence la ligature toutes les fois que cette dernière peut être effectuée dans des conditions suffisantes de sécurité, dans les cas d'hystérectomie vaginale pour prolapsus, par exemple.

La pratique de la forcipressure et de la ligature des ligaments larges après l'hystérectomie est soumise à des règles précises :

1° La **ligature** doit être pratiquée quand les ligaments larges sont très lâches et que les annexes peuvent être très facilement attirées au dehors. Les pédicules ligamentaires de l'utérus peuvent alors être réduits à une très faible épaisseur si l'on prend soin, au début de l'opération, de refouler très haut avec les doigts le bord inférieur des ligaments larges. (Nous verrons plus loin quel usage nous faisons dans le même but de notre nouvelle pince à pression progressive.)

La ligature est alors faite en masse, comme dans l'hystérectomie vaginale pour prolapsus. Nous repassons le fil, à deux reprises, par transfixion, au travers du pédicule et nous le lions chaque

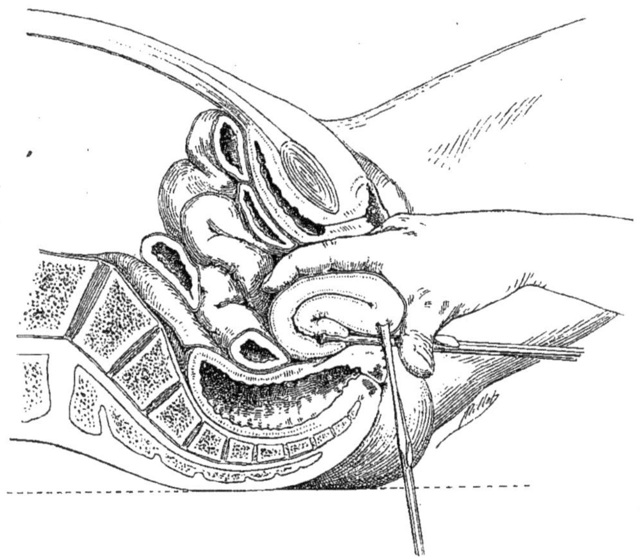

FIG. 333. — Extraction du fond de l'utérus avec l'aide de l'index.

fois. Nous attachons chaque pédicule au niveau de la plaie vaginale. Le péritoine est, soit fermé par une suture en bourse, comme dans l'hystérectomie pour prolapsus, en prenant soin de passer latéralement le fil dans le péritoine des pédicules ligamentaires, au-dessus de leur ligature, soit simplement tamponné, après adossement des lambeaux séreux antérieur et postérieur, que nous rapprochons à l'aide de deux longues pinces.

Le tampon vaginal est laissé en place 4 jours. Les injections sont alors commencées avec soin et sans pression.

Le péritoine s'accole en quelques jours au-dessus des ligatures et les moignons ligamentaires s'éliminent par le vagin.

2° **Forcipressure.** Quiconque pratique couramment l'hystérectomie vaginale sait que les cas simples sont, lorsqu'il existe une indication opératoire réelle, les plus rares. L'extraction des

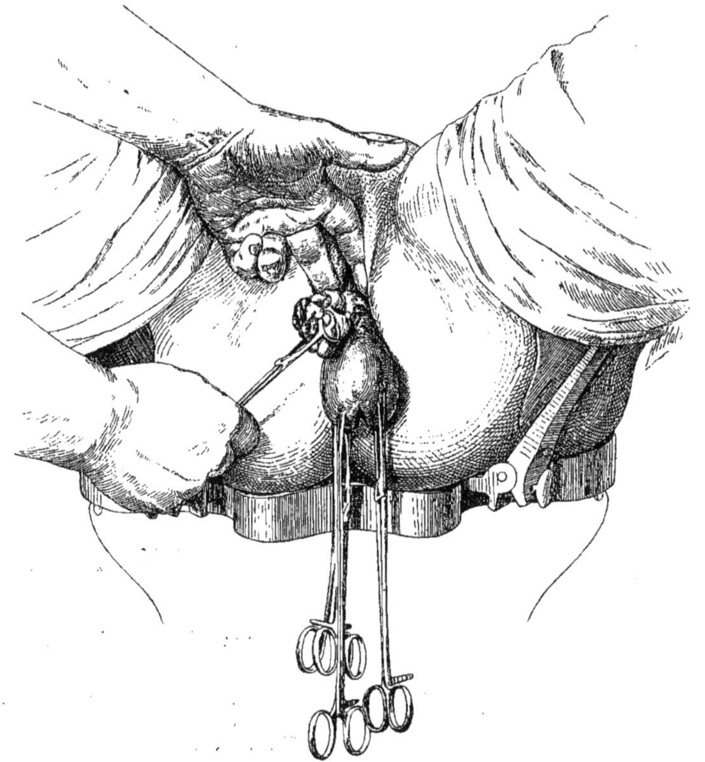

Fig. 334. — Extraction des annexes polykystiques.

annexes, qui doit être la règle, est souvent très difficile s'il existe des adhérences anciennes, et c'est à peine si les doigts peuvent arriver, après l'extraction de l'utérus, à saisir au-dessus des ligaments larges les trompes et les ovaires. La ligature des pédicules utérins est alors laborieuse et ne présente aucune sécurité. Nous la rejetons dans ces cas comme très inférieure à la forcipressure.

Nous appliquons les pinces de la manière suivante : les annexes gauches, que nous saisissons les premières, quand celles des deux côtés sont également accessibles, sont saisies à l'aide d'une pince à anneaux et attirées au dehors. Le ligament large est isolé entre l'index et le médius gauches, introduits de haut en bas le premier en dehors, le second en dedans du ligament correspondant.

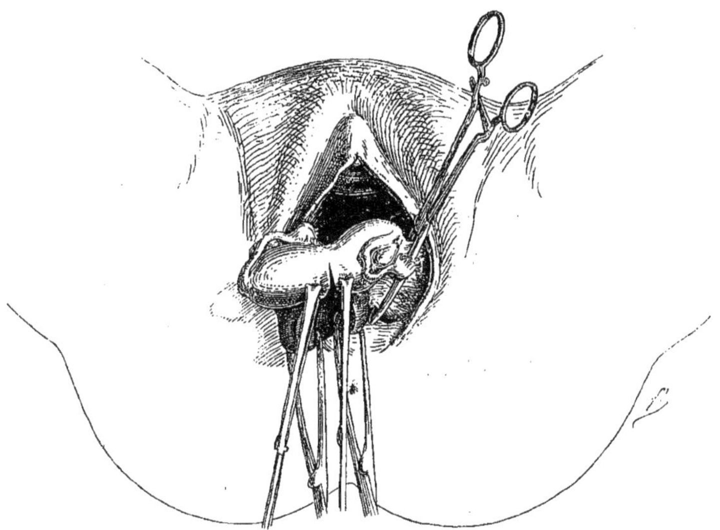

Fig. 335. — Application d'une grande pince sur le ligament large gauche (Figure schématique.)

Le col utérin, qui a été isolé latéralement, le plus haut possible, par déchirure de l'étage inférieur des ligaments larges, se trouve habituellement tout près de la fourchette.

Les doigts pénètrent jusqu'à lui, perçoivent la limite du bord inférieur du ligament large, et une grande pince est introduite à l'aide de la main droite, de haut en bas.

Si l'intestin et l'épiploon tendent à faire hernie, on refoule le tout, avant d'appliquer les premières pinces, avec une compresse, qui est poussée jusque dans le péritoine et maintenue entre les extrémités d'une longue pince courbe, afin d'être ultérieurement enlevée sans difficulté.

Les extrémités de la pince sont poussées jusqu'au delà du bord inférieur du ligament et les anneaux rapprochés. La crémaillère s'engrène. La main gauche enlevée, on s'assure que les petites lèvres ne sont pas pincées.

Dès qu'on s'est assuré de la position satisfaisante de la pince, on en rapproche les anneaux à pleine main et on engrène la crémaillère au maximum.

Une pince de renfort est placée au-dessous, et le ligament large coupé entre l'utérus et cette dernière. Les annexes restent adhérentes à l'utérus.

La même manœuvre est répétée à droite, presque à découvert, l'utérus pendant à la vulve.

Si l'on a pris soin, dès le début de l'opération, de décoller très haut le col du bord inférieur des ligaments larges, ce qui se fait très bien avec les doigts et sans hémorragie, à la fin du second temps de l'opération, la portion des ligaments larges qui est pincée ne mesure pas plus de 5 à 6 centimètres d'étendue. Elle n'occupe donc que les 3/4 de la longueur des mors de notre grande pince.

L'extrémité de cette dernière correspond au point le moins élevé du ligament, et celui-ci se trouve tordu sur son axe de 180° environ.

Les deux côtés pincés et sectionnés, la compresse péritonéale est retirée, et l'écarteur n° 5 appliqué en arrière.

La toilette du péritoine est faite avec des compresses stérilisées sèches, que l'on conduit à l'aide d'une grande pince courbe.

Le repli péritonéal antérieur, puis le postérieur, sont saisis respectivement avec 2 pinces droites.

Les 4 pinces ligamentaires, tenues deux par deux à l'aide de la main gauche, sont alors rapprochées parallèlement jusqu'à venir en contact. Le repli séreux antérieur est ramené en arrière. Une compresse est introduite entre l'écarteur postérieur et les pinces, de manière à pénétrer latéralement entre celles-ci et les parois

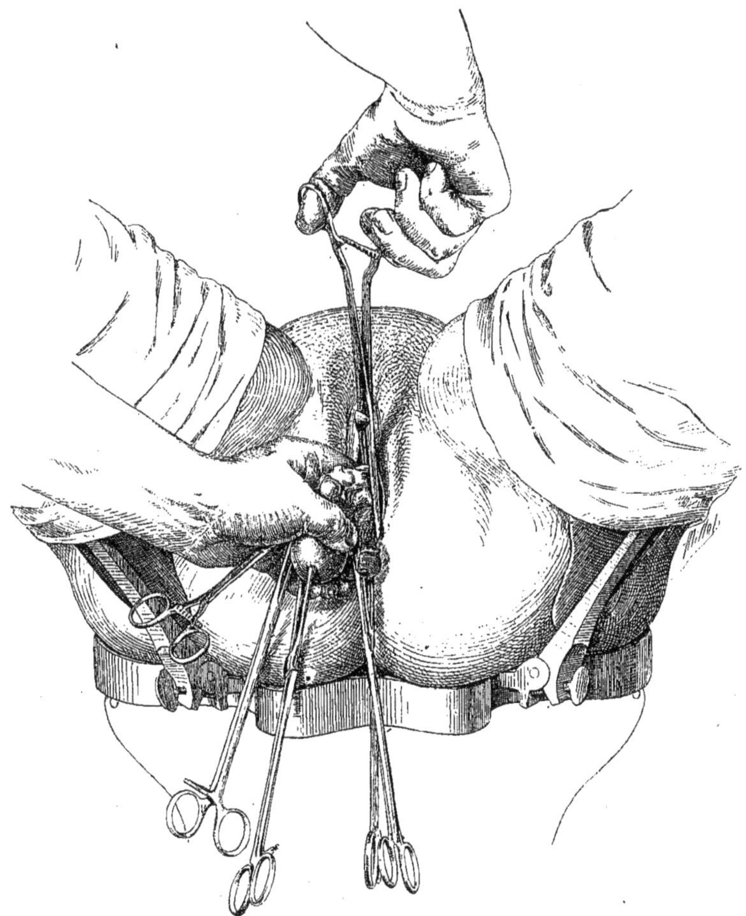

Fig. 336. — Application d'une grande pince sur le ligament gauche (d'après une photographie).

latérales gauches du vagin, puis, l'écarteur enlevé, nous maintenons le lambeau séreux antérieur abaissé en plaçant convenablement, à droite et en avant des pinces, une autre compresse. On peut en employer 3 quand le vagin est très large.

On s'assure alors que l'urètre n'a pas été refoulé dans le vagin par la compresse antérieure, et la malade est reportée dans sa chambre à l'aide du brancart roulant. Si elle est très lourde, on la

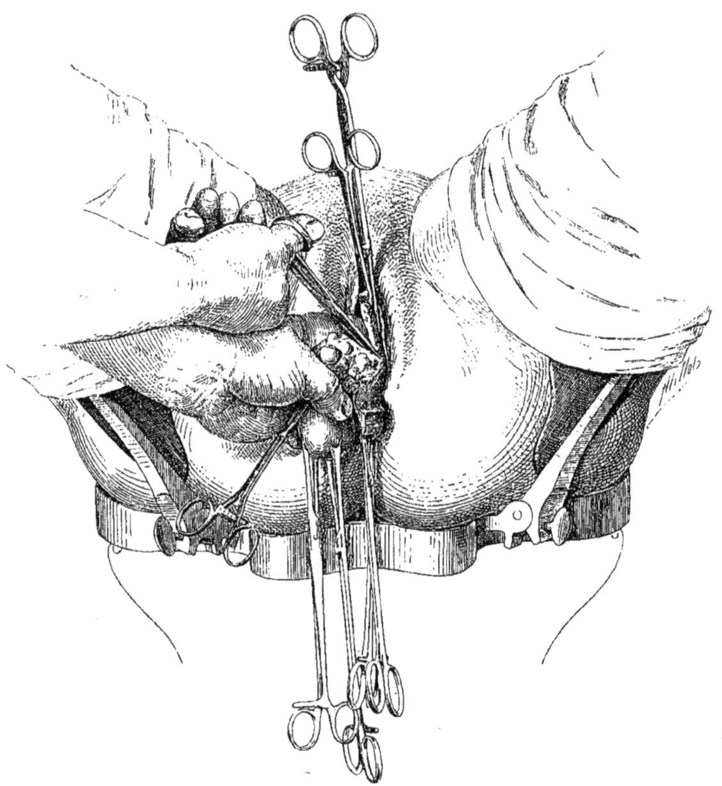

Fig. 537. — Position de la pince de renfort. Section du ligament large gauche.

glisse de ce dernier sur son lit en l'attirant sur une alèze, préalablement placée sur le brancart.

Nous avons décrit aussi longuement la forcipressure des ligaments larges parce que cette méthode d'hémostase n'est recommandable que si elle est pratiquée selon des règles précises.

Hémorragie survenant à la fin de l'opération.

Il est exceptionnel que la tranche vaginale postérieure donne du sang de manière à nécessiter l'application en ce point d'une ou deux pinces.

S'écoule-t-il du sang rutilant après la section des ligaments

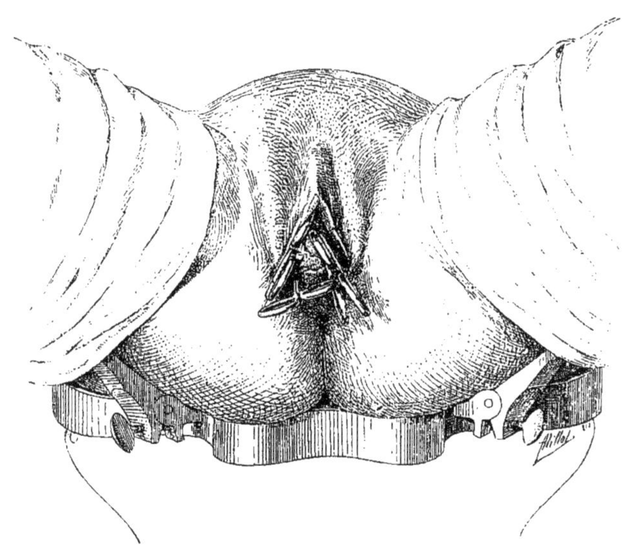

Fig. 338. — Aspect de la vulve après l'opération.

larges, on trouve sans difficulté soit à droite, soit à gauche, la source de l'hémorragie, presque toujours due à la rupture, assez haut, de l'utéro-ovarienne ou de l'utérine. En effet, ces artères, lorsqu'elles sont altérées, peuvent se déchirer, au cours des tractions, en même temps que les tissus friables et enflammés qui les entourent. L'écarteur n° 3 est alors appliqué en arrière : une compresse, introduite dans le péritoine, refoule les intestins et le lit d'opérations est, s'ils tendent trop à sortir, basculé en arrière à 15° et 20°.

On voit, par le côté où la compresse rougit, le point d'où vient le sang. On introduit une seconde compresse, on écarte, en les renversant en dedans par une légère rotation, les pinces ligamentaires, et l'on recherche le point suspect; la déchirure séreuse apparaît, puis un jet de sang, qui frappe avec violence la paroi opposée du vagin. Le vaisseau est pincé et le tamponnement définitif est pratiqué.

Il est si simple de saisir, lorsque les ligaments viennent d'être pincés par la méthode que nous avons décrite, une artère déchirée un peu plus haut, que nous n'avons pas hésité à diverses reprises, voyant du sang artériel venir de la profondeur au cours de l'hystérectomie vaginale pour de gros fibromes, à arracher vivement l'utérus après n'avoir pincé qu'un seul ligament.

Une compresse est introduite aussitôt dans le péritoine. L'écarteur n° 3 placé en arrière et l'écarteur n° 2, s'il y a lieu, en avant, nous saisissons de bas en haut, avec quelques pinces longuettes, sans nous préoccuper du sang, mais sans perdre un instant, les lèvres séreuses de la déchirure ligamentaire, jusqu'à son bord supérieur. Le point qui saigne le plus est pincé isolément, puis 1 pince à hystérectomie et 2 ou 3 pinces de renfort sont placées de manière à arrêter toute hémorragie.

Cette déchirure de tout un ligament large nous est particulièrement arrivée chez une femme vierge de près de 40 ans, qui avait eu, à la suite d'une ancienne coxalgie, la cuisse gauche ankylosée en adduction et demi-flexion. Cette femme portait un fibrome de près de 1000 grammes.

Nous décidâmes de faire l'hystérectomie vaginale. Il fallait opérer par-dessous la cuisse gauche ankylosée, qui traversait le champ opératoire.

L'utérus presque entièrement extrait, un flot de sang apparaît à la vulve. Vite, nous attirons tout au dehors. Une pince sur le ligament gauche, qui est coupé. Le sang venait du côté droit. Le ligament large de ce côté étant presque entièrement déchiré, nous complétons l'arrachement de l'utérus. Une compresse est introduite dans le péritoine, un écarteur en arrière, et la déchirure ligamentaire est reconnue, saisie progressivement, puis le ligament pincé sur toute sa hauteur.

Nous n'avons jamais vu survenir la moindre complication à la suite d'une de ces hémorragies, que nous avons observées 3 ou 4 fois.

Soins consécutifs. — La malade est reportée sur son lit et placée sur le dos, les jambes et les cuisses demi-fléchies. On applique au bout de quelques heures, si l'opération a été difficile ou s'il survient des douleurs lombaires assez vives, 2 vessies de glace sur le bas-ventre. Si les souffrances, causées par le tiraillement des ligaments larges, persistent, on donne, en injection sous-cutanée, 1/4 à 1/2 seringue d'une solution de morphine à 1/100. Cette injection sera répétée s'il y a lieu.

La vulve doit être garnie de coton.

Hémorragie post-opératoire.

S'il arrivait qu'une hémorragie se produise le 1er jour (nous avons observé 2 fois cet accident[1]), la malade est reconduite dans la salle d'opérations, endormie de nouveau, les compresses sont enlevées, les caillots péritonéaux, s'il y en a, sont extraits avec soin et une pince est placée sur le point qui saigne. On pratique alors la toilette du péritoine et le tamponnement. Cette pratique est absolument sûre et ne donne que des succès. La temporisation serait dangereuse, car un caillot profond peut demeurer inoffensif 2 ou 3 jours, puis se putréfier rapidement et déterminer tout à coup une septicémie mortelle.

Suites de l'opération. — La température vaginale doit demeurer, dans les cas normaux, au-dessous de 38°. Le thermo-

1. Par suite de l'essai d'une pince trop faible.

mètre est introduit soit entre la compresse et la paroi vaginale, soit dans l'urètre ou le rectum.

Le ballonnement est rare si la malade a été bien purgée avant l'opération. Les applications de glace sur le bas-ventre calment très bien les coliques dues au déplacement des gaz intestinaux.

La vessie est évacuée à la sonde, 3 ou 4 fois par 24 heures.

La constipation est la règle jusqu'à l'enlèvement des pinces.

La diète absolue est le meilleur moyen de prévenir les vomissements chloroformiques. Les malades doivent, s'il y a des nausées, se gargariser simplement avec de l'eau de Vals ou de Vichy fraîche.

Lorsque la faiblesse est grande, on donne par cuillerées à café du thé au rhum, habituellement bien supporté en pareil cas.

Les nausées, quand elles existent, ne durent que 12 ou 24 heures. On les observe d'autant moins que les malades ont été mieux purgées avant l'opération.

Les pinces sont laissées en place 48 heures. On enlève le surlendemain de l'opération, vers 10 heures du matin, les grandes pinces. Il suffit à cet effet de rapprocher les anneaux entre les 3 premiers doigts de la main droite, aidés de toute la puissance de la main gauche, et de désengrener la crémaillère. Les mors s'écartent et la pince est enlevée sans difficulté.

Les grandes pinces, qui glissent sur les petites dès que leur crémaillère est desserrée, s'en détachent très facilement.

Nous n'enlevons que très exceptionnellement les grandes pinces au bout de 36 heures.

Les petites pinces ou pinces de renfort sont mieux tolérées, mais elles ne peuvent être employées seules sans exposer à des hémorragies secondaires, leur puissance étant insuffisante, à moins qu'on ait fait usage préalablement, pour écraser les vaisseaux ligamentaires, de notre pince à pression progressive.

Les grandes pinces étant situées au-dessus des pinces de renfort, le caillot, s'il n'est pas encore très résistant, se prolonge, après leur ablation, jusqu'au point comprimé par les pinces de renfort. Les tuniques artérielles se trouvant écrasées depuis 36 heures au moins, le caillot se fixe dans la partie machurée des vaisseaux, comme Amussat cherchait à le réaliser à l'aide de sa pince à baguette.

Les petites pinces sont enlevées 6 à 10 heures après les grandes, suivant que ces dernières sont demeurées en place soit 48, soit seulement 36 heures; aucune hémorragie n'est plus à craindre, à moins d'un cas exceptionnel.

L'ablation des petites pinces est plus difficile que celle des grandes. Souvent elles tiennent assez fort. Il faut, après les avoir légèrement entr'ouvertes, les libérer par de petits mouvements de rotation sur leur axe et maintenir de l'index, au moment où on les attire au dehors, le tampon vaginal.

On donne une purgation le soir même ou le lendemain matin (huile de ricin ou sulfate de magnésie).

La gaze n'est retirée dès le 3e jour que si la température s'élève vers 39° et si le pouls tend à devenir péritonéal.

Cette irritation péritonéale est le plus souvent sans gravité et peut être due simplement à ce que la compresse profonde a été placée un peu haut et fait saillie dans le bassin. On l'a parfois disposée ainsi pour arrêter un suintement sanguin profond. On retire en pareil cas les compresses avec soin; une traction brusque serait très douloureuse et risquerait d'entraîner par aspiration une anse intestinale ou l'épiploon. La malade est soulevée sur un bassin à injections vaginales, et on examine le fond du vagin au spéculum en prenant soin d'écarter simplement les jambes de la malade et en s'éclairant à l'aide d'une petite bougie ou d'une lampe électrique portative.

Le fond de la cavité vaginale, où existent quelques débris noirâtres, est épongé avec de petits tampons de coton imbibés de sublimé, et une nouvelle compresse, imbibée également de sublimé, est mise en place en prenant soin de ne pas repousser dans la profondeur les débris sphacélés qui s'aperçoivent au fond de la plaie.

Lorsque les replis péritonéaux antérieur et postérieur et les pinces ligamentaires ont été bien juxtaposés et fixés par les compresses, et quand l'hémostase est satisfaisante, il n'y a pas d'élévation de température et le pouls reste normal.

Les compresses vaginales ne sont alors enlevées, et c'est la règle, que le 4e jour. Peu importe qu'elles soient odorantes : le péritoine pelvien est refermé, tout est là.

La vulve est ensuite lavée extérieurement, puis le vagin, à une profondeur de 5 à 6 centimètres, en se guidant sur l'index gauche enduit de vaseline.

Les injections sont données à partir du 5e jour, 6 fois par 24 heures. La glace est enlevée ou appliquée de nouveau suivant que la température monte ou demeure normale, au moment de l'élimination des escarres ligamentaires.

Survient-il quelque alerte, fièvre, pouls péritonéal, sécheresse de la langue, il faut craindre l'évolution d'une septicémie grave. On fait l'examen au spéculum et la toilette du fond de la plaie, qui est alors traitée par le tamponnement humide, répété 2 ou 3 fois par jour. Le ventre est couvert de vessies de glace et la malade purgée avec persistance.

L'application des vessies de glace abaisse de 1° à 1°,5 la température vaginale, calme les coliques dues aux gaz intestinaux, et diminue le ballonnement.

Le principe qui doit régir dans leur ensemble les soins post-opératoires est de ne pas entraver l'effet curatif de la nature.

On doit donc laisser la malade au repos et ne se hâter ni pour l'ablation des compresses, ni pour l'administration du premier purgatif, si la température reste normale, si le pouls demeure satisfaisant et le ventre plat.

Il est déplorable, par exemple, de placer dès le 3e jour,

comme nous l'avons vu faire, les opérées d'hystérectomie en travers de leur lit, les jambes et les cuisses fléchies sur le ventre, pour renouveler le tampon vaginal. Que de femmes ont dû succomber à la suite de ces pansements intempestifs!

On doit se contenter, si tout va bien, de surveiller la malade. Survient-il la moindre complication, il faut agir sans retard et y parer par les moyens les plus simples.

Nous n'avons perdu, depuis plusieurs années, grâce à cette ligne de conduite, après l'hystérectomie vaginale, que quelques cas, opérés *in extremis*, de cancer, de fibromes dégénérés et très adhérents, ou de suppuration pelvienne.

Hémorragies secondaires. — On n'observe pas d'hémorragies secondaires quand les grandes pinces sont bien appliquées et renforcées de deux plus petites, placées au-dessous des premières.

On pourra toujours arrêter le sang, si une hémorragie se produit après le 2e jour, en laissant à demeure dans le vagin un spéculum de Cusco ou de Collin, à larges valves, et qu'on a ouvert soit transversalement, soit obliquement, en tâtonnant, jusqu'à ce que le sang s'arrête. L'artère béante cesse de donner dès qu'elle est comprimée directement par l'une des valves.

On pratique à l'intérieur du spéculum, si l'hémorragie est complètement arrêtée, le tamponnement à l'aide d'une compresse imbibée de phénol à 2,5 0/0, et si quelque écoulement sanguin persiste, de perchlorure de fer.

La compresse et le spéculum sont enlevés au bout de 12 à 18 heures. On les remplace par un tamponnement antiseptique ordinaire.

Si une hémorragie de sang artériel persistait malgré l'application du spéculum à demeure, il faudrait endormir la malade, faire la toilette du vagin et, s'il y avait lieu, du péritoine pelvien, pincer le vaisseau et tamponner de nouveau.

Emploi de la pince à pression progressive pour l'attrition des ligaments larges, avant de les lier ou d'y appliquer des pinces à demeure.

Nous signalons enfin comme une pratique encore récente de notre part l'écrasement des ligaments larges, avant leur ligature ou leur pincement, à l'aide de la **pince progressive** que nous avons décrite.

Cette pince peut être avantageusement appliquée, dès le 2e temps de l'opération, sur tout ce qui est accessible de l'étage inférieur des ligaments larges. La pince fermée, les tissus saisis sont écrasés et réduits à l'épaisseur d'une feuille de papier; la même manœuvre est répétée de l'autre côté, et l'opération continue.

Cet écrasement de l'étage inférieur des ligaments larges permet de les détacher par arrachement du col utérin beaucoup plus haut que nous ne le pratiquions autrefois.

L'utérus et les annexes attirés à la vulve, la même pince est placée successivement de haut en bas, au-dessus des ovaires, sur le bord supérieur des ligaments, que l'on écrase de même.

L'écrasement peut être fait également à la fin de l'opération et en un seul temps, de haut en bas, pour chaque ligament. Cette manœuvre, qui réduit à une mince couche de tissu cellulo-fibreux les tissus qu'on va lier ou pincer, permet l'application beaucoup plus facile des ligatures, et, lorsqu'on pratique la forcipressure, prévient tout danger d'hémorragie secondaire. La cicatrisation est en outre plus rapide, l'élimination de ces pédicules extraordinairement minces se faisant très vite.

L'emploi de notre pince progressive permet également de ne plus placer sur les ligaments larges, préalablement écrasés, que deux pinces de 21 centimètres. Ces instruments sont beaucoup mieux supportés par les malades que notre modèle habituel, qui mesure 27 centimètres de longueur.

Le seul écueil à éviter, lorsqu'on écrase un ligament large avec notre pince progressive, est de ne pas le sectionner entièrement. Les mors doivent donc ne pas être mis entièrement en contact, sinon l'instrument agirait comme une cisaille et on s'exposerait à une hémorragie immédiate.

Hystérectomie vaginale dans les cas de salpingites volumineuses adhérentes et suppurées.

L'infection microbienne du col et de la cavité de l'utérus donne lieu aux désordres les plus variables.

Tantôt se produisent des accidents de lymphangite péri-utérine simples avec exsudats inflammatoires, adhérences, formation de kystes séreux intra-péritonéaux, oblitération des trompes, qui se trouvent secondairement atteintes d'hydro- ou d'hémosalpinx, tantôt les lésions se localisent primitivement dans la trompe seule, ou bien simultanément dans la trompe et dans l'ovaire.

Si nous exceptons les cas d'hydrosalpinx simple et de petits kystes séreux ovariens ou ligamentaires, les lésions péri-utérines inflammatoires, que nous réunirons sous le terme général de *périmétrite*, déterminent le plus souvent la production simultanée de lésions interstitielles et intra-pelviennes.

Ces lésions peuvent suivre cliniquement une marche très variable, et tout récemment encore nous venons de pratiquer, huit ans après un avortement, une castration totale chez une femme encore jeune et qui se plaignait simplement d'hémorragies persistantes. Cette personne n'avait jamais souffert. A l'examen, nous trouvons une salpingite gauche assez dure, du volume d'une mandarine. A droite, une lésion moins accentuée.

N'ignorant pas que l'on peut observer, dans des cas où la cavité utérine est saine, des métrorragies persistantes, réflexes de lésions annexielles bilatérales, nous avons proposé à la malade de pratiquer l'exploration des annexes par le cul-de-sac postérieur.

L'intervention serait limitée, après cet examen, à une ablation unilatérale des annexes et à un curettage, si l'ovaire et la trompe droite étaient sains, pour ne faire l'hystérectomie qu'en cas de lésions irrémédiables des deux côtés.

Quel ne fut pas notre étonnement, dès que le cul-de-sac vaginal postérieur fut incisé, de ne pouvoir pénétrer dans le péritoine et de rencontrer une véritable symphyse pelvienne avec lésions

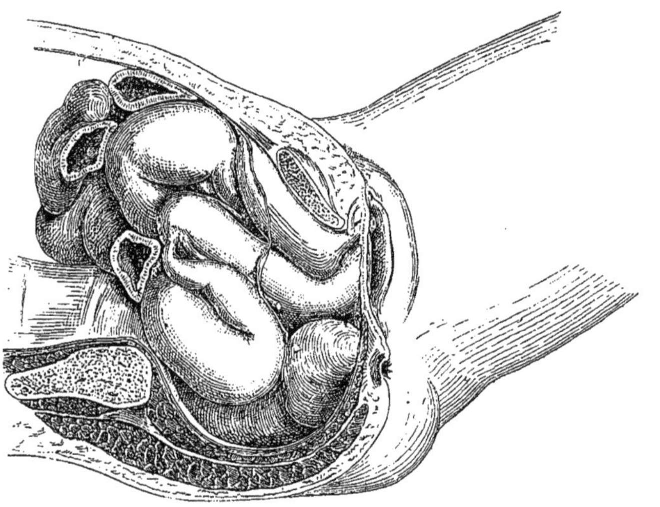

Fig. 339. — Salpingite double.

annexielles bilatérales, et beaucoup plus étendues que nous ne le supposions à l'examen pratiqué un instant auparavant sous le chloroforme!

La castration terminée, l'examen de l'utérus démontra l'intégrité presque complète de tout l'organe : col, tissu interstitiel et muqueuse.

Cette malade ne présentait pas de leucorrhée; elle ne souffrait pas et ne se plaignait que de métrorragies continuelles.

Cette observation est démonstrative et prouve que des lésions péri-utérines, péritonéales et annexielles très étendues peuvent évoluer sournoisement et sans douleur après disparition de toute trace d'infection et d'inflammation du côté de la muqueuse utérine, porte d'entrée des bactéries. Cette évolution de la périmétrite, bien que rare, n'est pas exceptionnelle.

Nous avons également remarqué que les poches annexielles ne pouvaient être perçues facilement que lorsqu'elles étaient dures et bien remplies. Lorsqu'elles sont flasques et flottantes,

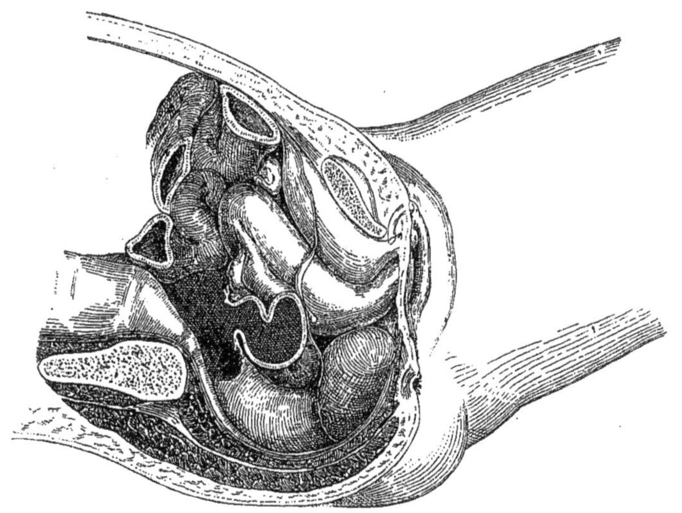

Fig. 340. — Abcès tubo-pelvien.

elles échappent à l'exploration et on est tout étonné, après l'incision du cul-de-sac postérieur, de les rencontrer beaucoup plus vastes qu'on ne le supposait.

Les lésions péri-utérines inflammatoires sont : tantôt des lésions annexielles simples, salpingites et ovarites enkystées, séreuses, sanguines, purulentes; tantôt des lésions intra-péritonéales ou sous-péritonéales.

Nous avons déjà signalé à propos de la colpotomie la possibilité d'ouvrir par le cul-de-sac postérieur des collections purulentes intra-ligamentaires.

Parfois il se forme autour de l'utérus des poches intra-péritonéales enkystées : pelvi-péritonite séreuse, hématocèle rétro-utérine simple ou suppurée, sans que les annexes, qui viennent contribuer pour leur part à la fermeture des limites supérieures de la poche, soient très altérées.

Ce sont fréquemment les lésions tubaires, quelle que soit leur origine (lymphatique ou par propagation cavitaire directe), qui

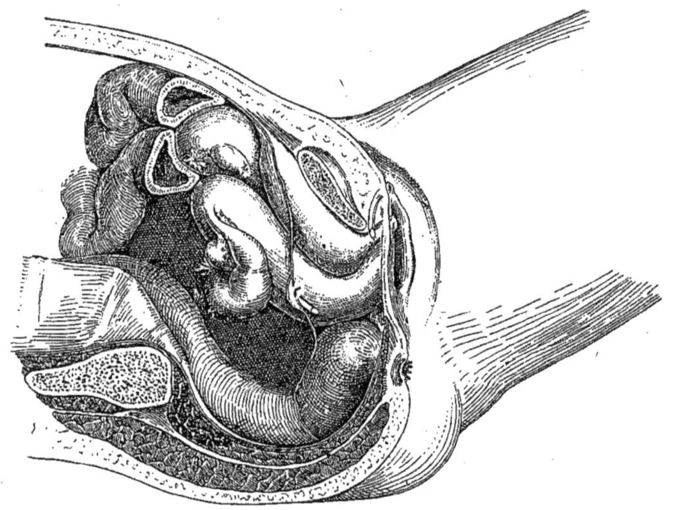

Fig. 341. — Salpingites compliquées de collections purulentes intra-péritonéales.

dominent le processus pathologique (fig. 339). Souvent il existe simultanément des collections intra-péritonéales enkystées, soit rétro-utérines, soit plus haut situées entre la trompe, le fond de l'utérus, l'épiploon et les anses intestinales (fig. 341).

Ces collections purulentes intra-séreuses peuvent communiquer largement avec le pavillon de la trompe entr'ouvert (fig. 340), de telle sorte que la paroi de l'abcès, partiellement tubaire, partiellement pelvien, ne saurait être complètement extirpée.

Les poches tubaires, dont les parois peuvent atteindre jusqu'à 8 ou 10 millimètres d'épaisseur, peuvent en outre adhérer intimement à la vessie, à l'S iliaque, à l'intestin grêle, à l'appendice iléo-cæcal, que nous avons attirés bien des fois à leur suite jusqu'à la vulve.

L'ouverture spontanée des foyers suppurés dans l'intestin se fait le plus souvent à la partie supérieure du rectum ou dans l'S iliaque, et, dans la vessie, à sa face postérieure.

Enfin, dans certains cas, les désordres pelviens sont tels qu'il existe une série de poches péritonéales tubaires et ovariennes juxtaposées, contenant jusqu'à 1000, 1500 ou 2000 grammes de pus et compliquées de fistules vésicales ou intestinales.

Opération. — Nous allons décrire les différentes modifications du manuel opératoire de l'hystérectomie vaginale appropriées aux cas de lésions péri-utérines graves.

Un des points qui doit être mis tout d'abord en évidence est le petit volume et la presque intégrité de l'utérus, qui contrastent singulièrement avec l'étendue des lésions péritonéales et annexielles.

Envisageons le cas le plus difficile : l'utérus est absolument immobilisé au milieu d'adhérences anciennes, et l'on perçoit de chaque côté des poches annexielles énormes, dépassant le détroit supérieur.

L'opération se pratique telle que nous l'avons déjà décrite, et s'exécute, malgré ces complications, grâce à quelques modifications de détails, avec une précision et une rapidité incroyables.

Le col, saisi par ses commissures, est le plus souvent fixe, et ne peut s'abaisser.

Cette particularité constatée, il est inutile de pratiquer sur les pinces cervicales des tractions exagérées, qui ne pourraient aboutir qu'à la déchirure du museau de tanche.

Extraction de l'utérus adhérent. — Le col attiré en haut autant que possible et saisi, s'il y a lieu, par sa lèvre postérieure, un écarteur n° 2 ou n° 3 est introduit en arrière, le n° 1 se trouvant trop court pour tendre le cul-de-sac vaginal postérieur. La muqueuse vaginale est incisée hémi-circulairement avec de forts ciseaux, du côté droit au côté gauche, et quelques nouvelles sections sont effectuées à la face postérieure du col.

L'écarteur enlevé, le doigt essaye de pénétrer dans la profondeur et décolle ce qu'il peut.

Si l'incision n'a pas été faite du premier coup assez profonde, on replace l'écarteur, et l'on suit des ciseaux la face postérieure de l'utérus. Souvent, une poche rétro-utérine est ouverte par cette manœuvre. L'index droit ou le gauche, introduit dans la plaie le long de la paroi postérieure de l'utérus, décolle alors, avec énergie, en se portant aussi loin que possible à droite, à gauche, puis vers le fond de l'organe qu'il franchit bientôt, toutes les adhérences. Cette manœuvre ne demande qu'une à deux minutes au plus pour un opérateur expérimenté. Nous n'avons jamais au cours de ces manœuvres perforé l'intestin. L'index exercé à la pratique de l'hystérectomie reconnaît en effet d'une manière étonnante la topographie des lésions pelviennes.

S'écoule-t-il au cours de cette exploration une grande quantité de pus, provenant d'une poche mal limitée, nous bornons l'intervention à la colpotomie; la poche est nettoyée avec des compresses, puis tamponnée. On n'y pratique pas d'injection immédiate, un pertuis péritonéal pouvant exister en un point quelconque.

L'utérus ne doit être extirpé en pareil cas que quelques semaines ou quelques mois plus tard, alors que la cavité purulente se trouve soit cicatrisée, soit au moins considérablement rétrécie.

Si le pus provient au contraire d'une poche restreinte et nettement enkystée, pouvant être extraite d'emblée, l'hystérectomie est faite sur-le-champ.

La libération de la totalité de la surface postérieure de l'utérus, jusqu'au fond de cet organe, permet l'abaissement immédiat du col à la vulve. Les adhérences antérieures et supérieures n'opposent que rarement une résistance réelle.

Le cul-de-sac vaginal antérieur incisé à son tour et la vessie décollée, nous pratiquons l'hémisection médiane antérieure du col, l'ouverture du cul-de-sac péritonéal antérieur, et nous sectionnons longitudinalement la paroi antérieure du corps de l'utérus qui, entièrement libéré en arrière, ne peut plus se trouver adhérent qu'à sa partie la plus élevée. Ces adhérences sont décollées à l'aide de l'index, introduit dans la plaie comme le représente la figure 342.

Bien souvent l'épiploon, l'intestin grêle, ou l'appendice iléocæcal sont amenés dans le cul-de-sac antérieur à la suite de l'utérus et détachés avec les doigts ou les ciseaux, sous les yeux de l'opérateur, en entamant au besoin très légèrement le tissu utérin.

Parfois nous avons dû pratiquer la ligature d'une frange épiploïque très vasculaire, ou pratiquer un court surjet sur une adhérence intestinale qui, sans être perforée, donnait du sang.

Extraction des annexes. — Le corps de l'utérus extrait à la vulve, il s'agit d'extirper les annexes.

Nous n'avons jamais observé qu'à ce temps de l'opération il soit réellement utile de compléter la section médiane de l'utérus en deux moitiés.

Deux pinces à griffes sont appliquées sur le fond de l'organe, puis attirées en bas de la main gauche. Si les annexes sont volumineuses et haut situées, elles ne peuvent être aperçues qu'après l'introduction dans la plaie d'un écarteur long et étroit.

Leur volume a été le plus souvent déterminé à l'aide du toucher direct, lors du décollement des adhérences par la boutonnière vaginale postérieure.

On répète cette exploration en avant de l'utérus, qui pend à la vulve, et on attaque, si les annexes sont également accessibles, celles du côté gauche.

L'écarteur introduit de nouveau et une compresse placée dans la profondeur, au bout d'une pince, pour refouler l'intestin et

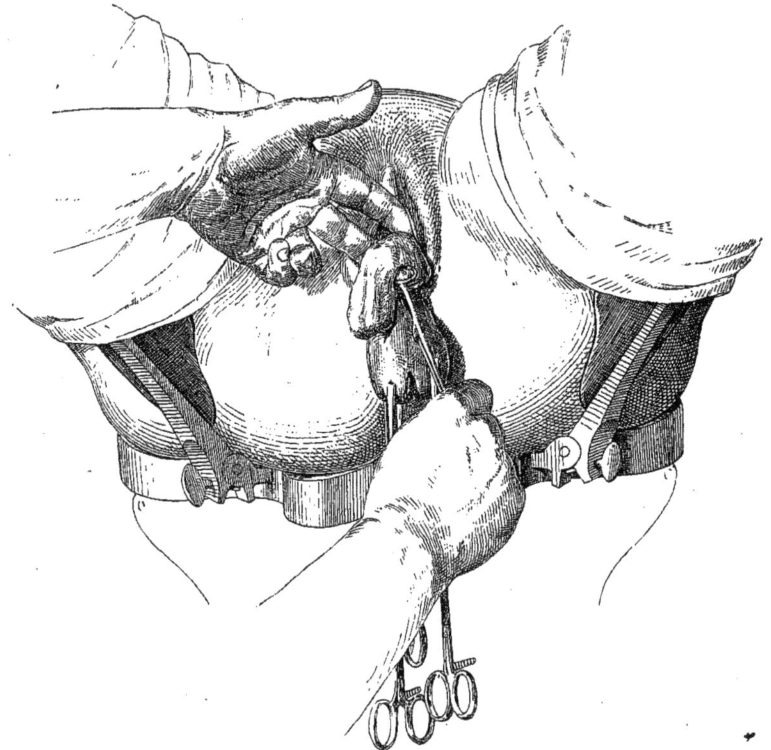

Fig. 342. — Extraction d'un volumineux pyosalpinx.

protéger au besoin le péritoine contre l'irruption du pus, la poche est incisée et évacuée.

Les parois sont saisies, d'abord avec l'index et le médius gauches, puis entre les mors d'une pince à anneaux, et attirées au dehors. L'index et le médius gauches, introduits en dedans et en arrière d'elles, la pulpe tournée de leur côté, détachent les adhérences à mesure que les tractions abaissent les parties de la poche qui viennent d'être libérées, et vont enfin contourner ses limites supérieures, qu'ils isolent des parois pelviennes.

L'S iliaque, s'il est adhérent, est en général facilement reconnu, puis attiré au dehors, pour être détaché avec plus de sécurité; on

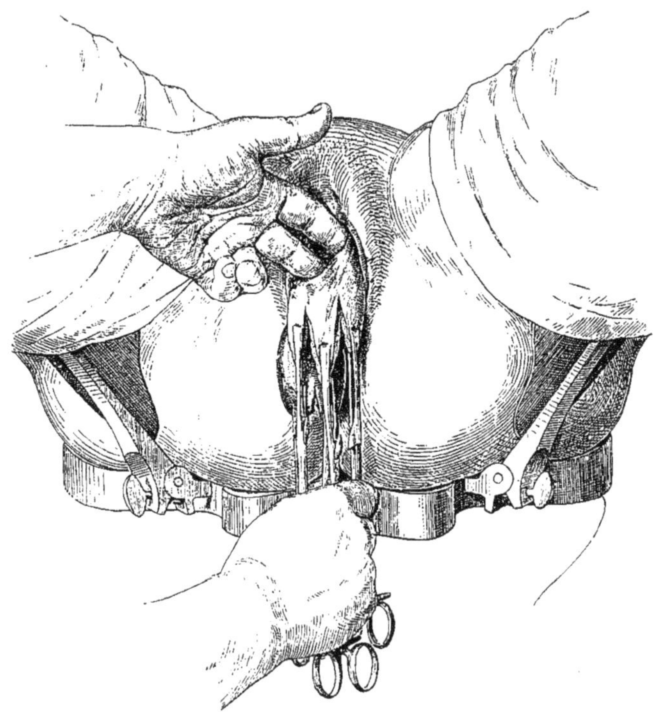

Fig. 343. — Extraction par morcellement en V d'une poche purulente épaisse et adhérente.

lui laisse adhérente, si une perforation se montre imminente, une petite épaisseur de la coque salpingienne.

L'ovaire, tantôt scléreux, tantôt volumineux et friable, est généralement extrait d'une seule pièce avec les trompes et l'utérus.

Le ligament gauche est pincé, puis coupé.

On suit alors, pour atteindre les annexes droites, le pédicule de la trompe de ce côté, et ce point de repère, absolument certain, permet de gagner de proche en proche, en dépit des adhérences, les annexes droites. Ces dernières sont, soit extraites en entier par les manœuvres déjà décrites, soit incisées et évacuées avant leur extraction, qui se fait à l'aide de l'index et du médius droits.

La trompe s'est-elle trouvée arrachée d'un côté pendant l'extirpation de l'utérus, il est possible que les annexes correspondantes soient plus difficiles à reconnaître, au milieu des adhérences, souvent nombreuses, dans ces cas où les tissus péri-utérins sont lardacés et friables. On commence alors par l'extraction des annexes de l'autre côté, pour reconnaître ensuite le pédicule tubaire brisé, le suivre et extraire à sa suite le pavillon et l'ovaire.

Nous enlevons, à moins d'indications spéciales, les annexes gauches les premières, nous pinçons le ligament large du même côté, nous le coupons et nous passons à l'extirpation des annexes droites. Si les annexes gauches sont plus difficilement accessibles que celles du côté droit, nous commençons par ces dernières.

On se rend parfaitement compte dans les figures 342 et 343, dessinées d'après des photographies prises au cours de l'opération, que la conservation de l'utérus en entier, qui pend entr'ouvert à la fourchette, est, dans les cas difficiles, non pas une entrave à l'extirpation des annexes, mais un excellent guide pour leur découverte.

L'une des poches se trouve-t-elle, comme nous en avons observé de nombreux cas, tellement épaisse que son extirpation en masse est impossible, nous pratiquons, dans ces cas exceptionnels, la section en V de la partie accessible et nous extirpons cette poche, par inversion et par dévidement, comme s'il s'agissait d'une coque utérine trop volumineuse pour être extraite d'un seul bloc.

L'extirpation de l'utérus et des poches annexielles volumineuses est si facile par cette méthode que rarement l'opération dure, du premier au dernier coup de ciseaux, plus de 8 ou 10 minutes. Trois ou quatre fois seulement, depuis trois ans, elle s'est prolongée dans des cas exceptionnels et qui paraissaient exclusivement justiciables de la laparotomie, à 15 ou 30 minutes.

Il nous est arrivé bien des fois, d'extirper en 6 à 7 minutes des utérus dont le col, avant la libération du cul-de-sac de Douglas, ne pouvait être abaissé de plus de 1 centimètre. La face postérieure de l'utérus libérée, jamais ses adhérences antérieures ou supérieures ne nous ont empêché de le basculer en avant.

La laparotomie devient donc exceptionnelle pour les chirurgiens expérimentés dans la pratique de l'hystérectomie vaginale telle que nous venons de la décrire, et ne se fait guère, à moins d'indications spéciales, que pour des tumeurs annexielles atteignant ou dépassant l'ombilic et à *évolution nettement abdominale.*

Hystérectomie pour gigantisme utérin.

L'utérus peut, après l'accouchement, ne pas subir son involution normale. Il demeure, en pareil cas, tel qu'il est, trois à quatre semaines après la délivrance, et son parenchyme devient ferme et ligneux.

On perçoit aisément dans ces cas le fond de l'organe au-dessus du pubis. La cavité utérine, agrandie et béante, est le siège d'un suintement séreux ou séro-sanguinolent presque continuel. Les malades ne souffrent pas, mais perdent presque continuellement du sang noirâtre.

Ces cas, où la muqueuse, loin d'être fongueuse et hypertrophiée, est au contraire lisse et amincie, sont justiciables de l'hystérectomie vaginale, s'ils résistent depuis plusieurs années à tout traitement palliatif.

Opération. — L'opération est pratiquée par la méthode habituelle, avec cette différence que l'hémisection médiane antérieure, commencée sur le col, est continuée en Y sur le corps utérin, de manière à permettre l'inversion plus facile du fond de l'organe

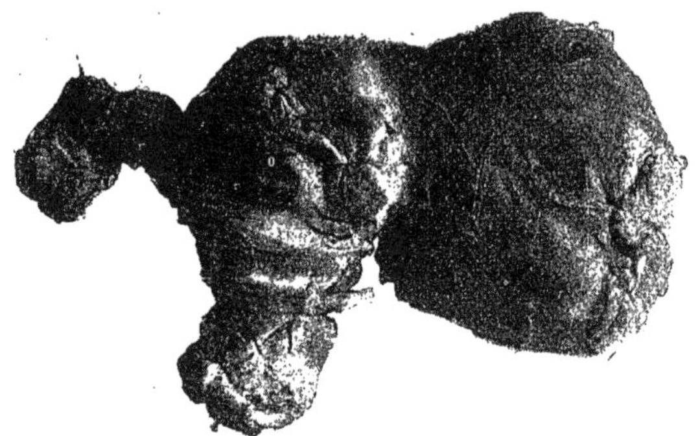

Fig. 344. — Utérus fibromateux et double pyosalpinx extraits par le vagin. On voit sur l'utérus le surjet de soie qui a servi à reconstituer la pièce.

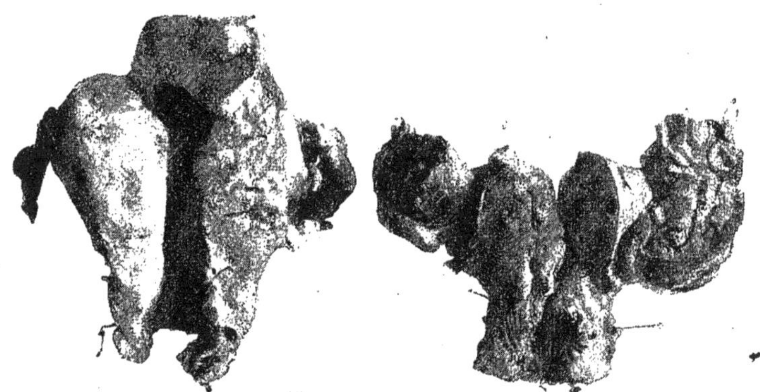

Fig. 345. — Utérus géant extrait par le morcellement en V.

Fig. 346. — Utérus de volume normal et salpingite bilatérale.

(Ces trois photogravures sont à la même réduction.)

par suite de l'abaissement préalable du V médian, sur lequel sont localisées les tractions.

Rarement il existe, dans ces cas, des adhérences péri-utérines. Les annexes sont extirpées à la suite de l'utérus.

Hystérectomie pour cancer.

Le cancer du col est aujourd'hui traité exclusivement, lorsque l'extirpation large peut être réalisée, par l'hystérectomie vaginale totale, et le cancer du corps est, à moins d'un accroissement de volume considérable de l'utérus, justiciable de la même opération.

Le manuel opératoire de l'hystérectomie doit, dans les cas de cancer, subir quelques modifications de détail.

Hystérectomie pour cancer du col.

Le cancer du col débute le plus souvent par le museau de tanche, et cette particularité est des plus importantes au point de vue de l'intervention, l'épithélioma des culs-de-sac vaginaux étant de toutes les formes le plus sujet à la récidive.

Nous n'insisterons pas sur le diagnostic de la période d'état du cancer du col, où toute intervention serait illusoire.

La **période du début**, celle qui est curable par l'hystérectomie, est d'un diagnostic difficile. Aussi ne saurions-nous trop engager les médecins à s'abstenir de tout traitement local dans les cas douteux de métrite du col, où le museau de tanche exulcéré et mamelonné présente un certain degré d'induration. Ces malades doivent être examinées sans retard par un chirurgien compétent, qui décidera de l'opportunité d'une intervention.

Nous avons vu que l'on pouvait en pareil cas établir un diagnostic certain, en pratiquant l'examen histologique d'un fragment du col d'une étendue suffisante.

Opération. Exploration préliminaire. — L'opération décidée, la malade est endormie et le vagin lavé à l'eau chaude et au savon. Nous avons l'habitude, si le col est ramolli, d'enlever à la curette tout ce qui est friable. Cette pratique est excellente et purifie le champ opératoire.

Nous n'envisagerons pas les cas de cancer limité à la cavité du col avec intégrité de ses couches superficielles, l'opération ne différant pas d'une hystérectomie ordinaire pour métrite ou rétroversion douloureuse.

Un manuel opératoire particulier est au contraire nécessaire lorsque le cancer s'étend assez loin sur la portion vaginale du col.

Si la lèvre antérieure est envahie jusqu'au cul-de-sac vésico-vaginal, la vessie est explorée à l'aide d'une longue pince courbe, afin de juger où l'incision doit être faite en ce point. Ces particularités déterminées, l'opération proprement dite commence :

1er *temps. Isolement d'une large collerette vaginale.* — Les tissus envahis se trouvant friables et ne pouvant donner aucune prise utile aux pinces à griffes, nous procédons de la manière suivante : un pli de la muqueuse vaginale est pratiqué à gauche à l'aide de deux ou trois des longues pinces à griffes qui nous servent dans les opérations de fistules vaginales profondes, puis incisé avec les ciseaux à 2 ou 3 centimètres au-dessous des limites du néoplasme, perpendiculairement à l'axe du vagin. La lèvre supérieure de l'incision soulevée et décollée, l'index gauche est introduit dans la plaie, et détache la muqueuse vaginale au niveau du cul-de-sac latéral correspondant. La muqueuse ainsi soulevée est incisée sur le doigt. La même manœuvre est répétée sur le côté droit du col.

Le péritoine postérieur n'est pas encore ouvert. Il est en effet inutile de l'inciser si l'impossibilité de décoller la vessie vient s'opposer à la continuation de l'hystérectomie.

Le décollement de la vessie est en effet le temps le plus délicat de l'opération, et plusieurs fois il nous est arrivé, avant d'avoir adopté le manuel opératoire que nous décrivons en ce moment, de perforer le bas-fond vésical, envahi par le néoplasme. Le cancer, inférieurement limité au museau de tanche et au canal cervical peut en effet pénétrer, plus profondément, jusqu'au trigone vésical.

Le col, superficiellement sain, est alors facilement détaché de la vessie, parfaitement libre au niveau de l'insertion du vagin,

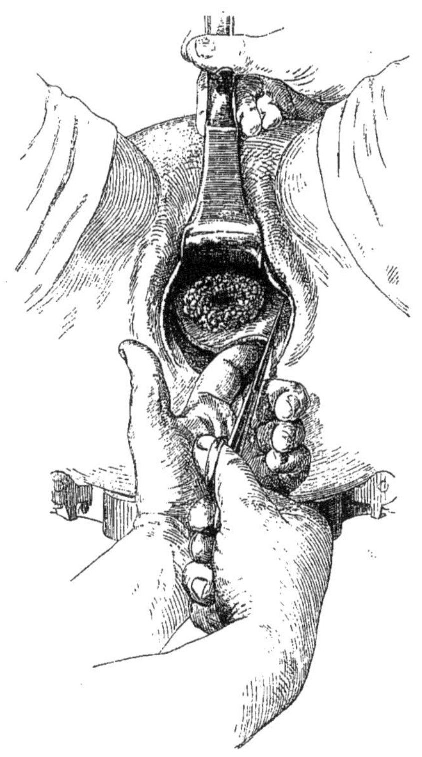

Fig. 347. — Cancer du col. Isolement de la collerette vaginale.

et le doigt, introduit de confiance dans la profondeur, pénètre tout à coup dans le réservoir urinaire, dont le bas-fond se trouve infiltré de productions épithéliales. Nous avons dans 4 de ces cas suturé immédiatement la vessie avec succès.

Notre procédé actuel de décollement des tissus péri-cervicaux, de dehors en dedans et de haut en bas, n'expose guère à cet accident. En effet, le vagin est d'abord décollé et incisé de chaque côté du col, et nous ne pénétrons entre ce dernier et la vessie que latéralement et non plus de haut en bas. Si l'index rencontre, sur le côté de la cloison cervico-vésicale, des tissus ramollis, il est inutile de continuer l'opération et on se contente d'une résection des parties accessibles du néoplasme.

Le doigt vient-il à pénétrer librement entre le col et le basfond vésical, le décollement est poursuivi et la muqueuse vaginale du cul-de-sac antérieur est sectionnée, sans danger de blessure de la vessie, aussi bas que possible.

Le cul-de-sac péritonéal postérieur, toujours facilement accessible, est alors ouvert d'un coup de ciseaux, le col est saisi où il paraît offrir une certaine consistance et détaché le plus haut possible avec les doigts de ses connexions celluleuses avec l'étage inférieur des ligaments larges.

On applique latéralement en avant, puis, en arrière, 2 ou 3 autres pinces, soit 4 ou 6 pinces sur tout son pourtour. La collerette vaginale détachée avec le col fait ainsi corps avec lui et l'on peut s'assurer que l'extirpation du néoplasme est parfaite.

On pratique alors, entre les deux pinces antérieures, l'hémisection de la lèvre antérieure du col : l'hémisection est prolongée, le péritoine ouvert et le corps utérin, généralement sain en pareil cas, extrait sans difficultés. Les ligaments utérins sont pincés aussi haut que possible, de manière à assurer une large extirpation du néoplasme.

Le cancer du col doit être extirpé avec tout l'utérus toutes les fois que ni le rectum, ni la vessie, ni les ligaments larges ne sont envahis.

On peut, en effet, obtenir, dans des cas en apparence très graves, des guérisons durables, et si malheureusement, pour l'utérus comme pour d'autres régions, certains cancers encore très limités en apparence et largement extirpés sont susceptibles de récidiver rapidement, nous avons encore en observation des femmes chez lesquelles la vessie a dû être laborieusement disséquée, entamée même dans ses couches superficielles, et qui demeurent sans récidive depuis 6 à 8 ans.

Cancer du corps.

Le cancer du corps utérin est plus fréquent qu'on ne le croyait autrefois et, pour notre part, le nombre de nos hystérectomies vaginales pour cancer du col et du corps est toujours demeuré sensiblement égal, avec un certain avantage pour le cancer du corps.

Le diagnostic précoce du cancer du corps de l'utérus est aussi délicat que celui du cancer du col, plus délicat même, car cette affection ne se manifeste au début que par des signes rationnels : pertes séro-purulentes et métrorragies.

Lorsqu'une femme, même jeune, présente des pertes séro-sanguines durables, persistant dans l'intervalle des règles, et que l'état général s'altère, il faut songer à la possibilité d'une dégénérescence maligne de la muqueuse du corps utérin.

Le curettage est en pareil cas, comme nous l'avons signalé, une opération déplorable, et se trouve suivi, à brève échéance, de l'envahissement des points avivés par l'instrument.

L'hystérectomie doit être faite, chez ces malades, le plus tôt possible. Vers l'âge de 60 ans, on peut tenter une application préalable de chlorure de zinc.

Nous avons vu en effet deux fois, chez des femmes âgées de plus de 60 ans, les métrorragies assez graves survenir sans cause apparente 10 ou 12 ans après la cessation des règles, puis disparaître d'elles-mêmes. Mais ces cas sont exceptionnels, et l'apparition de métrorragies séniles sans lésions du col est le plus souvent un signe de cancer du corps de l'utérus.

Quand les pertes sanguines et séro-sanguinolentes persistent et que l'utérus a augmenté de volume, aucune hésitation n'est permise : l'hystérectomie doit être pratiquée sans retard.

Il ne faut pas oublier, pour l'appréciation de la valeur diagnostique de l'écoulement séro-sanguinolent, que l'écoulement séreux spécial au cancer du corps n'est pas obligatoirement fétide et que, très souvent au contraire, et surtout chez les malades qui n'ont subi, au début de cette affection, aucun traitement intra-utérin susceptible d'infecter la muqueuse de bactéries de putréfaction, il ne présente aucune odeur.

L'absence de fétidité de l'écoulement n'est pas un signe favorable, de même que la fétidité s'observe assez souvent dans des cas de simples fibromes saillant dans la cavité utérine.

Nous signalerons enfin un certain nombre d'observations de dégénérescence épithéliomateuse partielle de la muqueuse utérine survenue dans des cas de fibromes multiples ayant nécessité l'hystérectomie.

L'hystérectomie précoce est, dans les cas de cancer du corps, une excellente opération. Nous suivons depuis plusieurs années un certain nombre de nos opérées, dont quelques-unes se trouvaient au moment de l'intervention dans des conditions en apparence défavorables, et qui restent sans récidive.

Une d'elles surtout, très cachectique au moment de l'opération, souffrait de douleurs pelviennes et sciatiques bilatérales ininterrompues, sans que les ligaments larges soient encore envahis. Nous l'avons opérée il y a six ans; elle est encore en parfaite santé.

Opération. — Le manuel opératoire est, dans les cas où l'utérus est de médiocre volume et présente une coque encore résistante, celui de l'hystérectomie pour métrite ou pour rétroversion, avec cette légère modification qu'il est prudent de pratiquer, avant de commencer l'opération, par mesure d'antisepsie, le curettage de la cavité utérine.

L'opération est plus difficile lorsque l'utérus est volumineux et profondément envahi.

Dans ces cas, ou bien il s'agit d'un cancer à forme ulcéreuse, et l'utérus, quoique volumineux, est réduit à une simple coque friable, ou bien, au contraire, la cavité utérine demeure petite et l'augmentation de volume porte sur ses parois, qui sont blanchâtres et lardacées.

Les deux premiers temps de l'opération sont exécutés, dans ces cas, comme dans l'hystérectomie pour utérus non adhérent, mais la section de la paroi antérieure est faite en V. C'est alors qu'il faut redoubler d'attention pour abaisser lentement et progressivement, sans le lâcher, le V médian et extraire ensuite, centimètre par centimétre, l'utérus ramolli, dont les parois se déchirent sous l'action des pinces à griffes.

Souvent, au moment où le fond de l'organe apparaît, les 3 ou 4 pinces appliquées sur les lèvres du V médian lâchent à la fois et tout fuit dans la cavité pelvienne.

Il faut alors ressaisir progressivement, à partir du col, les lèvres de l'incision médiane antérieure, pour atteindre de nouveau les lambeaux supérieurs, déchiquetés et sans résistance.

L'utérus extrait, les ligaments larges sont pincés et coupés le plus haut possible, et la toilette du péritoine est faite avec le plus grand soin.

C'est en effet dans ces cas, où l'utérus cancéreux et ramolli a été lâché au cours de l'extraction, qu'il faut craindre l'infection de la cavité pelvienne par des débris sanieux, qui peuvent demeurer, au moment de la toilette de la séreuse, entre les anses intestinales.

L'infection de la cavité pelvienne est d'autant plus à craindre chez ces malades, qu'elles sont en général affaiblies et cachectiques, et se montrent dépourvues de toute résistance physique.

Le danger de mort par infection péritonéale est plus imminent encore quand il persiste au fond du bassin ou dans les ligaments larges des plaques cancéreuses diffuses, prêtes à se sphacéler après l'opération.

Cette même particularité est une des causes les plus fréquentes de la mort après l'hystérectomie abdominale totale pour affection maligne.

Hystérectomie pour fibromes.

Nous avons vu, à propos de l'énucléation simple des fibromes sous-muqueux ou interstitiels de l'utérus, que cette opération

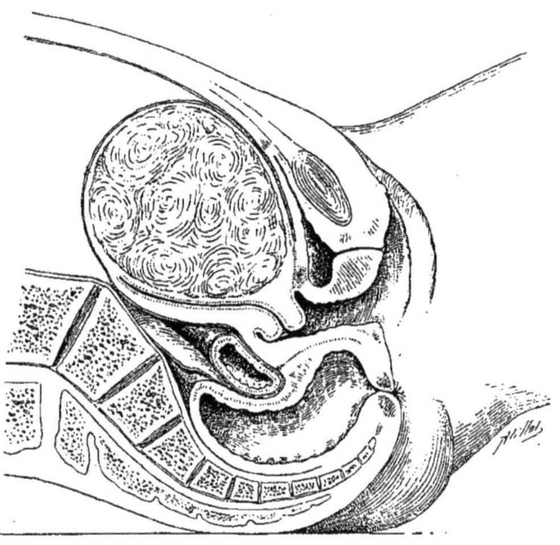

Fig. 348. — Gros fibrome utérin solitaire.

était désormais exceptionnelle et devait être limitée, chez les jeunes femmes, aux fibromes solitaires sous-muqueux. On les réserve également chez les femmes âgées et diathésiques, chez lesquelles l'hystérectomie totale semblerait trop grave, à l'ablation, dans les cas de fibromes multiples, de la tumeur sous-muqueuse soupçonnée d'être la cause principale des métrorragies.

En toute autre circonstance, qu'il s'agisse soit d'un gros fibrome solitaire entouré d'une coque utérine amincie et non contractile, soit de fibromes interstitiels multiples, il est préférable de faire l'hystérectomie totale.

Le volume des fibromes utérins justiciables de l'hystérectomie vaginale varie suivant les aptitudes de l'opérateur et suivant que la femme est vierge ou multipare. En principe, **un fibrome enclavé dans le bassin peut toujours être extirpé par la vulve.**

Lorsque le diamètre de la tumeur est supérieur à celui du détroit supérieur, les possibilités de l'extirpation vaginale sont subordonnées à des conditions particulières, qui doivent être appréciées définitivement sous le chloroforme, avant de com-

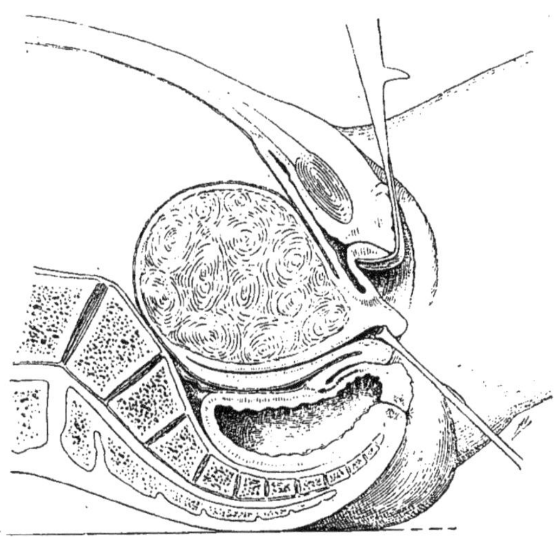

Fig. 549. — Abaissement du col pour l'incision du cul-de-sac antérieur et le décollement de la vessie.

mencer l'opération. Dans ces cas limite, tout doit être prêt pour pratiquer, d'après le résultat du dernier examen, soit l'hystérectomie vaginale, soit la laparotomie.

L'opération varie sensiblement suivant que la tumeur dépasse ou non le volume du poing, par exemple, et suivant qu'il s'agit d'un fibrome solitaire ou d'un utérus farci de petites tumeurs interstitielles.

L'adjonction, dans les cas où la masse principale présente déjà 10 à 12 millimètres de diamètre transversal, de plusieurs tumeurs sessiles ou pédiculées sous-péritonéales, susceptibles de

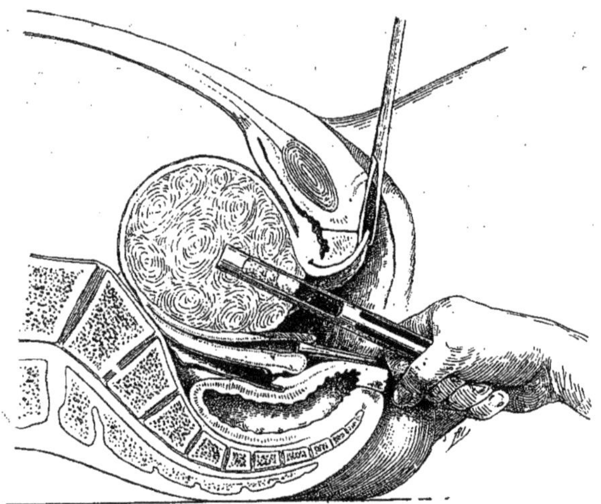

Fig. 350. — Soulèvement du V médian antérieur et perforation de la tumeur avec un tube tranchant.

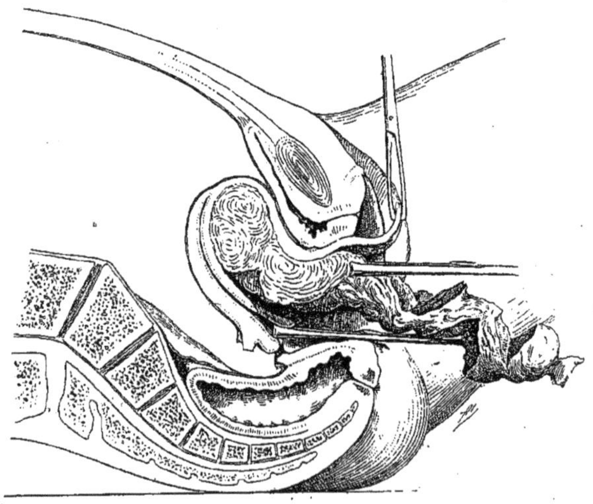

Fig. 351. — Dévidement en échelle de la masse fibromateuse.

s'arrêter au-dessus du pubis au cours des manœuvres d'extraction, complique beaucoup l'intervention (fig. 366).

Hystérectomie dans le cas de fibrome solitaire.

Quand le vagin est large, on peut extraire par cette voie, si

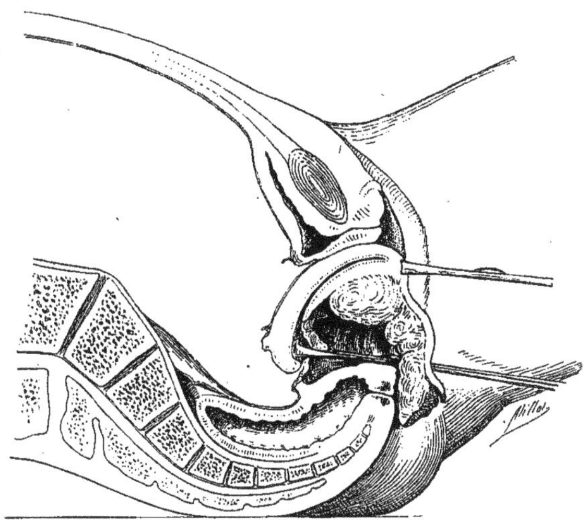

Fig. 352. — Extraction du fond de l'utérus.

l'on possède quelque expérience, un utérus avec fibrome unique pesant, le tout réuni, 2000 à 2200 grammes, c'est-à-dire d'un

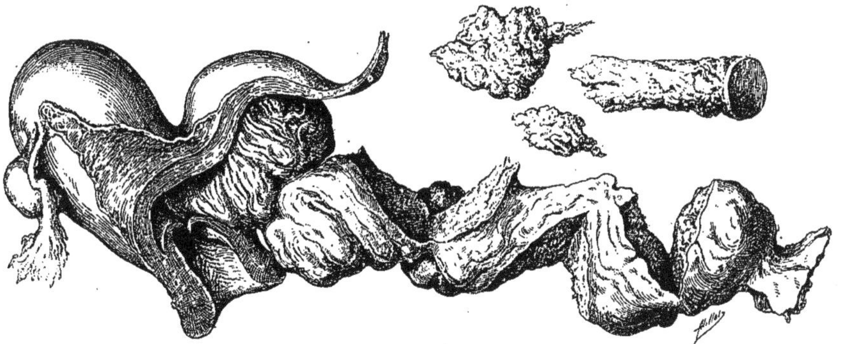

Fig. 353. — Totalité de la tumeur. Cylindre et fragments primitivement détachés. Morcellement en échelle de la masse principale (d'après nature).

diamètre transversal de 16 centimètres environ, une telle masse est beaucoup trop volumineuse pour s'engager sans morcellement dans l'orifice pelvien.

Opération. — Le manuel opératoire est le suivant : le cul-de-sac de Douglas incisé, exploré, et la vessie décollée, on pratique l'hémisection médiane antérieure du col, saisi par ses commissures latérales.

La vessie protégée par un écarteur et le pôle inférieur du

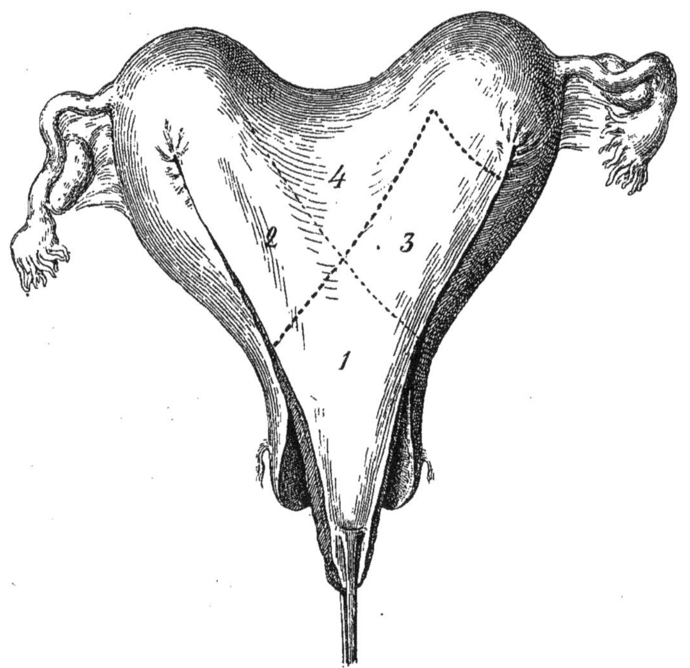

Fig. 354. — Morcellement losangique et extraction en V de la coque utérine d'un gros fibrome solitaire.

fibrome mis à nu, on le perfore soit dans une seule direction, soit mieux dans 5 ou 6 directions divergentes, avec le plus gros des tubes tranchants qui peut y avoir accès. Les cylindres ainsi taillés sont extraits à l'aide d'une pince gouge de dimension appropriée, et le V utérin médian est prolongé sur le corps de l'organe, puis attiré en haut et en avant (fig. 350). La lèvre antérieure de l'orifice creusé au centre du fibrome saisie à l'aide d'une pince à griffes, un écarteur est introduit entre le fibrome et sa coque utérine, et l'on taille un nouveau V sur la face antérieure de la tumeur. Un premier, puis un second losange sont extirpés, aussi volumineux que possible, à l'aide de longs ciseaux courbes et de pinces de Museux.

La tumeur bascule en avant. Le V médian de la paroi utérine

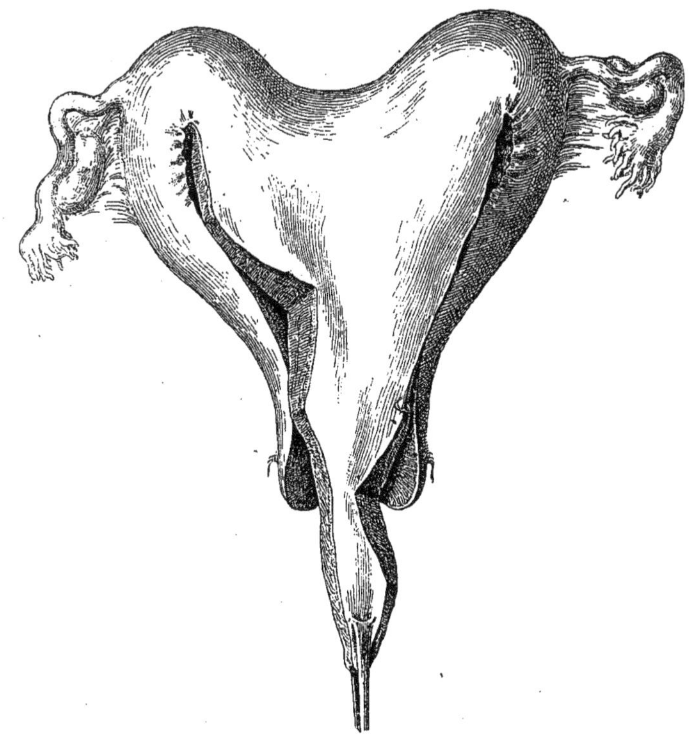

Fig. 355. — Morcellement en échelle dans un cas analogue.

antérieure peut alors être attiré plus bas à la vulve par suite de la diminution de volume de la face antérieure du fibrome.

On prolonge de chaque côté les branches de ce V et, dès que l'on peut, on incise le cul-de-sac péritonéal antérieur.

Si la tumeur est énorme, on abandonne la face antérieure de la coque utérine, pour saisir la lèvre gauche ou droite de l'orifice creusé au pôle inférieur du fibrome, et on taille de ce côté, en faisant basculer la tumeur vers la gauche ou vers la droite de la malade, un nouveau V, dont la pointe est attirée au dehors.

Les branches de ce V sont prolongées vers le méridien de la tumeur et plusieurs losanges sont réséqués à leur tour. La même manœuvre est, s'il est nécessaire, répétée en arrière.

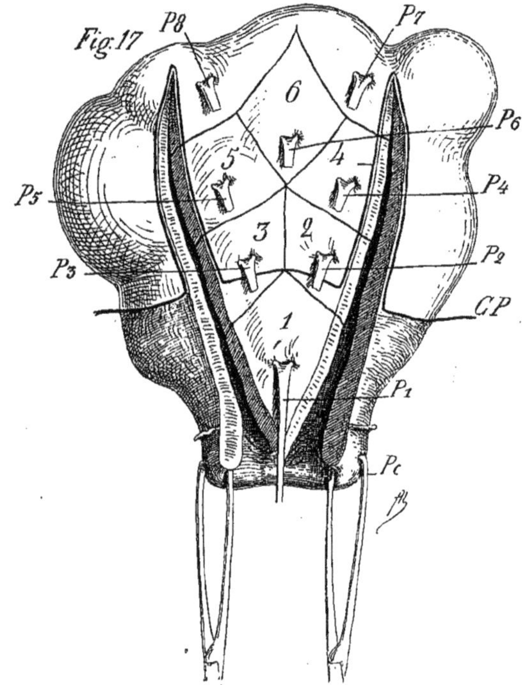

Fig. 356. — Morcellement en V et résection losangique de la paroi utérine antérieure.

De V en V les pinces viennent à saisir l'équateur de la tumeur ; l'écarteur momentanément enlevé, l'index gauche est introduit entre le fibrome et sa coque utérine, et travaille à le détacher de sa loge celluleuse.

Le V médian utérin est attiré plus énergiquement et prolongé vers le fond de l'organe.

La tumeur, saisie au voisinage de son diamètre transversal,

arrive enfin à basculer soit en avant, soit de côté; quelques incisions en échelle (fig. 353) permettent d'en dévider à la vulve un nouveau segment, et tout à coup une dernière traction, pratiquée à l'aide d'une pince gouge, puissamment engrenée, extrait d'un seul coup le pôle supérieur du néoplasme entr'ouvert et fragmenté en tout sens. Cette dernière masse, la plus volumineuse, pèse souvent 600 à 800 grammes.

Le fibrome extrait, l'écarteur est introduit en avant, dans le péritoine, le V est prolongé sur la coque utérine, et le fond de l'organe se trouve amené à la vulve, soit après résection losangique progressive de sa face antérieure (fig. 354), soit mieux, ce qui est plus rapide encore, par morcellement en échelle du V médian (fig. 355).

Dévidement spiroïde.

Dans les cas difficiles, les divers mouvements de rotation de l'utérus, au cours du morcellement, présentent assez fréquemment la face antérieure de l'organe de telle manière que la section principale offre une direction spiroïde. Le dévidement de l'utérus se produit comme dans les cas ordinaires. Le seul écueil à éviter, lorsque l'utérus vient à tourner ainsi sur lui-même, est de ne pas trancher inconsidérément en plein ligament large, et de se rapprocher du plan médian dès que l'on vient à reconnaître le voisinage d'une des cornes utérines. Il pourrait arriver, en effet, si l'on venait à perdre momentanément toute notion des rapports de la coque utérine avec ses attaches pelviennes, que l'on taille inconsidérément en plein ligament large. L'arcade artérielle utéro-ovarienne serait en pareil cas blessée. Un vigoureux jet de sang se produit aussitôt. On applique une pince sur le vaisseau sectionné, on saisit et on coupe, s'il est possible, au-dessus de cette pince, tout le ligament de ce côté, et l'on termine l'extraction de l'utérus en le dévidant vers le côté opposé. Le deuxième ligament est à son tour pincé et lié.

Lorsque l'utérus est de volume médiocre, la coque est extraite entr'ouverte en même temps que le pôle supérieur du fibrome.

L'opération, pour une tumeur de près de 2 000 grammes, dure 20 à 30 minutes. Ce temps se réduit habituellement, lors-

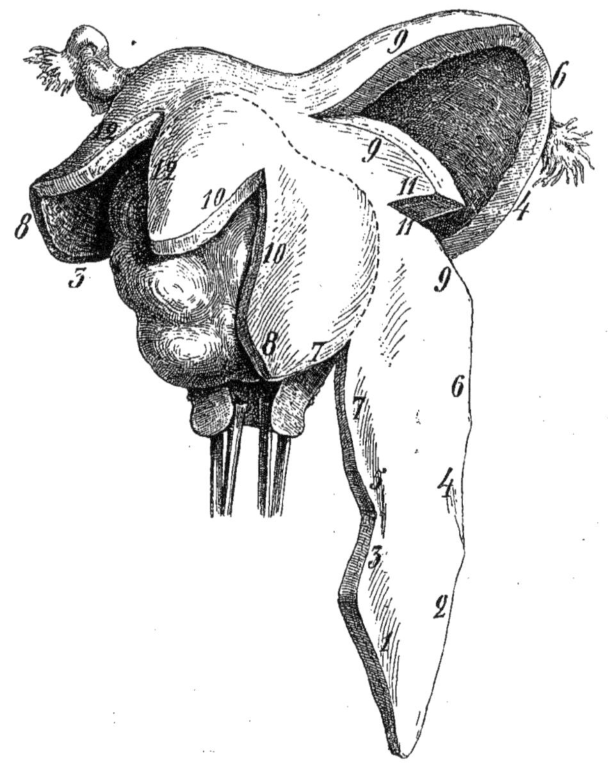

Fig. 357. — Dévidement spiroïde d'une coque utérine.

que la vulve est assez large et la tumeur de moyen volume (800 gr.), à 10 ou 12 minutes.

Contractilité de l'utérus au cours de l'opération.

Il n'est pas sans intérêt de signaler que la contractilité de l'utérus fibromateux est le plus souvent très marquée. Quand on a énucléé, par exemple, au cours de l'opération plusieurs fibromes interstitiels, avant d'enlever l'utérus lui-même, il est impossible, à l'examen de la pièce, qui s'est rétractée comme

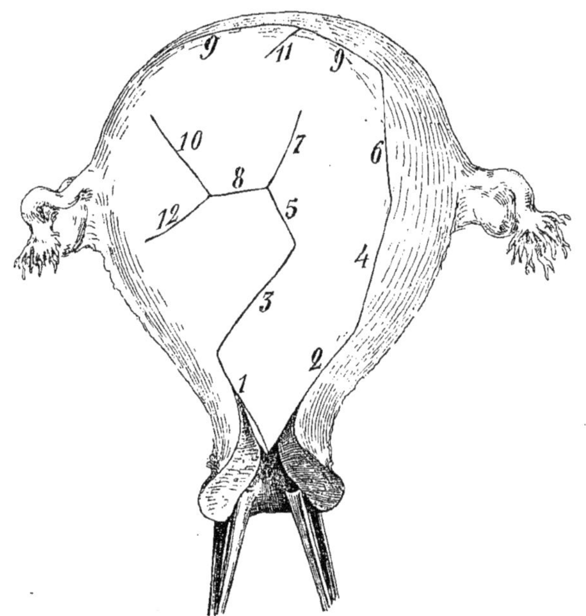

FIG. 358. — Reconstitution de l'utérus. Les numéros indiquent chacune des sections.

après l'accouchement, de les remettre en place. Cette contractilité de l'utérus se manifeste même lorsqu'il est complètement détaché.

Hystérectomie pour fibromes interstitiels multiples compliqués de fibromes sous-péritonéaux pédiculés ou sessiles

L'ablation vaginale des gros utérus fibromateux est particulièrement difficile lorsque la cavité utérine est petite et déviée, et que des fibromes de petit volume sont développés en très grande quantité dans les parois de l'organe, où ils existent parfois au nombre de 30, de 50, de 60, les plus petits du diamètre d'un pois ou d'une noisette, les plus gros du volume d'une mandarine. Le cul-de-sac de Douglas ouvert et la vessie décollée, la paroi utérine antérieure est incisée, soit en V, soit en Y, jusqu'à ce que l'on ait accès à la masse néoplasique.

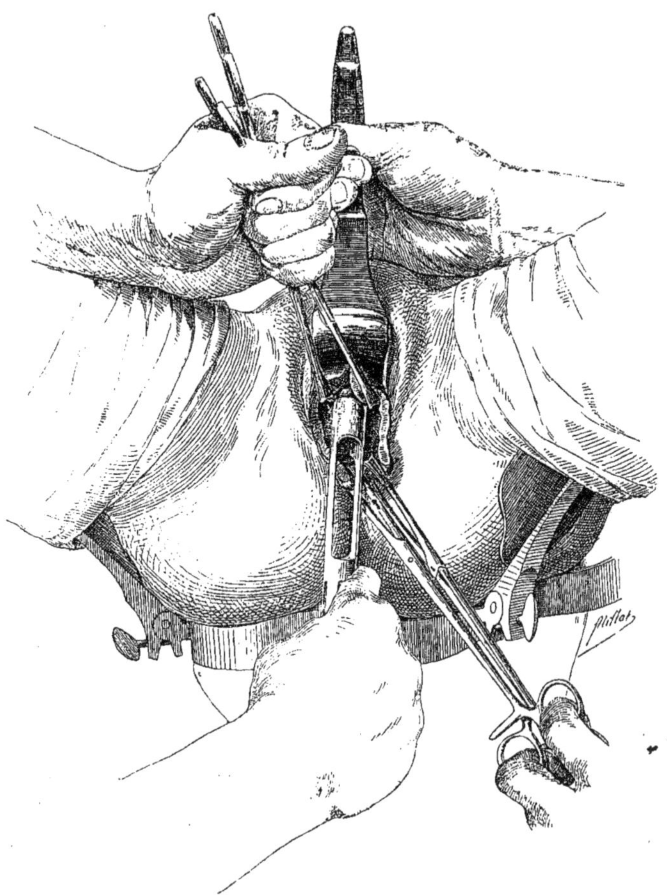

FIG. 359. — Hystérectomie vaginale dans le cas de fibromes multiples. Application du tube tranchant.

(Les figures 359 à 365 sont la reproduction exacte de photographies d'après nature.)

Les premiers fibromes apparaissent le plus souvent dans ce cas dès que le V médian est quelque peu attiré hors de la vulve

La masse fibromateuse est perforée au tube tranchant; le V médian poursuivi aussi haut que possible, et les fibromes interstitiels de petit volume qui apparaissent successivement sont

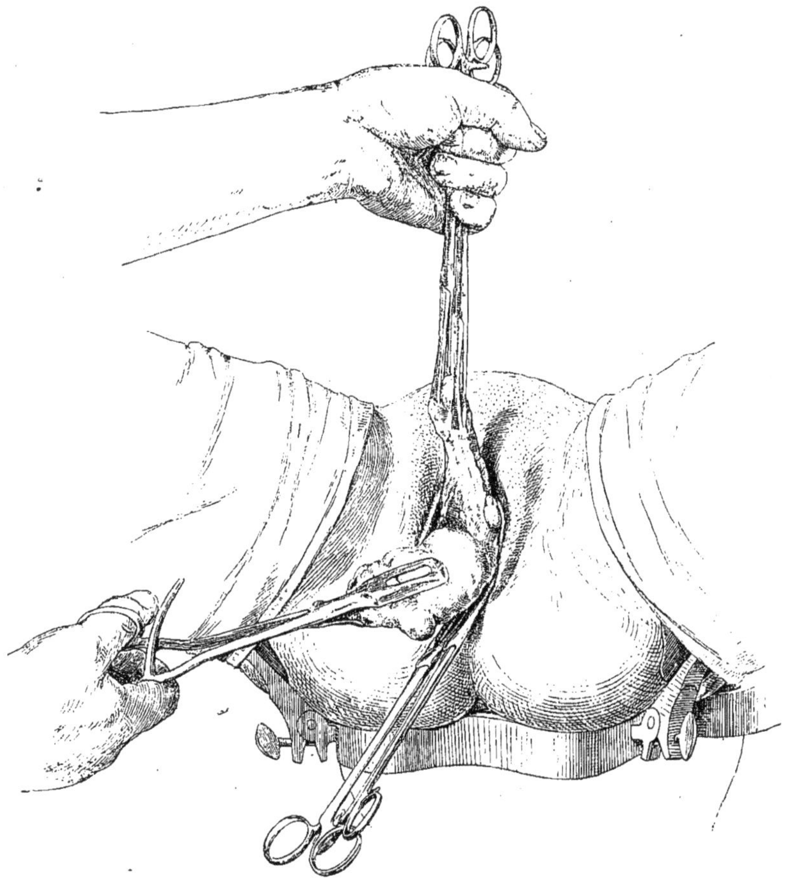

Fig. 360. — Soulèvement du V médian et extraction à la pince gouge d'un premier fibrome interstitiel.

arrachés avec une pince à griffes, une pince gouge ou à l'aide d'une puissante érigne hélicoïdale.

La figure 360 représente l'extraction à la pince gouge, au-dessous du V médian, d'un premier fibrome interstitiel d'un certain volume. On voit, à la position des deux pinces postérieures, que la bascule de l'utérus en avant, par suite des tractions exercées sur le V médian, a eu pour effet de faire remonter le col, primitivement attiré hors de la vulve, vers le cul-de-sac de Douglas.

Le premier résultat à atteindre est alors d'inciser le cul-de-sac péritonéal antérieur. L'ablation des premiers fibromes interstitiels

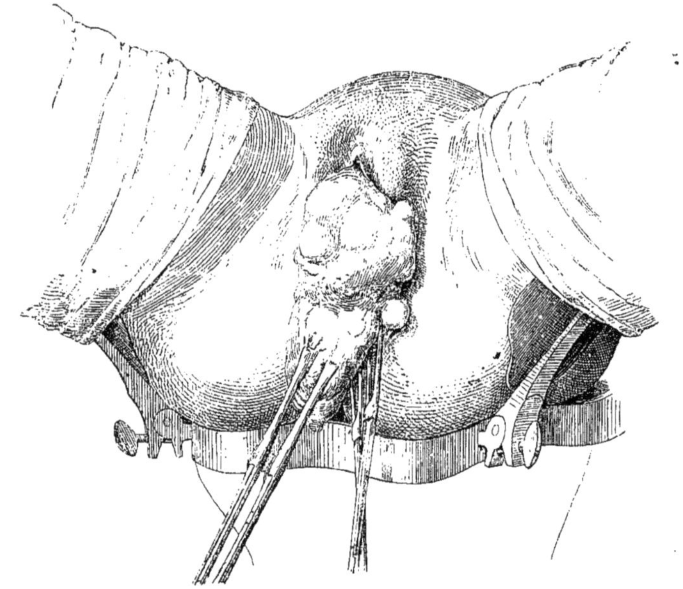

Fig. 561. — Abaissement du V et extraction d'une masse sous-péritonéale sessile.

permettant d'abaisser le V médian, l'écarteur antérieur est enlevé; l'index gauche, puis le droit, distendent la boutonnière vaginale, et le cul-de-sac péritonéal est atteint par deux nouvelles sections divergentes de la coque utérine.

Une des saillies sous-péritonéales de la tumeur, reconnue avec le doigt, paraît-elle devoir être extirpée, l'index et le médius gauche, introduits en avant de l'utérus, le dépriment et l'abaissent. Les tractions sur le V médian, saisi de plus en plus haut, aident aux efforts d'abaissement réalisés à la partie supérieure du segment fibromateux en voie d'extraction, et la masse apparaît tout à coup à la vulve (fig. 361).

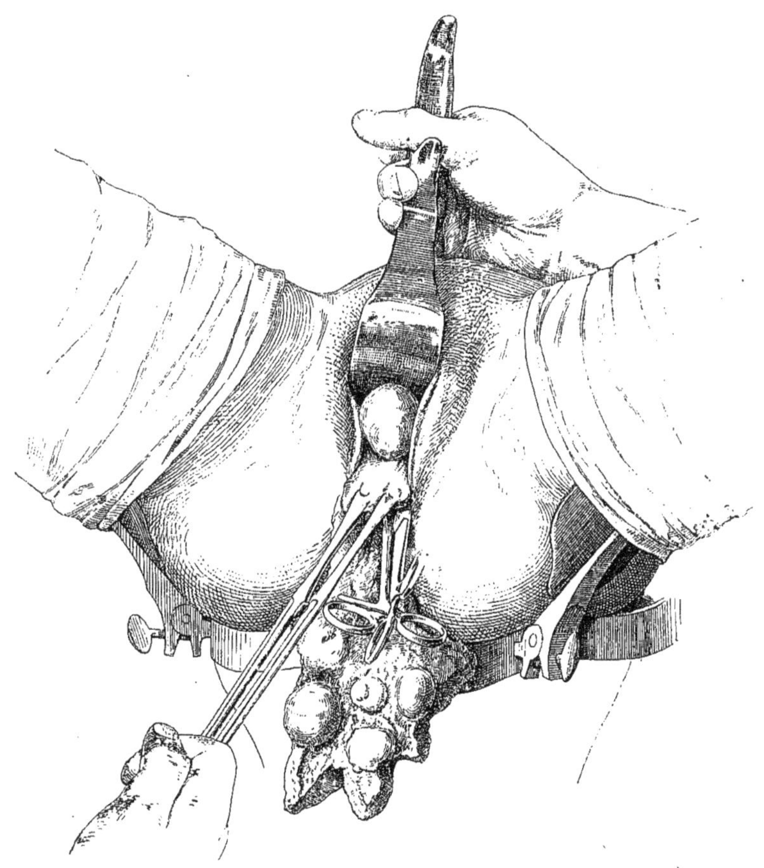

Fig. 362. — Dévidement à la vulve de la masse déjà extraite. Abaissement d'un nouveau V et extraction d'un fibrome sous-péritonéal.

Deux sections convergentes détachent presque entièrement cette partie de la tumeur, qui vient pendre au-devant de l'anus (fig. 362). Les pinces de Museux, fixées sur un V supérieur, tentent alors, après que l'on a réussi l'extraction de plusieurs autres fibromes centraux et le dévidement de ce qui a pu être attiré au dehors, l'abaissement du fond de l'organe.

Souvent existent au fond de l'utérus plusieurs fibromes sous-

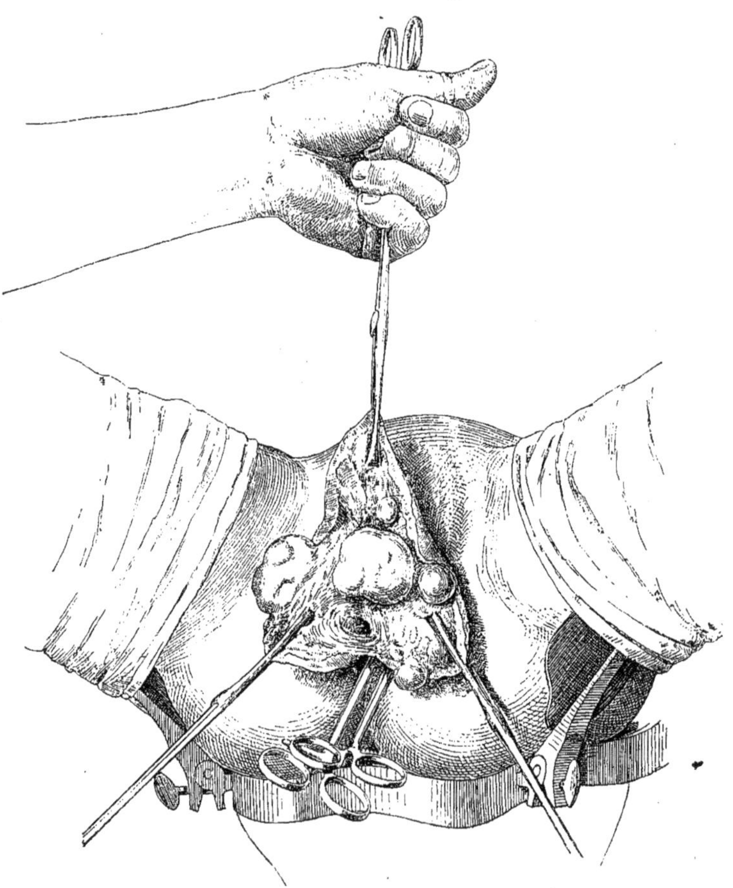

FIG. 363. — Extraction du fond de l'utérus entr'ouvert. Le col est remonté vers le cul-de-sac de Douglas.

péritonéaux pédiculés. Le doigt les reconnaît et les contourne. Si le fibrome pédiculé qui fait le plus d'obstacle à l'extraction est latéral, un dernier V est taillé sur la corne correspondante de l'utérus. Des tractions sur ce nouveau V, aidées des manœuvres intra-pelviennes de l'index et du médius, qui dépriment la partie supérieure de la tumeur et guident au dehors le fibrome

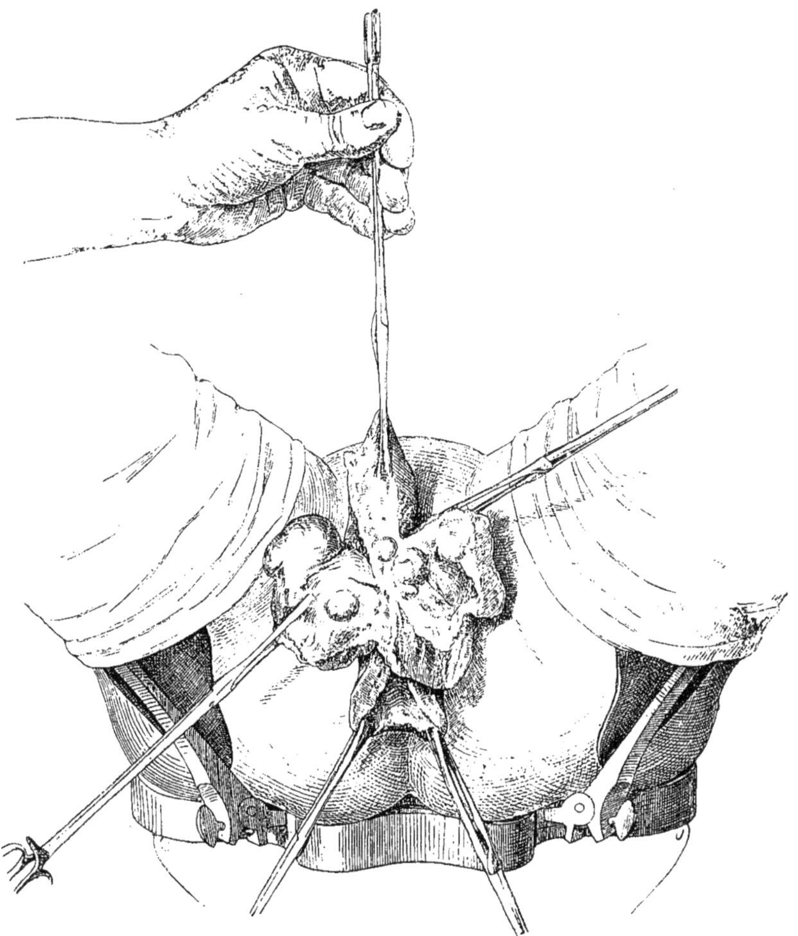

FIG. 364. — Le col est attiré au dehors et tout l'utérus apparaît à la vulve.

sous-péritonéal le plus accessible, font apparaître ce dernier au dehors (fig. 362).

Le V médian est abaissé de nouveau; deux nouvelles incisions latérales permettent l'application de deux pinces à griffes sur d'autres points de la coque utérine; cette dernière s'inverse petit à petit, et une traction finale sur une des masses fibromateuses centrales fait sortir à la vulve le fond de l'organe (fig. 363).

Le col a remonté, au cours de ces manœuvres de bascule, vers le cul-de-sac de Douglas. Des tractions sur les deux pinces commissurales l'amènent à son tour hors du vagin.

Le fond de l'utérus pendant à la fourchette, on procède à l'ablation des annexes, souvent altérées et volumineuses, suivant l'un des procédés décrits plus haut.

Ces opérations, très laborieuses quand l'ensemble de la tumeur pèse 800, 1200, et jusqu'à 1800 grammes, durent rarement plus de 20 à 30 minutes. Si elles semblent devoir se prolonger davantage, nous conseillons de tenter de préférence l'hystérectomie abdominale totale.

L'opération, commencée par le vagin, vient-elle se heurter à des difficultés presque insurmontables, nous conseillons également de ne pas prolonger des manœuvres inefficaces, et, si rien ne progresse, de placer sans retard la malade dans la position de Trendelenbourg, après avoir nettoyé et tamponné le vagin, pour enlever la tumeur par la laparotomie.

Manœuvres spéciales applicables à des cas particuliers.

Parmi les particularités qui peuvent se présenter au cours de l'hystérectomie vaginale, dans les cas de fibromes interstitiels multiples, nous signalerons les suivantes :

1° *Difficulté d'ouvrir le cul-de-sac de Douglas.* — **L'impossibilité d'ouvrir, comme premier temps de l'opération, le cul-de-sac péritonéal postérieur,** se présente lorsqu'un fibrome postérieur interstitiel juxta-cervical a refoulé très haut le cul-de-sac de Douglas. Ce dernier n'est alors ouvert qu'à la fin de l'opération, au moment de la forcipressure des ligaments larges.

2° *Section prématurée des ligaments larges.* — Dans des cas où, bien que l'utérus fibromateux soit très volumineux, les ligaments larges s'insèrent au-dessous de l'équateur de la tumeur

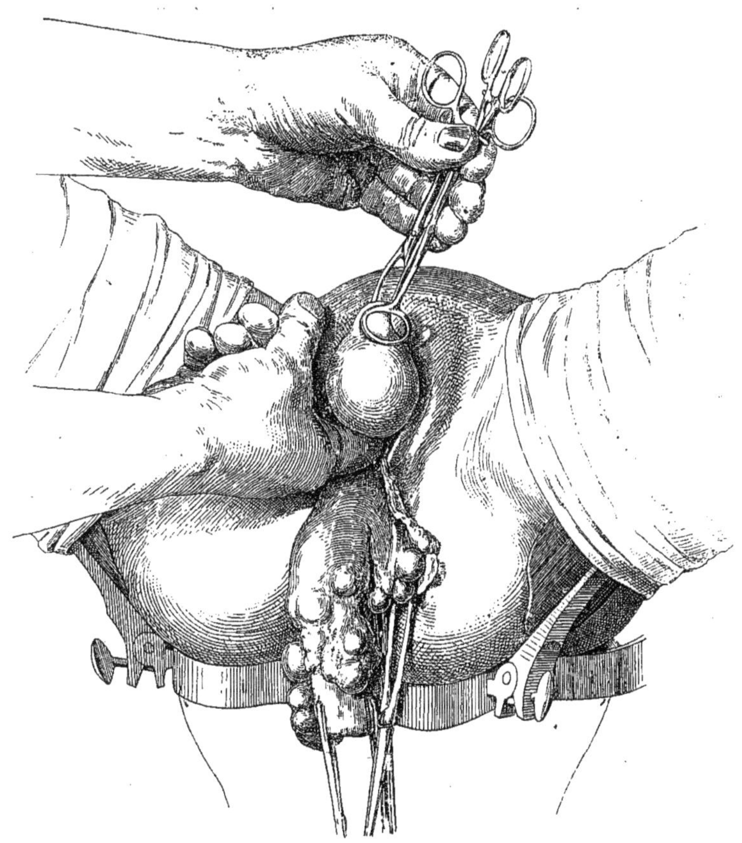

Fig. 365. — La masse fibromateuse est réséquée. Le fond de l'utérus pend à la fourchette. Extraction d'une salpingite à gauche.

(fig. 402), on simplifiera beaucoup l'opération en pratiquant la section prématurée d'un ou de deux ligaments larges. Le doigt ayant pu contourner, par exemple, le bord supérieur du ligament gauche dès la première tentative d'exploration par la boutonnière péritonéale antérieure, le ligament large de ce côté est sectionné au-dessous d'une pince, appliquée de préférence de haut en bas, sinon de bas en haut, et le morcellement est continué sur le bord gauche et la face antérieure de l'utérus, jusqu'à extraction du fond de l'organe et de la corne droite.

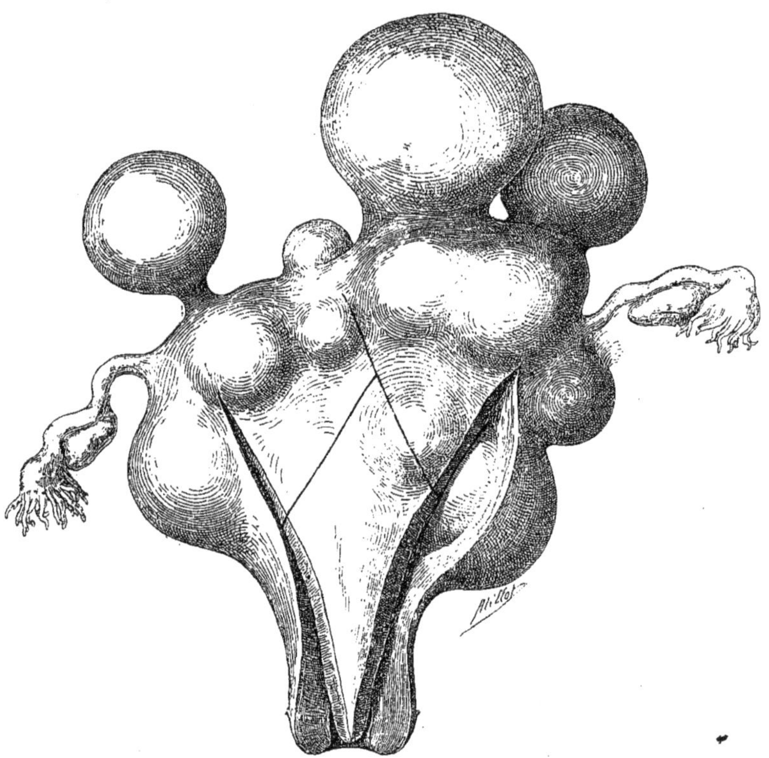

FIG. 566. — Morcellement en V et résection losangue dans un caiqs de fibromes utérins interstitiels et sous-péritonéaux (schéma).

La corne la plus volumineuse est généralement extraite la dernière. Parfois, lorsqu'elle devient accessible, un dernier fibrome interstitiel, de trop gros diamètre pour être extirpé entier à l'aide de l'érigne spiroïde, doit être évidé au tube tranchant, puis sectionné en V et extrait entr'ouvert.

3° *Fibromes interstitiels de la paroi postérieure du col.*

— Lorsqu'un fibrome très volumineux est développé dans la paroi postérieure du col, il est possible que cette tumeur postérieure rende difficile la bascule en avant du fond de l'utérus. En pareil

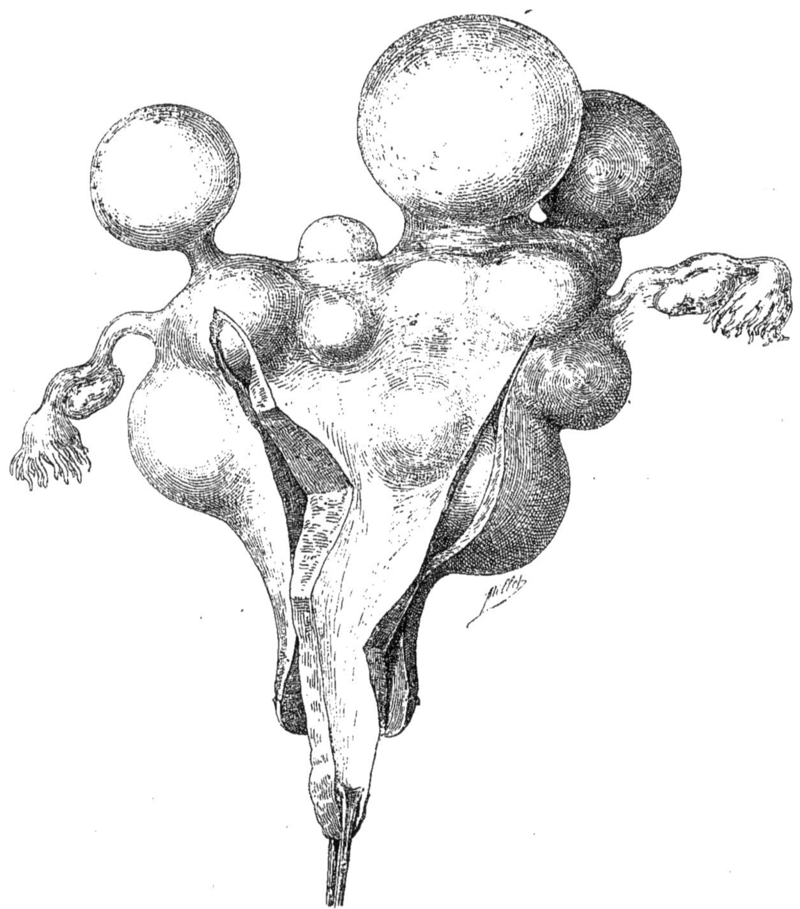

Fig. 367. — Dévidement en échelle de la masse fibromateuse (schéma).

cas, dès que ce fibrome est reconnu, c'est-à-dire dès l'incision du cul-de-sac vaginal postérieur, on le perfore à l'aide du tube tranchant. Il peut être nécessaire, pour atteindre ces tumeurs, de pratiquer la section médiane de la paroi postérieure du col utérin. Le fibrome postérieur est extrait aussi rapidement que

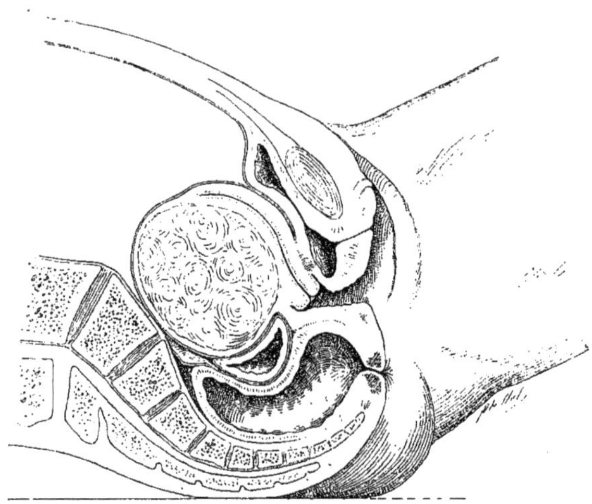

Fig. 368. — Fibrome de la paroi postérieure de l'utérus

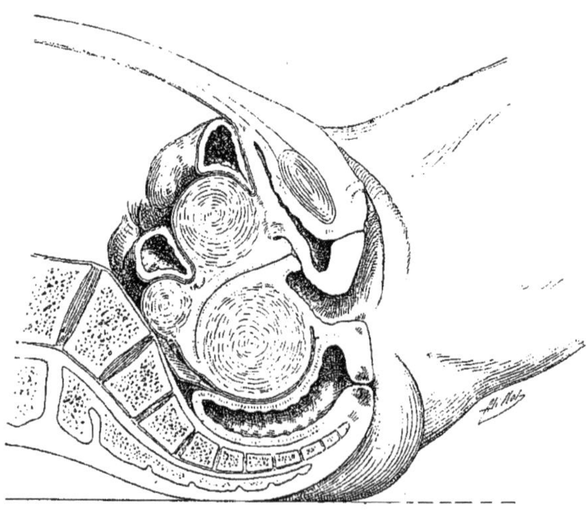

Fig. 369. — Rétroversion d'un utérus fibromateux.

possible. La vessie est ensuite décollée, si elle n'avait pu l'être antérieurement, et l'opération est terminée comme plus haut.

4° *Rupture du pédicule d'un ou de plusieurs fibromes sous-péritonéaux.* — Enfin quand il existe à la surface d'un gros utérus fibromateux plusieurs tumeurs sessiles ou pédi-

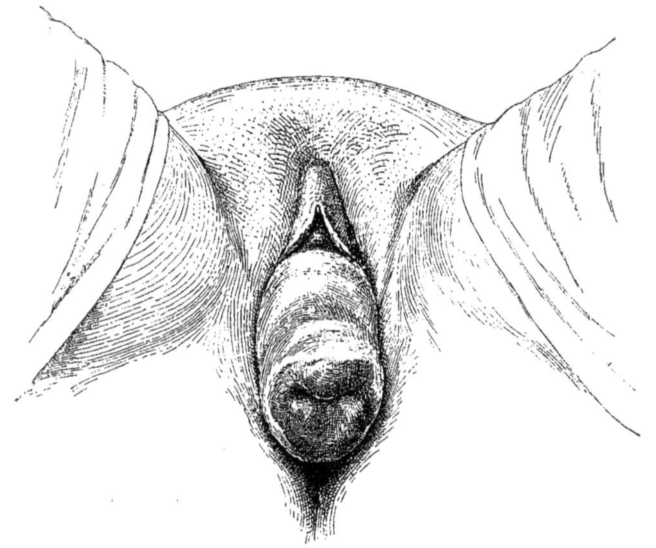

Fig. 370. — Prolapsus utérin et cystocèle.

(Les figures 370 à 378 sont la reproduction exacte de photographies d'après nature.)

culées, il est prudent de les reconnaître le plus tôt possible par le cul-de-sac vaginal antérieur, afin de ne pas risquer, si le pédicule de l'une d'elles vient à se rompre, de l'abandonner dans le bassin, où elle se sphacélerait, déterminant une péritonite mortelle. Cette rupture du pédicule des fibromes sous-péritonéaux nous est plusieurs fois survenue au cours de nos opérations.

Nous l'avons toujours remarquée en temps voulu et nous avons extrait après l'ablation de l'utérus et des annexes la tumeur devenue libre dans le péritoine. Le fibrome qui s'est détaché peut être tellement volumineux qu'on soit obligé de le morceler à son tour.

Si la tumeur qui est devenue libre a fui dans la profondeur, on arrive toujours à la reconnaître en combinant le toucher vaginal

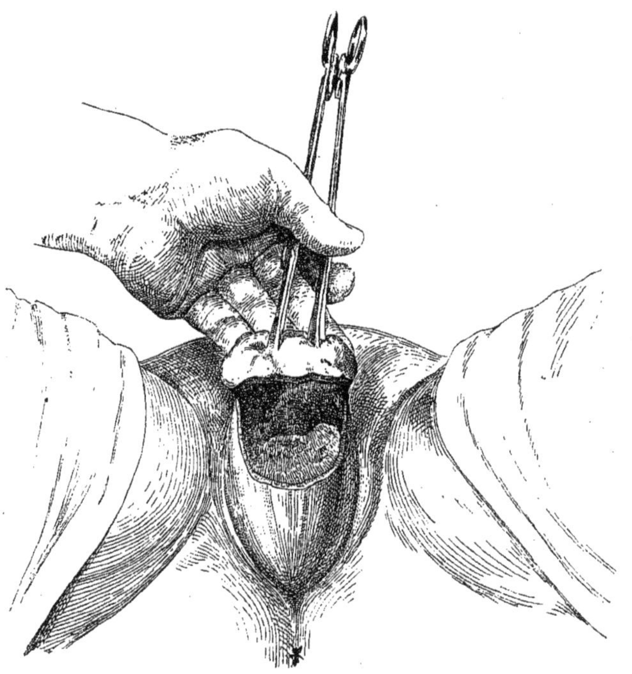

Fig. 371. — Incision transversale du cul-de-sac vaginal postérieur.

intra-péritonéal au palper abdominal. Le fibrome est reconnu avec le doigt, mis en évidence, saisi et extirpé.

Adhérence à l'épiploon d'une masse supérieure sessile et dégénérée.

Un cas plus exceptionnel et plus grave est l'enclavement d'une de ces tumeurs pédiculées au milieu d'adhérences épiploïques. Nous n'avons observé qu'une seule fois cette complication : la malade était très grasse; la masse supérieure du néoplasme, devenue libre, a immédiatement remonté, sans que nous puissions nous en rendre compte, au voisinage de l'estomac. Une péritonite septique a emporté cette opérée. Le lobe adhérent à

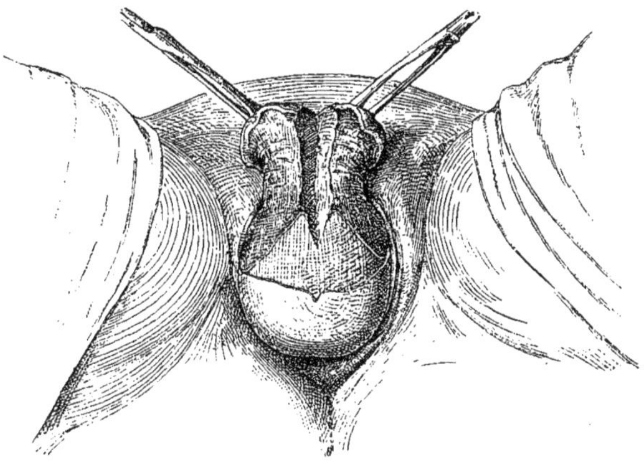

FIG. 372. — Ouverture du péritoine par une incision longitudinale pratiquée sur la lèvre postérieure du col.

l'épiploon était sarcomateux et s'était détaché sans grand effort du reste de l'utérus, lui-même dégénéré et adhérent.

Ce cas était donc très défavorable. Nous n'avons jamais observé pareil accident chez une autre malade.

Hystérectomie pour prolapsus utérin.

L'hystérectomie vaginale est le meilleur procédé de cure radicale du prolapsus utérin invétéré.

L'ablation de l'utérus répond en pareil cas à l'indication principale, mais ne peut remédier au relâchement de la vulve.

L'hystérectomie pour prolapsus doit donc être complétée par la réfection du plancher périnéal et par la résection de tout ce qui est exubérant de la muqueuse vaginale.

Nous combinons habituellement à l'extirpation de l'utérus dans le cas de prolapsus la **colporraphie antérieure** et la **colpopérinéorraphie.**

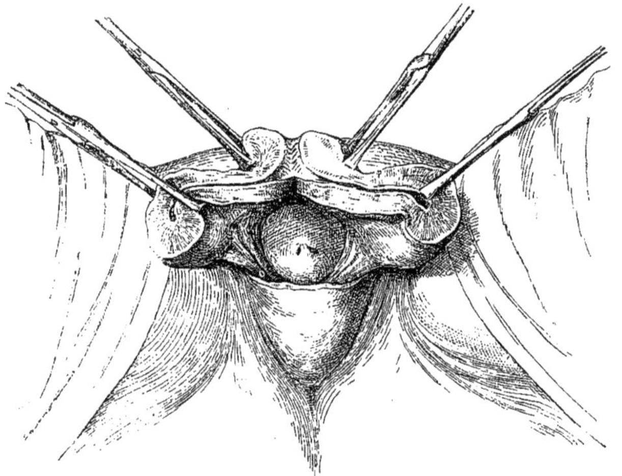

Fig. 375. — Extraction et dissection de l'utérus en deux moitiés, d'arrière en avant.

Application à ces cas d'un procédé particulier d'hystérectomie vaginale.

L'ablation de l'utérus, dans les cas de prolapsus invétéré, n'est pas aussi simple qu'on peut le penser de prime abord, et l'isolement de la vessie notamment peut présenter, au milieu des tissus hypertrophiés et indurés qui l'entourent, de grandes difficultés. L'épaisseur de la muqueuse vaginale herniée à la suite du col est en outre très souvent considérable : on y observe des cicatrices, des ulcérations. Le tissu sous-muqueux est épaissi et a subi une transformation analogue à celle de la muqueuse vaginale, qui a pris un aspect cutané.

La limite inférieure de la vessie étant souvent assez difficile à déterminer, même par le cathétérisme, nous avons pris l'habitude de pratiquer l'hystérectomie, dans ces cas, en renversant l'utérus par le cul-de-sac de Douglas.

En effet, tandis que le col et le bas-fond vésical sont entourés

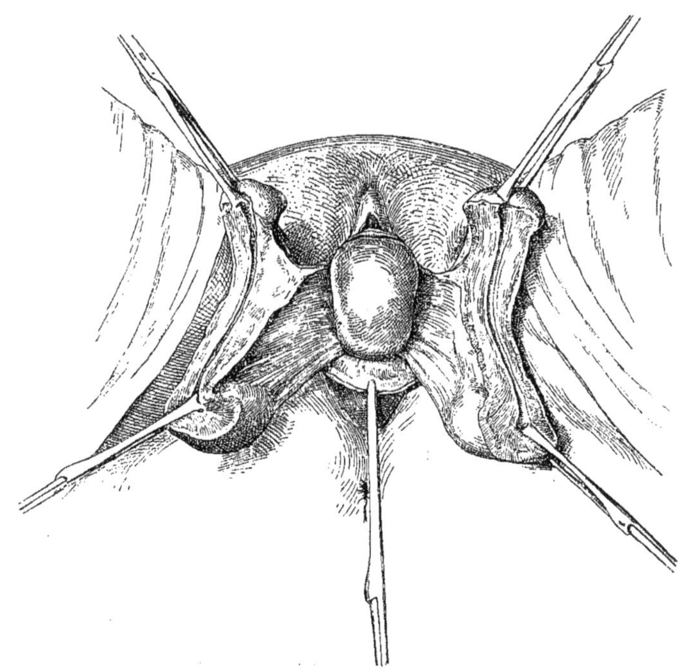

FIG. 374. — Aspect des deux moitiés de l'utérus séparées. Le col est en haut. Hernie de la vessie.

de cette gangue celluleuse œdématiée et résistante, le cul-de-sac péritonéal postérieur demeure facilement accessible et se trouve ouvert dès les premiers coups de ciseaux. L'utérus est extrait par bascule en arrière, et la vessie n'est isolée qu'en dernier lieu; les ligaments larges sont liés, le péritoine refermé par un suture en surjet et l'on pratique dans la même séance la colporraphie antérieure, puis la colpo-périnéorraphie successivement.

Manuel opératoire. — Les divers temps de l'opération sont les suivants :

1er *Temps. Ouverture du cul-de-sac de Douglas et extraction de l'utérus.* — Le col attiré en haut et en avant, la muqueuse du cul-de-sac vaginal postérieur est sectionnée transversalement avec de forts ciseaux.

Une incision médiane est alors pratiquée longitudinalement sur la paroi postérieure du col, jusqu'au péritoine.

L'orifice de la séreuse agrandi avec les doigts, le fond de l'utérus devient visible; on l'attire au dehors.

2e *temps. Hémisection postéro-antérieure de l'utérus et décollement de la vessie.* — La section longitudinale postérieure prolongée sur le fond de l'utérus, puis sur sa paroi antérieure, jusqu'au museau de tanche, la vessie se détache petit à petit. L'utérus se sépare en deux moitiés, en rétroversion. La section de la muqueuse du cul-de-sac vaginal antérieur est enfin complétée de chaque côté et le col est arraché aussi loin que possible, avec les doigts, de ses connexions ligamentaires inférieures.

Certains utérus ne donnent pas de sang, d'autres sont le point de départ d'une hémorragie en nappe assez abondantes.

Quelques pinces sont placées, s'il y a lieu, sur les points qui saignent.

3e *temps. Rotation et ligature des ligaments larges.* — Nous faisons alors subir à chacune des moitiés de l'utérus une rotation de 180 degrés. Les ligaments larges prennent ainsi la forme de deux cordons arrondis, d'un diamètre inférieur à celui du petit doigt. Une ligature est appliquée au-dessus des annexes, sur chaque pédicule que nous écrasons préalablement, à l'aide de notre pince progressive.

La ligature de ces pédicules est pratiquée de la manière suivante :

Le ligament large est d'abord lié en masse, puis le fil est passé

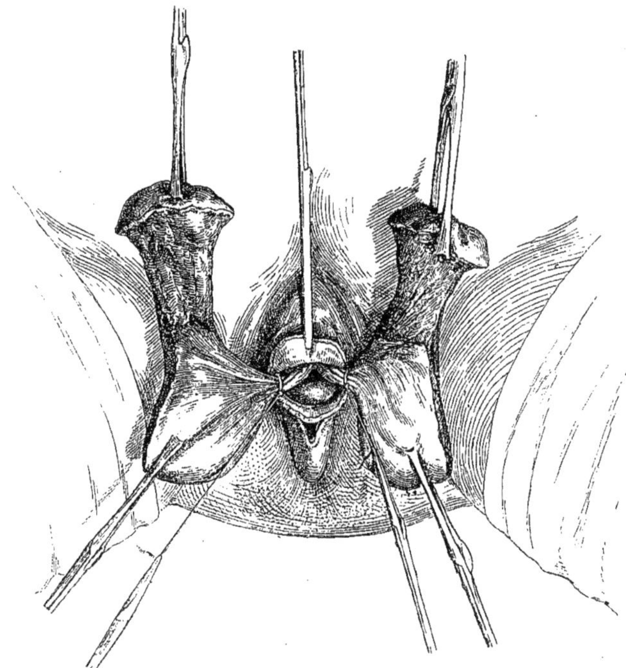

Fig. 575. — Pédiculisation des ligaments larges pour résection de chaque moitié de l'utérus, dont le fond est amené près du pubis. — Ligature des ligaments larges.

par transfixion au-dessous de la première ligature, et noué de nouveau à deux reprises. Les pédicules ligamentaires sont ainsi étranglés circulairement, puis par deux moitiés. La double transfixion de ces pédicules assure la fixité des ligatures.

Les fils sont laissés longs et saisis de chaque côté avec une pince à forcipressure.

4e *temps. Fermeture du péritoine et section des ligaments larges.* — Les deux moitiés de l'utérus pendent à la vulve; la vessie est repoussée dans la profondeur à l'aide d'une compresse, maintenue entre les mors d'une pince, et les lambeaux péritonéaux antérieur et postérieur sont mis en évidence. Nous passons alors, après toilette du péritoine, tout autour de

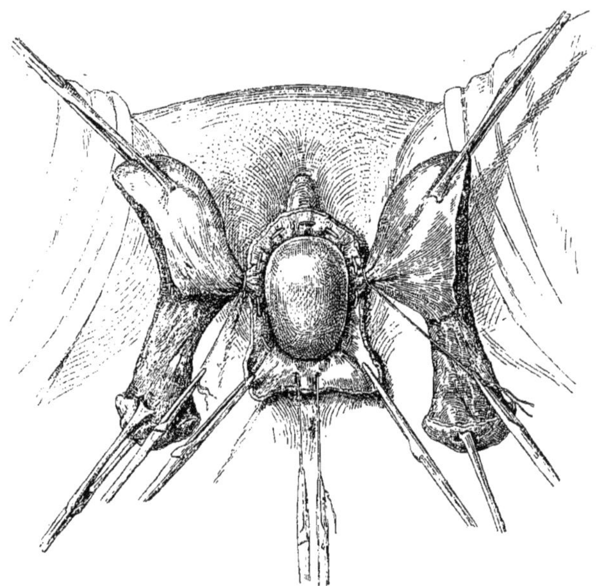

FIG. 376. — Le fond de l'utérus est reporté en haut. Disposition en bourse du fil destiné à la fermeture du péritoine.

l'orifice béant, un fil de soie disposé comme le cordon d'une bourse, en prenant soin de traverser de chaque côté les pédicules ligamentaires à quelques millimètres au-dessus de leur ligature.

Il est souvent utile, au cours de cette manœuvre, de pratiquer des tractions latérales sur les deux moitiés de l'utérus, afin de bien mettre en évidence, en les abaissant, les lèvres de section du péritoine pelvien.

Dès que le fil est disposé convenablement, on exerce sur ses deux chefs des tractions progressives, et l'on fronce avec soin la ligne de réunion péritonéale. La vessie, qui fait hernie à l'ablation de la compresse profonde, est réduite; les deux moitiés

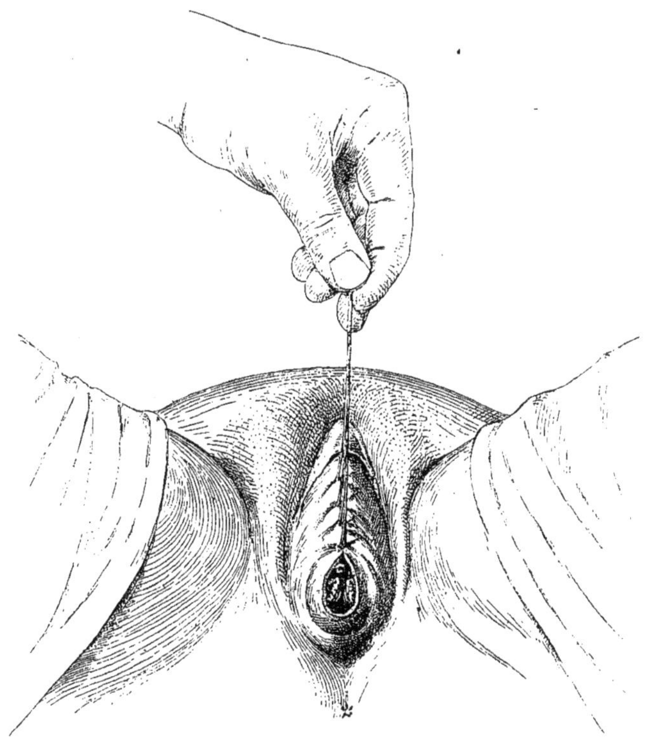

Fig. 377. — Aspect des moignons ligamentaires et des sutures vaginales après la colporraphie antérieure.

de l'utérus sont reséquées au-dessous des ligatures ligamentaires et le fil péritonéal est complètement serré, puis noué.

La séreuse est alors fermée. Les fils latéraux et médians sont coupés les premiers à une certaine distance, le fil péritonéal, au ras du nœud.

5e *temps. Colporraphie antérieure.* — La paroi antérieure du vagin, qui a été décollée de la vessie au moment du détachement du col, est isolée avec les doigts jusqu'au voisinage de la vulve et réséquée, de manière à obtenir une large perte de substance ovalaire.

La suture est faite d'arrière en avant soit en surjet, soit à points séparés, comme nous l'avons décrit plus haut.

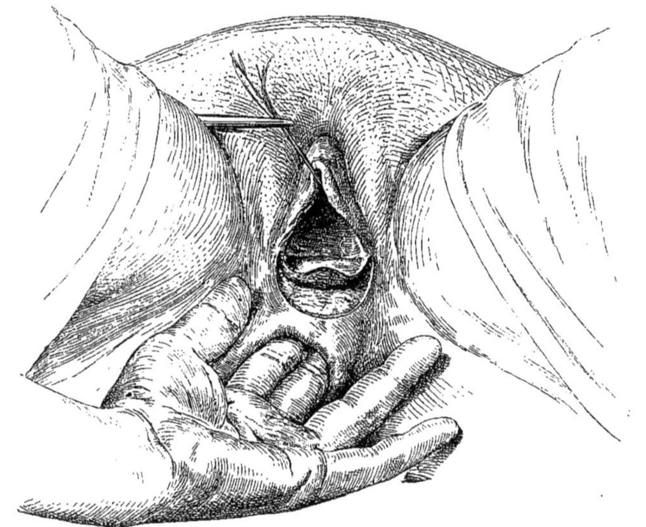

Fig. 378. — Premier temps de la colpo-périnéorraphie.

6e *temps. Colpo-périnéorraphie.* — L'index et le médius gauches introduits dans l'anus, et la paroi vaginale antérieure réduite dans la profondeur, nous pratiquons alors, par le procédé déjà décrit, la colpo-périnéorraphie.

Les fils profonds, si les sutures ont été faites à points séparés, sont réunis en deux faisceaux, l'un antérieur, l'autre postérieur, et liés ensemble ; les fils périnéaux sont coupés près des nœuds.

Cette triple opération donne, dans les cas de prolapsus invétéré, un résultat parfait.

Elle est absolument inoffensive et peut être réalisée jusqu'à 65 ans.

On remarquera que nous pratiquons exclusivement dans ces cas la ligature des ligaments larges.

Nous considérons en effet la ligature comme la méthode de choix pour l'hémostase définitive, toutes les fois qu'elle peut être faite avec sécurité.

Si, dans l'hystérectomie vaginale pour inflammation ou pour fibrome, nous pratiquons habituellement la forcipressure, c'est que la ligature ne peut être faite dans ces cas que très exceptionnellement avec toute la sécurité exigible.

CHAPITRE IX

OPÉRATIONS PAR LA VOIE ABDOMINALE.

La laparotomie convient aux lésions utérines et péri-utérines à évolution nettement abdominale.

Nous décrirons d'abord les interventions extra-péritonéales pratiquées dans les cas de **hernie inguinale de l'ovaire** et de **phlegmon du ligament large**, puis nous aborderons la **laparotomie** dans ses différentes applications : **ouverture simple des foyers péri-utérins purulents; castration tubo-ovarienne et castration totale pour lésions inflammatoires de l'utérus et des annexes; ablation des fibromes pédiculés du fond de l'utérus; hystérectomie abdominale totale pour fibromes ou pour néoplasmes malins**; et enfin, les **interventions dans les cas de grossesse extra-utérine** et de **dystocie**, notamment **l'opération césarienne** et **l'opération de Porro**.

1° Hernie de l'ovaire.

La hernie de l'ovaire dans le trajet inguinal est assez fréquente et donne lieu à des accidents douloureux et à des symptômes péritonéaux réflexes qui peuvent en imposer pour un étranglement herniaire vrai.

L'obscurité du diagnostic est assez habituelle tant que le chirurgien n'a pas sous les yeux les organes herniés, la coïncidence du pincement d'une anse intestinale n'étant pas très rare.

Il faut donc toujours songer, lorsque l'on est appelé à examiner un cas de hernie inguinale étranglée chez la femme, à la possibilité d'une ectopie ovarienne, et savoir qu'il peut y avoir coïncidence d'une hernie de l'ovaire et d'une hernie de l'intestin. L'opération doit donc être pratiquée sans retard.

Opération. — La tumeur inguinale mise à découvert par une incision parallèle à l'arcade crurale, le sac est reconnu, puis incisé. Si l'on rencontre l'ovaire, qui est souvent, en pareil cas, polykystique et méconnaissable, le pédicule intra-inguinal de la hernie doit être examiné, avant d'être lié, avec d'autant plus de soin qu'une anse intestinale pourrait s'y trouver incluse.

La hernie est-elle mixte, l'intestin est réduit, et l'ovaire réséqué au-dessus d'une ligature. Si l'ovaire est seul en cause, on l'extirpe et l'on ferme le sac, puis l'anneau inguinal, dont la paroi antérieure a été incisée pour faciliter les manœuvres d'exploration, comme nous le pratiquons dans la cure radicale de la hernie inguinale et dans l'opération d'Alexander.

La fermeture du canal inguinal peut être pratiquée complètement chez la femme, les organes qui le franchissent ne pouvant se trouver étranglés, comme il arriverait chez l'homme pour le cordon spermatique, par des sutures trop étroites.

L'opération de la cure radicale de la hernie inguinale, chez la femme, sera décrite dans notre second volume.

2° *Incision abdominale simple des foyers péri-utérins suppurés.*

Incision iliaque.

a) Incision iliaque des foyers suppurés ligamentaires. — L'incision iliaque est la meilleure voie pour l'évacuation des collections purulentes du ligament large. Cette opération doit être faite, si l'abcès évolue vers la peau, aussitôt que possible, c'est-à-dire dès que l'empâtement profond est nettement appréciable.

Opération. — La peau et l'aponévrose du grand oblique incisées au-dessus de l'arcade crurale, les fibres musculaires sous-jacentes sont écartées, et le doigt décolle du fascia iliaca les tissus profonds indurés. La masse inflammatoire reconnue, nous la perforons avec l'extrémité des ciseaux mousses, que nous introduisons fermés, pour les ressortir ouverts dès que le pus est apparu au dehors.

La poche est explorée du doigt, nettoyée avec des compresses stérilisées et traitée par le tamponnement humide.

Les compresses sont laissées 2 ou 3 jours. On pratique dans la suite des irrigations antiseptiques.

b) Incision iliaque des foyers intra-péritonéaux enkystés et adhérents. — Nous avons pratiqué à plusieurs reprises l'incision iliaque dans le but d'ouvrir, non plus des abcès du ligament large, mais des collections purulentes intra-péritonéales enkystées et formant saillie vers la fosse iliaque : abcès latéro-utérins enkystés, salpingites purulentes volumineuses et adhérentes à la paroi abdominale antéro-latérale, kystes dermoïdes suppurés de l'ovaire.

L'incision iliaque est en pareil cas le procédé de choix chez les malades faibles, lorsqu'il faut opérer dans la période aiguë : l'indication capitale n'est-elle pas l'évacuation rapide du foyer ?

Ces malades présentent souvent depuis plusieurs jours une température de 39°,5 à 40°, des vomissements, un pouls rapide, petit et dépressible. Il faut, en pareil cas, agir vite et choisir l'opération la moins grave, c'est-à-dire l'incision simple du foyer.

Cette opération doit être faite par la voie iliaque, si la tumeur est nettement latérale.

La peau et l'aponévrose sont incisées comme pour l'ouverture d'un abcès du ligament large, le fascia transversalis est sectionné à son tour et le doigt est introduit sous le péritoine, au contact du fascia iliaca. On reconnaît la tumeur, et le péritoine est incisé au point le plus accessible du foyer.

Il existe, en général, des adhérences; la poche, largement ouverte, est évacuée et tamponnée.

Toute injection immédiate est contre-indiquée, une petite déchirure péritonéale pouvant exister en un point de la plaie.

Les injections sont faites à partir du 4e jour.

La guérison définitive survient fréquemment à la suite de l'incision simple de ces foyers purulents.

Persiste-t-il ultérieurement d'autres lésions péri-utérines, kystes péritonéaux, salpingite de l'autre côté, l'hystérectomie vaginale ou la laparotomie sont pratiquées en temps opportun.

c) Incision médiane au niveau de la ligne blanche. — L'incision au niveau de la ligne blanche est indiquée quand le foyer purulent proémine au-dessus de la vessie.

L'incision sus-pubienne permet de vider, en bas, les phlegmons rétro-pubiens extra-péritonéaux (phlegmon de la cavité de Retzius), plus haut des collections intra-péritonéales enkystées d'origine utérine ou péri-utérine.

Très souvent, en effet, si l'évolution de l'abcès a duré plusieurs semaines, le pus est enkysté par des adhérences péritonéales et peut être évacué sans ouverture de la séreuse.

Il nous est arrivé de vider ainsi d'immenses foyers purulents, occupant tout le bassin, et remontant jusqu'au rein. La cavité, limitée en bas par l'utérus et les annexes, englobée dans une gangue lardacée et méconnaissable, est fermée en haut par les anses intestinales et l'épiploon. La poche est tamponnée et le haut de l'incision suturé.

Le foyer purulent cicatrisé, une intervention ultérieure ne devient nécessaire que s'il persiste une fistule purulente simple ou pyostercorale, complication assez fréquente de ces suppurations péritonéales enkystées étendues, dont le point de départ exact est d'ailleurs assez souvent très obscur : hématocèle péri-utérine suppurée, appendicite, etc.

3° *Castration tubo-ovarienne.*

L'ablation des ovaires, pratiquée méthodiquement pour la première fois par Battey, le 17 août 1872, par la voie vaginale, pour remédier, en déterminant une ménopause précoce, à un cas de dysménorrhée, avait été tentée quelques mois auparavant, le 27 juillet 1872, mais sans succès, par Hegar. Ce dernier avait fait la laparotomie. Hegar ne répéta cette opération que le 2 août 1876, longtemps après la vulgarisation de l' « opération de Battey ».

Trenholme paraît avoir tenté le premier la castration dans le cas de fibromes (janvier 1876). Hegar fit la même opération quelques mois plus tard, et préconisa, dans les cas de métrorragies graves, chez la femme atteinte de fibro-myomes utérins, comme beaucoup plus bénigne que l'ablation de la tumeur, l'ablation des ovaires par la laparotomie.

La faveur momentanée de l'opération de Hegar a été due à son innocuité relative, à cette époque où l'hystérectomie abdominale donnait 40 à 50 0/0 d'insuccès.

Hegar eut le mérite d'insister sur la nécessité de pratiquer, plutôt que l'ablation isolée des ovaires, l'extirpation simultanée des trompes de Fallope.

La vulgarisation de la castration abdominale pour fibromes et particulièrement les nombreuses opérations de L. Tait, en Angleterre, aboutirent à la découverte des lésions inflammatoires précoces, jusqu'alors peu connues, des annexes de l'utérus : ovarite scléro-kystique, salpingite catarrhale, collections tubaires enkystées (hydrosalpinx, hémosalpinx et pyosalpinx), et des lésions intra-péritonéales concomitantes : adhérences, collections péri-utérines intra-séreuses, fistules vésicales, intestinales, etc.

Ces lésions devinrent bientôt une des indications les plus habituelles de la laparotomie.

Les premières opérations de castration tubo-ovarienne ont été faites en France vers 1882 par J. Championnière, Terrier et Péan.

L'hystérectomie vaginale fut pratiquée pour la première fois

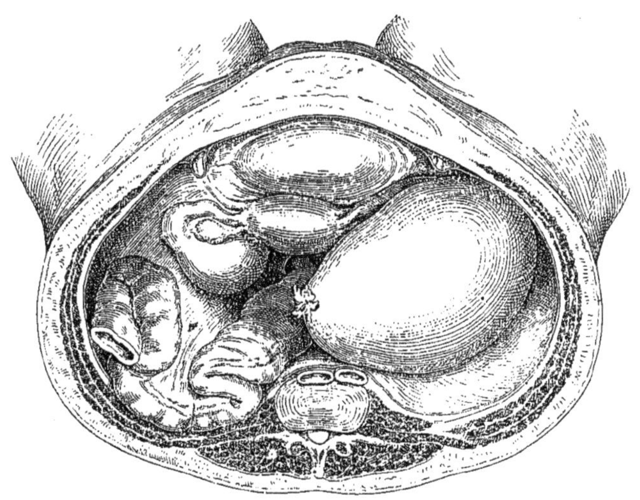

FIG. 379. — Rapports de deux salpingites purulentes avec les viscères pelviens (schema).

dans le cas de lésions inflammatoires, le 9 février 1885, par Léopold, chez une malade dont l'utérus demeurait, après une castration tubo-ovarienne par la laparotomie, le siège de phénomènes douloureux et réflexes persistants. La première hystérectomie de Péan, faite dans le but de remédier à un insuccès de la laparotomie, date du 16 février 1886. L'ablation vaginale de l'utérus fut enfin appliquée méthodiquement et de propos délibéré par nous, le 5 décembre 1887, puis par Péan, le 12 décembre 1887, au traitement des lésions suppurées péri-utérines.

L'ablation des annexes enflammées par la laparotomie a perdu beaucoup de son importance première depuis la vulgarisation par Péan, par Segond et par nous, de la laparotomie vaginale dans les cas de lésions inflammatoires.

Nous ne pratiquons, pour notre part, la laparotomie que pour

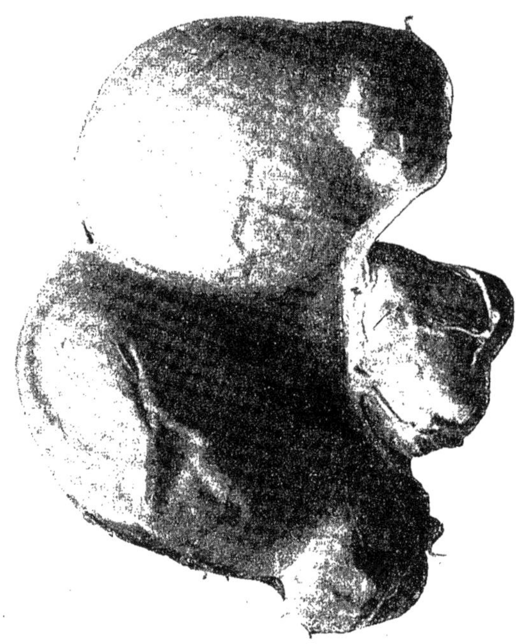

Fig. 580. — Salpingite droite extraite par la laparotomie (réduction 1/2).

des salpingites énormes, atteignant ou dépassant l'ombilic, et manifestement adhérentes.

Quant à la castration tubo-ovarienne pour fibromes utérins, elle est tombée dans un discrédit presque complet, l'ablation des annexes n'étant pas toujours suivie de l'arrêt des hémorragies ni de la diminution du volume de la tumeur.

La bénignité actuelle de l'**hystérectomie abdominale totale**, qui a été la conséquence de l'adoption presque générale de notre procédé de décortication sous-séreuse du segment inférieur de l'utérus, a porté le dernier coup à l'opération d'Hegar et la castration tubo-ovarienne ne se fait plus guère que comme une manœuvre accessoire, au cours de la laparotomie pour tumeurs kystiques de l'ovaire compliquées de fibromes utérins. L'ablation des annexes

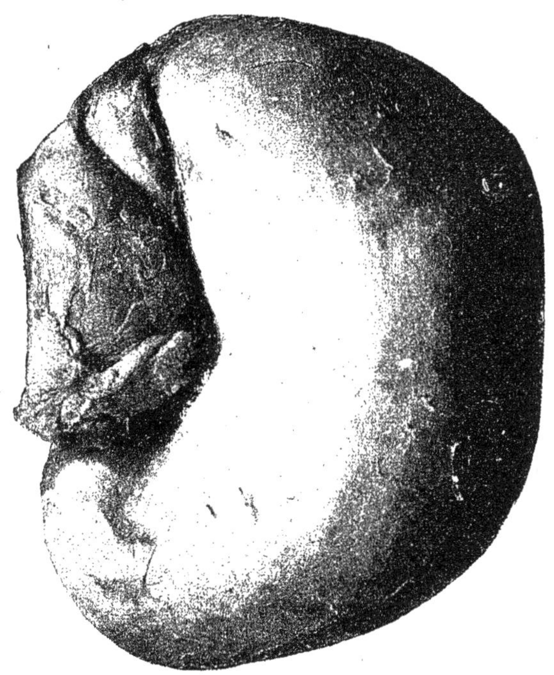

Fig. 581. — Salpingite gauche provenant du même cas (réduction 1/2).

de l'autre côté se trouve alors un complément tout indiqué de l'ablation de la tumeur ovarienne.

Manuel opératoire de la castration tubo-ovarienne. — La malade, endormie, sondée, rasée et désinfectée, est étendue horizontalement sur le lit d'opérations, les bras et les jambes attachés sur les côtés.

Le chirurgien est à droite, l'assistant en face de lui. A la portée de chacun d'eux et du côté d'où vient le jour sont disposées deux tables de marbre, garnies, du côté du chirurgien, des plats d'instruments stérilisés, remplis d'eau phéniquée à 2,5 0/0, de boîtes de petites et de grandes compresses; et, du côté de l'assistant, d'une boîte de compresses stérilisées, d'un paquet de serviettes aseptiques et d'un récipient de tôle émaillée rempli d'une

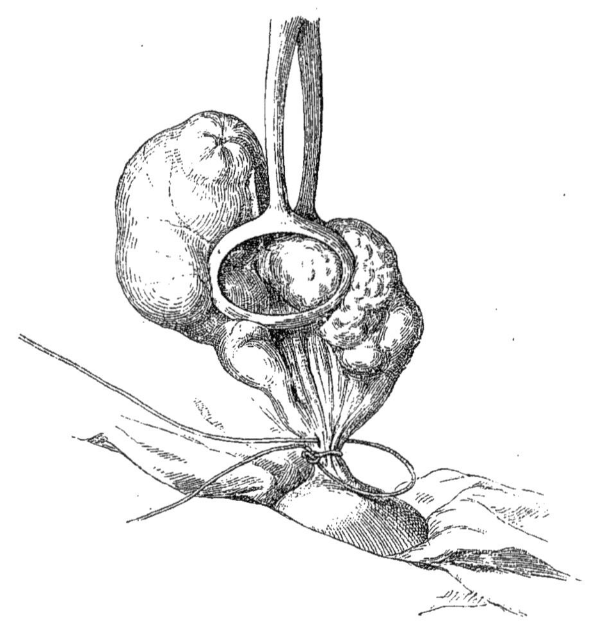

FIG. 382. — Ligature primitive en masse et ligature secondaire par transfixion d'un pédicule tubo-ovarien.

solution de phénol à 2,5 0/0. Ce récipient contient plusieurs bobines de soie, du catgut, du crin de Florence, des pinces à griffes pour les saisir, et des ciseaux.

Nous considérons l'emploi méthodique de la position de Trendelenbourg comme absolument inutile, dangereuse même, dans les cas de suppuration péri-utérine, le péritoine pouvant se trouver contaminé, en cas de rupture précoce d'une poche friable, jusque dans la concavité du diaphragme. Cette opinion est partagée par Pozzi.

Nous ne plaçons donc la malade dans la position déclive que s'il se produit au cours de l'opération une indication spéciale :

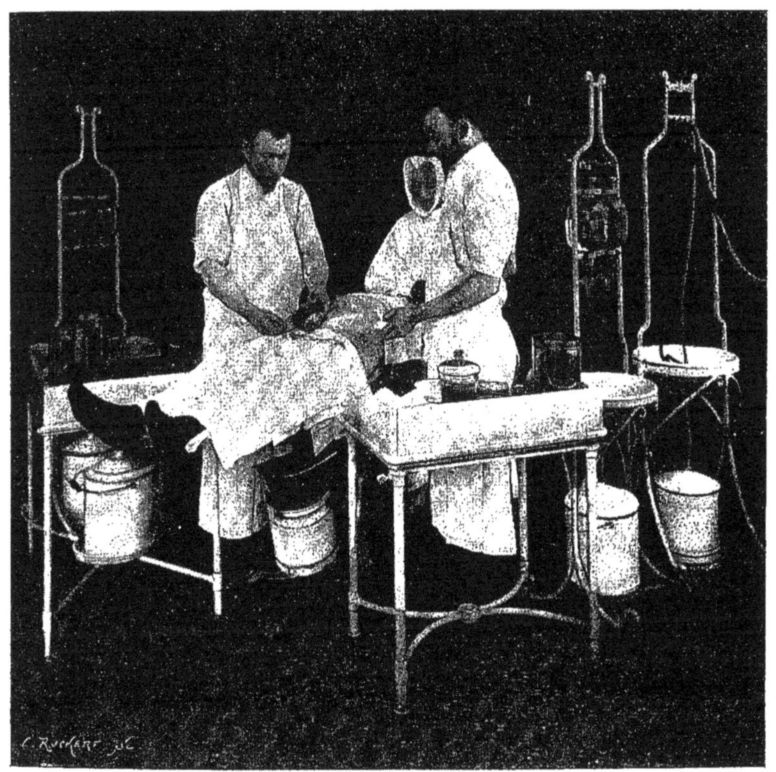

Fig. 383. — Extraction d'une salpingite volumineuse par la laparotomie.

déchirure étendue du péritoine pelvien, hémorragie rétro- ou latéro-utérine profonde.

Grâce à la disposition de notre lit d'opérations, cette modification est réalisée en quelques instants : le petit bassin tamponné et la plaie abdominale recouverte de compresses, le levier qui fixe l'axe de rotation est relevé, et la malade tournée de 180°, la tête disposée du côté d'où vient le jour. La têtière relevée et les jambes fléchies sur les cuisses, puis maintenues dans cette position par les deux chaînettes latérales, le lit est basculé de 45° par l'action de la crémaillère principale.

Les manœuvres pelviennes terminées, la malade est de nouveau placée horizontalement et le ventre refermé.

Les différents temps du manuel opératoire sont les suivants :

1er *temps. Incision de la paroi abdominale.* — L'incision de la peau doit être suffisante pour introduire la main. Nous ne pratiquons en effet la laparotomie pour lésions des annexes que dans des cas où les poches tubaires sont énormes et très adhérentes.

La ligne blanche doit être incisée jusqu'au pubis. Le péritoine est ouvert dans la moitié supérieure de la plaie afin de ne pas risquer de blesser la vessie, et sa section est prolongée en haut et en bas sur l'index gauche.

Les lèvres de la séreuse sont saisies de chaque côté entre les mors de 3 à 4 pinces à forcipressure, et une compresse stérilisée est introduite dans le ventre.

2e *temps. Exploration du ventre et extirpation des annexes.* — Si la tumeur n'apparaît pas dès l'incision de la séreuse, l'index et le médius gauches, puis la main, sont introduits dans la plaie et explorent la cavité pelvienne.

La tumeur la plus accessible est immédiatement reconnue, détachée de ses adhérences et extraite au dehors.

Une pince à anneaux maintient les annexes hors du ventre.

Le pédicule est lié en masse à la soie, après avoir été préalablement écrasé avec notre pince à pression progressive, et le fil est passé au travers de lui au-dessous de la première ligature, puis lié de nouveau. La transfixion du pédicule au-dessous de la première ligature assure sa fixité.

Les annexes détachées au thermo-cautère, on réduit le pédicule après l'avoir saisi entre les mors d'une pince à griffes, qui permettra de le retrouver sans difficulté lors de la toilette du péritoine.

La main gauche est introduite de nouveau dans la plaie, et les annexes de l'autre côté sont extraites et réséquées à leur tour. Il faut prendre soin, au moment où on emploie le thermo ou le galvano-cautère, que le tube de caoutchouc ou le cordon conducteur de ces instruments, qui ne sont pas aseptiques, ne viennent toucher en aucun point les instruments ni le champ opératoire. Le manche du cautère, présenté par un aide, est saisi médiatement par l'intermédiaire d'une compresse stérilisée.

Le chirurgien se lave ensuite les mains au lavabo roulant placé à sa droite, et pratique la toilette du péritoine.

5e *temps. Toilette du péritoine et fermeture du ventre.* — Si le champ opératoire a été entouré avec soin de compresses stérilisées, l'intestin n'est pas apparu au dehors et aucune goutte de pus, au cas même où les poches se sont rompues pendant leur extraction, n'a contaminé dangereusement le champ opératoire. Une large compresse limitant en haut la cavité pelvienne, et l'utérus relevé à l'aide d'une pince à anneaux, le cul-de-sac de Douglas est épongé avec soin. On le lave, s'il a été contaminé, à l'eau phéniquée chaude à 2,5 pour 100 puis à l'eau stérilisée.

La toilette du péritoine terminée, le champ opératoire doit être exsangue. Une compresse est placée dans le cul-de-sac postérieur, les pinces à griffes des pédicules utéro-ovariens sont enlevées et l'utérus, libéré des mors de la pince qui servait à le soulever, retombe dans la profondeur.

On pratique alors la toilette du cul-de-sac vésico-utérin, des fosses iliaques et des flancs, où ne doit exister aucune trace de liquide, et l'on ferme le ventre.

Une dernière compresse disposée horizontalement sous les

lèvres de la plaie, et la suture est commencée au niveau du pubis.

Nous la faisons à points séparés, à la soie fine. Nous réunissons à la fois la ligne blanche et le péritoine, en prenant soin de refouler la séreuse au-dessous de l'aponévrose, de manière à affronter exactement les lèvres de section de cette dernière.

La suture séro-aponévrotique terminée, nous plaçons, si la malade est grasse, quelques autres points de suture au catgut sur la couche cellulo-adipeuse sous-cutanée. La peau est réunie le plus souvent à points séparés, et plus exceptionnellement, si l'incision est petite, en surjet, avec un crin de Florence.

Comme pansement, une compresse stérilisée sur la suture, une feuille de coton et un bandage de corps.

Complications éventuelles au cours de l'opération.

L'une des premières complications que l'on puisse observer au cours de l'opération est la rupture immédiate d'une poche purulente. Si l'on a pris soin, dès l'ouverture du péritoine, de placer au-dessus de la cavité pelvienne de larges compresses stérilisées, le liquide s'écoule au dehors sans danger de contamination du péritoine supérieur.

Le décollement de la poche est plus difficile lorsqu'elle est rompue. Le point capital est de reconnaître, soit dans le cul-de-sac de Douglas, soit au voisinage de l'utérus, l'interstice cellululeux qui la sépare du péritoine pariétal. L'index et le médius gauches, dès qu'ils ont pénétré entre le péritoine et la poche annexielle qui lui adhère, terminent en peu d'instants son isolement. On évitera facilement, dès que l'on aura quelque expérience du décollement des adhérences pelviennes, de déchirer les poches et d'en laisser profondément des lambeaux.

L'ablation des annexes doit en effet être complète.

Chaque compresse placée dans le ventre pendant l'opération doit être maintenue par un de ses bords entre les mors d'une pince hémostatique bien construite et ne pouvant déràper, la chute fortuite d'une pince à compresse pouvant permettre à celle-ci de s'égarer au milieu des anses intestinales.

La nature tuberculeuse des lésions ne modifie en rien le manuel opératoire. Les tubercules pariétaux qui ne peuvent être extirpés se résorbent fréquemment après l'ablation des annexes.

Salpingites intra-ligamentaires. — Nous avons décrit en 1892 une variété jusqu'alors à peu près inconnue de salpin-

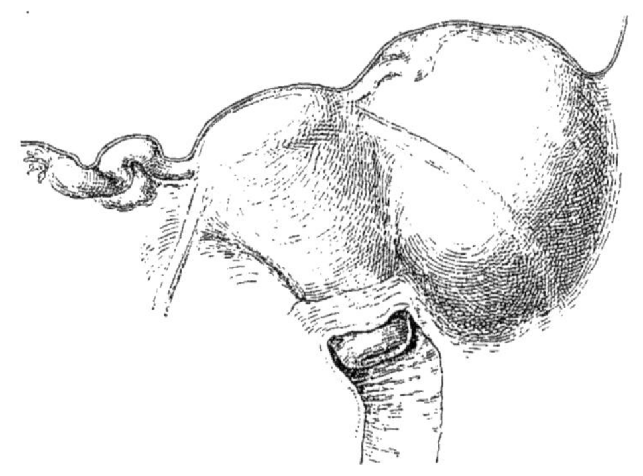

Fig. 584. — Salpingite intra-ligamentaire gauche.

gite purulente, caractérisée par le siège intra-ligamentaire des poches annexielles.

Ces salpingites se développent, comme les kystes du ligament large, en pénétrant dans l'épaisseur de ce dernier, qu'elles dédoublent, et se trouvent impossibles à isoler par la méthode ordinaire, aucun interstice ne permettant à l'extrémité des doigts de pénétrer au-dessous d'elles.

Un examen attentif de leur surface nous permit de constater que le péritoine pariétal recouvrait ces tumeurs en entier.

Le revêtement séreux incisé, le kyste tubaire devient immédiatement accessible, et peut être rapidement extrait, par décortication, de sa loge ligamentaire.

Le pédicule lié, le ligament large dédoublé doit être refermé par un surjet.

L'extraction des annexes de l'autre côté est pratiquée, si leur disposition est normale, par la méthode ordinaire.

Hémorragie pelvienne. — Lorsque les poches sont très adhérentes et que leur isolement paraît déterminer un certain écoulement de sang, leur extraction doit être faite aussi vite que possible et sans se préoccuper de l'hémorragie. La cavité pelvienne est immédiatement tamponnée avec de larges compresses aseptiques. Les pédicules tubo-ovariens sont liés et les annexes de l'autre côté sont extirpées à leur tour.

L'utérus soulevé à l'aide d'une pince à anneaux, on enlève les compresses profondes, et l'on procède à la toilette du cul-de-sac de Douglas, qui est rempli de caillots sanguins. On pratique s'il y a lieu un lavage à l'eau stérilisée chaude. Le liquide est épongé et le petit bassin tamponné avec des compresses sèches.

On procède à la vérification de l'état des adhérences intestinales ou épiploïques qui pourraient saigner, et on enlève les compresses profondes.

Le plus souvent l'hémorragie est arrêtée. On place en arrière de l'utérus et au-dessus de l'incision pariétale de nouvelles compresses, et l'on ferme le ventre.

S'aperçoit-on au dernier moment qu'il y a encore du sang dans la profondeur, la malade est placée immédiatement dans la position de Trendelenbourg. L'hémorragie provient habituellement soit des parois latérales du bassin, soit plus souvent d'une déchirure de la face postérieure des ligaments larges. Les vaisseaux qui donnent sont pincés et liés, ou bien obturés en suturant le péritoine à l'endroit où le sang coule par un fin surjet de soie.

Nous attachons une grande importance, dans toutes les opérations péritonéales faites par la voie abdominale, à la réparation intégrale, par de fins surjets de soie, de toutes les déchirures séreuses. L'hémostase terminée, la malade est replacée horizontalement et le ventre refermé.

Dénudation séreuse étendue de la cavité pelvienne.— Une des complications les plus graves qui puisse survenir au cours de la castration tubo-ovarienne par la laparotomie est, à notre avis, l'arrachement avec les poches tubaires de la presque totalité du péritoine pelvien. Une hémorragie en nappe se produit aussitôt.

L'écoulement sanguin doit être immédiatement arrêté par les moyens habituels : tamponnement, application de compresses imbibées d'eau chaude à 52° ou même à 55°, ou jet de vapeur, suivant la méthode du Dr Snéguireff. On pratique la ligature des vaisseaux de quelque importance.

La toilette de la cavité pelvienne terminée, l'aspect violacé et sanguinolent de ses parois, lorsqu'elles se trouvent dénudées de leur revêtement séreux, contraste singulièrement avec celui du péritoine des fosses iliaques et des flancs.

Un suintement sanguin en nappe échappe parfois à toute tentative d'hémostase : la fermeture du ventre est dangereuse en pareil cas, si l'on ne prend soin d'isoler du reste de l'abdomen la cavité pelvienne.

Certains chirurgiens pratiquent le drainage vaginal ou le tamponnement du petit bassin par l'extrémité de l'incision abdominale. Nous préférons fermer le petit bassin en renversant en arrière et en suturant par un fin surjet de soie aux replis péritonéaux voisins, d'un ligament large à l'autre, le corps de l'utérus.

Cette pratique nous a donné de nombreux succès, dans des cas où l'étendue des déchirures pelviennes nous semblaient comporter un pronostic très grave. Les désordres pelviens se réparent admirablement lorsque le péritoine supérieur reste indemne.

La suture de l'utérus au pourtour du détroit supérieur avec de la soie très fine n'est pas un obstacle à la pratique ultérieure de l'hystérectomie vaginale, si cette opération devient nécessaire.

Blessure et fistules de l'intestin. — Fistules vésicales. — S'il se produit accidentellement une blessure de l'intestin ou si l'on est obligé de détacher une salpingite fistuleuse dans l'intestin ou dans la vessie, l'orifice de la fistule sera fermé immédiatement par le procédé décrit plus haut : suture circulaire en bourse, surjet superficiel.

4° *Castration totale.*

L'ablation par la laparotomie, non seulement des annexes mais aussi de l'utérus, ne doit être qu'une opération d'exception. C'est ainsi que nous avons compris cette opération dès nos premières hystérectomies abdominales totales : notre première opération de castration totale par la laparotomie, dans le cas de suppuration pelvienne grave, date du milieu de l'année 1892.

Nous venons de dire que nous n'avons jamais envisagé des castrations abdominales totales dans le cas de suppuration pelvienne que comme une opération d'exception.

Le principe qui régit toutes nos laparotomies, la réparation intégrale des déchirures du péritoine pariétal, s'oppose, en effet, dans les cas graves de suppuration pelvienne où l'utérus est intact, à la pratique de l'hystérectomie, cet organe devant servir à la fermeture du petit bassin.

Nous avons donc été dans le vrai en proposant dès 1892 et en pratiquant depuis cette époque, comme une opération exceptionnelle, la castration abdominale totale dans plusieurs cas de suppuration pelvienne étendue à la fois aux annexes, au ligament large et à l'utérus, tandis que les chirurgiens qui préconisent cette intervention dans les cas que nous opérons exclusivement par le vagin suivent une fausse route.

Segond a dit avec raison que les adversaires de l'hystérectomie

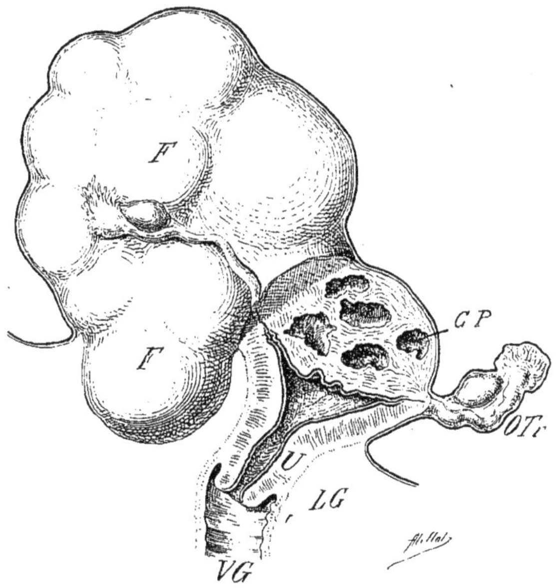

Fig. 585. — Tumeur suppurée du ligament large droit et loges purulentes de l'utérus extirpées par la castration abdominale totale (1892).

vaginale pour suppuration pelvienne étaient ceux qui ne la connaissaient pas et se trouvaient incapables de la pratiquer. Les gynécologistes auxquels s'adressent ces critiques ne feront pas mieux l'hystérectomie abdominale.

Il est incontestable d'autre part, si l'on envisage exclusivement l'intérêt des malades, que l'hystérectomie vaginale, toutes les fois qu'elle est praticable, c'est-à-dire quand les lésions péri-utérines affectent une localisation pelvienne exclusive, demeure l'opération de choix, et se trouve en pareil cas bien supérieure à la castration abdominale totale, qui d'ailleurs, est d'un pronostic plus grave.

La suppuration revêt-elle une forme nettement abdominale, la laparotomie est indiquée, mais ici encore l'**hystérectomie abdominale totale** ne doit être tentée que dans des cas exceptionnels, dans ceux, bien rares, où elle paraît devoir être moins grave que la castration tubo-ovarienne simple en raison de l'étendue des lésions propres de l'utérus.

La castration abdominale totale pour suppuration pelvienne est donc et demeurera une opération d'exception, et l'on ne saurait trop réagir contre les tendances des chirurgiens qui veulent en multiplier les indications.

Nos malades ne nous réclament-elles pas d'être opérées par la méthode la plus sûre? Nous devons donc donner la préférence, si l'hystérectomie vaginale est praticable, à cette opération. S'il faut faire la laparotomie, la **castration tubo-ovarienne simple** est, à moins d'indication spéciale, plus bénigne que l'**hystérectomie**. On remettra à une période ultérieure l'éventualité d'une hystérectomie vaginale, qui est, alors, sans gravité.

Manuel opératoire.

Le manuel opératoire de la castration abdominale totale pour suppuration pelvienne est sensiblement celui de l'hystérectomie abdominale totale pour fibro-myomes, si l'on réserve, à notre exemple, cette opération aux cas exceptionnels de suppuration péri-utérine compliquée de fibromes adhérents et de loges suppurées utérines ou ligamentaires. Quand l'utérus est de petit volume, son extirpation est tellement facile pour tout chirurgien exercé à la pratique de l'hystérectomie abdominale totale pour fibro-myomes, que cette opération ne mérite pas une description spéciale.

5° *Ovariotomie.*

L'ovariotomie a été la première conquête véritable de la chirurgie abdominale. L'un des mémoires les plus remarquables qui aient été publiés autrefois sur l'ovariotomie, avec planches à l'appui, est celui de Krassewski, de Saint-Pétersbourg, chirurgien accoucheur de la famille impériale de Russie (1868).

Krassewski pratiquait couramment l'ovariotomie à Saint-Pétersbourg dès 1862, c'est-à-dire six ans avant les premières opérations analogues de Péan.

Nous avons lu avec beaucoup d'intérêt le mémoire de Krassewski. Ses opérations sont en effet très remarquables et nous donnent la clef de certaines pratiques de l'époque pré-antiseptique.

Krassewski craignait les ligatures à la soie et au fil de chanvre, et préférait, pour les adhérences comme pour le pédicule, qu'il réduisait, l'emploi du fer rouge. Le pédicule sectionné, si quelques vaisseaux saignaient encore, il faisait pénétrer dans leur calibre la pointe d'un cautère acéré.

Krassewski avait remarqué, à propos des ligatures, dès ses premières opérations, que les fils de Florence (crins de Florence) et les fils métalliques étaient mieux tolérés que les fils de soie ou de chanvre; ces derniers, en raison de leur nature spongieuse, déterminaient dans le péritoine des accidents septiques beaucoup plus graves que les premiers. Aussi évitait-on, autant que possible, de pratiquer des manœuvres intra-péritonéales profondes.

Krassewski faisait préparer, pour chaque ovariotomie, 2 à 3 pinces à pression continue de Dieffenbach, 2 à 3 pinces de Baker-Brown; 2 à 3 autres de ces instruments étaient disposés à la portée du chirurgien pour servir en cas de besoin.

Si quelques vaisseaux de la paroi abdominale saignaient au

moment de l'incision, il les saisissait avec 2 ou 3 pinces de Dieffenbach, qui étaient laissées à demeure jusqu'à la fin de l'opération. Ces pinces, quand il y avait des adhérences nombreuses, étaient placées sur ces dernières, avant d'en faire la section. Le kyste était extrait et la cautérisation des points qui donnaient du sang au moment de l'ablation des pinces à pression continue n'était pratiquée qu'après l'extraction de la tumeur.

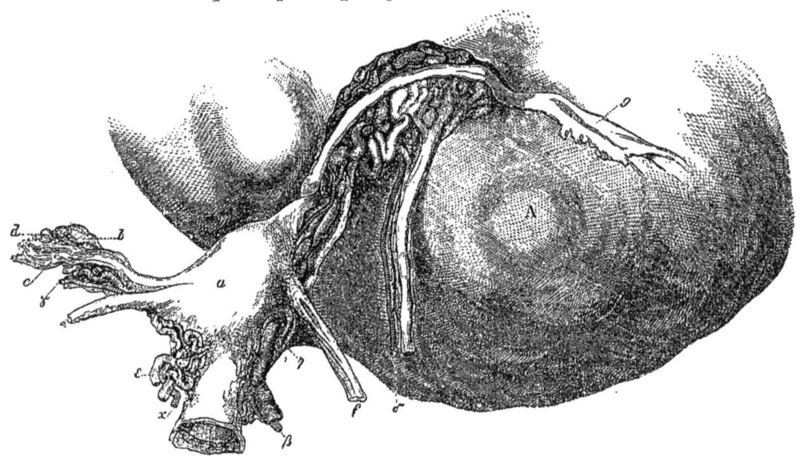

FIG. 386. — Dissection des veines et des artères d'un kyste ovarien (Figure extraite du Mémoire de Krassewski).

Il est bien évident d'après ces quelques lignes que l'antisepsie seule manquait à de tels chirurgiens.

Ils connaissaient la forcipressure et la ligature : ils n'osaient les employer parce que les mors des pinces, constamment septiques, infectaient les tissus et que les ligatures à la soie dans le péritoine donnaient lieu beaucoup plus souvent que la cautérisation au fer rouge à des péritonites mortelles. Ils ignoraient la cause de ces accidents : il leur avait suffi d'en observer la relation évidente avec l'emploi de la forcipressure et des ligatures pour préférer à ces dernières le fer rouge. Le cautère actuel arrêtait moins bien le sang que la ligature et exposait à des hémorragies secondaires. Ces inconvénients disparaissaient en

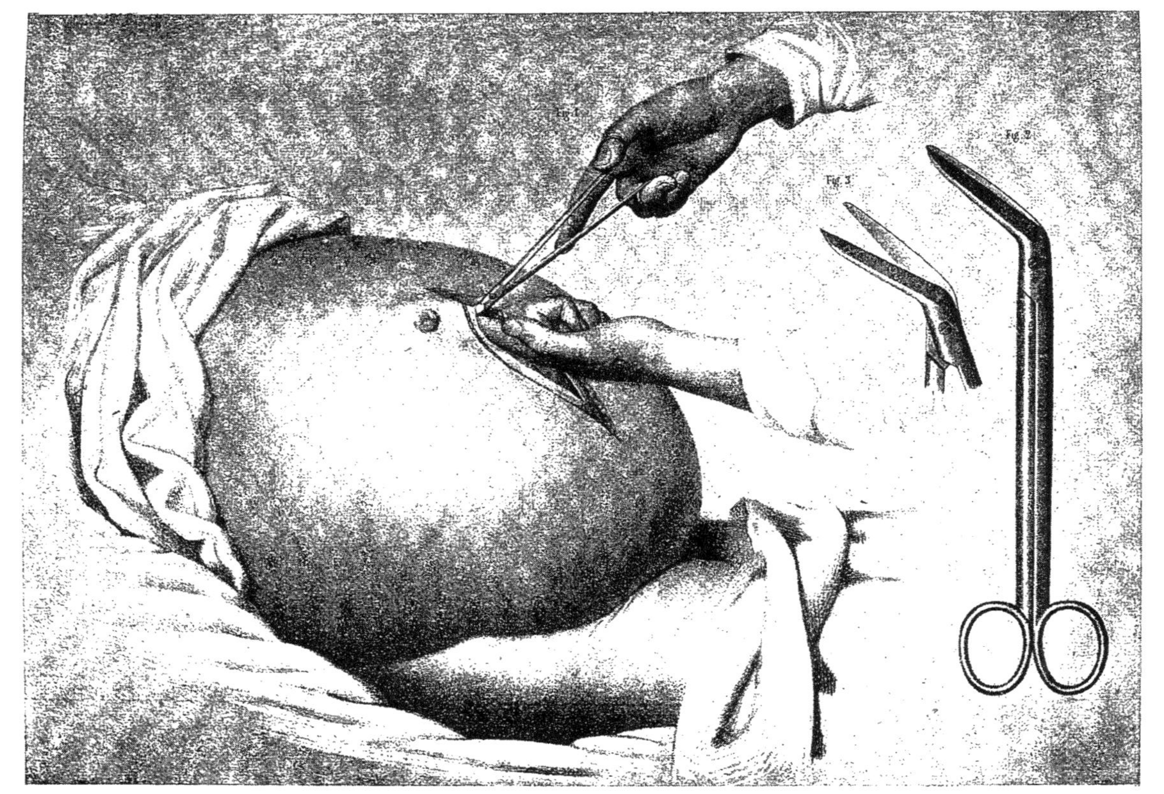

Pl. XXIX. — Incision de la paroi abdominale pour l'ovariotomie (Extrait du Mémoire de Krassewsky, 1868).

présence de la menace constante des complications péritonéales suraiguës.

Nous tenons à insister sur ces détails pour démontrer une dernière fois quelle influence néfaste ont momentanément exercée sur la chirurgie Péan et ses élèves, incapables de comprendre qu'ils n'avaient autre chose à faire, pour créer une méthode véritablement grande et durable, que d'allier à la simplicité des procédés antérieurs la pratique de l'asepsie.

Notre conception de la disposition anatomique du réseau artériel et veineux des tumeurs, sur laquelle est basée toute notre méthode d'énucléation rapide des néoplasmes par décortication extemporanée, avait elle-même été entrevue, à propos des kystes de l'ovaire, par Krassewski (fig. 586).

« Ce dernier cas, écrit le professeur russe dans le chapitre où il étudie la vascularisation des kystes de l'ovaire, montre parfaitement l'influence de la tumeur sur l'augmentation du calibre des veines, tandis que les artères, malgré l'énorme différence de la masse qu'elles doivent vivifier, conservent leur dimension normale.... En résumé, dans les cas de kystes de l'ovaire, la grosseur des veines est très considérable et va proportionnellement à l'accroissement de la tumeur. Quant aux artères, elles ne changent pas de calibre ou tout au moins l'accroissement de la tumeur n'a pas grande influence sur leurs dimensions. »

Il ne manquait donc à ces hommes ni l'audace ni l'expérience, et avec l'antisepsie, Krassewski eût été un des premiers opérateurs du siècle.

Que de modifications a subies la chirurgie au cours de cette période de trente années.

L'ablation des kystes de l'ovaire, jadis si redoutée, est aujourd'hui considérée comme une opération presque banale.

Nous ferons toutefois remarquer que cette appréciation de la bénignité de l'ovariotomie est erronée et a coûté la vie à bien des malades trop confiantes.

L'ovariotomie exige en effet du chirurgien qui la pratique non seulement l'observation rigoureuse des lois de l'antisepsie et de l'asepsie, mais aussi une habileté manuelle et une présence d'esprit très au-dessus de la moyenne. 25 0/0 des cas seulement, écrivions-nous en 1892, sont simples et ne donnent lieu à aucune complication opératoire. 75 fois sur 100 existent des adhérences à la paroi abdominale antérieure, à l'épiploon, à l'intestin, au foie, à la rate. Souvent une partie du kyste est intraligamentaire.

Torsion du pédicule. — La torsion du pédicule est une complication assez fréquente des tumeurs de moyen volume et dépourvues d'adhérences. On pourrait même dire, à propos de ces tumeurs ovariennes pédiculées et très mobiles, que la production de quelques adhérences serait pour les femmes une sécurité. Cette complication sans importance pourrait éviter les accidents souvent menaçants qui suivent la torsion brusque des pédicules des kystes de l'ovaire : hémorragie dans l'intérieur, du kyste, augmentation de la tension de la poche, nécrobiose de la tumeur et accidents péritonitiques plus ou moins intenses.

La suppuration de la poche est plus redoutable encore, car elle détermine l'apparition d'accidents septicémiques, souvent très graves.

L'ovariotomie ne doit donc pas être tentée, comme il arrive trop souvent, par des médecins qui ne font de la chirurgie qu'occasionnellement, et pour satisfaire à un sentiment de vanité personnelle, voulant, eux aussi, avoir fait au moins une laparotomie.

Aucun signe extérieur d'exploration ne permettant d'affirmer si le cas sera simple ou compliqué, combien de praticiens inexpérimentés ont regretté de s'être laissés aller à tenter des opérations qu'ils n'ont pu terminer convenablement, déterminant par leur imprudence la mort de femmes qui auraient dû guérir.

Nous pratiquons l'ovariotomie dans la même position que la castration tubo-ovarienne par la laparotomie.

La situation de la malade, du chirurgien, de l'assistant, des lavabos mobiles et des tables à instruments est la même.

Autrefois, nous aspirions le contenu du kyste dans un bocal de 10 litres, où nous faisions le vide à l'aide de notre batterie de trompes à eau; nous avons abandonné cette méthode pour vider directement le kyste au dehors. L'opération se pratique de la manière suivante :

1er *temps. Incision de la paroi abdominale.* — La paroi abdominale est incisée au-dessus du pubis sur une étendue de 6 à 8 centimètres; cette incision suffit s'il s'agit d'un kyste uniloculaire et non adhérent. La peau doit être sectionnée d'un seul coup mais légèrement, car, dans les cas où le ventre est tendu et la ligne blanche amincie, le kyste pourrait se trouver atteint par le bistouri et se vider en partie dans le péritoine.

L'ouverture du péritoine est parfois délicate, et il est des cas où l'on a quelque peine à reconnaître la séreuse. En principe, on peut dire, comme à propos de la découverte du sac dans l'opération de la hernie étranglée, que, tant que l'on hésite, on peut aller plus profondément.

Il est bon d'inciser le péritoine assez haut, et en un point où la blessure de la vessie n'est pas à craindre.

Dès que l'on tombe sur une surface lisse et libre d'adhérences, on est certain d'être dans la séreuse.

Existe-t-il des adhérences antérieures étendues, la poche du kyste se reconnaît d'habitude à son aspect fibreux. Si elle se trouve en pareil cas fortuitement incisée, il n'y a pas grand mal, le contenu ne pouvant se vider qu'à l'extérieur.

Une erreur assez commune pour les débutants consiste à décoller le facia transversalis du péritoine, qu'ils prennent pour la paroi du kyste. Cette fausse manœuvre est forcément évitée si comme nous le recommandons, on incise la ligne blanche, assez haut pour ne pas blesser la vessie et si l'on poursuit la section assez profondément pour tomber soit sur une surface lisse évidemment intraséreuse, soit, dans le cas d'adhérences anté-

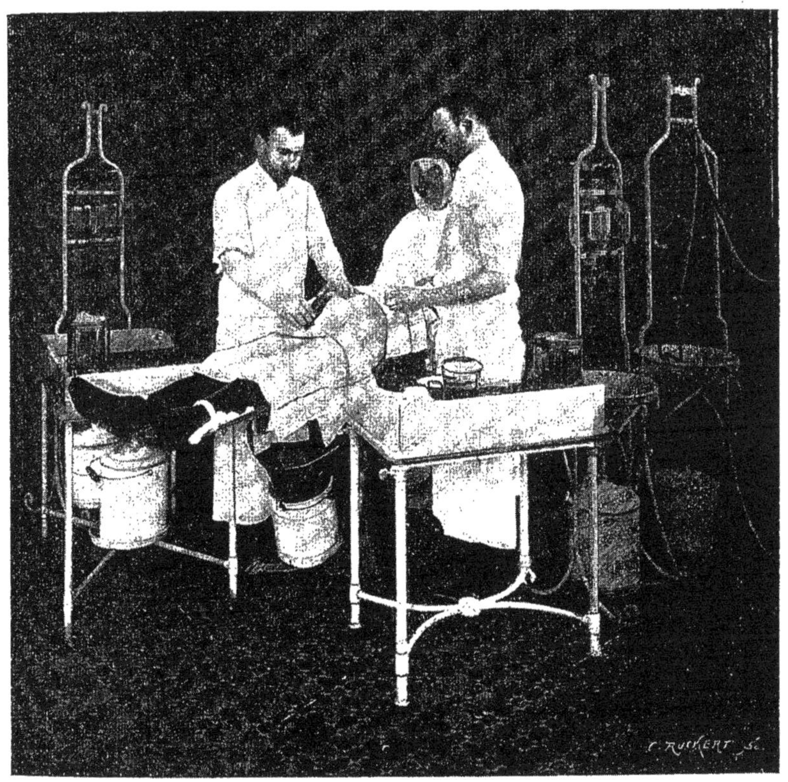

Fig. 587. — Ovariotomie. Le ventre est ouvert.
Le péritoine est garni de compresses et le kyste va être incisé.

rieures étendues, sur une poche polykystique épaisse ou dans la cavité même du kyste.

2e *temps. — Évacuation et extirpation du kyste : a) Kyste uniloculaire non adhérent.* — Le kyste reconnu, on dispose, si sa face antérieure est libre d'adhérences, en bas de l'incision et latéralement entre elle et le péritoine pariétal, des compresses stérilisées, et la poche est largement ouverte au bistouri. Un flot de liquide s'échappe sur les serviettes étendues entre les jambes de la malade et de là dans l'entonnoir annexé au lit d'opérations ou dans un récipient tenu par un aide.

La paroi du kyste est immédiatement saisie avec une ou deux pinces hémostatiques, puis avec des pinces à anneaux, et attirée hors de la plaie.

Aucune goutte de liquide ne pénètre dans le péritoine. Si le kyste est uniloculaire, la poche sort presque instantanément. Une grande compresse est plongée dans le ventre, le pédicule lié en masse, puis par transfixion, et coupé au thermocautère.

Existe-t-il un autre kyste d'un certain volume ou bien une salpingite, leur extirpation est pratiquée sur-le-champ.

b) Kyste multiloculaire non adhérent. — Quand il s'agit d'un kyste multiloculaire, il peut être nécessaire, pour en pratiquer l'extraction, de vider successivement plusieurs poches, que l'on incise de préférence au travers de la première.

Lorsque toute la tumeur est formée de centaines de petits kystes de la grosseur d'une noisette ou d'un petit pois, il est nécessaire d'augmenter vers l'ombilic l'étendue de l'incision.

On sectionne alors la ligne blanche avec les ciseaux, guidés sur l'index gauche, en prenant soin de protéger les intestins par une compresse munie d'une pince et introduite au-dessous du péritoine pariétal.

Il est indifférent, si l'on atteint l'ombilic, de le contourner; le plus souvent nous l'incisons, pour le réséquer, s'il existe en ce point une petite hernie, au moment de la fermeture du ventre.

c) Kystes adhérents et végétants. — Les adhérences des kystes de l'ovaire sont très variables. Depuis les adhérences lâches à l'épiploon, à l'intestin et à la paroi abdominale antérieure des kystes dont le pédicule vient de se tordre, jusqu'aux adhérences souvent très vasculaires des kystes anciens à l'épiploon et à l'intestin, où plusieurs décimètres du côlon sont comme sculptés

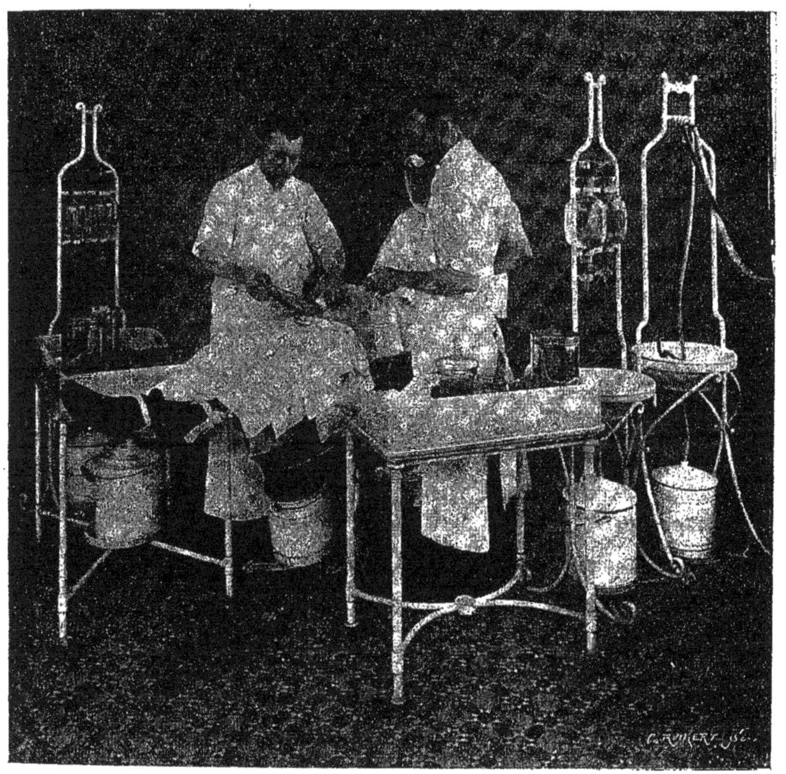

FIG. 388. — Extraction du kyste.

dans une membrane blanchâtre et comme cartilagineuse, tous les degrés peuvent être observés.

Quand il existe des masses extra-kystiques végétantes elles adhèrent presque toujours au péritoine pelvien (fig. 390).

Les adhérences à la paroi abdominale antérieure doivent être rapidement décollées avec les doigts; s'il vient du sang on applique des compresses. On traite de même les adhérences intestinales et épiploïques encore récentes. Lorsque l'hémostase semble douteuse, on enveloppe le point suspect dans une compresse munie d'une pince à anneaux, pour le vérifier à la fin de l'opération et pratiquer alors, s'il est nécessaire, une ligature ou une suture. Les surfaces intestinales saignantes sont soigneusement réunies par un fin surjet de soie.

Les adhérences très vasculaires doivent être pincées du côté

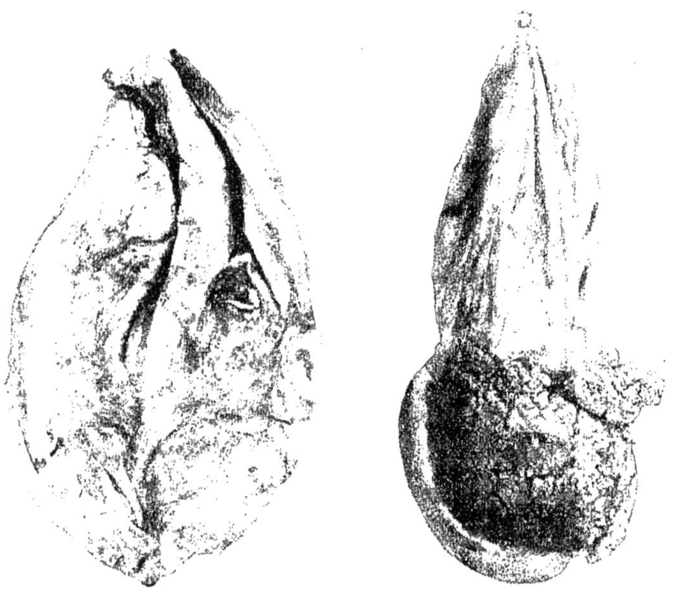

Fig. 389 et 390. — Kystes ovariens simple et végétant.

du kyste, liées à 15 millimètres au delà et coupées entre la ligature et la pince. Le fil est alors passé au travers du pédicule, puis lié de nouveau, si l'on craint qu'il ne vienne à lâcher.

S'il existe des adhérences intestinales anciennes il faut soit en pratiquer la dissection au thermo ou au galvanocautère, en prenant soin d'entamer quelque peu les parois du kyste, soit faire sur la surface saignante un fin surjet de soie, comme nous venons de le signaler, soit encore, dans des cas exceptionnels, pratiquer d'emblée la résection de l'intestin, qui peut d'ailleurs se déchirer au cours des manœuvres d'isolement de la tumeur.

Il est enfin des cas où la poche fait si étroitement corps avec le péritoine et les viscères pelviens que l'on est obligé de la suturer à la commissure inférieure de l'incision abdominale et de la traiter par le tamponnement antiseptique.

La paroi kystique est partiellement réséquée autant que le permettent les adhérences, puis suturée à points séparés, avec des fils de soie, à la commissure inférieure et aux deux lèvres de l'incision abdominale. On pratique le tamponnement de ce qui reste de la poche. Un dernier fil de soie, passé de part en part dans les deux lèvres de section de la séreuse et de l'aponévrose pariétale, clôt en haut l'orifice kystique. La suture est continuée, jusqu'à la partie supérieure de la plaie, comme dans les cas ordinaires.

Section prématurée du pédicule utérin dans les cas d'adhérences supérieures très étendues. — Nous signalerons enfin un artifice très précieux pour mener à bien l'extraction du kyste lorsque la tumeur, libre dans le petit bassin, se trouve au contraire très adhérente dans les régions supérieures du péritoine.

Cette particularité reconnue, nous lions d'abord le pédicule utérin, que nous attirons hors du ventre en le chargeant sur l'index recourbé en crochet, et nous le sectionnons après avoir placé du côté du kyste une grand pince courbe. Nous sortons ainsi du ventre le pôle inférieur de la tumeur et nous détachons d'arrière en avant et de bas en haut, les adhérences supérieures, devenues facilement accessibles.

Largeur exagérée du pédicule. — Certains kystes présentent un pédicule séreux très étendu. Nous conseillons de n'en jamais faire la ligature en chaîne. Nous lions ces larges pédicules en masse, après les avoir réduits à leurs feuillets fibro-séreux à l'aide de notre pince à pression progressive, et nous détachons le kyste à petits coups de ciseaux à mesure que le fil se trouve serré. On fait un double nœud. Le fil est alors passé à une, deux ou même à trois reprises au travers du pédicule, au-dessous de la première ligature, et chaque fois lié de nouveau.

Si le premier fil semble insuffisamment serré, il faut en placer un second un peu plus loin et enlever le premier.

On doit prendre soin de ne jamais serrer dans une ligature pédiculaire un diverticule de la poche kystique.

Rupture du kyste dans le péritoine. — Dans les cas de kystes multiloculaires à poches très minces, une d'elles peut se rompre dans le péritoine. Cet accident est sans grande importance si le champ opératoire est bien garni de larges compresses stérilisées.

Le liquide colloïde s'est-il répandu au loin, sa consistance visqueuse exige, pour une toilette satisfaisante de la séreuse, un grand lavage à l'eau chaude stérilisée. Deux ou trois litres d'eau chaude sont versés dans l'incision abdominale, et la main lave les intestins en les agitant. On peut faire sortir le liquide en pressant sur les parois latérales du ventre et en inclinant en avant le lit d'opérations, ce que nous faisons également le plus souvent au moment de l'incision des kystes ovariques, pour faciliter leur évacuation.

Un 2e, puis un 3e lavage donnent une eau presque pure.

Le lavage du péritoine terminé, l'utérus est saisi avec une pince à anneaux et on fait d'abord la toilette du cul-de-sac de Douglas, où on laisse une grande compresse munie d'une pince; les fosses iliaques et les flancs sont à leur tour épongés, munis de chaque côté d'une grande compresse, et on commence la suture du ventre.

Les deux compresses latérales sont aussitôt retirées et remplacées par une ou deux petites compresses, fixées entre les mors d'autant de pinces, et placées directement sous la ligne de réunion. On les abaisse à mesure que la suture progresse. La compresse du cul-de-sac de Douglas est enlevée la dernière.

Kystes dermoïdes de l'ovaire.

Ces tumeurs ne prêtent à aucune considération opératoire spéciale. Nous conseillons d'éviter à tout prix de les rompre dans le péritoine. La consistance pâteuse et la nature graisseuse du contenu de ces kystes, presque toujours remplis en outre de poils et de corps étrangers variables, rendraient après un pareil accident la toilette de la séreuse à peu près impraticable.

On doit donc, soit extraire ces kystes entiers par une large incision, soit, si on les vide au dehors, prendre au cours de cette manœuvre les plus grandes précautions pour ne pas contaminer le péritoine.

Le diagnostic du contenu du kyste se fait aisément dès l'ouverture du ventre, si la tumeur, petite et blanchâtre, offre une consistance pâteuse.

On ne peut le déterminer au contraire qu'après l'ouverture de la poche si les matières sébacées et les poils nagent dans un liquide séreux opalescent. Mais en pareil cas l'évacuation se fait aisément.

Tumeurs polykystiques de l'ovaire.

D'énormes tumeurs de l'ovaire peuvent être composées d'un tel nombre de très petits kystes, qu'il est impossible de réduire leur volume par l'évacuation de leur contenu.

Cette particularité reconnue, l'incision abdominale est prolongée aussi haut qu'il est nécessaire et la tumeur extraite comme s'il s'agissait d'une tumeur solide.

Fibromes de l'ovaire.

Les fibromes vrais de l'ovaire ne sont pas très rares; nous en avons extirpé un certain nombre, dont deux compliqués de torsion du pédicule.

Les fibromes de l'ovaire présentent comme particularité de

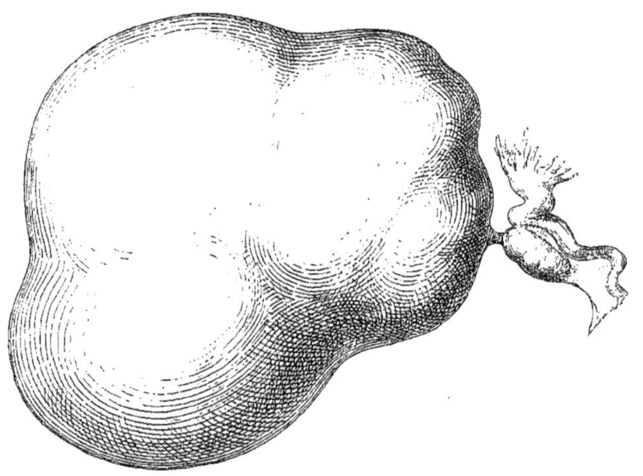

Fig. 591. — Fibrome pédiculé de l'ovaire.

s'accompagner fréquemment d'ascite. Le liquide ne se reproduit pas après leur ablation. Ces tumeurs sont souvent calcifiées.

Habituellement, le néoplasme est formé aux dépens de l'ovaire tout entier.

Nous avons observé un cas, très exceptionnel, de fibrome pédiculé de l'ovaire, développé à l'extrémité libre de ce dernier, avec lequel il n'était en connexion que par un étroit pédicule (fig. 591). Nous avons enlevé avec ce fibrome l'ovaire et la trompe, afin de mieux démontrer la curieuse disposition de la tumeur.

Les fibromes de l'ovaire exigent une incision correspondant à leur plus petit diamètre. L'extraction en est beaucoup facilitée par l'emploi d'une érigne hélicoïde. On peut, avec l'aide de cet instrument, les saisir dans la profondeur et les extraire par une incision abdominale relativement petite, et très inférieure à celle qui serait nécessaire pour effectuer la même manœuvre avec le seul secours de la main.

6° *Kystes et fibromes du ligament large.*

Les kystes développés dans l'intérieur du ligament large sont

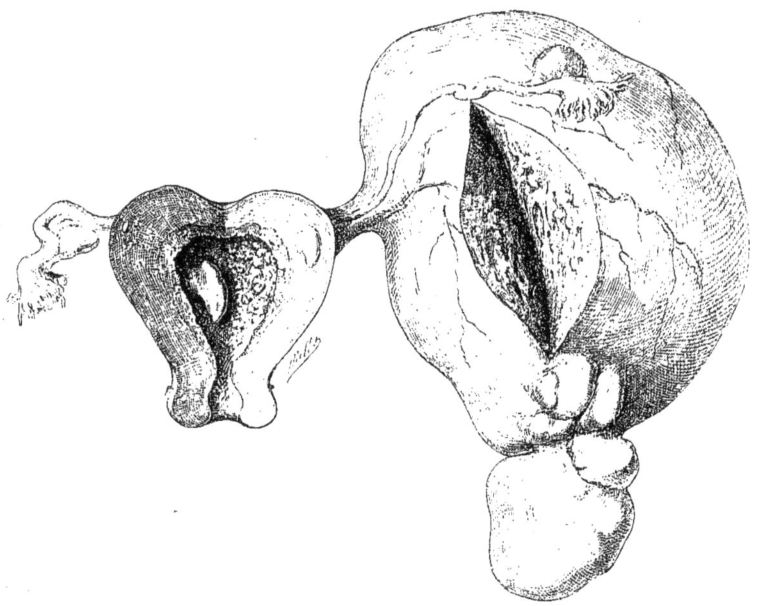

Fig. 392. — Fibrome pédiculé du ligament large.

le plus souvent, quand leur volume est considérable, très mobiles dans la cavité abdominale.

Ces kystes ne présentent presque jamais d'adhérences au péritoine pariétal ni à l'intestin, se trouvant recouverts par une enveloppe séreuse transparente, que l'on voit glisser, dès l'ouverture du ventre, à la surface de la poche kystique.

On ne reconnaît bien souvent, dans une opération rapide, l'origine ligamentaire du kyste qu'au moment de confectionner le pédicule. On voit alors que le pôle inférieur de la tumeur est recouvert par une enveloppe séreuse, lâche et vasculaire, et s'étend entre les feuillets du ligament large, qu'il dédouble jusque sur le côté de l'utérus. Ce dernier est assez habituellement dévié, et rejeté du côté opposé au kyste.

La séreuse est incisée en un point où il n'existe pas de vaisseaux

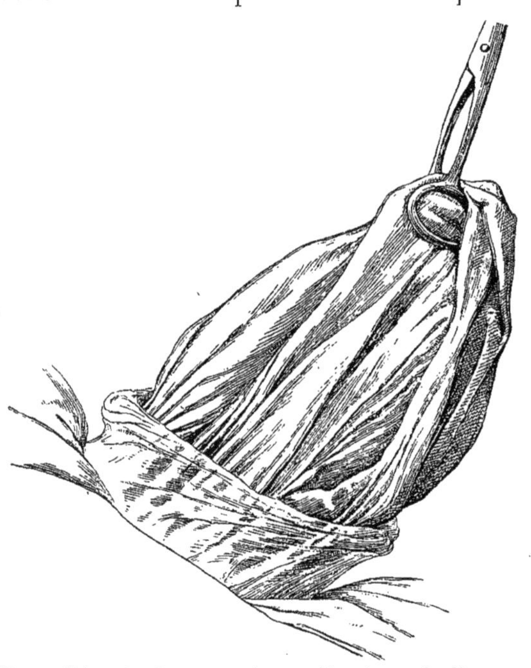

Fig. 593. — Décortication sous-séreuse d'un kyste du ligament large.

appréciables, le kyste est énucléé par décortication de cette poche adventice, et le ligament large, après hémostase du pédicule vasculaire de la tumeur et des quelques vaisseaux qui viennent à donner du sang, est fermé soit par une simple ligature soit, si cela semble préférable, par une suture en bourse ou en surjet.

Kystes dermoïdes, salpingites et fibromes intraligamentaires.

On observe parfois, dans le ligament large, des kystes dermoïdes. Leur énucléation doit être faite avec soin, de manière à éviter toute irruption de leur contenu dans le péritoine.

Nous avons décrit également à propos de la castration tubo-ovarienne une variété intraligamentaire de salpingite (voir plus haut).

Les fibromes du ligament large sont facilement énucléés par une incision abdominale suffisante, en s'aidant de l'érigne hélicoïde et, au besoin, de l'appareil élévateur de Reverdin.

Hystérectomie complémentaire immédiate.

Il peut être indiqué, dans certaines opérations de tumeurs du

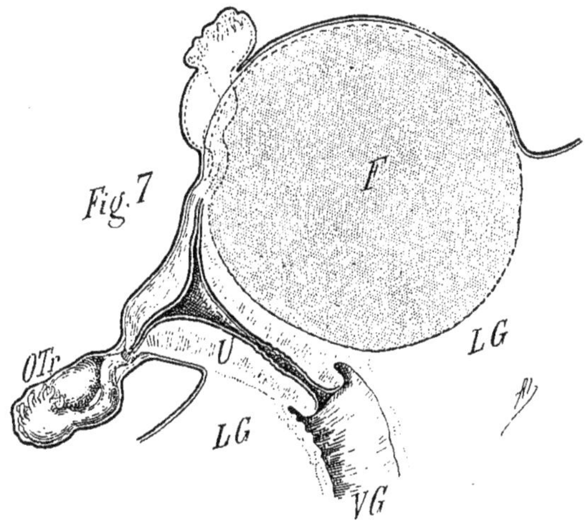

Fig. 594. — Fibrome du ligament large développé en dehors de l'utérus.

ligament large, de faire l'extirpation totale de l'utérus, quand celui-ci est adhérent à la tumeur et comme étalé à sa surface (fig. 595).

La tumeur principale est enlevée soit primitivement, soit d'un seul coup avec l'utérus, par le procédé qui sera décrit plus loin.

Blessure de l'uretère au cours de l'opération. — Nous

avons dû, en 1889, dans un cas d'extirpation d'un kyste volumineux de ligament large, où nous remplissions le rôle d'assistant, remédier à la section fortuite de l'uretère gauche, déplacé par la tumeur. Le bout périphérique de l'uretère fut lié. Le bout central, fixé sur une sonde de gomme noire par un fil de soie, fut attiré au travers de la paroi abdominale antéro-latérale, où nous avons pratiqué au point favorable un orifice oblique. La

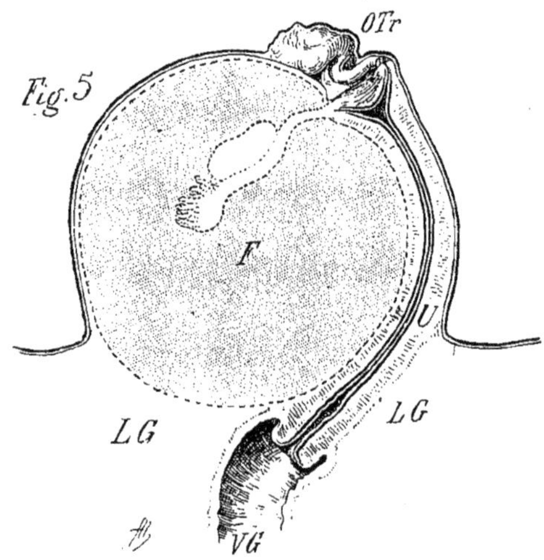

FIG. 595. — Fibrome de la paroi externe de l'utérus développé dans le ligament large.

malade guérit, mais la fermeture de l'orifice urétéro-cutané nécessita au bout de 5 semaines l'ablation du rein gauche, qui fut elle-même suivie de succès. Ce cas est une des premières tentatives de création d'une fistule urétéro-cutanée faite de propos délibéré pour remédier à une blessure opératoire de l'uretère.

7° *Tumeurs colloïdes de la cavité péritonéale.*

Nous avons observé plusieurs cas de tumeurs colloïdes intrapéritonéales, dont l'origine ovarienne n'a pas été toujours exactement déterminée.

Ces tumeurs sont remarquables, chez les jeunes femmes, par leur développement rapide. Leurs limites sont irrégulières. A l'ouverture du ventre, on trouve des masses gélatineuses plus ou moins transparentes et parfois enkystées.

Si la malade est jeune, le mieux est de refermer la plaie, ces productions récidivant comme le cancer colloïde.

Nous avons observé, exceptionnellement, une énorme tumeur de cette nature à marche bénigne chez une femme de plus de 60 ans, qui, après évacuation de tout ce qui put être enlevé, soit près de 15 kilogrammes de matières myxomateuses, se rétablit parfaitement et vécut plusieurs années sans récidive.

Ce cas fut un de nos premiers succès et remonte à plus de 10 ans.

L'origine annexielle de certaines de ces tumeurs est douteuse, car nous avons observé deux cas de néoplasmes abdominaux très analogues chez l'homme.

Tumeurs rétropéritonéales.

On rencontre assez fréquemment, chez des femmes d'un certain âge surtout, d'énormes tumeurs solides qui peuvent en imposer pour des fibromes du ligament large, et siègent plus haut, dans le tissu cellulaire rétro-péritonéal. Ces tumeurs, improprement nommées, par certains chirurgiens, tumeurs du mésentère, parce qu'elles le dédoublent au cours de leur accroissement, nous ont paru se former le plus souvent dans la région de la capsule adipeuse du rein.

Ce sont parfois des lipomes, pesant jusqu'à 25 et 30 kilogrammes, plus souvent des sarcomes.

Le ventre ouvert, le siège de la tumeur est facilement reconnu à l'aspect de son enveloppe mésentérique.

L'extirpation semble-t-elle praticable, le péritoine est incisé et la tumeur extirpée par décortication, aussi vite que possible, afin de ne pas perdre trop de sang. La vaste loge celluleuse est tamponnée avec un énorme paquet de grandes compresses et l'hémostase de ce qui saigne est pratiquée méthodiquement.

Le péritoine est refermé, et la loge de la tumeur est, soit drainée par une incision latérale, soit tamponnée. Les compresses sont disposées de manière à pouvoir être facilement enlevées.

Ces opérations, le plus souvent graves et émouvantes, ne peuvent donner de bons résultats que s'il s'agit de tumeurs bénignes et si la malade est en état de supporter le shock, toujours assez intense. Aussi le chirurgien doit-il mettre à contribution toutes ses qualités, présence d'esprit, virtuosité opératoire, appréciation de la résistance physique de la malade.

La moindre hésitation peut être fatale et la rapidité de l'opération est la meilleure condition de sa sécurité.

8° *Hystéropexie abdominale.*

Nous avons signalé l'hystéropexie abdominale comme une opération d'exception. Cette opération, qui a été décrite page 401, n'est plus guère indiquée que comme complément d'autres interventions, telles que la castration tubo-ovarienne ou l'ovariotomie, quand il existe en même temps une rétroversion ou un prolapsus de l'utérus, et que l'on veut éviter une intervention ultérieure par la voie vaginale.

Nous conseillons d'autant moins la pratique de l'hystéropexie abdominale, que deux fois nous avons dû, pour des douleurs pelviennes persistantes, enlever par le vagin des utérus fixés plusieurs mois auparavant au voisinage de l'ombilic. Nous avons signalé ces cas à propos de l'hystérectomie vaginale.

L'intervention secondaire a été rendue très difficile par la solidité des sutures pariéto-utérines, qui ont dû être attirées au fond du vagin et sectionnées directement.

Nous ne citerons en faveur de l'hystéropexie simple qu'une

seule observation : il s'agit d'une toute jeune femme, opérée il y a longtemps déjà d'hystéropexie abdominale pour rétroversion douloureuse sans ablation des annexes. Cette personne se porte à merveille et ne souffre plus; mais elle n'a pas eu de grossesse, et nous aurions obtenu le même résultat en combinant, suivant la méthode que nous avons décrite, le redressement vaginal de l'utérus et l'opération d'Alexander.

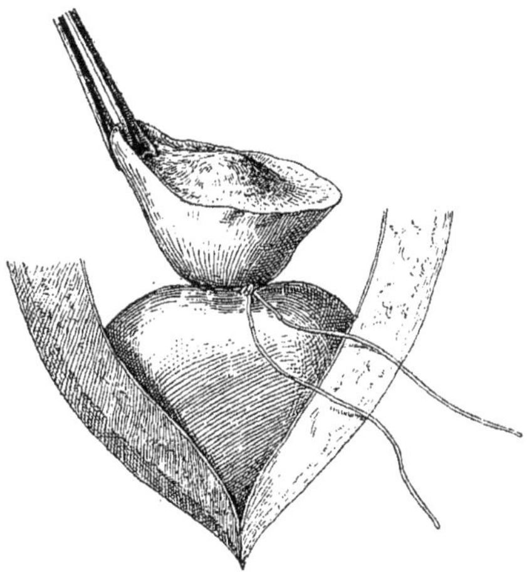

FIG. 596. — Confection du pédicule dans la myomectomie, ligature provisoire.

Ablation des fibromes pédiculés du fond de l'utérus. Myomectomie.

Certains fibromes pédiculés du fond de l'utérus et d'un volume énorme sont justiciables de la laparotomie. L'hystérectomie totale est inutile si la tumeur est nettement pédiculée et le corps de l'utérus normal ou bien à peine augmenté de volume.

L'indication est en pareil cas l'ablation simple de la tumeur.

Le seul point particulier de l'opération est le traitement du pédicule utérin. Nous nous sommes arrêté, après avoir éprouvé divers inconvénients de la ligature en masse et de la suture en surjet du pédicule, au procédé suivant : Le pédicule est lié avec un gros fil de soie et la tumeur est détachée. Nous évidons alors le moignon utérin, en cône et aussi profondément que possible, à l'aide du thermo ou du galvanocautère, en prenant soin de dépasser le point enserré par le fil de soie.

Le pédicule, primitivement volumineux, se trouve ainsi presque

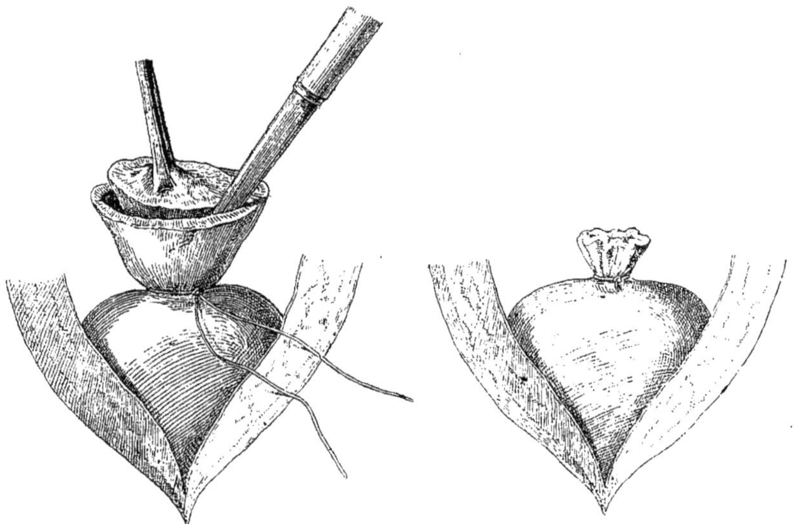

Fig. 597. — Évidement conoïde du pédicule jusqu'au delà de la ligature provisoire.

Fig. 598. — Ligature définitive. Aspect du pédicule.

réduit à son enveloppe séreuse. Une nouvelle ligature est appliquée et le 1er fil enlevé.

On obtient ainsi un très petit pédicule (fig. 398), qui ne saigne pas et se résorbe aisément. A l'aide du thermo-cautère, on en résèque la partie exubérante à 12 à 15 millimètres de la ligature,

10° *Hystérectomie abdominale totale.*

Le procédé d'hystérectomie abdominale totale par décortication sous-séreuse du segment inférieur de l'utérus, que nous avons imaginé le 21 septembre 1891 et démontré dans toutes ses variantes, avec 11 opérations et planches à l'appui, en sep-

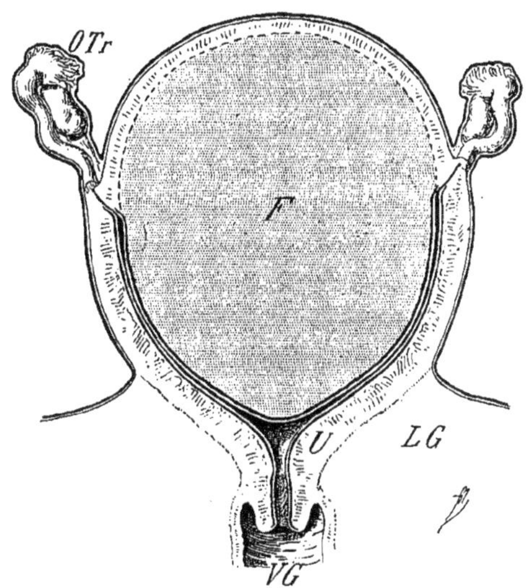

Fig. 599. — Gros fibrome solitaire sous-muqueux.

tembre 1892, au Congrès de gynécologie à Bruxelles[1], a subi depuis trois ans quelques modifications[2]. Le principe de l'opération est demeuré tel que nous l'avions primitivement conçu.

La faveur croissante de notre méthode est d'ailleurs le meilleur criterium du progrès réalisé par cette innovation[3].

Ce procédé d'hystérectomie abdominale a été le point de départ d'une telle amélioration des résultats jusqu'alors obtenus, soit

1. *Deux procédés inédits d'Hyst. abd. et vag.*, 2ᵉ édit., Doyen, 1895.
2. Communication de la Société belge de chirurgie. Anvers, 13 mai 1894.
3. Congr. intern. de Gynéc. Genève, sept. 1896 et de l'hystérectomie abdominale totale. *Arch. Prov. de chirurgie,* octobre 1896.

par les différentes méthodes de traitement du pédicule, soit par l'opération de Freund, que la mortalité est aujourd'hui tombée, pour cette intervention, jadis si redoutable, de 30 à 40 0/0 (Péan, Terrier[1]), au-dessous de 5 0/0.

L'utérus, dans nos premières opérations, était circonscrit par une incision péritonéale en raquette et détaché de haut en bas

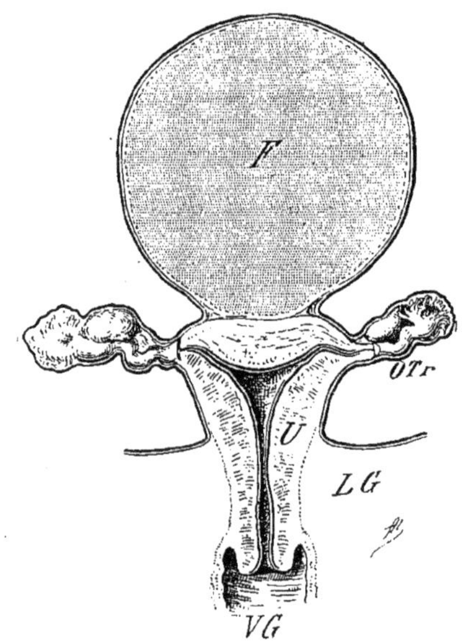

Fig. 400. — Fibrome sous-péritonéal pédiculé du fond de l'utérus.

de ses connexions pelviennes (1891). Ce procédé de décortication sous-séreuse du segment inférieur de l'utérus de haut en bas était soumis à des variantes, suivant le mode d'insertion des ligaments larges sur l'utérus et d'après l'adhérence ou la laxité de sa tunique péritonéale. Le cul-de-sac vaginal postérieur était ouvert autant que possible dès le début de l'opération, sur une longue pince courbe introduite dans le vagin, et l'incision en raquette pratiquée à la partie de la boutonnière vaginale.

1. *Deux procédés d'Hyst. abd. et vag.*, 2e édit. Doyen 1893, p. 99 et 100.

Le ligament large gauche, tenu par l'assistant entre ses doigts, était détaché de l'utérus de haut en bas avec les ciseaux ou le bistouri et lié aussitôt. L'utérus détaché du ligament gauche, le col était saisi, attiré dans la plaie, et le second ligament, le droit,

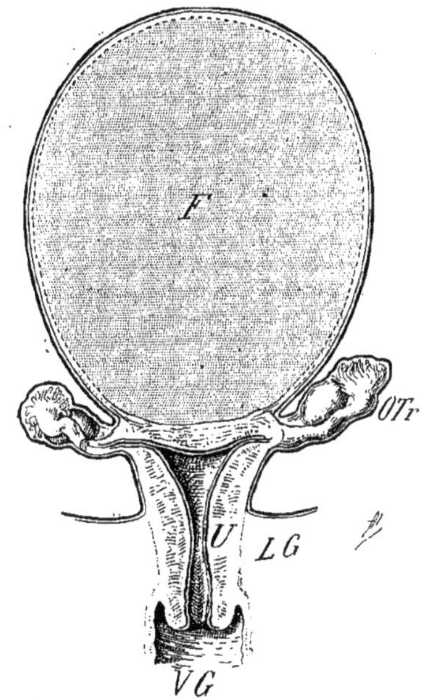

Fig. 401. — Fibrome sessile du fond de l'utérus.

sectionné et libéré à son tour. La malade était opérée dans le décubitus dorsal, comme pour l'ovariotomie. La tumeur était ainsi extraite y compris le col, en 6 à 10 minutes.

Nous avons également signalé dans notre premier mémoire (p. 75) que, dans les cas où le cul-de-sac de Douglas n'était pas accessible, et où la tumeur se trouvait adhérente en arrière, elle devait être détachée progressivement en faisant l'hémostase de ce qui saignait, et sans se préoccuper de la non-ouverture du cul-de-sac vaginal postérieur, qui n'était incisé que plus tard[1].

1. C'est donc bien à tort que le détachement de l'utérus d'un côté à l'autre, avec ligature progressive des vaisseaux, a été attribué à un chirurgien américain.

L originalité de cette méthode consistait : 1° à ménager, autour de l'orifice du vagin, par suite de la décortication séreuse du segment inférieur de l'utérus, assez de péritoine pour refermer le ventre; 2° à rejeter toute hémostase préventive, pour détacher les ligaments larges avant de les lier et pour ne pincer les vaisseaux

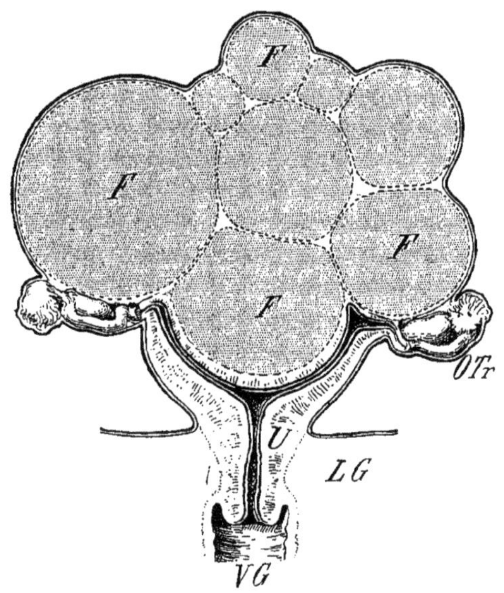

Fig. 402. — Fibromes interstitiels du fond de l'utérus.

béants qu'après leur section, autant que la nécessité s'en faisait sentir, et comme dans une simple amputation de sein; 3° dans son application méthodique non seulement aux formes les plus variées de fibromes utérins au ligamentaires, comme en témoignent les figures 22 et 27 de notre premier mémoire, mais aussi à la castration abdominale totale dans des cas particulièrement graves de suppuration utérine et péri-utérine (fig. 385).

Ces détails prouvent que nous avons compris et déterminé d'emblée toute l'importance de la nouvelle opération.

En avril 1894, nous avons modifié notre premier procédé en

pratiquant la décortication sous-séreuse du segment inférieur de l'utérus non plus dans la position horizontale et de haut en bas, mais de bas en haut, dans la position de Trendelenbourg.

Le col, saisi par la boutonnière vaginale, fut libéré à droite et à gauche, attiré par sa lèvre antérieure qui devient ainsi plus

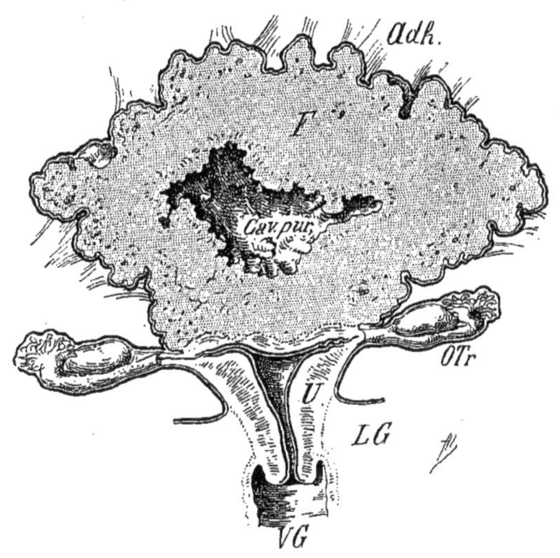

Fig. 405. — Fibrome du fond de l'utérus avec cavité purulente centrale. Cette tumeur était très adhérente.

accessible, puis détaché du cul-de-sac vaginal antérieur et élevé hors de la plaie.

Il se détache alors sans difficulté de la vessie; l'index gauche, passant sous la base du ligament large droit, que l'assistant saisit entre ses doigts, isole ce ligament de l'utérus de bas en haut : un coup de ciseaux à sa partie supérieure et la tumeur, renversée vers la gauche, se dépouille de son enveloppe séreuse jusqu'à la partie supérieure du ligament large droit, dont il est enfin séparé. L'hémostase est pratiquée aussitôt après l'ablation de la tumeur, qui ne dure, dans les cas simples, que 3 ou 4 minutes.

La **supériorité de ce procédé** sur toutes les méthodes antérieures **d'hystérectomie abdominale totale**, qui se ramènent sans exception au manuel opératoire primitif de Freund et aux modifications apportées par Martin, son **originalité absolue**, comme le **secret de sa bénignité**, est ce temps spécial de l'opération qui consiste **à ménager, autour de l'orifice vaginal, une collerette séreuse assez large pour permettre la fermeture facultative du**

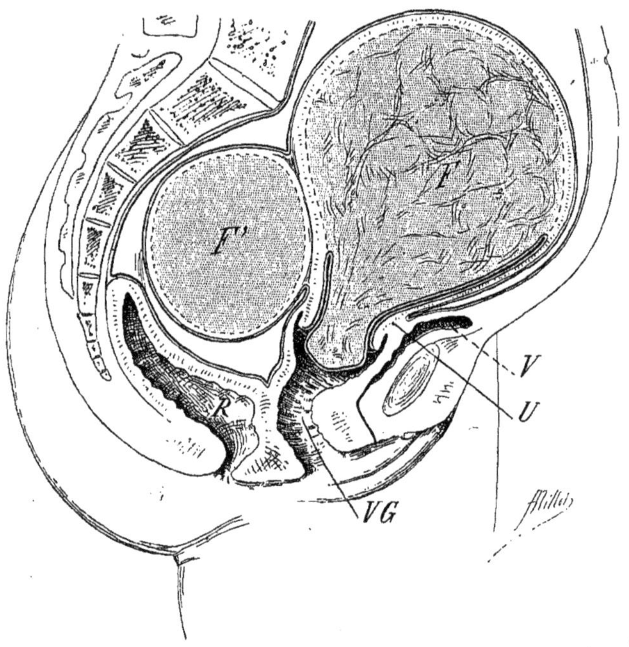

FIG. 404. — Fibrome intra-utérin aréolaire et fibrome ligneux rétro-cervical.

péritoine pelvien et le traitement extra-péritonéal des pédicules tubo-ovariens.

L'hystérectomie abdominale totale, telle que nous la pratiquons et telle qu'elle est adoptée actuellement comme méthode de choix par un grand nombre de chirurgiens français et étrangers, est une opération sûre et réglée.

A la fois brillant, rapide et méthodique, ce procédé est actuellement pour l'**hystérectomie abdominale** ce qu'est pour l'**ablation vaginale de l'utérus** notre procédé d'hémisection médiane simple ou en V de la paroi utérine antérieure.

Nous décrirons notre manuel opératoire en détail et nous envisagerons, après l'avoir étudié dans ses grandes lignes et tel

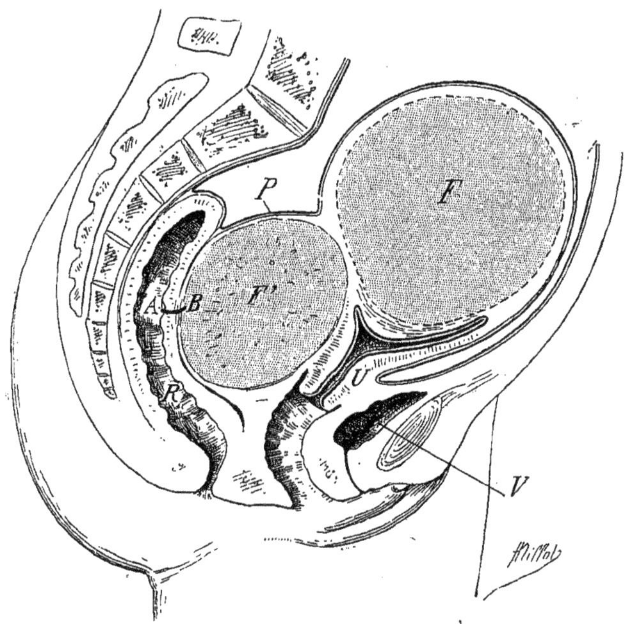

Fig. 405. — Fibrome utérin sous-péritonéal et fibrome rétro-péritonéal adhérent au rectum. Déchirure transversale du rectum. Suture. Guérison.

qu'il doit être appliqué aux cas simples et typiques, les cas les plus particuliers que l'on puisse rencontrer. Chacun d'eux comporte en effet une manœuvre spéciale, un artifice approprié.

Aucune des manœuvres que nous recommandons ne peut être avantageusement modifiée et le lecteur reconnaîtra, après avoir parcouru notre description, l'inutilité flagrante des quelques modifications de détail qu'ont voulu apporter à notre méthode quelques collègues, sans s'apercevoir que nous avions nous-même rejeté d'emblée, comme inutiles et défectueuses, les manœuvres qu'ils veulent préconiser.

Nous ne saurions donc trop recommander aux débutants de

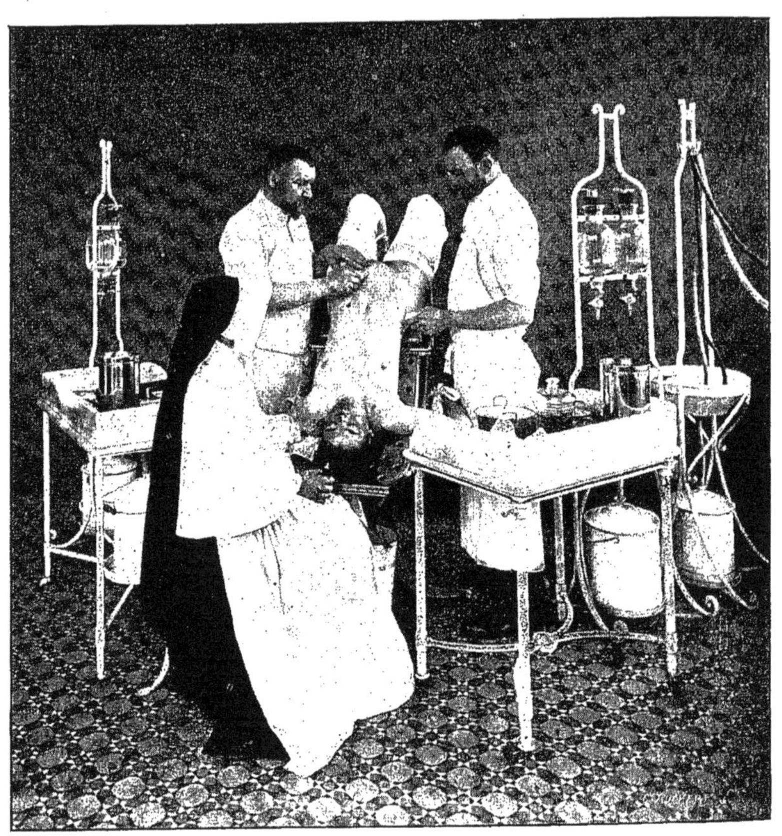

Fig. 406. — Premier temps de la laparatomie dans la position de Trendelenbourg.

suivre de point en point notre procédé, qui n'est nullement hasardeux. Ils devront choisir pour leurs premières hystérectomies abdominales, comme nous l'avons conseillé à propos de l'hystérectomie vaginale, des cas typiques et favorables.

Historique de l'hystérectomie abdominale totale.

Il est intéressant, avant de nous étendre sur le manuel opératoire que nous allons décrire comme procédé de choix, de jeter un

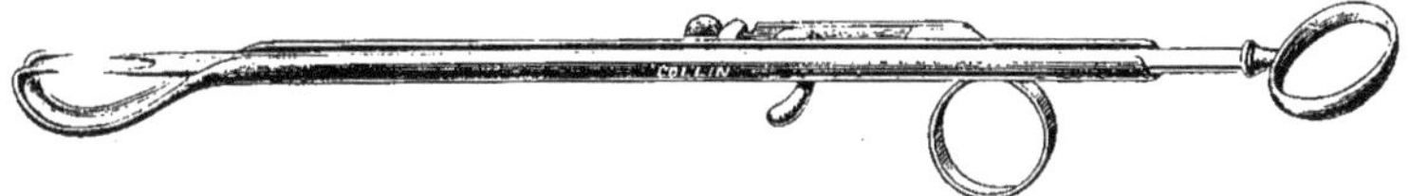

Fig. 407. — Érigne à glissière pour saisir le col par la voie abdominale.

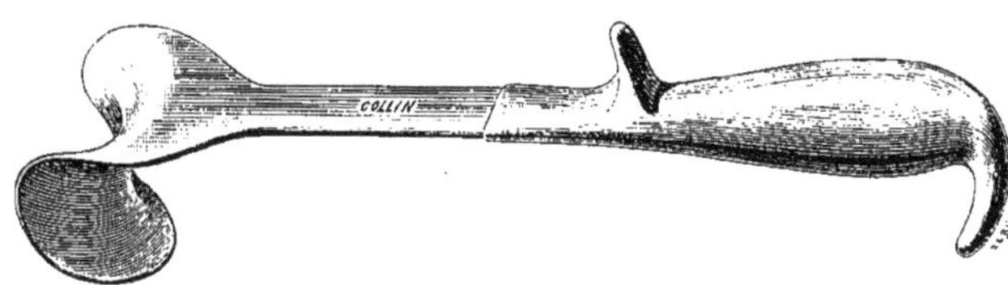

Fig. 408. — Large écarteur sus-pubien pour l'hystérectomie abdominale.

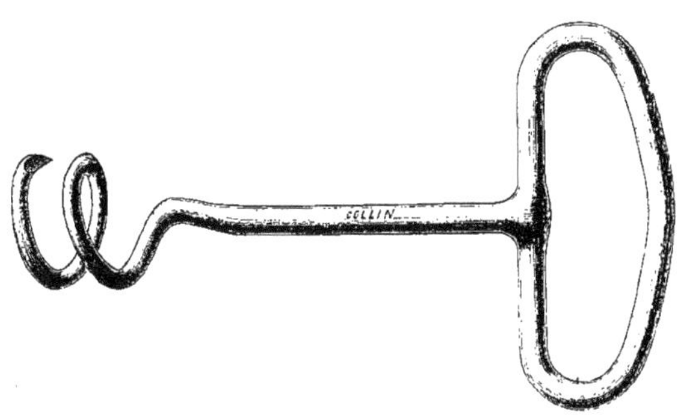

Fig. 409. — Érigne hélicoïde pour l'hystérectomie abdominale.

regard en arrière et de remonter aux origines de l'hystérectomie abdominale totale.

Détermination par Freund de son procédé d'hystérectomie abdominale totale.

Le manuel opératoire de l'hystérectomie abdominale totale a été soumis pour la première fois à des règles précises, par

Freund, en 1878, qui appliqua cette opération à l'extirpation de l'utérus cancéreux.

L'opération de Freund a subi bien des vicissitudes.

La mortalité considérable des premières hystérectomies pour

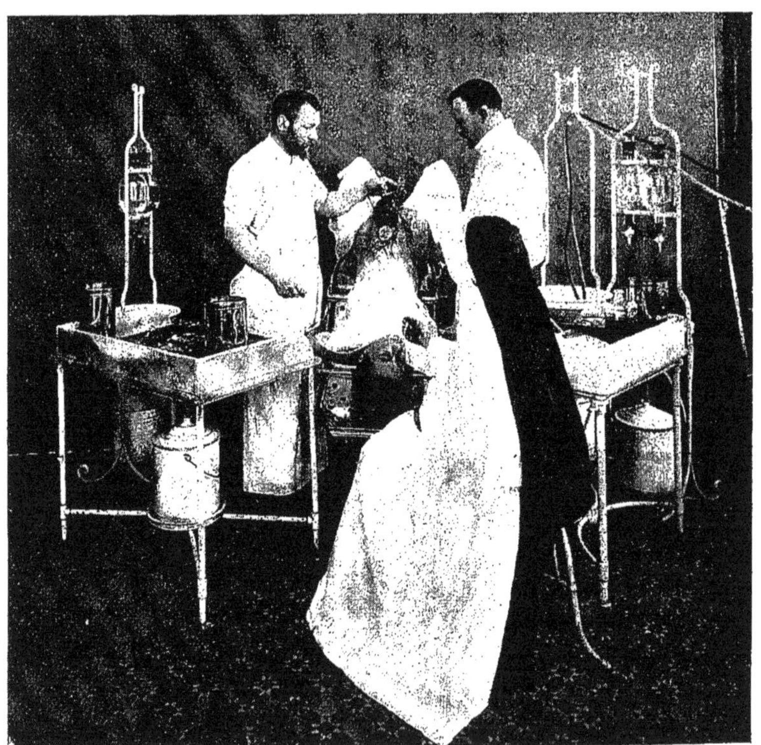

FIG. 410. — Hystérectomie abdominale. Extraction de l'utérus.

cancer pratiquées d'après le procédé de Freund, 72 0/0, d'après Hegar et Kaltenbach, discrédita d'autant plus cette opération, que l'hystérectomie vaginale, réhabilitée en 1879 par Czerny, puis en 1880, par Billroth, Schrœder, Martin, Wölfler, donna dès 1881 une proportion double de succès (52 0/0 de mortalité).

L'opération de Freund fut abandonnée.

Nous devons toutefois remarquer que cette mortalité énorme était due bien moins aux imperfections du manuel opératoire recommandé par Freund qu'à l'application exclusive de l'opération, par ses partisans, aux cas de cancer utérin.

En effet le cancer, pour l'hystérectomie vaginale même, donne la proportion d'insuccès la plus considérable : 8 0/0 au lieu de 5 0/0 dans les cas de fibrome, et de 3.0/0 dans les cas de lésions inflammatoires.

L'ablation du cancer utérin par la voie abdominale, pratiquée le plus souvent à cette époque chez des femmes déjà cachectiques, exposait beaucoup plus encore que la voie vaginale à un choc opératoire grave et à l'infection du péritoine.

Freund eût donc obtenu de tout autres résultats s'il eût appliqué d'emblée sa méthode non plus au cancer, mais au traitement des fibromes utérins.

Les succès de Martin, qui a appliqué à l'extirpation des fibromes le procédé d'hystérectomie abdominale de Freund, confirment surabondamment cette appréciation.

Réaction en faveur de l'hystérectomie supra-cervicale.

L'hystérectomie supra-cervicale a été tentée pour la première fois, en France, par Kœberlé qui, à l'époque de la première opération de Péan (1869), l'avait déjà pratiquée neuf fois. L'amputation supra-vaginale de l'utérus, avec traitement extérieur du pédicule, fut presque généralement adoptée.

Porro appliqua, à son tour, le 21 mars 1876, cette opération dans un cas de dystocie, à l'ablation de l'utérus gravide, et sauva l'enfant et la mère, privant en même temps cette dernière de la possibilité de redevenir enceinte.

L'opération de Porro eut un grand retentissement et fut pratiquée en France avec succès par Lucas Championnière et Tarnier.

L'opération césarienne, ultérieurement réhabilitée par Sänger, était en effet à cette époque presque constamment mortelle.

L'emploi, pour l'étranglement du moignon utérin dans l'hystérectomie abdominale, des broches d'acier, du serre-nœud et du fil de fer recuit tomba bientôt en désuétude.

Kleberg, d'Odessa, proposa en 1875 la ligature élastique provisoire, que Martin présenta, en 1878, au Congrès de Cassel, comme une méthode de choix.

Hegar eut enfin l'idée de laisser à demeure le fil élastique.

Schrœder proposa à la même époque la réduction du pédicule qu'il évidait et fermait par des sutures (1878).

Czerny (1879), Kaltenbach (1881), Olshausen (1884), tentèrent avec succès et proposèrent la ligature élastique perdue. Meinert (1885) ouvrit le cul-de-sac postérieur de Douglas et attira le pédicule dans le vagin. Wölfler, von Hacker, Sänger (1886), proposèrent un traitement mixte du pédicule, qui fut adossé à la suture pariétale de l'abdomen : Croback l'inséra au-dessous du péritoine pelvien.

Hystérectomie abdomino-vaginale.

Péan enfin imagina l'hystérectomie par la méthode abdomino-vaginale : il faisait l'amputation supra-cervicale de l'utérus et extirpait par le vagin le moignon cervical.

Cette opération n'eut aucune vogue.

Martin l'employa en 1889, pour lui préférer bientôt dans les cas de fibromes l'hystérectomie abdominale totale par le procédé de Freund, avec évidement conoïde du col. Les ligaments larges étaient liés en étages, sectionnés au ras de l'utérus, et ce dernier était séparé du vagin après la pose d'une série de sutures au catgut, destinées à la fois à faire l'hémostase et à rétrécir la tranche cruentée péritonéo-vaginale. Martin attirait les chefs de ces fils dans le vagin.

Hystérectomie abdominale totale avec confection d'une collerette péritonéale étendue.

Nous avons vu que notre première opération d'hystérectomie abdominale totale par décortication sous-séreuse du segment inférieur de l'utérus date du 21 septembre 1891. Peu de temps après, nous avons appliqué de propos délibéré cette méthode à un cas grave de suppuration utérine, où les tumeurs suppurées, énormes et inextirpables par la voie vaginale, furent enlevées avec succès et en totalité, avec l'utérus.

Nous avons déjà signalé les modifications que nous avons apportées en avril 1894 à notre procédé primitif.

La faveur croissante de ce procédé d'hystérectomie abdominale totale en Russie, en Espagne, en Portugal, en Allemagne, en Angleterre, puis en France, où le vulgarisèrent Snéguireff et Goubaroff, Fargas et Cardenal, Bordallo, Taylor et Edge, Reclus et Nélaton, nous autorise à le recommander formellement comme procédé de choix dans tous les cas sans exception : qu'il s'agisse de fibromes uniques ou multiples, de sarcomes ou de carcinomes utérins à évolution abdominale, de lésions annexielles ou péri-utérines suppurées inaccessibles par le vagin et nécessitant l'ablation de l'utérus.

Manuel opératoire. — Nous supposerons le cas d'un fibrome solitaire, pesant 6 à 8 kilogrammes, et très mobile.

1er *temps. Incision de la paroi abdominale et extraction de la tumeur au-dessus du pubis.* — La malade placée dans la position de Trendelenbourg, la paroi abdominale antérieure est incisée, du pubis vers l'ombilic, aussi loin qu'il semble nécessaire pour l'extraction de la tumeur.

Le péritoine ouvert et saisi à l'aide de 6 à 8 pinces hémostatiques, une large compresse est introduite au-dessus du fibrome et celui-ci perforé à l'aide d'une érigne hélicoïde, puis attiré au dehors. Si la tumeur est piriforme et présente un pédicule cervical et ligamentaire assez long, elle est immédiatement rabattue sur le pubis. Une seconde hélice est implantée sur le point où

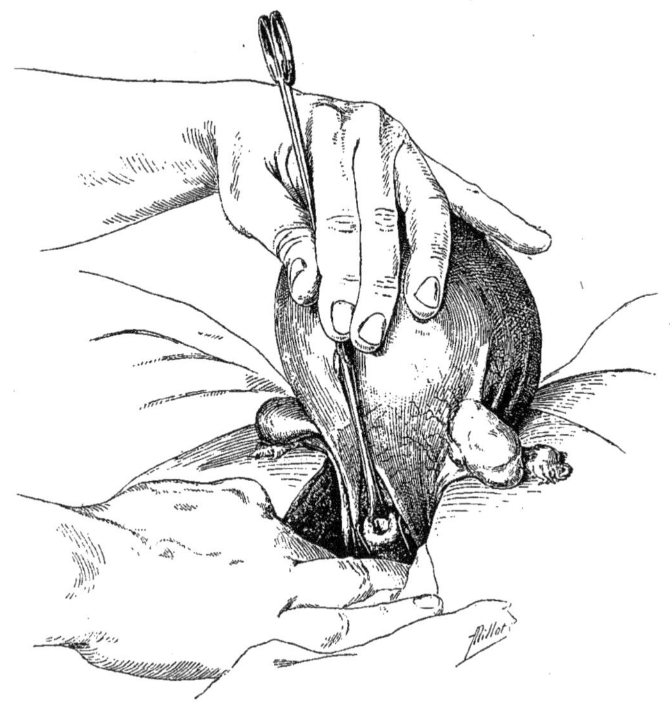

FIG. 411. — Hystérectomie abdominale totale. Perforation du cul-de-sac vaginal postérieur. (D'après une photographie.)

les tractions semblent devoir être le plus efficaces, la première, fixée à la face antérieure de la tumeur, se trouvant dès lors dans une position défavorable pour faciliter les manœuvres ultérieures.

Deux ou trois larges compresses sont placées au-dessus du détroit supérieur, dans les flancs, pour éviter l'issue des intestins et la contamination du péritoine, où pourraient pénétrer soit des caillots sanguins, soit du mucus utérin, et l'on procède à l'extirpation de la tumeur.

2e *temps. Extirpation de l'utérus et hémostase de ses*

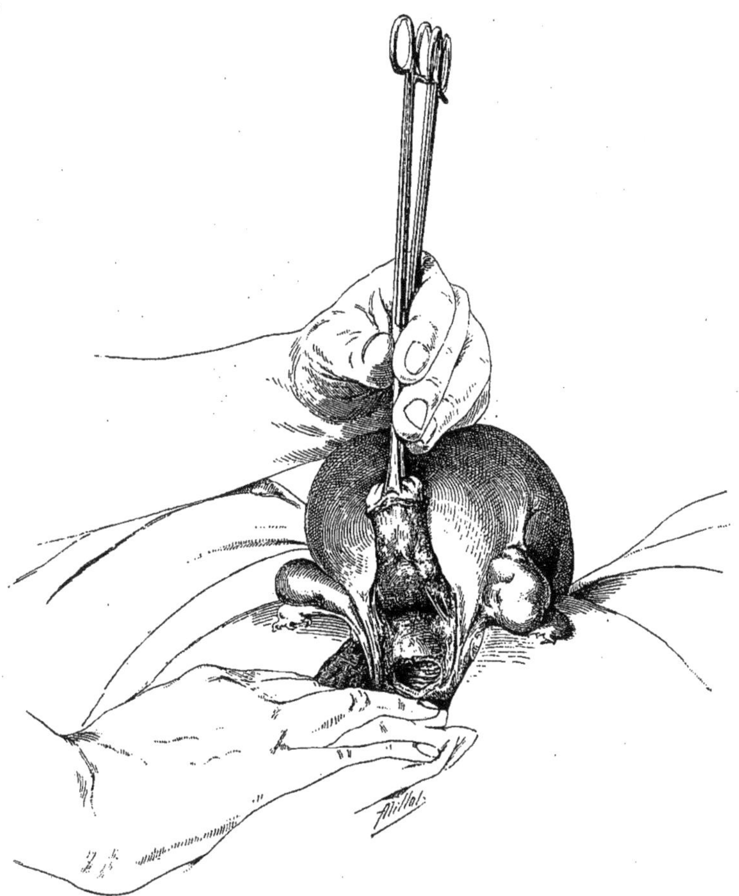

FIG. 412. — Incision du cul-de-sac vaginal antérieur et élévation du col, qui se détache de la vessie. (D'après une photographie.)

attaches pelviennes. — L'extirpation de l'utérus, lorsqu'il a pu être facilement attiré hors du ventre, doit être pratiquée très vite et sans hémostase préventive : une longue pince courbe, introduite dans le vagin, qui a été préalablement désinfecté, est poussée par l'assistant en arrière du col, de manière à faire

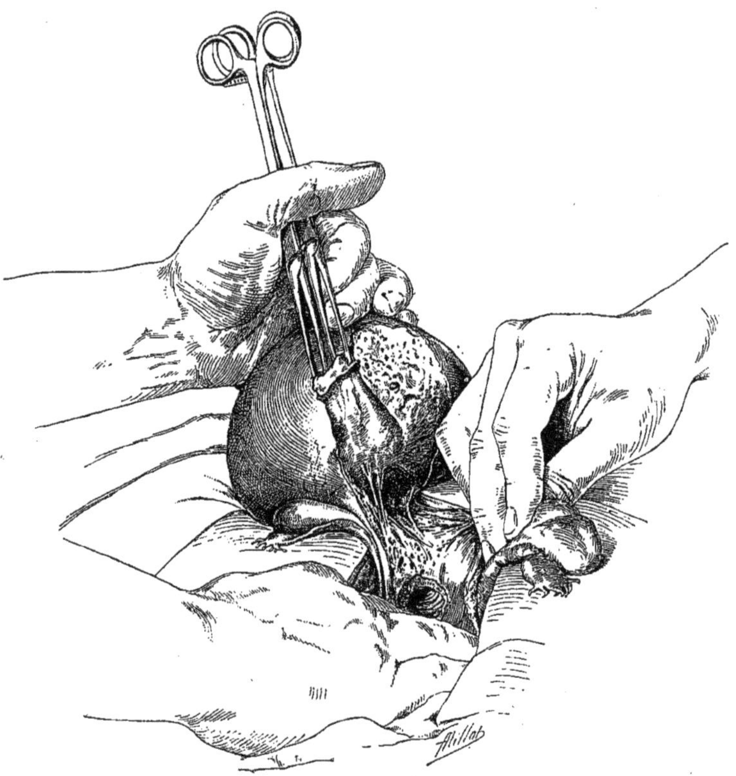

Fig. 413. — Le ligament large droit est détaché de l'utérus. Bascule de la tumeur vers la gauche. (D'après une photographie.)

saillie aussi haut que possible dans le cul-de-sac vaginal postérieur.

La hauteur exacte de l'insertion postérieure du col se trouvant ainsi déterminée au niveau de la paroi antérieure du cul-de-sac de Douglas, un gros fil de soie est immédiatement passé à un centimètre environ au-dessous du point où le vagin va se trouver ouvert (fig. 416).

Ce fil sera précieux, à la fin de l'opération, pour attirer en haut les lèvres postérieures de la plaie péritonéale et faciliter la fermeture de l'orifice vaginal.

Le cul-de-sac de Douglas est incisé longitudinalement sur la saillie de la pince, soit au bistouri, soit à l'aide des ciseaux, et celle-ci, poussée vigoureusement par l'assistant, pénètre dans le péritoine. Elle est immédiatement ouverte aussi fort que possible. La boutonnière vaginale ainsi agrandie, le chirurgien y introduit l'index droit, reconnaît le col et plonge dans la plaie l'érigne spéciale que nous avons fait construire par M. Collin pour la préhension du museau de tanche[1] (fig. 407).

L'érigne est introduite armée, la tige tirée, et l'arrêt de la crémaillère rabattu. La griffe terminale, poussée dans la profondeur, vient agrafer la lèvre antérieure du col, ou à son défaut sa lèvre postérieure; l'anneau supérieur est poussé aussi loin que possible et la fourche vient s'implanter dans la paroi cervicale postérieure. La tige crénelée de l'instrument se trouvant arrêtée par la crémaillère, le col est solidement saisi.

Il est alors attiré en haut et apparaît entre les lèvres de la boutonnière vaginale.

Il est facile de reconnaître avec l'index gauche ses attaches latérales, qui le brident étroitement.

Un coup de ciseaux ou bien une section au bistouri est pratiquée de chaque côté, au contact du tissu utérin, et nous libérons le museau de tanche de ses attaches latérales à l'étage inférieur du ligament large. Aussitôt il s'élève sous les tractions de la pince érigne, qui l'attire vigoureusement en haut.

Le cul-de-sac vaginal antérieur devient alors visible. La lèvre antérieure du col est saisie isolément, s'il semble nécessaire, à l'aide d'une pince à griffes ordinaire, et le cul-de-sac vaginal antérieur est sectionné avec les ciseaux au contact du col.

1. Cette érigne n'était pas encore construite lorsque nous avons dessiné les trois figures qui précèdent.

Il suffit alors de tirer plus énergiquement sur les pinces, en détachant de l'index droit le col de la vessie, pour voir sauter celui-ci entièrement libéré.

Ce temps de l'opération est admirablement représenté figure 412, d'après une photographie.

L'utérus ne présente plus que ses connexions vasculaires latérales :

Il suffit pour le détacher entièrement d'introduire à droite, audessus du ligament large, l'index gauche, de perforer le péritoine vésico-utérin et d'achever, avec le doigt recourbé en crochet, le décollement du ligament large droit. Ce dernier est saisi par l'assistant entre le pouce et l'index, et coupé entre les annexes et l'utérus. La tumeur est alors rapidement basculée vers la gauche. Elle se dépouille, en se dévidant en quelque sorte, de son enveloppe séreuse antérieure, qui est sectionnée si elle offre quelque résistance, puis de ses connexions avec le ligament gauche (fig. 413) et n'adhère bientôt plus qu'au bord supérieur de ce dernier. Un dernier coup de ciseaux libère l'utérus, qui, exsangue, entièrement détaché, est reçu par un aide. Le chirurgien saisit alors dans ses doigts le ligament large de son côté, le gauche.

Quand le cas est favorable, c'est à peine si quelques petits jets de sang, provenant des utérines, des utéro-ovariennes et de deux ou trois artérioles accessoires, apparaissent au moment de l'extraction de l'utérus.

En effet, si l'on a pris soin de raser avec les instruments le tissu utérin, la section porte non pas sur le tronc même de l'utérine ou de l'arcade utéro-ovarienne, mais sur leurs branches internes, de beaucoup plus petit diamètre.

Hémostase. — Nous avons bien souvent démontré aux confrères présents qu'on peut à ce moment abandonner sans hémostase le champ opératoire, où jaillissent à peine quelques artérioles du calibre d'une épingle.

Un fil est jeté et noué d'abord circulairement, puis après transfixion du pédicule, au-dessous des annexes droites, et celles-ci réséquées. Les annexes gauches sont liées et réséquées à leur tour. Les chefs de ces fils, noués deux à deux, sont maintenus entre les mors des deux pinces hémostatiques.

Les utérines ou leurs branches principales, qui ont été souvent pincées aussitôt après l'extirpation de l'utérus, sont liées isolément.

Deux ligatures de chaque côté sont suffisantes dans les cas simples.

La cavité pelvienne épongée, on observe souvent encore un suintement sanguin au niveau de la tranche vagino-péritonéale postérieure : la lèvre péritonéale correspondante est attirée en haut, à l'aide de l'anse de soie placée en ce point avant l'ouverture du vagin, la muqueuse vaginale est saisie à son tour avec une ou plusieurs longues pinces à griffes et on les rapproche par deux ou trois points de suture. Les chefs des fils qui lient les pédicules tubo-ovariens sont alors attirés dans le vagin à l'aide de la pince courbe qui a servi, au début de l'opération, à perforer le cul-de-sac postérieur, et il ne reste plus qu'à fermer le péritoine pelvien.

3e Temps. Fermeture du péritoine pelvien. — Le cul-de-sac de Douglas épongé et garni d'une compresse blanche, on charge successivement, à l'aide d'une pince à griffes, sur une longue aiguille courbe (fig. 414), le pédicule tubo-ovarien gauche, puis de petits plis du péritoine postérieur, et enfin le pédicule ligamentaire droit. On prendra soin de n'y blesser avec l'aiguille aucun des vaisseaux volumineux, qui donneraient lieu en pareil cas à une hémorragie immédiate, et devraient être pincés et liés.

Une forte soie passée dans le chas de l'aiguille, celle-ci est attirée au dehors et les deux chefs du fil, qui circonscrit alors la demi-circonférence postérieure de la plaie péritonéale, sont momentanément abandonnés. On charge sur la même aiguille, toujours du pédicule gauche au pédicule droit, le péritoine vésical, en prenant soin de ne pas pénétrer dans le réservoir urinaire, ce qui est aisé lorsque l'on possède quelque expérience du maniement des aiguilles en chirurgie intestinale, et le chef droit du fil, passé dans le chas de l'aiguille, est ramené vers la gauche.

Les replis séreux, ainsi circonscrits par cette anse de soie circulaire, sont froncés en bourse, jusqu'à venir en contact, et le fil noué d'un double nœud. Si les replis péritonéaux qui circonscrivent l'orifice péritonéo-vaginal ne sont pas assez lâches pour permettre l'application d'une ligature en bourse, on pratique un surjet transversal ou quelques points séparés. Toute déchirure séreuse latérale doit être soigneusement réparée.

La toilette du cul-de-sac de Douglas est alors terminée, une compresse blanche placée en ce point, et le lit est basculé en avant, de manière à redevenir horizontal. Les grandes compresses supérieures sont enfin remplacées par deux plus petites, disposées sous l'incision, où elles demeureront jusqu'à la fin des sutures, et le ventre est refermé.

4e Temps. Fermeture du ventre. — La suture de la paroi est faite comme d'habitude à deux plans, et à la soie, par points séparés : plan séro-aponévrotique avec coaptation exacte de la ligne blanche, et suture de la peau au crin de Florence.

Si la malade est grasse, nous rapprochons la couche adipeuse sous-cutanée, par quelques points séparés de catgut, de manière à éviter la persistance d'un vaste espace libre entre la suture aponévrotique et la ligne de réunion superficielle. L'adjonction de ces points de catgut sur la graisse sous-cutanée ne modifie en rien le principe de la suture, qui demeure de fait une suture à deux plans, les catguts sous-cutanés ne servant aucunement de moyen d'union entre les lèvres de l'incision abdominale.

Nous extirpons ainsi très rapidement l'utérus, tandis que

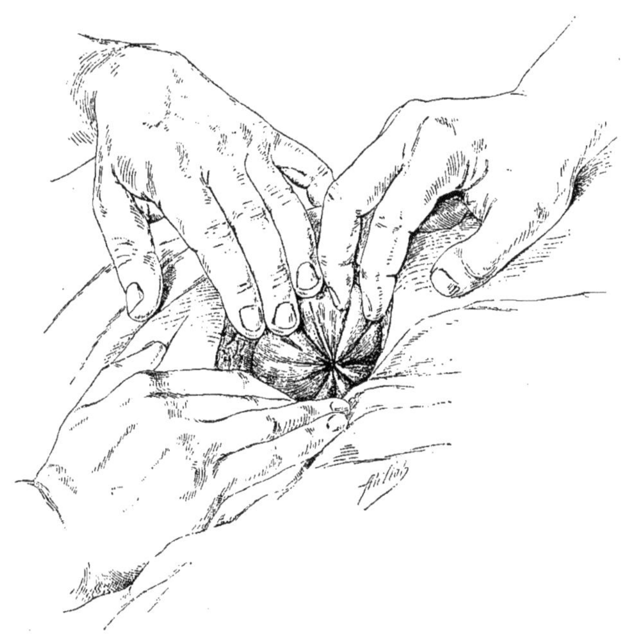

Fig. 414. — Fermeture en ombilic, par une suture en cordon de bourse, de la plaie péritonéo-vaginale.

nous prenons, pour la fermeture du péritoine pelvien et du ventre, tout le temps nécessaire.

Tout chirurgien qui cherche à diminuer la durée d'une opération en hâtant la fermeture du ventre, fait de mauvaise besogne. L'ablation seule de la tumeur doit être rapide.

La réparation du champ opératoire doit au contraire, si l'on veut réaliser toutes les conditions du succès, être conduite avec une méthode et un soin rigoureux, et durer tout le temps indispensable.

Manœuvres accessoires nécessitées par les particularités qui peuvent se présenter au cours de l'hystérectomie abdominale totale.

1° *Brièveté des ligaments larges.* — L'extraction du

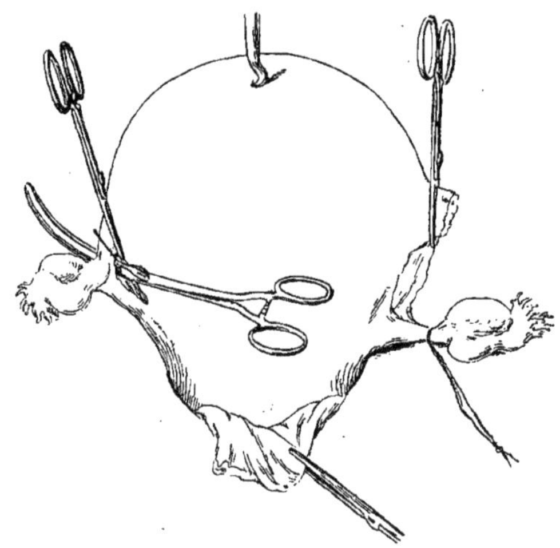

Fig. 415. — Isolement et section de brides ligamentaires faisant obstacle à l'ascension de l'utérus.

fibrome hors du ventre peut présenter, dans les cas même où il n'existe pas d'adhérences, certaines difficultés.

Cette particularité est due en général à une disposition toute spéciale de l'insertion utérine du bord supérieur des ligaments larges, qui viennent assez fréquemment, au lieu d'aboutir très bas sur les parties latérales de la tumeur, se réunir au-dessus d'elle sous l'aspect d'une épaisse sangle fibroïde et musculeuse.

Cette sangle utérine est rougeâtre, charnue, très résistante, et paraît constituée par une hypertrophie considérable des ligaments ronds et des fibres lisses de l'étage supérieur des ligaments larges.

Cette disposition se produit lorsque le fond de l'utérus n'a aucunement participé à l'ampliation de l'organe. Dans ces cas, la tumeur, étroitement bridée, ne peut être attirée hors du ventre (fig. 415).

L'index, explorant son pourtour, reconnaît aussitôt, à leur tension, les bandes ligamentaires qui brident en haut le fibrome et s'opposent à son ascension au-devant du pubis. Le bord supé-

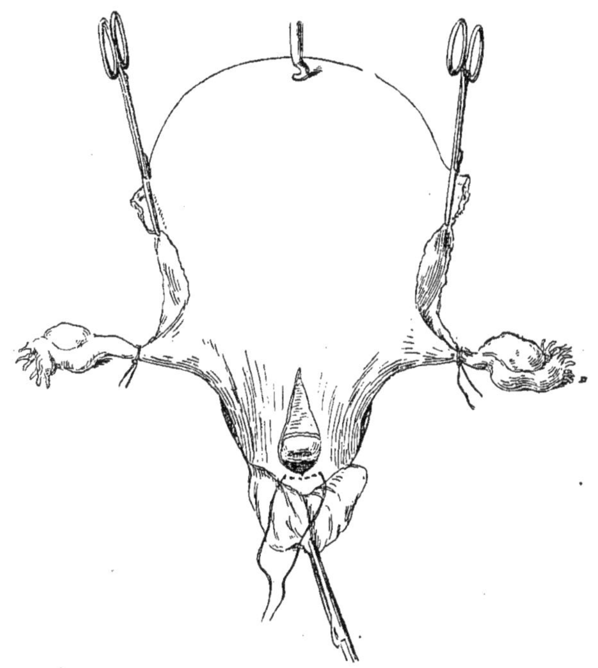

Fig. 416. — Libération du pôle supérieur de la tumeur après cette manœuvre. Une anse de fil est placée en arrière du point où le col va être découvert.

rieur du ligament droit est saisi par l'assistant au voisinage de son insertion utérine, puis sectionné, détaché avec les doigts aussi bas que possible, et une ligature est placée sur ce premier pédicule. On applique du côté de l'utérus, s'il vient du sang, une ou deux pinces longuettes ou à anneaux.

La bride ligamentaire gauche est, s'il y a lieu, coupée et liée à son tour, et la tumeur, devenue libre, peut être soulevée sans difficulté à l'aide d'une seconde hélice implantée sur son point culminant (fig. 416).

L'utérus, au moment où on l'attire au-dessus du pubis, se détache, par glissement, sur une certaine étendue, de ses connexions latérales.

La paroi antérieure du cul-de-sac de Douglas ainsi devenue

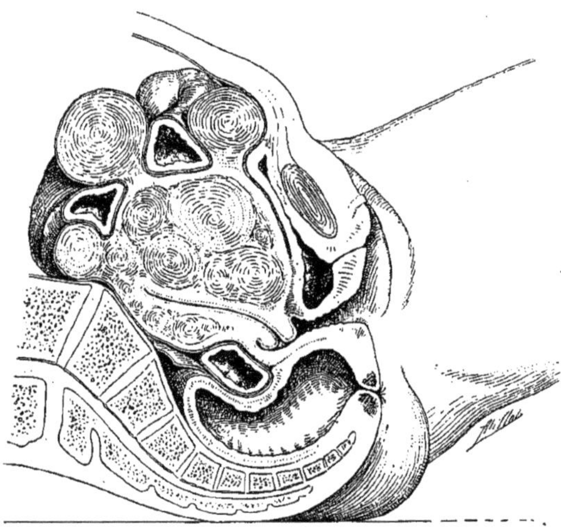

FIG. 417. — Fibromes utérins multiples, pédiculés, sessiles et interstitiels.

accessible, le vagin est incisé, le col découvert et isolé, puis l'utérus extirpé comme il a été décrit plus haut.

Mais vous pratiquez en pareil cas, nous objectera-t-on, l'hémostase préventive ? Pas le moins du monde ; et, la pratiquerions-nous dans certains cas exceptionnels, nous demeurerions fidèle à notre principe, de ne négliger, le cas échéant, aucune manœuvre d'une utilité indiscutable.

Nous coupons tout ce qui s'oppose à l'ascension de l'utérus et nous lions ou pinçons tout ce qui doit l'être. De même, s'il vient du sang du côté de l'utérus, nous plaçons de ce côté une pince à demeure.

Si la bride qui doit être sectionnée renferme manifestement des vaisseaux d'une certaine importance, il peut sembler indifférent d'y appliquer auparavant une pince du côté de l'utérus : **nous préférons la couper d'abord**, en la maintenant avec les doigts, qui suffisent à en faire l'hémostase provisoire, afin de pouvoir la détacher de l'utérus aussi bas que possible. La liga-

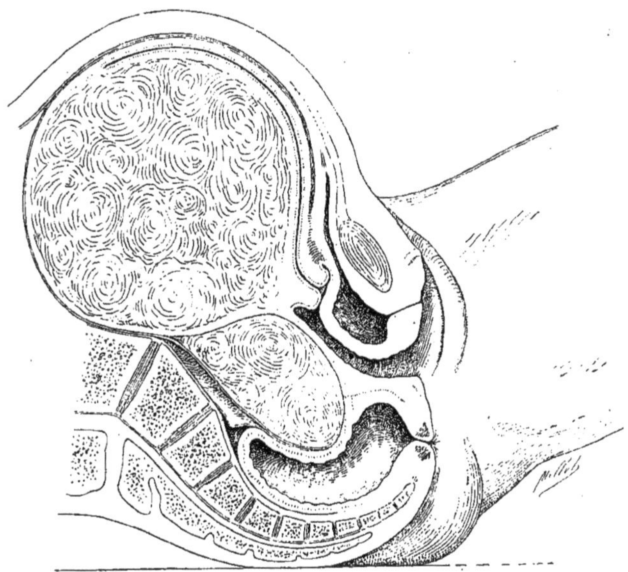

Fig. 418. — Fibrome géant de la paroi utérine postérieure, compliqué d'un fibrome de la cloison recto-vaginale.

ture est ainsi pratiquée dans de beaucoup meilleures conditions de sécurité.

La section préliminaire de la sangle musculeuse qui bride certains utérus est donc exclusivement destinée à permettre le soulèvement de la tumeur au-dessus du pubis. Ce n'est pas une manœuvre d'hémostase préventive, et bien souvent nous ne la pratiquons que du côté droit.

L'index reconnaît ce qui est tendu, et la section est limitée à ce qui bride et maintient fixé dans l'abdomen le fond de l'utérus.

Ces brides sont même assez souvent très peu vasculaires, car les vaisseaux utéro-ovariens se trouvent fréquemment étalés à la surface de la tumeur et dissociés à un tel point, que leur pincement préventif en masse serait impraticable.

Le pincement préventif, par méthode, du bord supérieur du ligament large, est absolument illusoire.

A quoi bon, si le bord supérieur des ligaments larges ne doit être sectionné qu'à la fin de l'opération, ce qui est la règle lorsqu'il ne se trouve pas d'une brièveté exagérée, vouloir le pincer préventivement, puisque les pinces appliquées en ce point ne peuvent en aucun cas atteindre en bas les artères utérines? **La pratique du pincement préventif du bord supérieur du ligament large est donc non seulement illogique, mais défectueuse, et présente un double inconvénient : 1° Les pinces ne peuvent empêcher l'afflux, par les utérines, du sang artériel dans la tumeur; 2° Elles s'opposent, au moment de l'élévation de l'utérus au-dessus du pubis, au reflux dans les plexus veineux ligamentaires, inconsidérément comprimés, du sang veineux qui remplit le fibrome.**

Ces particularités sont faciles à vérifier. **Nous sommes donc dans le vrai lorsque nous affirmons que le meilleur moyen d'éviter à la malade, dans l'hystérectomie abdominale, une grande perte de sang, est de pratiquer l'opération sans hémostase préventive.**

Le premier effet du soulèvement de la tumeur n'est-il pas **de tendre les artères utérines** et d'y arrêter ainsi le cours du sang? **La tumeur s'exprime immédiatement du sang veineux qu'elle renferme dans les veines ligamentaires.** Cette expression de la tumeur est très remarquable et se produit à la fois par suite de la déclivité relative des veines collectrices et de la rapidité des manœuvres d'extraction.

Il se trouve ainsi que l'utérus est détaché presque exsangue et que la perte de sang totale subie par la malade est de beaucoup inférieure à celle qui se produisait lorsqu'on pratiquait l'amputation supra-vaginale au-dessus d'une ligature élastique : un flot de sang veineux s'échappait à la section de l'utérus et la tumeur laissait encore suinter de ses sinus, après être complètement détachée, 100 à 200 grammes de ce liquide.

Un des inconvénients graves de la forcipressure préventive de l'étage supérieur des ligaments larges est encore de gêner les manœuvres de rotation et de dévidement de la tumeur, tout en ne simplifiant en rien l'hémostase définitive, qui devra presque toujours être faite de nouveau à la fin de l'opération et sans que l'application préventive des pinces soit à cet effet d'aucune utilité.

Les nombreux chirurgiens qui ont adopté notre procédé d'hystérectomie abdominale totale doivent donc se rendre à l'évidence et supprimer comme inutile ce qu'ils ont cru devoir conserver des méthodes antérieures, au grand détriment de la rapidité et de la sécurité de l'opération.

Emploi de l'appareil élévateur de Reverdin. — Si la tumeur est énorme, il est avantageux de s'aider, pour la soulever, de l'appareil élévateur de Reverdin. Mais la chaîne élévatoire doit être confiée en pareil cas à une personne prudente et attentive, une traction inconsidérée pouvant arracher d'un seul coup l'utérus en produisant des délabrements pelviens presque irréparables.

Les tractions doivent donc être modérées et n'être augmentées que progressivement, sur l'ordre du chirurgien.

2° *Blessure de l'artère utérine au moment de l'isolement du col.* — Un des accidents possibles de l'isolement du col par notre méthode est la blessure de l'artère utérine. Un jet de sang rutilant jaillit aussitôt : l'artère est immédiatement pincée et liée. La rupture de l'artère utérine peut également se produire, bien qu'elle ait été ménagée lors de l'isolement du col, par déchirure, au moment de l'extraction de l'utérus, quand ses tuniques sont altérées et cassantes, par exemple dans les cas de dégénérescence athéromateuse.

Le pincement immédiat du vaisseau béant se fait sans difficulté.

En principe, tout jet artériel de quelque importance est arrêté dès qu'il se produit, et l'expérience démontre que, si l'on satisfait à cette condition primordiale, on opère très vite et la malade perd peu de sang.

Il y a donc avantage à détacher complètement l'utérus en 3 à 5 minutes dans les cas faciles.

3° *Difficulté d'accès du cul-de-sac de Douglas, dans les cas d'adhérences inflammatoires ou de fibromes postérieurs enclavés et sous-péritonéaux.* — Nous avons signalé ces complications de l'hystérectomie abdominale totale dès 1892, au Congrès de Bruxelles, en insistant sur les avantages que présentait la nouvelle opération dans les cas les plus difficiles.

L'oblitération du cul-de-sac de Douglas peut être causée soit par la coexistence de salpingites, parfois suppurées, soit par la présence dans le cul-de-sac postérieur d'un ou plusieurs fibromes enclavés intra-séreux, ou développés, au-dessous du péritoine, dans l'épaisseur de la cloison recto-vaginale. Ces fibromes, dont nous avions déjà observé plusieurs cas en septembre 1892 au moment de notre première communication sur l'hystérectomie abdominale totale, se sont généralement développés dans la paroi postérieure du col utérin (fig. 418).

L'opération est modifiée de la manière suivante :

La tumeur soulevée et attirée autant que possible en haut et en avant, les tumeurs annexielles et les adhérences à l'intestin sont traitées, s'il en existe, par les moyens habituels. Existe-t-il à la partie postérieure de la tumeur des fibromes multiples, la séreuse et le tissu utérin sont incisés, s'il y a lieu, à leur point culminant et les tumeurs sont énucléées rapidement soit avec les doigts, soit à l'aide d'une érigne en hélice.

Deux, trois, quatre de ces tumeurs sont ainsi extirpées s'il y a lieu, et l'on obtient l'accès du cul-de-sac vaginal postérieur.

Ce dernier demeurerait-il, inaccessible, malgré ces manœuvres, qu'importe? La pince vaginale est poussée non plus en arrière, mais vers le ligament large droit, perfore le cul-de-sac

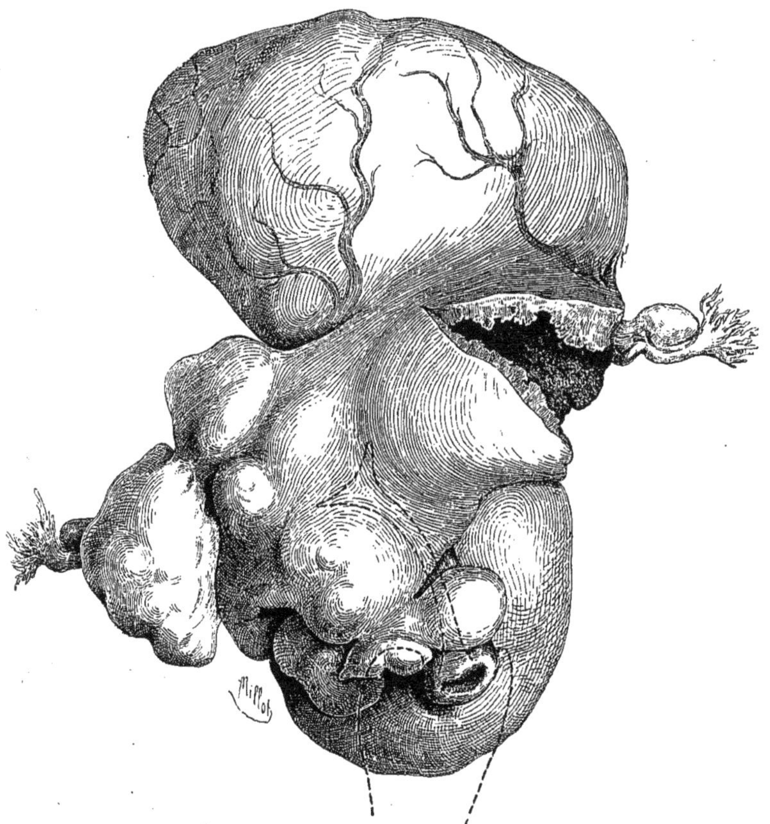

Fig. 419. — Tumeur utérine partiellement intra-ligamentaire avec loge purulente, extirpée par l'hystérectomie abdominale totale.

latéral droit du vagin et sort, le plus près possible des insertions du col, au niveau de l'étage inférieur du ligament large. La branche de la pince vaginale entr'ouverte, l'orifice péritonéo-vaginal est agrandi et l'index droit plonge jusqu'au contact du museau de tanche.

L'index gauche, aidé du bistouri ou des ciseaux, détache l'utérus, de bas en haut, absolument comme si le col était déjà libéré, et isole, en faisant l'hémostase des artères qui viennent à saigner, le ligament large droit jusqu'à sa partie supérieure, qui est sectionnée, puis liée.

L'utérus rabattu vers la gauche, l'orifice vaginal est agrandi

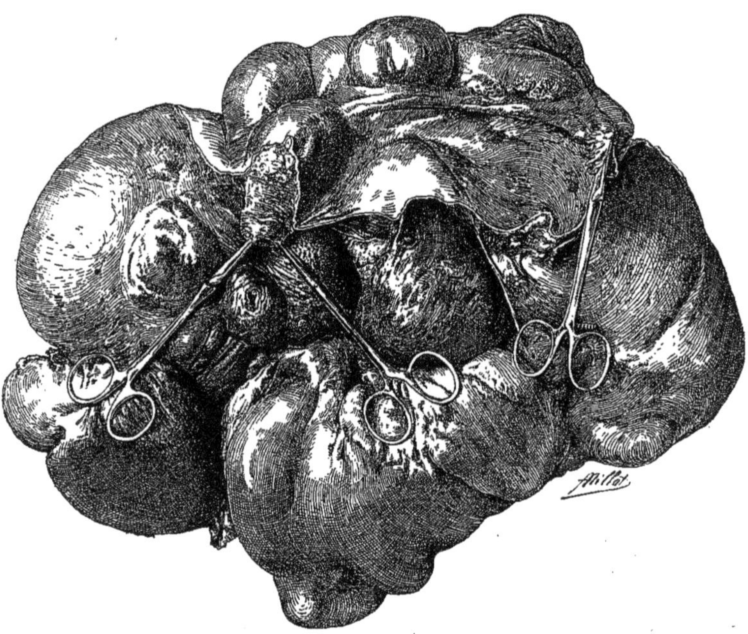

FIG. 420. — Énorme fibrome ligamentaire extirpé par la laparotomie avec l'utérus, qui était demeuré presque normal.

et le col saisi et attiré au dehors. La section de la muqueuse vaginale au niveau de ses culs-de-sac antérieur, latéral gauche et postérieur est alors pratiquée ; le col se détache de la vessie et l'utérus est, comme d'habitude, basculé vers l'opérateur.

Semblerait-il impossible de perforer le cul-de-sac latéral droit du vagin, on peut encore pratiquer l'isolement de l'utérus de gauche à droite en perforant d'abord le cul-de-sac gauche.

Exceptionnellement, le vagin peut enfin n'être ouvert qu'au cours de l'opération, après l'isolement complet du premier ligament large, qui est détaché de l'utérus en passant au-dessous de lui, au contact de la tumeur, une longue pince courbe, et en l'isolant de bas en haut à l'aide de l'index, recourbé en crochet.

Les manœuvres accessoires les plus variées permettent en somme de réaliser l'opération d'une manière satisfaisante dans les cas exceptionnels et anormaux : suppuration pelvienne, tumeur du ligament large, etc.

4° *Isolement du col par la voie vaginale avant l'ouverture du ventre.* — Nous mentionnerons enfin, comme particulièrement recommandable aux débutants, une manœuvre préparatoire applicable dans certains cas : la section par le vagin, au moment de la toilette de la vulve, des insertions vaginales du col.

Nous n'avons pas décrit cet artifice avec le manuel opératoire normal de l'opération, parce qu'il est inutile dès que l'on possède une expérience suffisante de notre méthode. D'ailleurs ce n'est qu'un artifice d'exception, et l'on ne saurait l'employer dans les cas, assez nombreux, où le col se trouve, soit profondément attiré au-dessus du pubis, soit refoulé en haut du cul-de-sac postérieur et presque inaccessible au toucher.

Comme il est évident que, plus le col est élevé, plus aussi il sera facilement atteint et détaché par la voie abdominale, nous conseillons de vérifier, au moment de la toilette du vagin, la situation exacte du col et de ne pratiquer, comme temps préliminaire de l'opération, la section circulaire du vagin que si cette manœuvre est très simple.

Il est inutile, lorsqu'on a incisé circulairement comme manœuvre préliminaire les culs-de-sac vaginaux, de chercher à décoller la vessie. La section de la muqueuse vaginale seule et le refoulement de l'étage inférieur des ligaments larges avec les doigts suffisent pour que, le péritoine ouvert et le museau de tanche saisi à l'aide de la pince érigne, les premières tractions le détachent d'un seul coup.

L'extirpation de l'utérus se fait alors avec une extrême facilité, puisque le temps le plus délicat à exécuter par la voie sus-pubienne, la section des connexions latérales du col et de la muqueuse du cul-de-sac vaginal antérieur, se trouve antérieurement réalisé.

5° *Griffe vaginale de Fargas.* — Au moment même où, mécontent de l'emploi des pinces de Museux courbes sur le plat, dont la branche supérieure s'opposait à la pénétration des griffes postérieures en arrière du col, qui est souvent profondément enfoui dans la plaie vaginale, nous faisions construire par M. Collin l'érigne à coulisse que nous avons décrite plus haut, notre ami le docteur Fargas, l'un des partisans les plus convaincus de notre procédé d'hystérectomie abdominale totale, eut l'ingénieuse idée de saisir le col par le vagin, avant de pratiquer l'ouverture du ventre, entre les griffes d'une courte érigne à crémaillère. Fargas met cette érigne en place en la portant, grâce à 2 orifices latéraux, à l'extrémité d'une de nos grandes pinces à ligaments larges, disposée à cet effet.

L'érigne de Fargas porte une chaînette de 15 à 20 centimètres de longueur, qui se termine par un petit capuchon métallique en forme de dé à coudre. L'érigne placée sur le col et fixée par sa crémaillère, une des branches de la pince est introduite dans le capuchon métallique et placée au fond du vagin.

Le ventre ouvert et la paroi antérieure du cul-de-sac de Douglas mise en évidence, la pince vaginale, poussée par l'assistant, fait saillir vers le péritoine le cul-de-sac vaginal postérieur. L'instrument entr'ouvert, le vagin est incisé et le capuchon métallique, introduit dans la cavité pelvienne, est saisi entre les doigts, puis à sa suite la chaînette et l'érigne implantée sur le col.

Ce dernier est attiré en haut et détaché par la méthode habituelle.

L'emploi de la griffe vaginale de Fargas est remarquablement facilité par l'incision préliminaire de la muqueuse vaginale

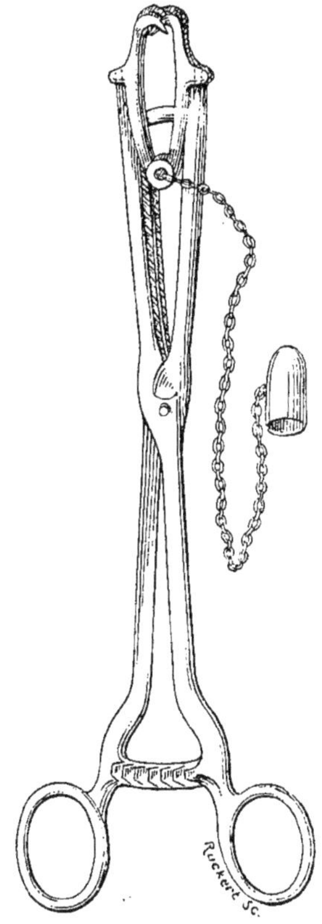

FIG. 421. — Griffe vaginale de Fargas pour le col de l'utérus.

autour du col et par le débridement des attaches celluleuses latérales de ce dernier au voisinage du vagin. L'extraction de l'utérus est alors d'une simplicité extrême, et dure, depuis l'ouverture du cul-de-sac de Douglas par la voie sus-pubienne, 2 à 3 minutes à peine.

6° *Fermeture transversale du péritoine pelvien.*—L'opération terminée, nous croyons préférable de refermer complètement le péritoine pelvien. Les pédicules tubo-ovariens se trouvant attirés à l'orifice supérieur du vagin et les ligatures des artères utérines comme des autres vaisseaux qui ont pu saigner étant extra-péritonéales, la fermeture de la séreuse est tout indiquée.

Nous avons déjà signalé que la suture en bourse n'était appli-

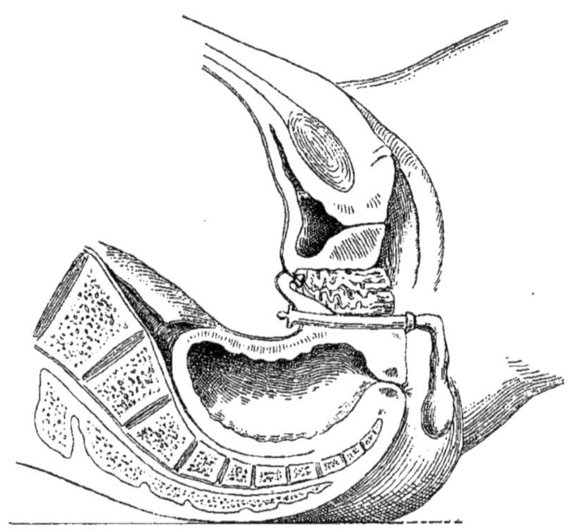

Fig. 422. — Tamponnement du vagin et drainage du cul-de-sac de Douglas.

cable ni aux cas où la brièveté des ligaments larges rendait leur rapprochement médian difficile, ni à ceux où l'existence de tumeurs latérales sous-péritonéales ou d'adhérences au cæcum et à l'S iliaque avaient déterminé, au cours de l'opération, des déchirures péritonéales étendues.

Ces déchirures doivent être, sans exception, réparées intégralement par un surjet séreux de fine soie.

Les déchirures latérales du péritoine pelvien ainsi suturées, il ne reste plus à fermer que la plaie péritonéo-vaginale. Si l'application d'une ligature en bourse paraît devoir produire en ce point un tiraillement accentué, nous pratiquons un surjet transversal ou bien quelques points séparés.

7° *Drainage*. — Nous ne sommes pas partisan du drainage du péritoine et nous ne le recommandons qu'à titre d'exception. Nous considérons toutefois le drainage comme supérieur au tamponnement simple de la plaie vagino-péritonéale, pratique d'autant plus dangereuse que le cul-de-sac de Douglas descend d'ordinaire beaucoup plus bas que l'endroit où se trouve cet orifice. Il peut donc se produire en ce point déclive une accumulation de liquides qui ne tarderaient pas à s'infecter.

Nous avons fait préparer par M. Chabaud, pour le drainage aseptique du cul-de-sac de Douglas, des drains de verre renflés à chacune de leurs extrémités, dont la supérieure présente en outre deux petites saillies latérales, de manière que son orifice ne puisse être oblitéré par une anse intestinale. Ce bourrelet de l'extrémité supérieure du drain suffit à le retenir dans le péritoine, si l'on a pris soin de ne pas pratiquer à la cloison péritonéo-vaginale un orifice trop grand. Ce drain sera placé au point le plus déclive du cul-de-sac de Douglas, par une incision appropriée, faite sur l'extrémité d'une pince courbe introduite par l'abdomen, au point convenable de la paroi postérieure du vagin. On lie immédiatement sur son extrémité vaginale le collet d'une petite poche de caoutchouc mince, lavée préalablement au sublimé, et où s'accumuleront, s'il vient à s'en former, les liquides péritonéaux (fig. 422).

Cet artifice permet de combiner au drainage du cul-de-sac de Douglas l'occlusion complète du péritoine,la disposition du drain et de la poche qui le termine s'opposant à toute contamination venant de l'extérieur. L'application de ce drain, très utile après les opérations laborieuses, est indispensable si, au lieu de suturer la plaie vagino-péritonéale, on se contente de la tamponner, comme après l'hystérectomie vaginale.

L'orifice péritonéo-vaginal est en effet, après l'hystérectomie vaginale, au cours de laquelle on exerce des tractions très énergiques pour attirer à la vulve l'utérus et les annexes, situé beaucoup plus bas qu'après l'ablation totale de l'utérus par la laparotomie et n'expose guère, comme dans cette dernière, à la rétention de liquides dans le cul-de-sac de Douglas.

8° *Soins consécutifs.* — Nous n'avons que peu de chose à dire des soins post-opératoires. L'hystérectomie abdominale totale, faite par notre procédé, est à peu près aussi bénigne que l'ovariotomie. Il faut combattre toute tendance au ballonnement et assurer la liberté du ventre, en respectant sans exception la quiétude des malades lorsque la convalescence suit son cours normal. L'hystérectomie abdominale, par la méthode que nous avons décrite, donne 92 à 96 0/0 de succès.

10° — *Opérations dans l'état de grossesse.*

Opération Césarienne.

Les indications de l'opération Césarienne et de l'opération de Porro se sont notablement restreintes depuis la vulgarisation par Pinard et Varnier de la symphyséotomie. Il est cependant des cas où l'étroitesse excessive du bassin peut ne pas permettre l'extraction du fœtus vivant par les voies naturelles.

L'opération Césarienne se fait de préférence avant le début du travail. Le vagin doit être préalablement désinfecté avec le plus grand soin.

On pratique, immédiatement avant l'opération, une injection sous-cutanée d'ergotine.

L'extraction du fœtus et du délivre par la laparotomie est une manœuvre très simple pour tout chirurgien exercé à la pratique des opérations abdominales. Le ventre ouvert, la plaie est garnie de compresses comme pour l'incision d'un kyste ovarique, et l'utérus incisé longitudinalement sur la ligne médiane et aussi haut que possible, sur une longueur de 17 à 18 centimètres. Cette dimension de la section utérine correspond à la demi-circonférence de l'extrémité céphalique. Souvent on tombe sur le placenta : on le perfore avec les doigts, sans se préoccuper du sang et on le déchire aussi loin qu'il est nécessaire pour permettre l'extraction de l'enfant. On bourre, s'il vient encore du sang, la cavité utérine de compresses stérilisées, on extrait le délivre, et l'on pratique la suture de l'utérus comme une suture intestinale, à la soie, en prenant soin de réaliser un affrontement parfait de la séreuse.

Ce dernier artifice, auquel sont dus les succès actuels de l'opération Césarienne, a été imaginé par Sänger.

Si l'opération est faite dans des conditions satisfaisantes d'asepsie, aucune injection intra-utérine n'est nécessaire et la guérison est apyrétique.

Certaines femmes ont subi successivement, en France, plusieurs opérations Césariennes par la méthode de Sänger.

Opération de Porro.

Si l'on veut éviter à la malade les dangers d'une nouvelle grossesse, il faut, soit pratiquer, après la suture de l'utérus, l'ablation des annexes, soit faire l'amputation supra-cervicale de l'utérus selon la méthode de Porro, ou bien l'hystérectomie totale.

L'amputation supra-cervicale de l'utérus est, en effet, remarquablement bénigne dans les cas d'utérus gravide, le pédicule pouvant être laissé très long et se trouvant plein de vitalité.

Le fœtus et le délivre extraits, l'utérus est attiré hors du ventre et entouré pendant quelques minutes à sa partie inférieure de 8 ou 10 spires d'un puissant fil élastique, ou mieux d'une de ces étroites et puissantes bandes de caoutchouc qui nous servent pour l'hémostase préventive du cuir chevelu dans la craniectomie.

Le pédicule, ainsi réduit de volume, est lié avec un gros fil de soie en un point assez élevé pour pouvoir être maintenu au dehors, et entouré au-dessous de cette ligature d'une collerette péritonéale en raquette. On le fixe à l'extrémité inférieure de l'incision. Le péritoine pariétal est suturé tout autour, puis au delà de lui, le ventre est refermé, et le moignon cervical est entouré d'une bandelette de gaze stérilisée étroitement serrée, qui contribue à le fixer au dehors. Sa surface est touchée, vers le 3e ou le 4e jour, au chlorure de zinc. L'élimination peut être complète en 4 ou 5 semaines.

Enfin on peut pratiquer, par notre méthode, l'hystérectomie abdominale totale. L'hémorragie, si l'on opère vite, est loin d'être très considérable. Le sang coule d'abord à flots, comme lorsqu'on tombe, en incisant l'utérus dans l'opération Césarienne, sur le placenta, et au bout de quelques instants l'hémorragie veineuse s'arrête. L'opération se fait sans danger si l'on est prêt à pincer et à lier les points qui donnent du sang.

Les indications de l'opération Césarienne et de l'hystérectomie semblent se multiplier d'autant mieux, à mesure que ces opérations deviennent plus inoffensives, que la symphyséotomie est loin de donner des résultats très satisfaisants. L'écart des symphyses, qui atteint en général 5 ou 6 centimètres, est en effet assez fréquemment suivi d'une déchirure vaginale étendue. Enfin, les statistiques vraies de la symphyséotomie donnent une mortalité plus considérable que l'opération Césarienne faite par des chirurgiens expérimentés.

Hystérectomie par inversion.

Nous avons enfin tenté sans succès, *in extremis*, chez une femme en travail et atteinte, après de nombreuses tentatives inefficaces de céphalotripsie et de version, d'une péritonite purulente, le lavage du péritoine et l'hystérectomie par inversion de l'utérus à la vulve.

Cette inversion de l'utérus, très facile à produire quand le col est dilaté, est le procédé le plus rapide de terminer une opération Césarienne lorsque la femme est presque mourante. L'inversion seule de l'organe suffit pour arrêter toute hémorragie. Cette manœuvre est indiquée dans des cas désespérés, où la rapidité de l'opération est une des principales conditions du succès.

Opérations dans les cas de grossesse anormale ou ectopique.

Les opérations qui se pratiquent dans les cas de grossesse anormale ou ectopique sont fréquemment des interventions d'urgence : telle une laparotomie faite, sans diagnostic possible, chez une femme qu'on nous amenait mourante de plus de 80 kilomètres, le ventre ballonné et présentant une température de 40°.

Le péritoine, incisé, contenait 3 à 4 litres de sang coagulé et un fœtus de 3 mois. La toilette de la séreuse pratiquée à l'eau chaude et la trompe rompue extirpée, la malade se trouvait extrêmement faible. Elle dut recevoir dans la journée près de 1500 grammes de sérum artificiel en injections sous-cutanées et demeura plusieurs heures la tête déclive, les deux membres inférieurs entourés de bandes élastiques.

Cette femme est actuellement en parfaite santé.

La rupture d'un kyste fœtal tubaire peut ne pas être suivie d'accidents aussi graves et parfois la grossesse arrive à son terme. Le fœtus, qui continue à se développer dans le péritoine, meurt, au moment où il devrait être expulsé, après avoir présenté des mouvements violents.

Nous avons opéré plusieurs cas de ces grossesses péritonéales,

3 à 4 mois après la date à laquelle aurait dû se produire l'accouchement.

L'opération est très simple. Le fœtus est trouvé dès l'incision du ventre. Il faut autant que possible enlever le placenta, qui pourrait être la source d'accidents ultérieurs.

Certains cas enfin de grossesse ectopique, lorsque le diagnostic n'a pas été déterminé, peuvent être considérés comme des salpingites. La nature du kyste tubaire n'est bien souvent reconnnue qu'au cours de l'opération (colpotomie postérieure ou hystérectomie vaginale).

La colpotomie postérieure est encore la meilleure voie quand le kyste fœtal, reconnu, est localisé au cul-de-sac de Douglas, et surtout quand il se trouve fistuleux dans le rectum.

Moles hydatiformes.

L'expulsion des môles hydatiformes donne souvent lieu à des hémorragies, et ces hémorragies sont d'autant plus redoutables que le col refuse de se dilater devant cette masse molle et dépourvue de consistance. Nous avons été plusieurs fois appelé en pareil cas. L'affection reconnue par l'examen intra-utérin, la môle peut être extraite, si la malade n'est pas extrêmement faible, par la voie vaginale, après dilatation ou incision du col (voir Hystérotomie). On pratiquera cette opération avec l'aide de nos pinces-gouge utérines. Dans un cas où la malade était exsangue et où l'utérus dépassait l'ombilic, nous avons pratiqué avec succès, et d'urgence, l'hystérectomie abdominale, seule capable d'assurer, en quelques minutes, la cessation certaine de ces effrayantes métrorragies.

TABLE DES MATIÈRES.

PREMIÈRE PARTIE

TECHNIQUE CHIRURGICALE GÉNÉRALE

Installation d'une clinique chirurgicale.
L'antisepsie et l'asepsie en chirurgie.
Soins à donner aux malades avant et après l'opération.
Histoire de l'hémostase et du morcellement.

DEUXIÈME PARTIE

TECHNIQUE CHIRURGICALE SPÉCIALE.

GYNÉCOLOGIE.

35652. — PARIS, IMPRIMERIE LAHURE
9, rue de Fleurus, 9.

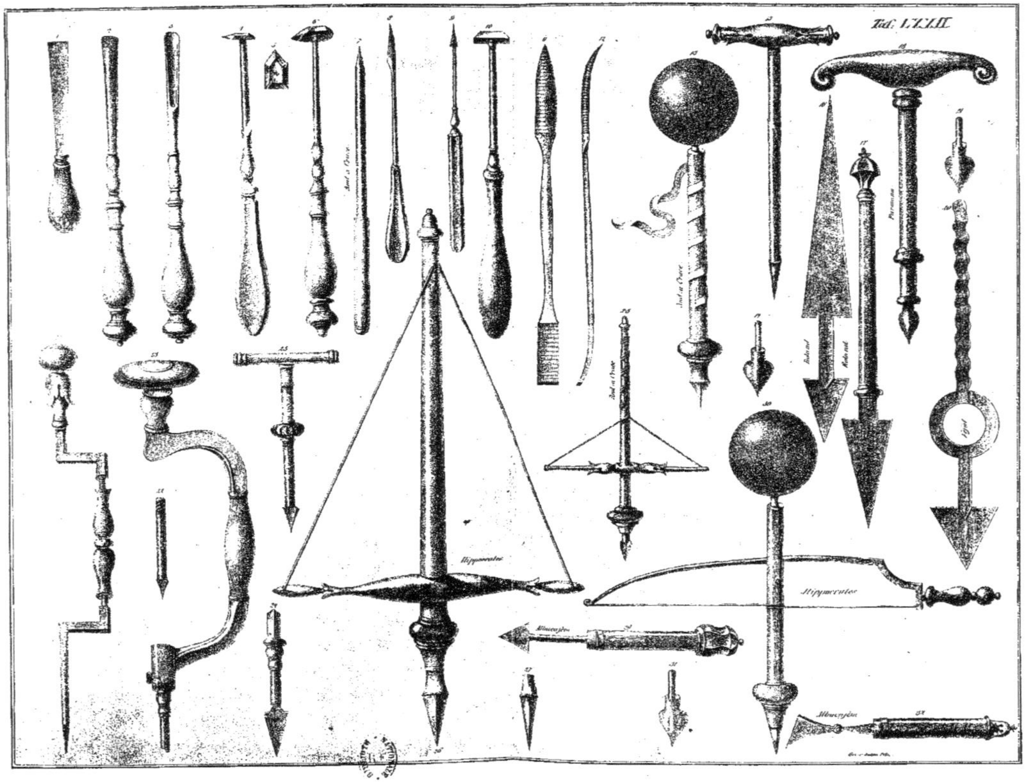

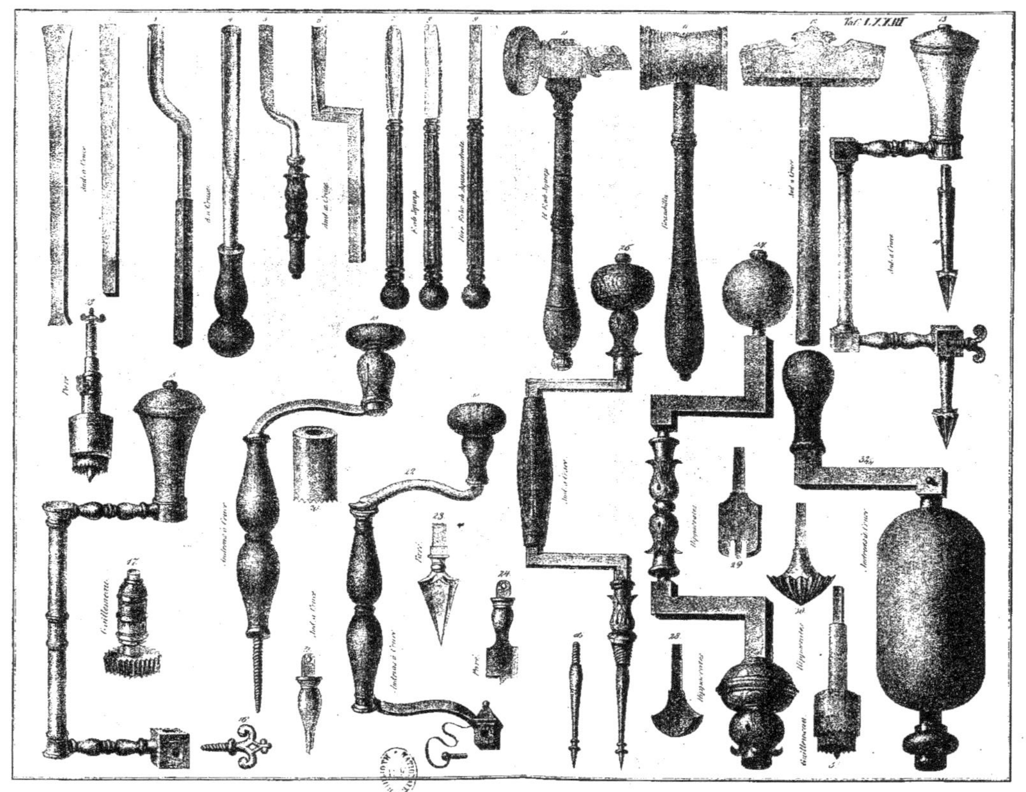
Guillemeau
Paré
Andreas à Cruce
Paré
Andreas à Cruce
Paré
Hippocrates
Hippocrates
Guillemeau
Hippocrates
Andreas à Cruce

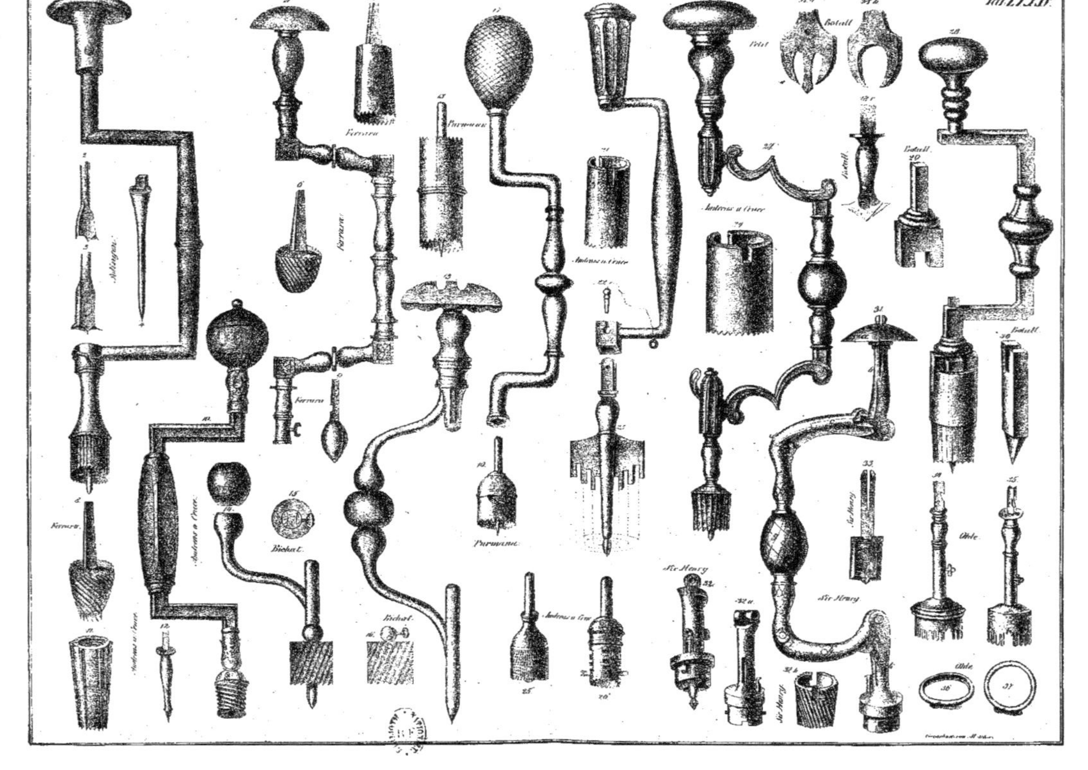
Taf. LXXIV.
Ferrara
Andreas a Cruce
Bichat
Petit
Botall
Sir Henry
Ohle

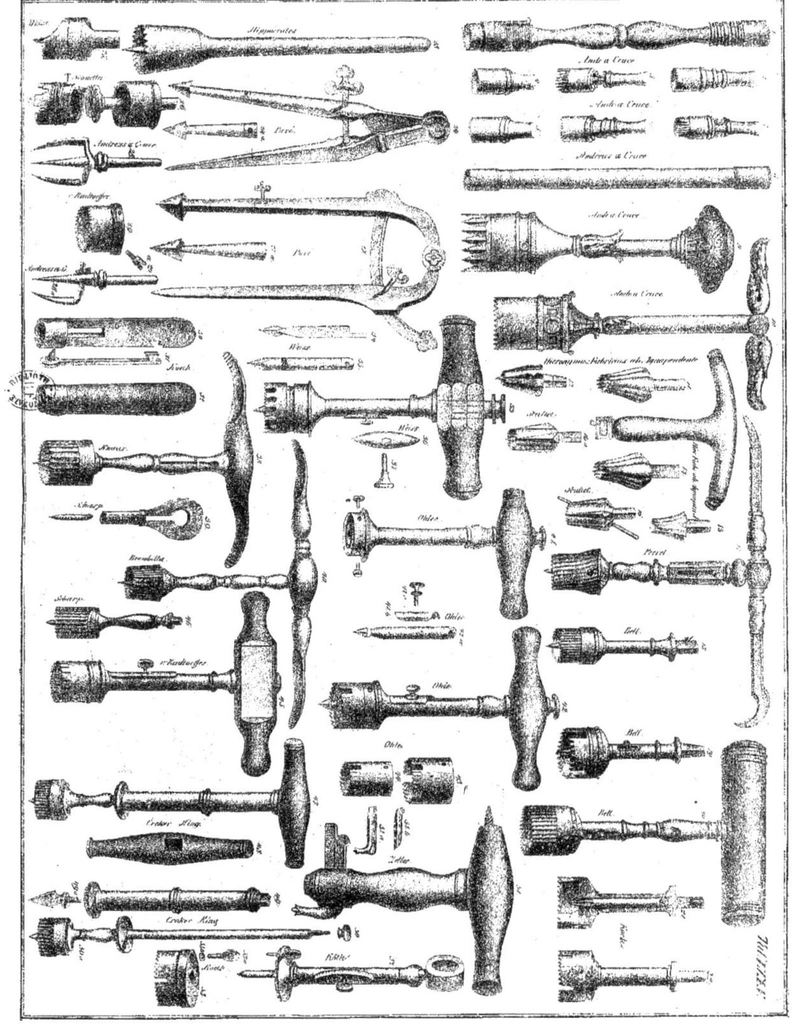

PL. XXXIII.

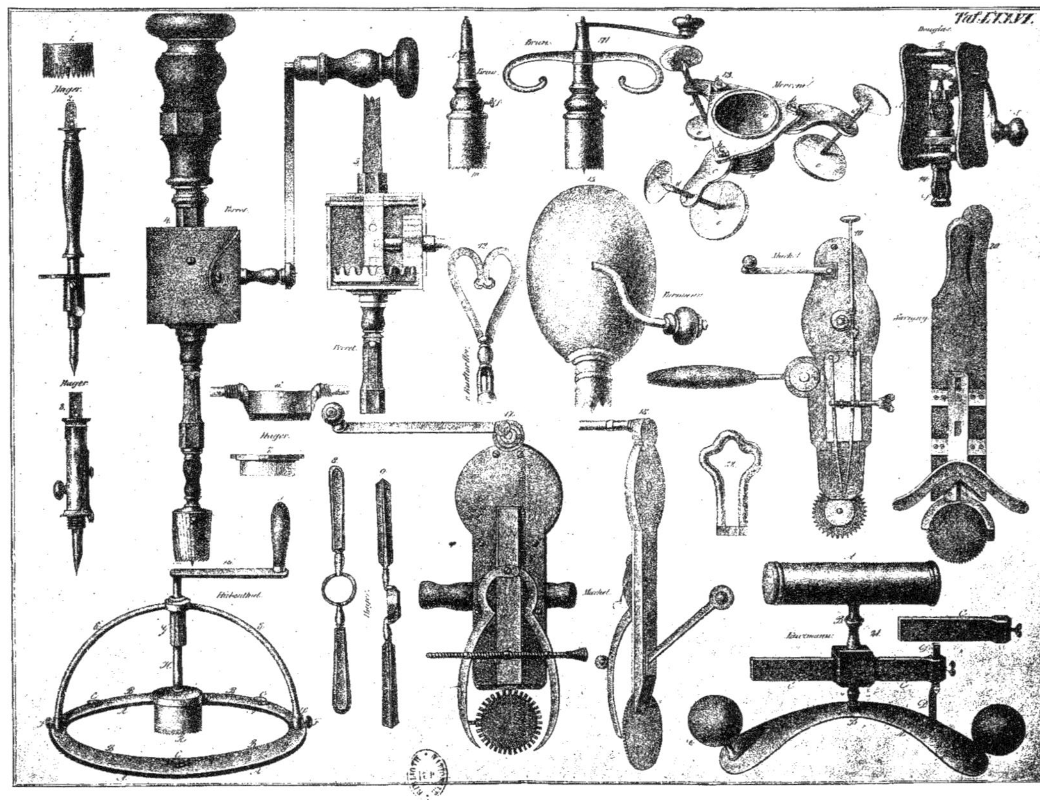

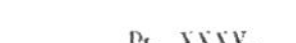

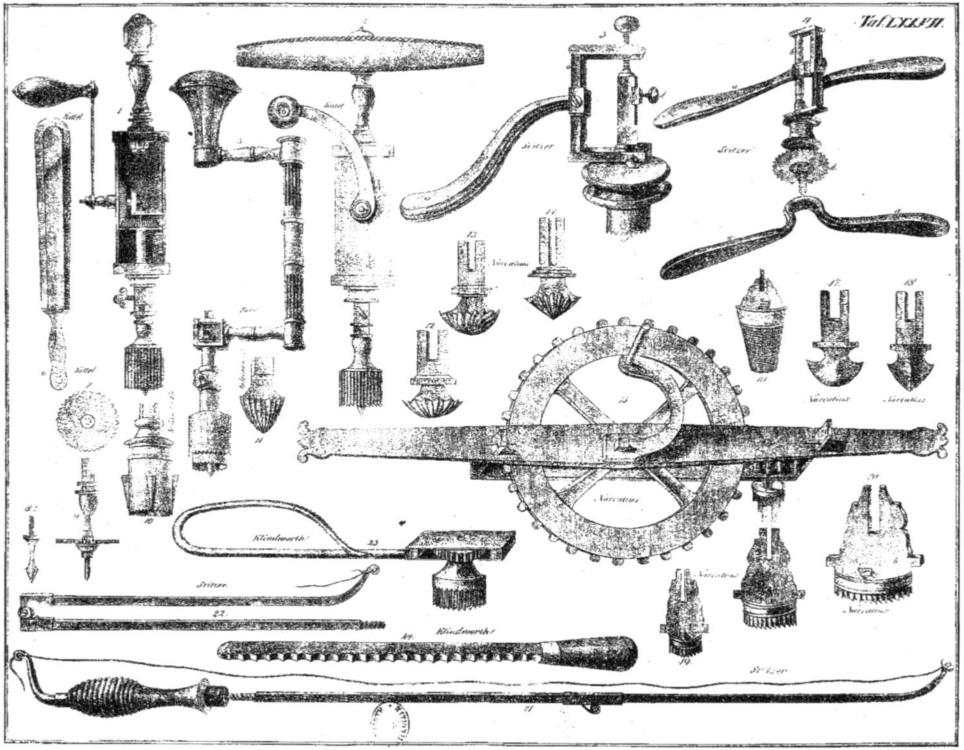
Taf. LXXVII.
Klindworth
Seitzer
Narcatius

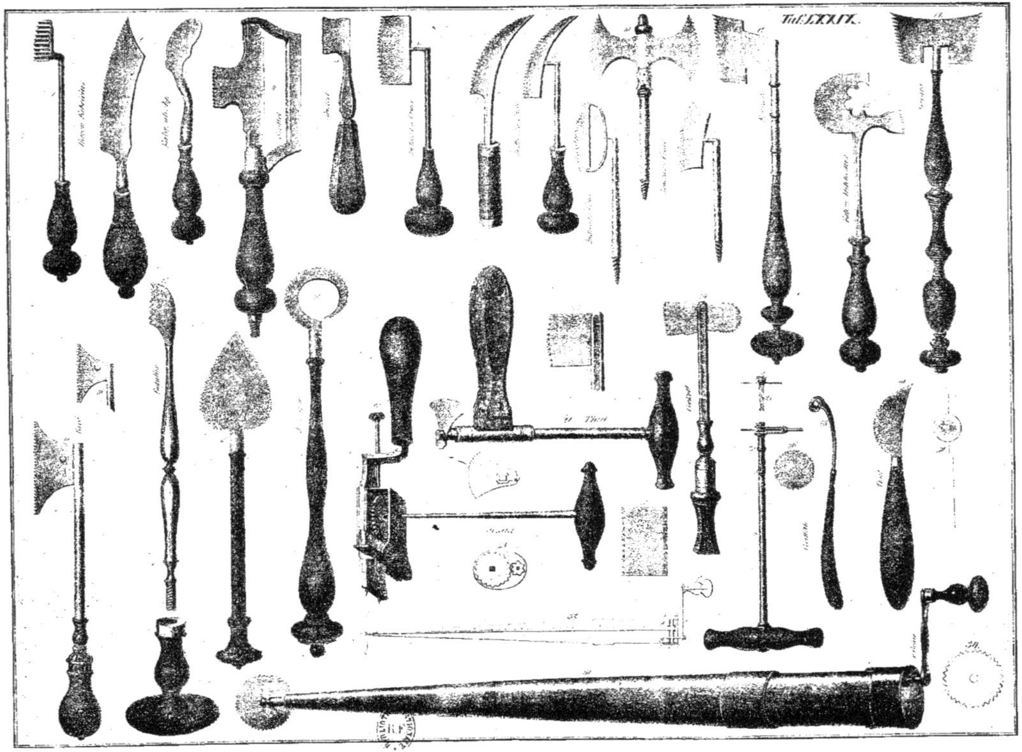

Taf. LXXXIX.

www.ingramcontent.com/pod-product-compliance
Ingram Content Group UK Ltd.
Pitfield, Milton Keynes, MK11 3LW, UK
UKHW012140240726
13966UKWH00001B/75

9 782011 757982